Sommaire abrégé

Chez le même éditeur

Dans la même collection

Atlas de poche d'anatomie (3 vol.), par W. Platzer, H. Fritsch, W. Kühnel, W. Kahle et M. Frotscher
Atlas de poche d'anatomie en coupes sériées TDM– IRM (3 vol.), par T.B. Möller et E. Reif
Lexique illustré d'anatomie Feneis, par W. Dauber et G. Spitzer
Atlas de poche d'hématologie, par T. Haferlach, U. Bacher, H. Theml et H. Diem
Atlas de poche de dermatologie, par M. Röcken, M. Schaller, E. Sattler et W. Burgdorf
Atlas de poche de physiopathologie, par Stefan Silbernagl et F. Lang
Atlas de poche de pharmacologie, par H. Lüllmann, K. Mohr et L. Hein
Atlas de poche d'anesthésie, par N. Roewer et H. Thiel
Atlas de poche de biologie cellulaire, par H. Plattner et J. Hentschel
Atlas de poche de biotechnologie et de génie génétique, par R.D. Schmid
Atlas de poche d'histologie, par W. Kühnel
Atlas de poche de microbiologie, par T. Hart et P. Shears
Manuel de poche de microbiologie médicale, par F.H. Kayser
Atlas de poche de mycologie, par G. Midley, Y.M. Clayton et R.J. Hay
Atlas de poche génétique, par E. Passarge
Atlas de poche d'immunologie, par G.– R. Burmester et A. Pezzutto
Atlas de poche de physiologie, par S. Silbernagl et A. Despopoulos
Atlas de poche de médecine d'urgence, par H.A. Adams
Atlas de poche d'échographie, par B. Block
L'ECG sans peine, par H.– P. Schuster et H.– J. Trappe
Guide de poche d'échographie cardiaque, par T. Böhmeke et R. Doliva
Atlas de poche d'échocardiographie transœsophagienne, par C.– A. Greim et N. Roewer
Atlas de poche d'embryologie, par U. Drews
Sémiologie médicale, par L. Guillevin
Atlas de poche d'obstétrique, par K. Goerke et J. Wirth
Asthme et rhinite allergique, par C. Bachert et J.– C. Virchow
Atlas de poche d'allergologie, par G. Grevers et M. Röcken
Atlas de poche en couleurs de pathologie infectieuse, par N.J. Beeching et F.J. Nye
Atlas de poche des maladies sexuellement transmissibles, par A. Wisdom et D.A. Hawkins
Atlas de poche de neurologie, par R. Rohkamm
Atlas de poche de nutrition, par H.K. Biesalski et P. Grimm
Atlas de poche d'endodontie, par R. Beer, M.A. Baumann et A.M. Kielbassa
Atlas de poche des maladies buccales, par G. Laskaris
Atlas de poche de radiologie dentaire, par F.A. Pasler
Guide de poche des affections de l'oreille, par A. Menner
Atlas de poche d'ophtalmologie, par T. Schlote, M. Grüb, J. Mielke et M. Rohrbach
Atlas de poche d'ophtalmologie, par S. Madava, T. Sweeney et D. Guyer
Livre de poche de rhumatologie, par P.– M. Villiger et M. Seitz

Dans d'autres collections

Anatomie :

- Tome 1. Tome 1. Tronc, par J.-M. Chevallier
- Tome 2. Appareil locomoteur, par J.-M. Chevallier
- Tome 3. ORL, par P. Bonfils et J.-M. Chevallier
- Tome 4. Neuro-anatomie, par E. Vitte et J.-M. Chevallier

Atlas d'anatomie humaine, 6e édition, par J. Sobotta
Anatomie tête et cou en odontostomatologie, par E. W. Baker, M. Schuenke, E. Schulte et U. Schumacher

La petite encyclopédie médicale Hamburger, par M. Leporrier
Principes de médecine interne Harrison, par D.L. Longo, A.S. Fauci, D.L. Kasper, S.L. Hauser, J.L. Jameson, et J. Loscalzo
Traité de médecine, par P. Godeau, S. Herson et J.- Ch. Piette
Guide du bon usage du médicament, par G. Bouvenot et C. Caulin

Atlas de poche d'anatomie

3. Système nerveux et organes des sens

5e édition

Werner Kahle

Édition révisée par Michael Frotscher

Traduit de l'allemand par :

Pierre Bourjat

Professeur de radiologie, Strasbourg

644 illustrations en 181 planches couleur

Illustrations par Gerhard Spitzer

Lavoisier

Médecine

SCIENCES

editions.lavoisier.fr

Prof. Dr. med. Dr. h. c. Michael Frotscher,
Institut de Neurologie structurelle,
Centre de Neurobiologie moléculaire, Hamburg,
Clinique universitaire de Hamburg-Eppendorf

Em. Prof. Dr. med. Werner Kahle.
Institut de Neurologie,
Université de Frankfurt/Main

Illustrations :
Prof. Gerhard Spitzer, Frankfurt
avec la collaboration de Stephan Spitzer

Traduit de l'allemand par :
Pierre Bourjat
Professeur de radiologie, Strasbourg

Titre original : *Taschenatlas Anatomie 3, Nervensystem und Sinnesorgane*, 11e édition, par
Werner Kahle et Michael Frotscher.

Direction éditoriale : Fabienne Roulleaux
Édition : Mélanie Kucharczyk
Fabrication : Estelle Perez
Composition et couverture : Patrick Leleux PAO
Impression et brochage : MCC Graphics (Loiu, Espagne)
Illustration de couverture : © decade3d – Fotolia.com

Remarque importante : comme chaque science, la médecine est en développement permanent. La recherche et la pratique clinique élargissent nos connaissances, surtout en ce qui concerne les traitements et l'utilisation des médicaments. Chaque fois que sera mentionnée dans cet ouvrage une concentration ou une application, le lecteur peut être assuré que les auteurs, l'éditeur et l'imprimeur ont consacré beaucoup de soins pour que cette information corresponde rigoureusement à l'état de **l'art au moment de l'achèvement de ce livre**.
L'éditeur ne peut cependant donner aucune garantie en ce qui concerne les indications de dose ou de forme d'administration. Chaque **utilisateur** est donc **invité** à examiner avec soin les notices des médicaments utilisés pour établir, sous sa propre responsabilité, si les indications de doses ou si les contre-indications signalées sont différentes de celles données dans cet ouvrage. Ceci s'applique en particulier aux substances rarement utilisées ou à celles récemment mises sur le marché. **Chaque dosage ou chaque traitement est effectué aux risques et périls de l'utilisateur.** Les auteurs et l'éditeur demandent à chaque utilisateur de leur signaler toute inexactitude qu'il aurait pu remarquer.

1re édition française, 1978
2e édition française, 1981
2e édition, 2e tirage, 1983
2e édition, 3e tirage, 1985
2e édition, 4e tirage, 1987
2e édition, 5e tirage, 1988
2e édition, 6e tirage, 1990
2e édition, 7e tirage, 1991
2e édition, 8e tirage, 1993
2e édition, 9e tirage, 1994
2e édition, 10e tirage, 1995
2e édition, 11e tirage, 1997
2e édition, 12e tirage, 1998
2e édition, 13e tirage, 2000
3e édition française, 2003
4e édition française, 2007
5e édition française, 2015

ISBN : 978-2-257-20594-0

Préface à la onzième édition allemande du tome 3

Le nombre des étudiants, mais aussi des collègues qui ont appris la neuro-anatomie avec le tome 3 de l'*Atlas de poche d'anatomie* est devenu important. Le « Kahle » a fait ses preuves. Que peut-on alors entreprendre quand on a pris en charge la poursuite du livre ? Le laisser tel quel autant que faire se peut ? Mais le développement accéléré de la neuroscience ne le permet pas. Justement, au cours des dernières années, de nombreuses nouvelles découvertes ont été faites et ont marqué notre vision de l'organisation et de la fonction du système nerveux. Des actualisations et des compléments sont ainsi devenus nécessaires. Ainsi, par exemple, ont été ajoutés : un passage sur les méthodes modernes d'exploration en neuro-anatomie, un passage sur les neurotransmetteurs et une introduction aux procédés modernes d'imagerie fréquemment employés en clinique. Les « Remarques cliniques » ont été conservées et complétées pour établir un lien avec la clinique. C'était le désir de fournir à l'étudiant non seulement une solide connaissance en neuro-anatomie, mais aussi d'importantes bases interdisciplinaires en neuroscience et de le rapprocher de la clinique dans les disciplines où la neuro-anatomie joue un rôle important. Je souhaite qu'à travers les possibilités modernes d'impression en couleur maintes choses soient devenues plus claires et aussi plus uniformes. Ainsi, un code des couleurs dessine les voies sensitives en bleu, les voies motrices en rouge, les fibres parasympathiques en vert et les fibres sympathiques en jaune.

J'aimerais avant tout remercier Gerhard et Stephan Spitzer, dont les mains expertes ont aussi pris en charge le graphisme de cette édition de l'*Atlas de poche*. Un grand merci à monsieur le Pr. Jürgen Hennig et à ses collaborateurs du service de radiodiagnostic de l'hôpital universitaire Albert-Ludwig de Fribourg pour leur aide à la rédaction du nouveau chapitre sur les procédés d'imagerie. Enfin, j'aimerais remercier monsieur le Dr André Diesel qui, avec un grand engagement, a relu le texte à la recherche de points d'ombre, ce qui fut déterminant dans la répartition des couleurs des illustrations, ainsi que ma secrétaire madame Régina Hummel pour son aide dans la correction. Ma gratitude concerne aussi madame Marianne Mauch et monsieur le Dr. Jürgen Lüthje des éditions Thieme, à qui je pouvais toujours demander conseil et qui ont fait preuve de beaucoup de patience.

La 10e édition du tome 3 de l'*Atlas de poche* a eu un grand succès dont je me suis bien réjoui. De nombreux étudiants et collègues m'ont fait de judicieuses observations, dont j'ai largement tenu compte pour cette 11e édition.

Ainsi, de nouvelles remarques cliniques ont été ajoutées, des compléments nécessaires ont été faits, et les fautes d'impression corrigées. Le souhait pour d'autres remarques cliniques a souvent été exprimé. Dans le cadre étroit de cet Atlas de poche, il n'a pas été possible de répondre à toutes les propositions. Il convient cependant de mentionner que la somatotopie du diagnostic neurologique a été complètement retravaillée par Mathias Bähr et moi-même. Nous avons ainsi dans la nouvelle édition de cet ouvrage utilisé les mêmes couleurs que dans l'Atlas de poche. Ainsi, la représentation des situations cliniques sur le fond des informations anatomiques s'en trouve nettement facilitée pour l'étudiant. Il est bien évident que dans la somatotopie du diagnostic neurologique il y a bien plus de commentaires cliniques à faire qu'il ne fût possible de présenter ici dans l'Atlas de poche.

Michael Frotscher
Juin 2013

Abréviations

A. = artère
Lig. = ligament
M. = muscle
N. = nerf
R. = rameau
V. = veine

Sommaire

Système nerveux

Introduction

Généralités sur le système nerveux

Développement et organisation (A-D)

Le système nerveux sert au traitement des informations par l'organisme dans le but de réactions adaptées. Dans les formes d'organisation les plus primitives (**A**), cette fonction est effectuée par les **cellules sensorielles** (**A-C1**) elles-mêmes. Elles sont excitées par les stimuli de l'environnement et transmettent cette excitation par l'intermédiaire d'un prolongement à une **cellule musculaire** (**A-C2**). Ainsi se produit la réaction la plus simple à des stimuli extérieurs (chez l'homme, on ne trouve des cellules sensorielles comportant un prolongement que dans l'épithélium olfactif). Chez les organismes plus différenciés (**B**), il existe une autre cellule interposée entre la cellule sensorielle et la cellule musculaire ; c'est la **cellule nerveuse** (**B-C3**), qui assure la transmission des informations. Elle peut diffuser l'information à de nombreuses cellules musculaires ou à d'autres cellules nerveuses, construisant ainsi un **réseau nerveux** (**C**). De même, le corps humain est traversé par un réseau diffus qui innerve tous les viscères, les vaisseaux sanguins et les glandes. Il est appelé **système nerveux végétatif** (mais aussi *viscéral* ou *autonome*) et se divise en deux entités fonctionnelles antagonistes, le **système sympathique** et le **système parasympathique**, qui concourent ensemble à maintenir la constance du *milieu intérieur* de l'organisme.

Chez les vertébrés, le **système nerveux animal** s'est développé à côté du système nerveux végétatif et se compose d'un système nerveux central, **SNC** (encéphale et moelle spinale), et d'un **système nerveux périphérique** (les nerfs de la tête, du tronc et des extrémités). Il sert à la *perception consciente*, aux *mouvements volontaires* et au traitement des informations (*intégration*).

Le SNC se développe à partir de la *plaque neurale* (**D4**) de l'ectoderme, qui se transforme en *gouttière neurale* (**D5**) et ultérieurement en *tube neural* (**D6**). Le tube neural se différencie en moelle spinale (**D7**) et en encéphale (**D8**).

Circuits fonctionnels (E, F)

Le système nerveux, l'organisme et l'environnement sont réunis fonctionnellement. Les stimuli de l'environnement (*extéroceptifs*) (**E9**) sont véhiculés au SNC (**E12**), à partir des cellules sensorielles (**E10**), par des nerfs **sensitifs** (**afférents**) (**E11**). Toute réponse du SNC suit un **nerf moteur** (**efférent**) (**E13**) vers la musculature (**E14**). Le contrôle et la régulation de la réponse musculaire (**E15**) sont assurés par des cellules sensorielles qui envoient un *feed-back* par l'intermédiaire d'un nerf sensitif (**E16**) au SNC. Ces afférences ne transmettent pas de stimuli de l'environnement mais de l'intérieur du corps (*proprioceptifs*). On distingue donc une **sensibilité extéroceptive** et une **sensibilité proprioceptive**.

L'organisme réagit non seulement à son environnement mais il agit aussi spontanément sur celui-ci. Dans ce cas, il se crée un circuit fonctionnel adapté : l'action déclenchée (**F17**) par le SNC via les nerfs efférents est enregistrée par les organes sensoriels, qui réenvoient au SNC l'information par les nerfs afférents (**F11**) (*réafférence*). Selon que le résultat répond ou non à l'objectif souhaité, le SNC envoie des impulsions supplémentaires facilitatrices ou inhibitrices (**F13**). Un grand nombre de circuits fonctionnels forment la base de l'activité nerveuse.

Ainsi, comme on distingue une sensibilité extéroceptive (peau, muqueuses) et une sensibilité proprioceptive (récepteurs musculaires et tendineux, innervation végétative des viscères), on peut aussi diviser la motricité en une motricité de réaction ou **somato-motricité** (*musculature striée volontaire*) et une **viscéro-motricité** (*musculature lisse viscérale*).

A – C Modèles de systèmes nerveux primitifs (d'après Parker et Bethe)

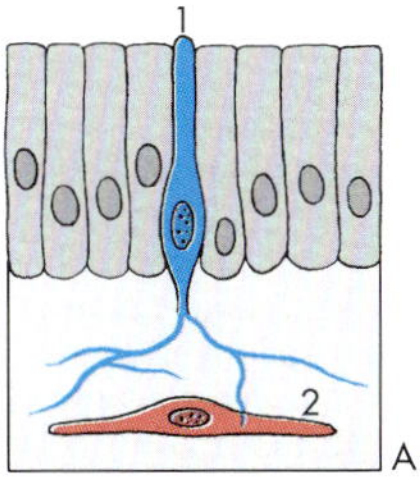

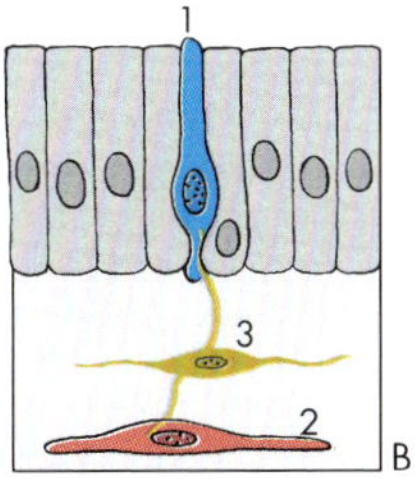

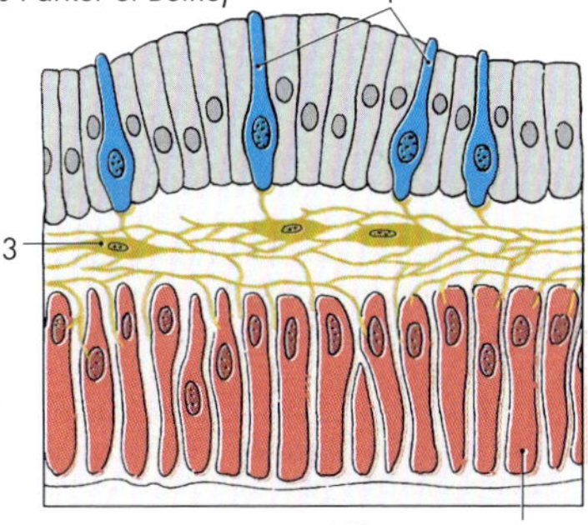

A Cellule sensorielle envoyant un prolongement à une cellule musculaire

B Cellule nerveuse réalisant une liaison entre les cellules sensorielle et musculaire

C Réseaux nerveux diffus

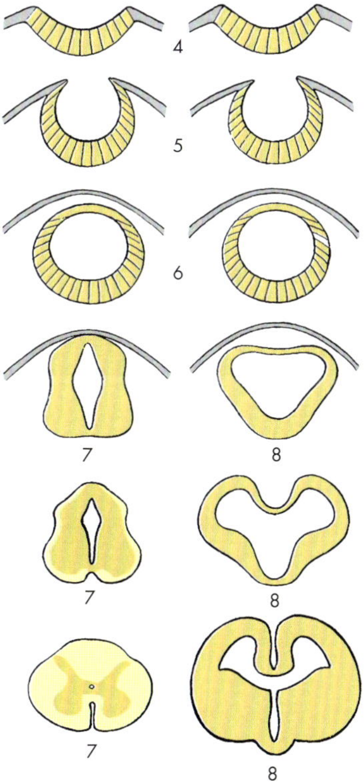

D Développement embryonnaire du système nerveux central : à gauche, moelle spinale ; à droite, encéphale

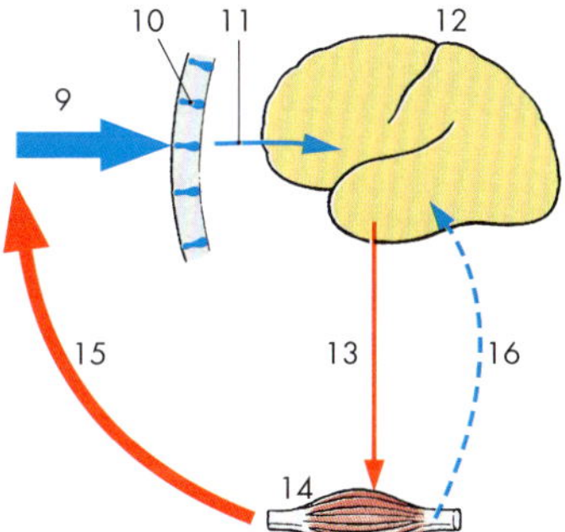

E Circuit fonctionnel : action d'un organisme par rapport à son environnement

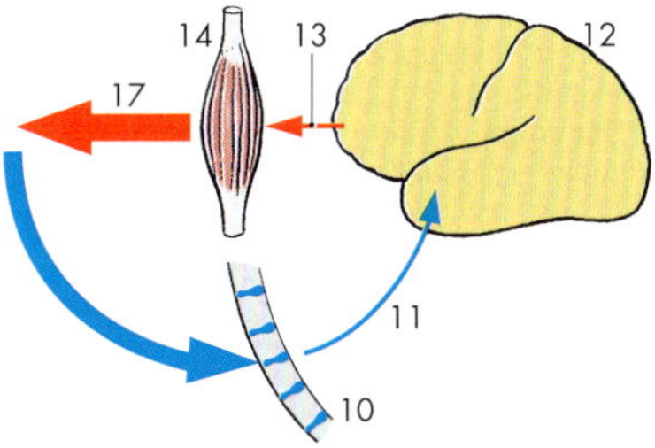

F Circuit fonctionnel : action d'un organisme sur son environnement

Situation du système nerveux dans le corps (A, B)

Le **système nerveux central** (SNC) se compose de l'**encéphale** (**A1**) et de la **moelle spinale** (**A2**). L'encéphale est situé dans la cavité crânienne et est entouré par une capsule osseuse ; la moelle spinale est située dans le canal vertébral formé par les vertèbres. Les deux sont enveloppés par les méninges respectivement crâniennes et rachidiennes qui ménagent un espace rempli par le **liquide cérébro-spinal**. Le SNC est ainsi protégé par des parois osseuses et par le liquide qui joue un effet de matelas.

Les **nerfs périphériques** sortent de la base du crâne par des foramina (*nerfs crâniens*) et d'entre les vertèbres par les foramina intervertébraux (*nerfs spinaux*) (**A3**) et se dirigent vers les muscles et les territoires cutanés. Au niveau des membres, ils forment des plexus : le **plexus brachial** (**A4**) et le **plexus lombo-sacral** (**A5**), dans lesquels les fibres des nerfs spinaux sont mélangées, de sorte que les nerfs des membres contiennent différentes parties des nerfs spinaux (*voir* p. 70 et 86). À l'entrée des faisceaux nerveux afférents, se trouvent les **ganglions spinaux** (**A6**), petits éléments ovales contenant les corps cellulaires des neurones sensitifs.

Pour la description des structures cérébrales, les termes « haut », « bas », « avant », « arrière » ne sont pas adaptés, car il y a différents **axes cérébraux** (**B**). La station érigée a provoqué, chez l'homme, une angulation du tube neural ; l'axe de la moelle spinale est pratiquement vertical, celui du cerveau est horizontal (**axe de Forel**, orange) ; l'axe du tronc cérébral (**axe de Meynert**, violet) est oblique. À partir de ces axes, on définit l'emplacement d'un élément : l'extrémité antérieure d'un axe est appelée *orale* ou *rostrale* (*os*, bouche ; *rostrum*, proue d'un navire) et l'extrémité postérieure *caudale* (*cauda*, queue) ; la face inférieure est dite *basale* ou *ventrale* (*venter*, ventre) et la face supérieure *dorsale* (*dorsum*, dos).

Les parties inférieures de l'encéphale réalisant la transition avec la moelle spinale sont appelées **tronc cérébral** (gris clair) (**B7**). Les parties supérieures sont désignées sous le terme de *cerveau* (gris) (**B8**).

Les parties du tronc cérébral ont une structure uniforme (organisée en lames *basale* et *alaire* comme dans la moelle spinale, *voir* p. 13 C). Il donne des *nerfs périphériques*, comme la moelle spinale. Comme la moelle spinale, il est recouvert par la *chorde dorsale* (*chorda dorsalis*) durant le développement embryonnaire. Tout ceci distingue le tronc cérébral du cerveau. Cette classification s'écarte de la classification officielle qui inclut le diencéphale dans le tronc cérébral.

Le **prosencéphale** se compose de deux parties : le diencéphale (*diencephalon*) et le télencéphale (*telencephalon* ou *cerebrum*). Le cerveau mature se compose de deux hémisphères cérébraux. Entre les deux hémisphères, se trouve le diencéphale.

A9 Cervelet.

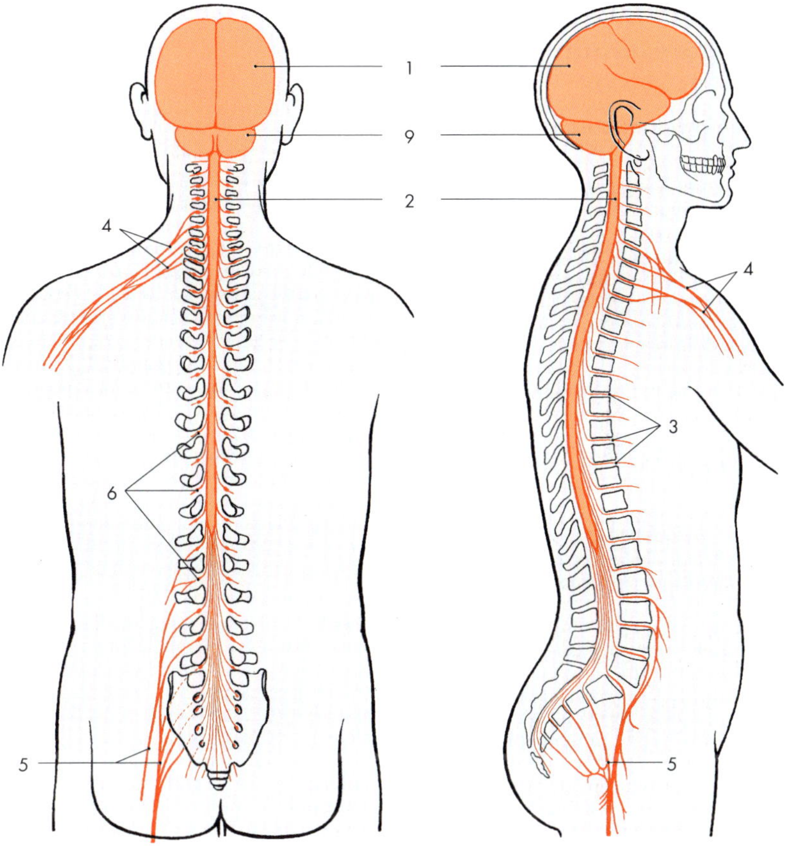

A Situation du système nerveux central dans le corps

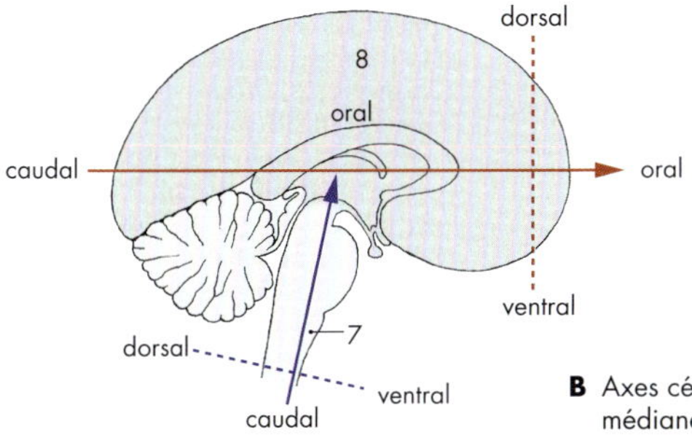

B Axes cérébraux ; coupe sagittale médiane de l'encéphale

Développement et organisation de l'encéphale

Développement de l'encéphale (A-D)

La fermeture de la gouttière neurale en tube neural commence au niveau le plus haut de la moelle spinale. À partir de là, la fermeture se poursuit en direction orale jusqu'à l'extrémité rostrale du cerveau (*neuropore oral*, donnant ensuite la *lame terminale*) et en direction caudale jusqu'à l'extrémité caudale de la moelle spinale. Les différentes parties de l'encéphale ne se différencient pas en même temps, mais avec des intervalles de temps (*maturation hétérochrone*).

Dans la région de la tête, le tube neural s'élargit en plusieurs vésicules (*voir* p. 170 A). La vésicule la plus rostrale est le futur *prosencéphale* (jaune et rouge), les vésicules postérieures donnent le futur *tronc cérébral* (bleu). Pendant ce temps, deux courbures apparaissent au niveau du tube neural : la *courbure apicale* (**A1**) et la *courbure nucale* (**A2**). Bien qu'à ce stade précoce, le tronc cérébral soit encore une structure uniforme, on peut déjà identifier les futures aires de la **moelle allongée** (**A-D3**), du **pont** (**A-D4**), du **cervelet** (bleu foncé) (**A-D5**) et du **mésencéphale** (vert) (**A-C6**). Le tronc cérébral se développe plus vite que le prosencéphale. Au deuxième mois du développement, le télencéphale est encore une vésicule aux parois fines (**A**), tandis que les cellules nerveuses ont commencé à se différencier dans le tronc cérébral (*émergence des nerfs crâniens*) (**A7**). Au niveau du **diencéphale** (rouge) (**A-B8**), se développe la vésicule optique (*voir* p. 346 A) (**A9**). Rostralement, se trouve le **télencéphale** (jaune) (**A-D10**), qui est impair au départ, mais qui va bientôt s'étendre des deux côtés pour former les deux hémisphères cérébraux.

Le prosencéphale s'élargit au troisième mois (**B**). Le télencéphale et le diencéphale sont séparés par le *sulcus télo-diencéphalique* (**B11**). L'ébauche du *bulbe olfactif* (**B-D12**) apparaît au niveau de la vésicule hémisphérique et celle de l'*hypophyse* (**B13**) (*voir* p. 200 B) et de l'*éminence mamillaire* (**B14**) au niveau du plancher du diencéphale. La courbure pontique induit la formation d'une profonde inflexion (**B15**) entre l'ébauche du cervelet et de la moelle allongée. La face inférieure du cervelet repose contre la fine face postérieure de la moelle allongée (*voir* p. 285 E).

Au quatrième mois, les hémisphères commencent à recouvrir les autres parties du cerveau (**C**). Le télencéphale, qui s'est au départ développé moins vite que le reste du cerveau, montre maintenant la plus grande croissance (*voir* p. 170 A). La région moyenne de la face latérale de l'hémisphère se développe moins rapidement et est recouverte par les régions adjacentes. C'est l'*insula* (**C-D16**). Au sixième mois, l'insula est bien visible (**D**). Les premiers sulci et gyri apparaissent à la surface précédemment lisse des hémisphères. Les parois fines du tube neural et des vésicules cérébrales s'épaississent au cours du développement. Elles contiennent les cellules nerveuses et forment le vrai tissu cérébral (*voir* p. 208, Développement du télencéphale).

Les fibres nerveuses vont d'un hémisphère à l'autre par l'intermédiaire de la paroi antérieure du télencéphale impair. Les commissures inter-hémisphériques qui anastomosent les deux hémisphères, se développent au niveau de l'épaississement de cette paroi : la *plaque commissurale*. La plus grande d'entre elles est le **corps calleux** (**E**). Avec la grande croissance des hémisphères en direction caudale aboutissant à une extension caudale durant le développement, le diencéphale est finalement recouvert.

À la naissance, le développement cérébral n'est pas terminé, mais se poursuit jusqu'à la puberté. Même au delà, dans certaines régions cérébrales (hippocampe) il y a sans doute formation de cellules nerveuses durant toute la vie. Cependant, pour l'apprentissage de certaines fonctions (p. ex. la parole) il y a des phases critiques au delà desquelles ces fonctions ne peuvent plus être acquises que difficilement (vers l'âge de 7 ans pour la parole). Il y a des éléments permettant d'affirmer que l'activité intellectuelle agit contre la dégradation cérébrale due à l'âge.

A – D Encéphales d'embryons humains à différents stades de développement

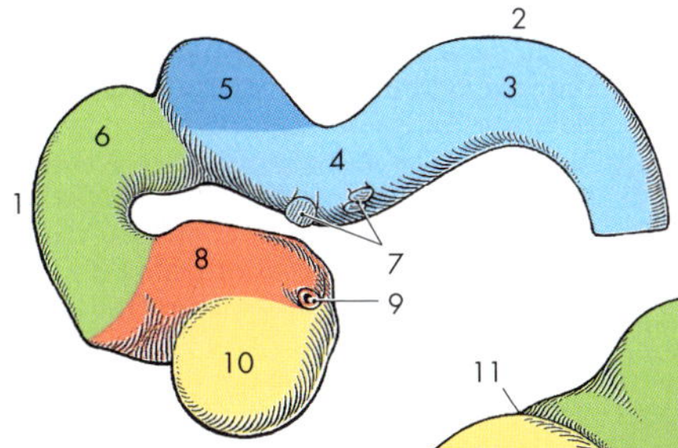

A Embryon de 10 mm

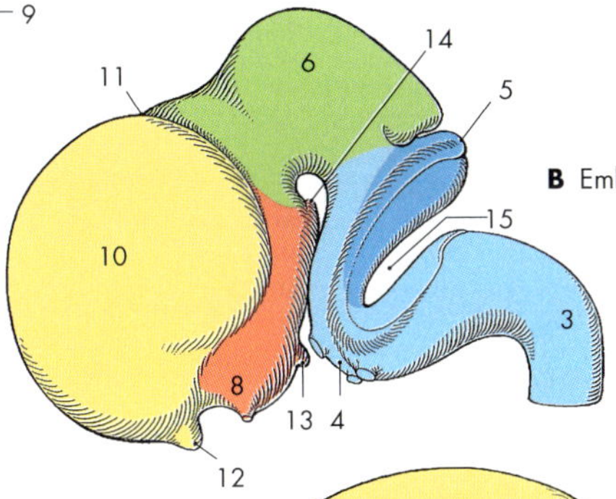

B Embryon de 27 mm

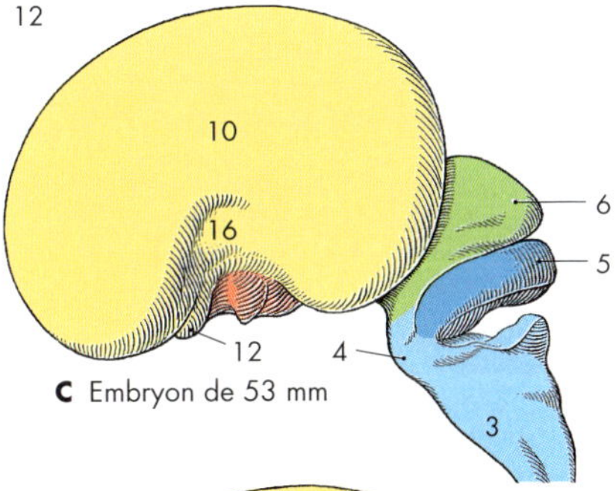

C Embryon de 53 mm

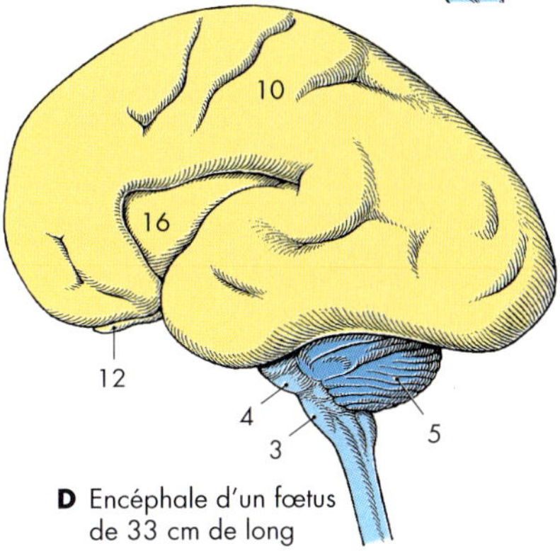

D Encéphale d'un fœtus de 33 cm de long

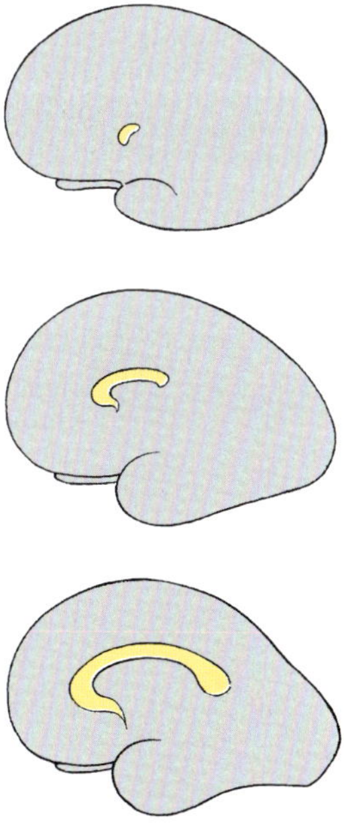

E Développement du corps calleux

Organisation de l'encéphale (A-E)

Vue d'ensemble

Chaque partie de l'encéphale contient des cavités de forme et de taille différentes. La *cavité primaire du tube neural et des vésicules cérébrales* devient beaucoup plus petite durant le développement du fait de l'épaississement des parois. Le *canal central* de la moelle spinale est conservé chez les vertébrés inférieurs. Chez l'homme, le canal est complètement oblitéré. Sur une coupe transversale de la moelle spinale, la position de l'ancien canal (**A1**) est marquée par quelques cellules de son ancienne paroi. Dans le cerveau, la cavité persiste et forme le **système ventriculaire** (*voir* p. 282) rempli de liquide clair, le liquide cérébro-spinal. Sur une coupe de la moelle allongée et du pont, on trouve le **quatrième ventricule** (**A-D2**). Après un rétrécissement de la cavité au niveau du mésencéphale, le **troisième ventricule** (**C-D3**) est situé dans le diencéphale. Sur les deux faces latérales du troisième ventricule, les *foramina interventriculaires* (*foramen de Monro*) (**C-E4**) s'ouvrent dans les *ventricules latéraux* (**C-E5**) (**premier** et **deuxième ventricules**) des deux hémisphères cérébraux.

Les **ventricules latéraux** sont coupés deux fois sur une coupe frontale des hémisphères (**C**) et ont une forme courbe (**E**). Cette forme est due à la croissance en demi-cercle des **hémisphères** (*voir* p. 208 C, Rotation des hémisphères), qui durant le développement, ne s'étendent pas également dans toutes les directions. Le centre de ce demi-cercle forme l'*insula*. Elle est située profondément dans la face latérale de l'hémisphère au plancher de la *fosse latérale* (**C6**) et est recouverte par les parties adjacentes, les *opercules* (**C7**), de sorte qu'il ne persiste qu'une profonde fissure à la surface de l'hémisphère, le *sillon latéral,* fissure de Sylvius) (**B-C8**). Les hémisphères sont divisés en plusieurs **lobes** (**B**) (*voir* p. 214) ; **lobe frontal** (**B9**), **lobe pariétal** (**B10**), **lobe occipital** (**B11**) et **lobe temporal** (**B12**).

Le **diencéphale** (gris foncé en **C**, **D**) et le **tronc cérébral** sont largement recouverts par les hémisphères télencéphaliques, de sorte qu'ils ne sont visibles que sur la base de l'encéphale ou sur une coupe sagittale. Sur une telle coupe sagittale médiane (**D**), on voit la coupe du tronc cérébral : la **moelle allongée** (**D13**), le **pont** (**D14**), le **mésencéphale** (**D15**) et le **cervelet** (**D16**). Le quatrième ventricule (**D2**) est vu dans sa longueur. Le cervelet repose sur son toit en forme de tente. Le troisième ventricule (**D3**) est ouvert dans sa plus grande dimension. Dans sa partie rostrale, le foramen interventriculaire (**D4**) conduit au ventricule latéral. Le corps calleux (**D17**), formé de fibres qui unissent les deux hémisphères, est coupé transversalement au-dessus du troisième ventricule.

Poids de l'encéphale

Le poids moyen de l'encéphale humain est compris entre 1 250 et 1 600 g. Il est en relation avec le poids de l'individu ; les personnes les plus robustes ont aussi un encéphale plus lourd. Le poids moyen de l'encéphale de l'homme est de 1 350 g et celui de la femme de 1 250 g. Il atteint son développement maximum à l'âge de 20 ans. Au cours de la vieillesse, le poids de l'encéphale diminue : *atrophie cérébrale du vieillissement*. Le poids de l'encéphale ne donne aucune indication sur l'intelligence. Des études menées sur l'encéphale de personnes éminentes (« élites ») ont montré des variations identiques.

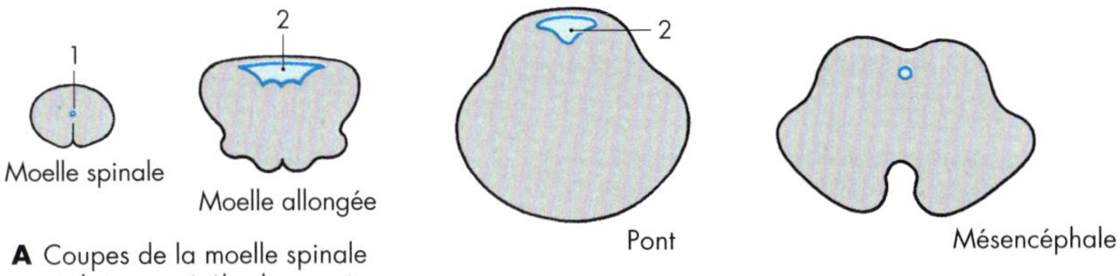

A Coupes de la moelle spinale et du tronc cérébral en vraies tailles relatives

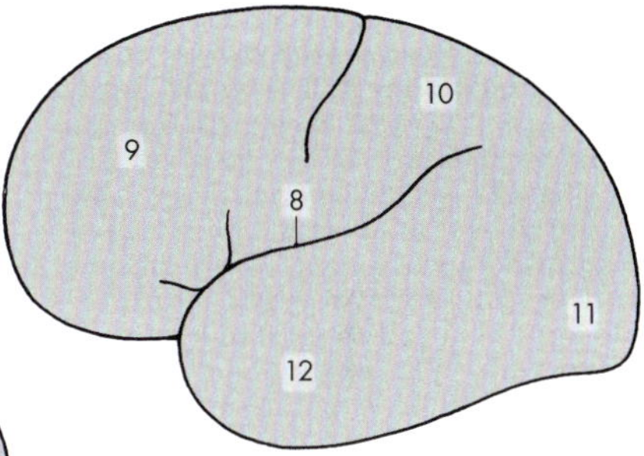

B Vue latérale schématique du cerveau

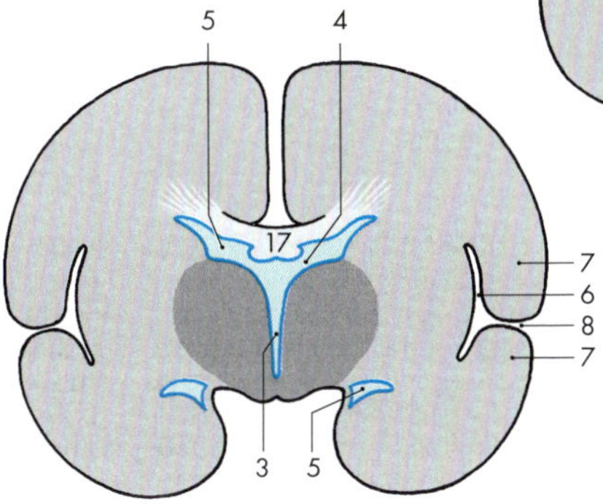

C Coupe frontale schématique du cerveau

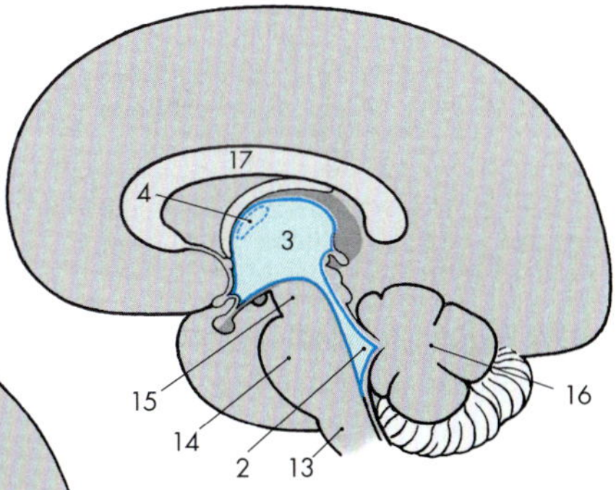

D Coupe sagittale schématique (médiane) de l'encéphale

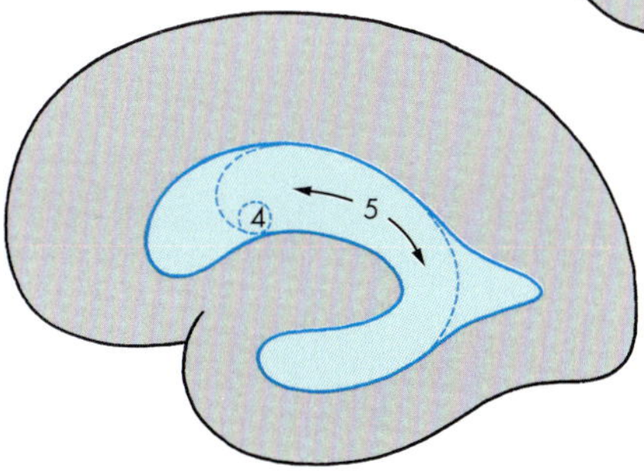

E Coupe sagittale schématique (paramédiane) du cerveau

Vues latérale et dorsale (A, B)

Les deux hémisphères cérébraux recouvrent toutes les autres parties de l'encéphale, de sorte que seuls le **cervelet** (**A1**) et le **tronc cérébral** (**A2**) sont visibles. La surface des hémisphères est marquée par de nombreux **sillons** et **gyri**. Sous la surface des gyri, se trouve le **cortex**, le plus perfectionné des organes nerveux dont l'intégrité est liée à la conscience, la mémoire, les processus de pensée et les actions volontaires. Le cortex est considérablement agrandi par l'existence des gyri et des sillons. Seul un tiers du cortex est situé à la surface des hémisphères, les deux tiers sont situés dans la profondeur des sillons. La vue dorsale (**B**) montre que les deux hémisphères sont séparés par un sillon profond, la **fissure longitudinale du cerveau** (**B3**). Sur une vue latérale, se trouve le **sillon latéral** (Sylvius) (**A4**). Une coupe frontale (*voir* pp. 8, 216 et 218) montre que ce dernier n'est pas qu'un simple sillon, mais qu'il contient dans sa profondeur une fosse, la **fosse latérale**.

Le pôle antérieur des hémisphères est appelé *pôle frontal* (**A5**) et le pôle postérieur, *pôle occipital* (**A6**). Les hémisphères sont divisés en plusieurs lobes : le **lobe frontal** (**A7**) qui est séparé du **lobe pariétal** (**A9**) par le **sillon central** (**A8**), le **lobe occipital** (**A10**) et le **lobe temporal** (**A11**). Le sillon central sépare le **gyrus pré-central** (**A12**) (région de la motricité volontaire), du **gyrus post-central** (**A13**) (région de la sensibilité). Les deux sont connus sous le terme de *région centrale*.

Coupe sagittale médiane (C)

Le **diencéphale** (**C14**) est situé entre les deux hémisphères ; au-dessus de lui, le **corps calleux** (**C15**) réunit les deux hémisphères. Le corps calleux forme une plaque de fibres entourant dans sa partie rostrale sur cette coupe des hémisphères, une paroi mince, le **septum pellucidum** (**C16**) (*voir* p. 222 B18). Le *troisième ventricule* (**C17**) est ouvert. La fusion de ses deux parois forme l'**adhérence interthalamique** (**C18**). Au-dessus, le **fornix** (**C19**) forme sa courbe. Dans la paroi rostrale (antérieure) du troisième ventricule, se trouve la **commissure antérieure du cerveau** (**C20**) (fibres entrecroisées du rhinencéphale) ; à son plancher, le **chiasma optique** (**C21**), l'**hypophyse** (**C22**) et la paire de **corps mamillaires** (*corpora mamillaria*) (**C23**) et dans sa paroi caudale (postérieure), l'**épiphyse** ou glande pinéale (**C24**).

Par l'intermédiaire du **foramen interventriculaire** (Monro) (**C25**) le troisième ventricule est en communication avec le ventricule latéral de l'hémisphère cérébral. Caudalement, il se continue avec l'**aqueduc cérébral** (Sylvius) (**C26**) qui traverse le mésencéphale et qui, sous le cervelet, se dilate en *quatrième ventricule* (**C27**). Sur la coupe du cervelet (**C28**), les sillons et les circonvolutions forment l'« *arbre de vie* ». Rostralement au *quatrième ventricule*, se trouve la **lame tectale** (**C29**) du mésencéphale (relais des voies optiques et auditives). À la base du tronc cérébral, le **pont** (**C30**) fait saillie au-dessus et en avant de la **moelle allongée** (**C31**) qui se poursuit par la moelle spinale.

C32 Plexus choroïdes.

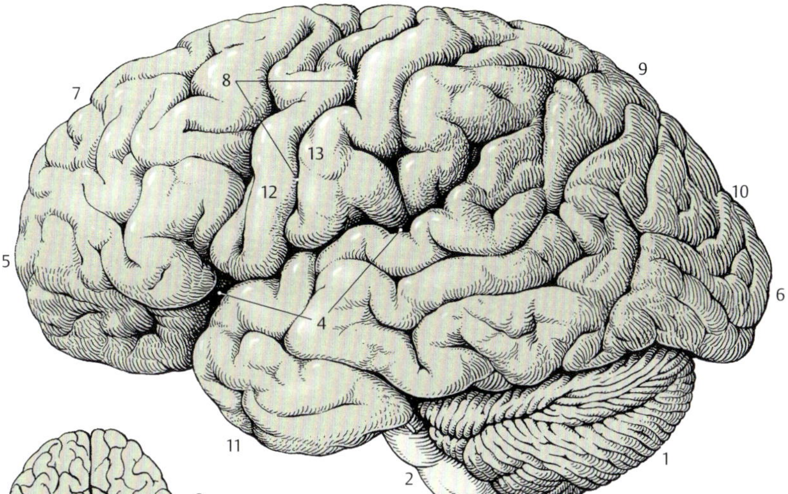

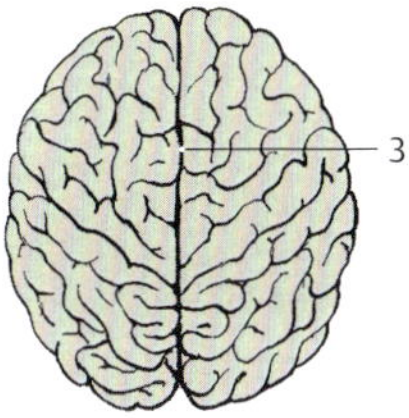

A Vue latérale de l'encéphale

B Vue dorsale

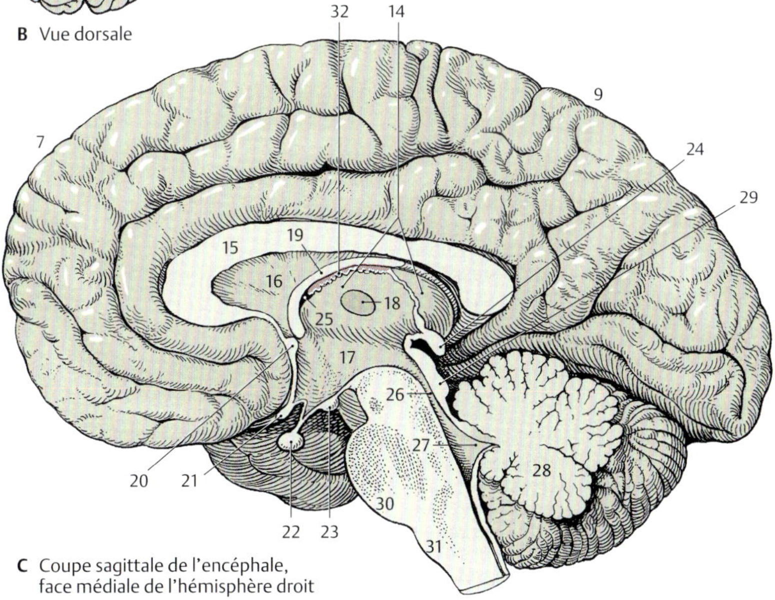

C Coupe sagittale de l'encéphale, face médiale de l'hémisphère droit

Base de l'encéphale (A)

La base de l'encéphale permet de voir le tronc cérébral, la face ventrale des lobes frontaux (**A1**) et temporaux (**A2**), ainsi que le plancher du diencéphale. La *fissure longitudinale du cerveau* (**A3**) sépare les deux lobes frontaux ; le rhinencéphale composé du lobe olfactif (**A4**) et du **tractus olfactif** (**A5**) repose sur leur face ventrale de chaque côté. Le tractus se divise au niveau du **trigone olfactif** (**A6**) en deux stries olfactives qui limitent la **substance perforée antérieure** (**A7**). Au niveau du **chiasma** (**A8**), croisement des **nerfs optiques** (**A9**), commence le plancher du diencéphale avec l'**hypophyse** (**A10**) et les **corps mamillaires** (**A11**). Caudalement le **pont** (**A12**) fait saillie et se continue par la **moelle allongée** (**A13**). Un grand nombre de nerfs crâniens se détache du tronc cérébral. Au niveau du cervelet, on peut distinguer le *vermis* (**A14**) et les deux *hémisphères cérébelleux* (**A15**).

Substance blanche et grise (B)

On effectue des coupes de l'encéphale, ce qui permet de reconnaître sur la coupe la **substance blanche** et la **substance grise**. Dans la substance grise se trouve une accumulation de cellules nerveuses ; la substance blanche est formée par les fibres de conduction, c'est-à-dire les prolongements des cellules nerveuses qui apparaissent blanches (gaine de myéline). Dans la **moelle spinale** (**B16**), la substance grise est centrale et est entourée par la substance blanche (fibres afférentes et efférentes). Au niveau du **tronc cérébral** (**B17**) et du **diencéphale**, la substance blanche et la substance grise sont mélangées. Les régions de substance grise sont appelées *noyaux*. Dans le **cerveau** (**B18**), la substance grise est périphérique et forme le cortex, tandis que la substance blanche est à l'intérieur. L'organisation est inversée par rapport à celle de la moelle spinale.

La modalité de la moelle spinale est un état primitif que l'on retrouve chez les poissons et les amphibiens, où les cellules nerveuses sont *périventriculaires* même dans le cerveau. Le cortex représente l'organisation la plus achevée n'atteignant son plein développement que chez les mammifères.

Organisation en zones longitudinales (C)

Au cours du développement, on peut diviser le tube neural en différentes zones longitudinales ; la moitié ventrale de la paroi latérale, différenciée précocement, est appelée **lame basale** (**C19**) et est *à l'origine des cellules nerveuses motrices*. La moitié dorsale de la paroi latérale, différenciée plus tardivement, est appelée **lame alaire** (**C20**) et est *à l'origine des cellules nerveuses sensitives*. Entre la lame alaire et la lame basale ou fondamentale, il existe une région (**C21**) à l'origine des **cellules nerveuses végétatives**. C'est ainsi qu'au niveau de la moelle spinale et du tronc cérébral, il existe une organisation du SNC ; cette connaissance éclaire la compréhension du développement de ces différentes parties.

Au niveau du diencéphale et du télencéphale, les dérivés des lames basale et alaire sont difficiles à identifier. De nombreux auteurs s'opposent d'ailleurs à une telle subdivision du cerveau.

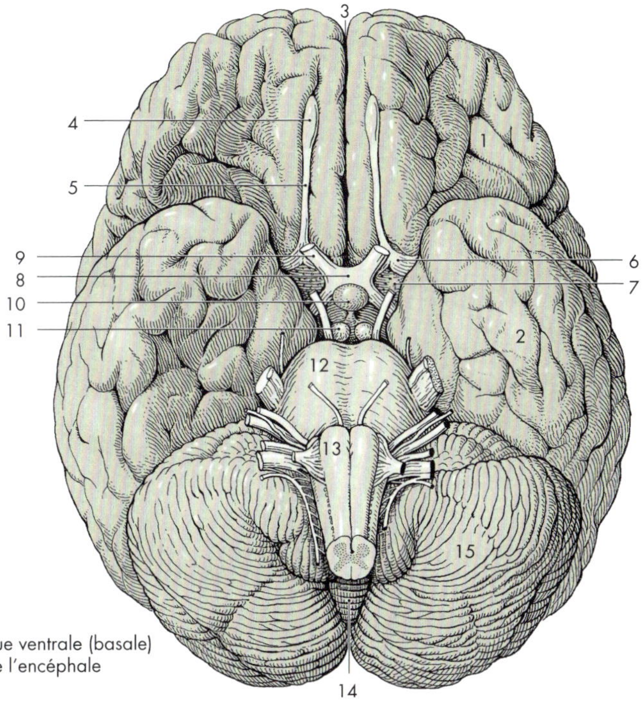

A Vue ventrale (basale) de l'encéphale

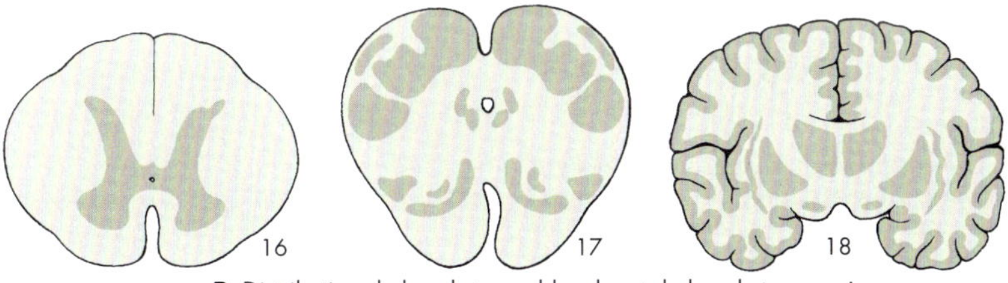

B Distribution de la substance blanche et de la substance grise

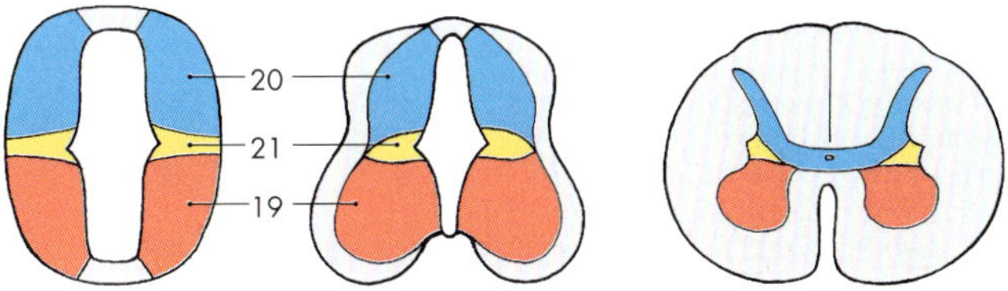

C Organisation en zones longitudinales du SNC

Évolution de l'encéphale (A-C)

Au cours de l'évolution, l'encéphale des vertébrés s'est développé en organe de l'intelligence humaine. Les précurseurs ayant disparu, on ne peut reconstruire le développement qu'au moyen d'espèces auxiliaires ayant conservé un cerveau primitif. Chez les *amphibiens* et les *reptiles*, le télencéphale (**A1**) apparaît comme un appendice du gros bulbe olfactif (**A2**) ; le mésencéphale (**A3**) et le diencéphale (**A4**) reposent librement à la surface. Mais même chez les *mammifères primitifs* (hérisson), le télencéphale se développe au-dessus de l'extrémité rostrale du tronc cérébral et chez les *lémuriens*, il recouvre entièrement le diencéphale et le mésencéphale. L'évolution phylogénétique de l'encéphale se compose essentiellement d'un accroissement progressif du télencéphale et d'une augmentation des fonctions intégratives les plus sophistiquées dans le télencéphale ; c'est une **télencéphalisation**. Des formations primitives archaïques sont encore présentes et intriquées avec de structures nouvelles hautement différenciées. Quand nous parlons ici, au niveau de l'encéphale humain, de structures anciennes et nouvelles, nous nous référons à l'évolution de l'encéphale. L'encéphale n'est ni un ordinateur ni une machine à penser construite à partir de points de vue rationnels, mais un organe, qui s'est formé avec de nombreuses variantes au cours de millions d'années.

Les **développements des formes de l'encéphale humain** peuvent être connus grâce aux moulages des boîtes crâniennes fossiles (**B**, **C**). Le positif de la boîte crânienne (*endocrâne*) donne grossièrement la forme de l'encéphale. La comparaison des différentes pièces met en évidence le développement des lobes temporal et frontal. Tandis que les changements sont évidents de l'**homo pekinensis** à l'**homme de Néanderthal**, inventeur de la lame de silex, jusqu'à l'**homme de Cro-Magnon** (**B**), auteur de peintures rupestres, entre l'homme de Cro-Magnon et l'**homme actuel** (**C**), il y a peu de différences nouvelles.

Pendant la *phylogenèse* et l'*ontogenèse*, les différentes parties de l'encéphale se développent à des moments différents. Les parties qui servent aux fonctions vitales élémentaires se développent précocement et sont déjà présentes chez les vertébrés inférieurs. Les parties en charge des fonctions supérieures n'apparaissent que plus tardivement chez les mammifères supérieurs. Elles poussent les parties développées précocement vers la profondeur et se développent vers l'extérieur (*proéminence*).

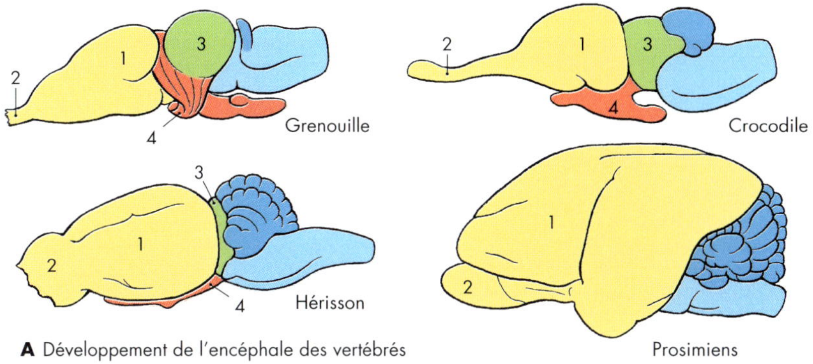

A Développement de l'encéphale des vertébrés

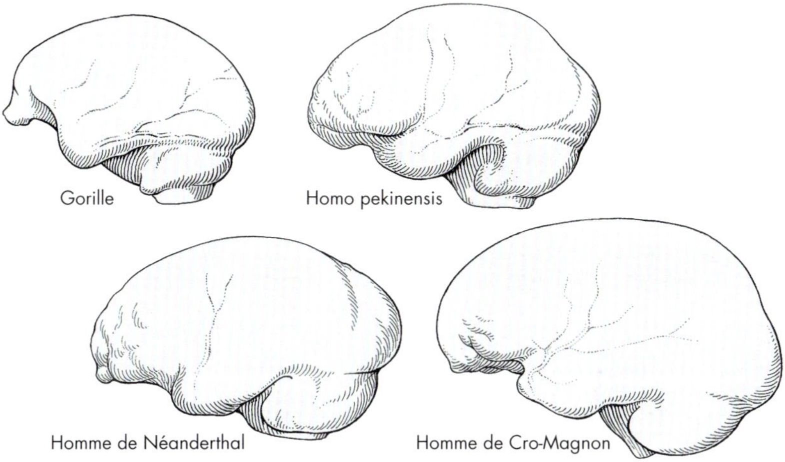

B Moulages endocrâniens de gorille et d'hominidés fossiles

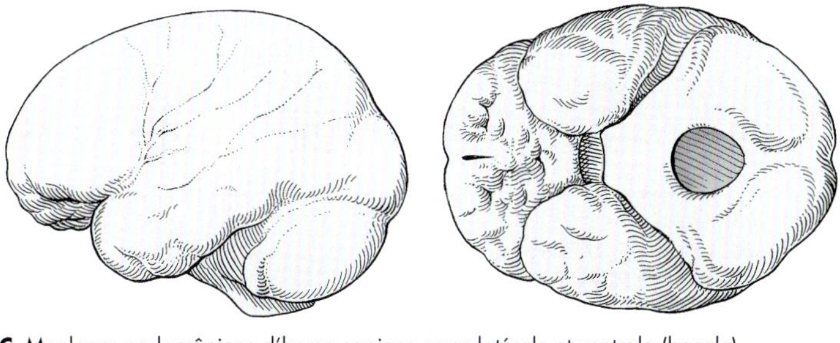

C Moulages endocrâniens d'homo sapiens, vues latérale et ventrale (basale)

Éléments fondamentaux du système nerveux

Cellule nerveuse (A)

Le tissu nerveux se compose de **cellules nerveuses** et de **cellules gliales** qui dérivent de l'ectoderme ; les vaisseaux et les méninges n'appartiennent pas au tissu nerveux, ce sont des dérivés mésodermiques. La cellule nerveuse (**neurone** ou **cellule ganglionnaire**) est l'unité fonctionnelle du système nerveux. Au stade de la maturité, elle a perdu sa capacité de division, de sorte qu'un renouvellement ou un remplacement de ces cellules vieillies n'est pas possible. Cependant, dans certaines régions du cerveau il y a sans doute formation de nouvelles cellules nerveuses durant toute la vie.

Un neurone se compose d'un corps cellulaire, le *péricaryon* (**A1**), de prolongements, les *dendrites* (**A2**) et d'un prolongement principal, l'*axone* (**A-D3**).

Le **péricaryon** est le *centre trophique* de la cellule ; les prolongements qui en sont séparés dégénèrent. Il contient le **noyau** (**A4**), avec un grand **nucléole** (**A5**) riche en chromatine, qui chez les individus de sexe féminin présente le **corpuscule de Barr** (**A6**).

Les **dendrites** augmentent la surface de la cellule par leurs ramifications. Les prolongements des autres neurones se terminent sur leurs extrémités ; les dendrites sont le siège de la *réception de l'influx nerveux*. Souvent les dendrites d'autres neurones se terminent sur des petits appendices des dendrites, les **épines**, qui rendent la surface des dendrites rugueuse (**D**).

L'**axone** conduit l'influx nerveux. Il forme tout d'abord un **cône d'implantation** (**AD7**), lieu de départ de l'influx nerveux. À une certaine distance du corps cellulaire (*segment initial*), il s'entoure d'une **gaine de myéline** (**A8**) formée d'une substance lipidique : la *myéline*. L'axone abandonne des **branches collatérales** (**A9**) et, finalement, se ramifie au niveau de sa terminaison (**A10**) en petits **boutons terminaux** sur les cellules nerveuses ou musculaires. Le bouton forme avec la surface de la membrane de la cellule voisine la synapse, où s'effectue la transmission de l'influx nerveux aux autres cellules.

D'après le nombre des prolongements, on différencie des **neurones unipolaires**, **bipolaires** ou **multipolaires.** La plupart des neurones sont multipolaires. Certains possèdent un axone court (*interneurones*), d'autres un axone de plus d'un mètre de long (neurones de projection).

Un neurone ne peut pas être complètement analysé par une seule méthode de coloration. Les différentes méthodes ne fournissent que des images partielles ; la **coloration de Nissl** montre le noyau et le corps cellulaire (**B-D**). Celui-ci, tout comme les origines des dendrites, est rempli de **corps de Nissl** (corps tigroïdes) et peut contenir des pigments (*mélanine* ou *lipofuscine*) (**D11**). Le cône d'implantation de l'axone est dépourvu de corps de Nissl. Les corps de Nissl représentent l'équivalent en microscopie optique d'un riche *réticulum endoplasmique granulaire* caractéristique. Les neurones moteurs possèdent des grands corps cellulaires avec des corps de Nissl de grande taille, tandis que les neurones sensitifs sont plus petits et ne contiennent souvent que des granulations de Nissl.

L'**imprégnation argentique** (**méthode de Golgi**) met en évidence les prolongements ; la cellule est représentée par une silhouette brun-noir (**B-D**). Les autres méthodes d'imprégnation montrent sélectivement les *boutons terminaux* (**E**) ou les *neurofibrilles* (**F**) qui parcourent le péricaryon et l'axone sous forme de faisceaux parallèles.

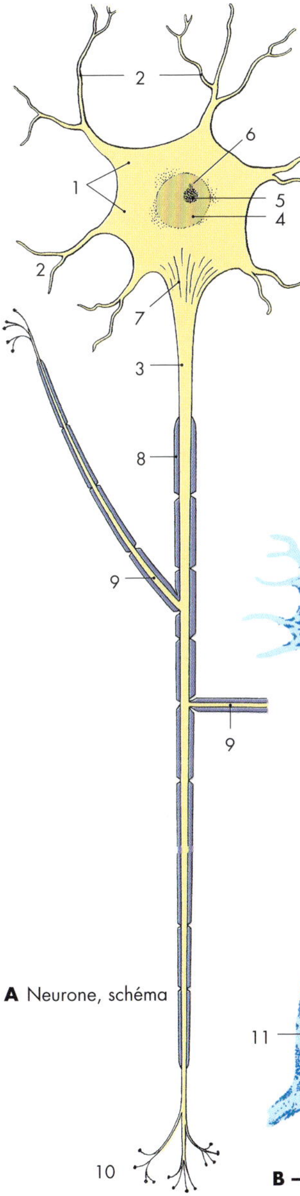

A Neurone, schéma

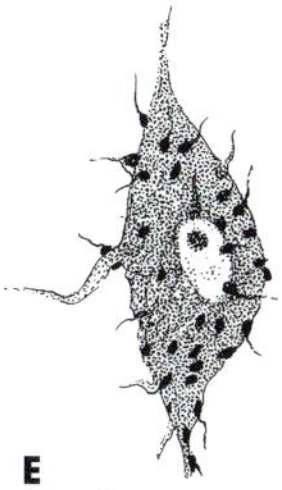

E
Imprégnation
des boutons
terminaux (synapse)

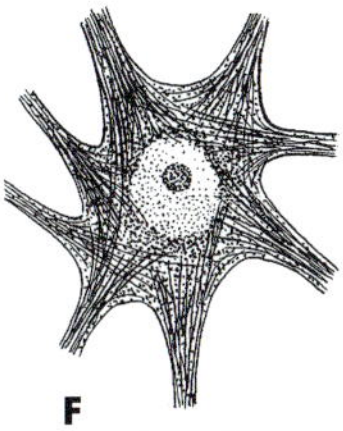

F
Imprégnation
des neurofibrilles

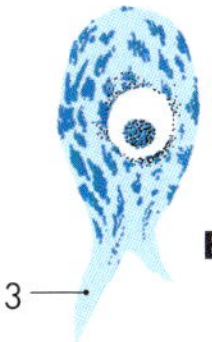

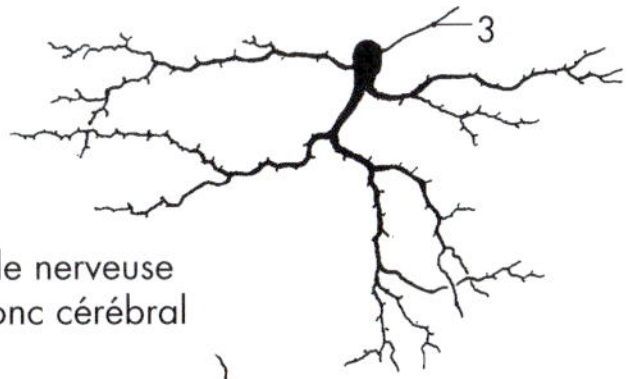

B Cellule nerveuse
du tronc cérébral

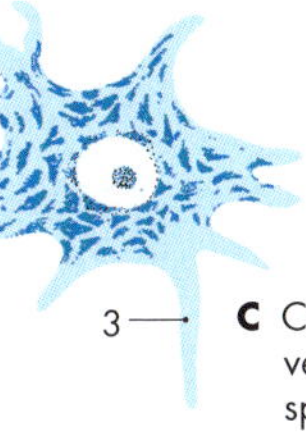

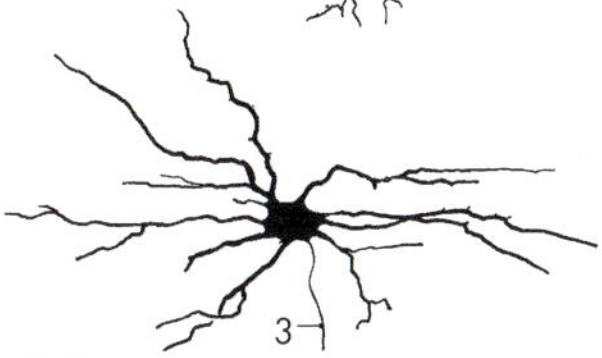

C Cellule de la corne
ventrale de la moelle
spinale

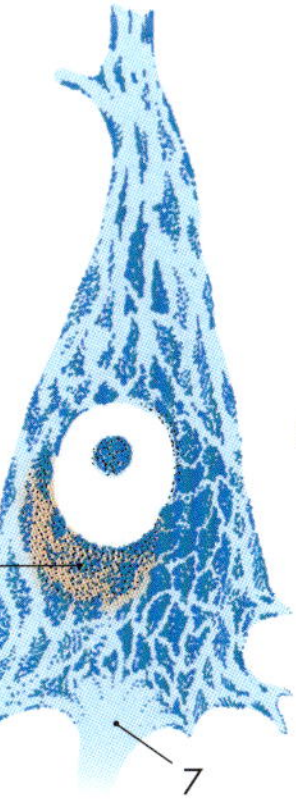

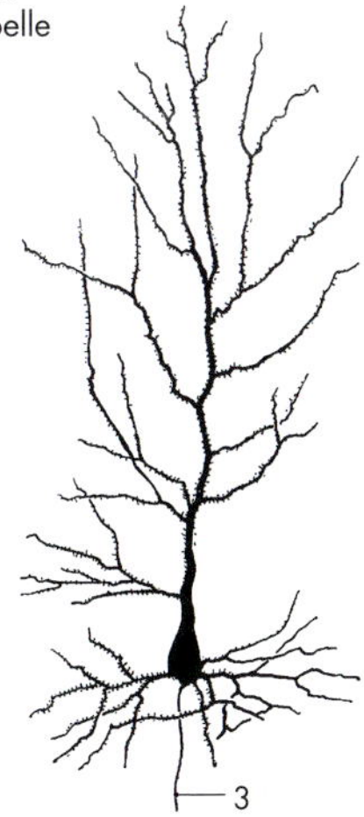

D Cellule
pyramidale
du cortex
cérébral

B –D Images de cellules nerveuses, coloration cellulaire (Nissl)
et imprégnation à l'argent (Golgi)

Méthodes neuro-anatomiques

La disponibilité des méthodes pour l'examen de la structure et de la fonction des cellules, des tissus et des organes est souvent le facteur limitant pour le développement scientifique. De nombreuses dénominations et interprétations ne sont compréhensibles que grâce à l'existence de méthodes appliquées en arrière-plan. C'est pourquoi il convient de présenter ici des méthodes courantes de neuroanatomie.

Les nerfs et les cellules gliales peuvent être figurés sur des coupes histologiques fines avec différentes techniques. La **méthode de Nissl** met bien en évidence le *réticulum endoplasmique granulaire* dans les cellules nerveuses (*voir* p. 18). Les différentes formes de cellules nerveuses sont surtout caractérisées par leurs prolongements, dendrites et axone qui ne sont pas mis en évidence par la méthode de Nissl. Pour les mettre en évidence, il faut des coupes plus épaisses (environ 200 µm). L'**imprégnation à l'argent** (**méthode de Golgi**, *voir* p. 18) peut permettre de voir sur des coupes épaisses, les prolongements de certaines cellules nerveuses en grande quantité. Ces derniers temps, cette méthode vieille de 100 ans a été reléguée au second plan par les injections intracellulaires d'une cellule nerveuse par un marqueur au moyen d'**électrodes** (**A**). L'avantage de cette technique est que l'on peut aussi recueillir un signal électrique du neurone correspondant. En *microscopie optique*, ces cellules nerveuses colorées en intracellulaire ou par la méthode de Golgi sont visibles, mais seule la *microscopie électronique* permet de voir ultérieurement les contacts synaptiques de ces neurones.

Une caractéristique essentielle des cellules nerveuses est l'utilisation de *neurotransmetteurs* pour communiquer avec les autres cellules nerveuses. Avec l'aide de l'**immunocytochimie** et d'anticorps contre le neurotransmetteur lui-même ou l'*enzyme de synthèse du neurotransmetteur*, on peut identifier sélectivement les cellules qui fabriquent un neurotransmetteur bien déterminé (**B**). Les prolongements des cellules nerveuses marquées par immunocytochimie peuvent être ultérieurement étudiés en microscopie électronique.

Le prolongement le plus long des cellules nerveuses, l'axone, qui peut atteindre 1 m chez l'Homme, ne peut pas être suivi sur des coupes, jusqu'à sa région cible. Pour étudier les projections axonales des neurones dans les différentes régions de l'encéphale, on tire profit des transports antérogrades de substances (du corps cellulaire vers l'axone) et rétrogrades (de l'axone vers le corps cellulaire) (*voir* p. 28). Avec l'aide d'un **marqueur** injecté (par exemple : une substance fluorescente), qui est contenu soit dans la région cible soit dans la région des corps cellulaires de cette population de neurones concernés, on peut mettre en évidence les rapports entre des fibres longues (**C-E**) à partir des terminaisons des axones ou plutôt des corps cellulaires des projections neuronales marquées. Avec l'utilisation du **transport rétrograde** (**C**), le traceur est injecté dans la cible supposée. En suivant les connexions probables, on retrouve le traceur qui a atteint le corps cellulaire. Avec le transport rétrograde et l'utilisation de différentes substances fluorescentes (**D**), on peut marquer différentes régions de *projections neuronales* et les neurones. L'utilisation du **transport antérograde** (**E**) s'effectue en injectant le traceur dans la région du corps cellulaire du neurone. À l'examen, des terminaisons axonales dans la *région cible* peuvent être marquées, rendant possible le fait que les cellules nerveuses marquées par le transport antérograde se projettent dans cette région cible.

Pour l'étude du développement et de la régénération des cellules nerveuses, mais aussi pour l'étude des substances pharmacologiques, on se tourne maintenant de plus en plus vers la *culture tissulaire* de cellules nerveuses.

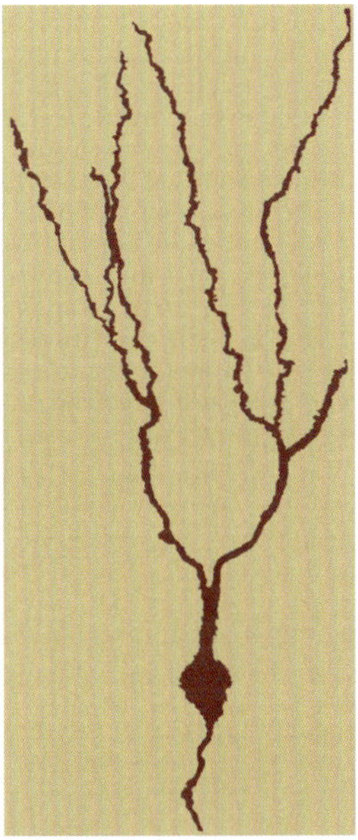

A Représentation d'un neurone après injection intracellulaire de marqueur

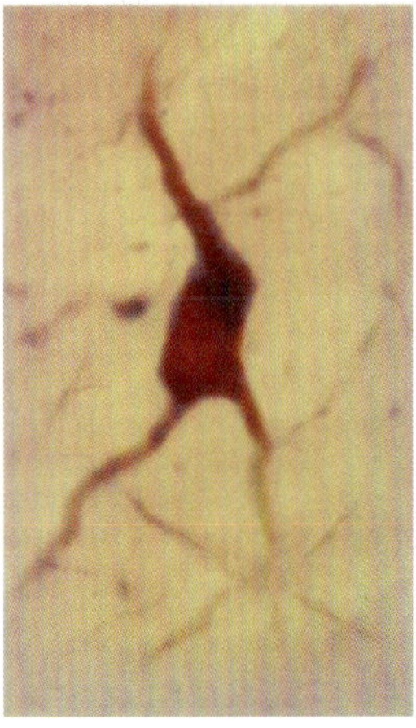

B Représentation immunocytochimique d'un neurone cholinergique avec un anticorps anticholinestérase

C – E Représentation des connexions par marquages rétrograde et antérograde

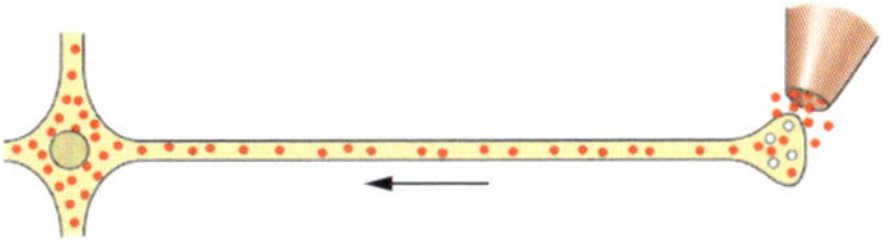

C Transport rétrograde

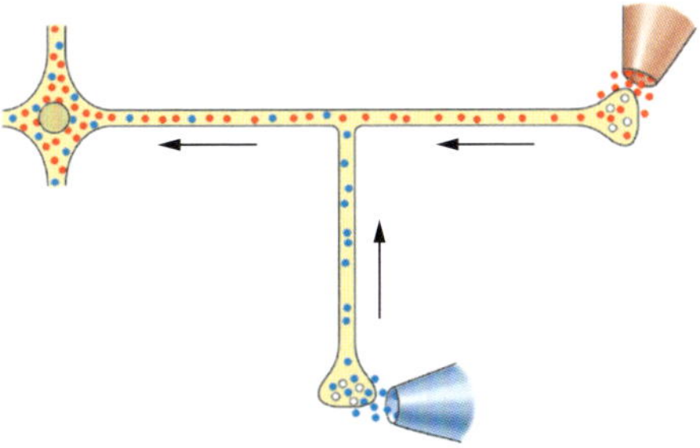

D Transport rétrograde d'un neurone à partir de différentes régions de projections

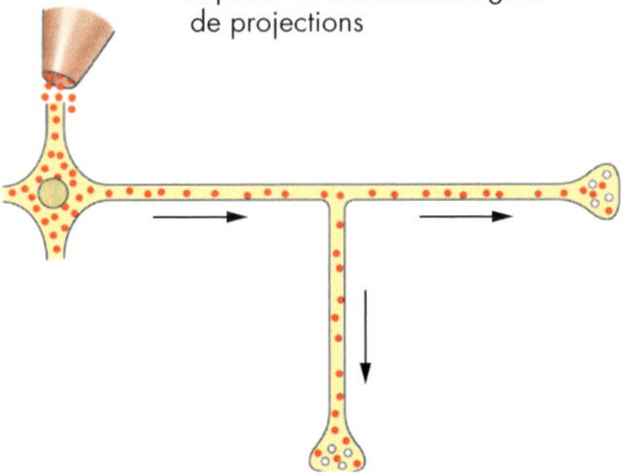

E Transport antérograde d'un neurone dans les différentes régions de projections

Ultrastructure de la cellule nerveuse (A-C)

Le **noyau** (A-C1) est entouré d'une *double membrane* (A2) en microscopie électronique. Elle contient des *pores* (B-C3) qui ne sont probablement que temporairement ouverts. Dans le cytoplasme du noyau (*caryoplasme*), on trouve des *grains de chromatine* qui contiennent de l'ADN et des protéines. Le **nucléole** (A-C4), élément spongieux du noyau constitué d'une composante dense et granuleuse et d'une composante lâche et filamenteuse, contient des protéines et de l'ARN.

Dans le **cytoplasme**, les corps de Nissl apparaissent comme un **réticulum endoplasmique granulaire** (A-C5), un système de lamelles formées de membranes qui entourent des espaces plats communiquant les uns avec les autres (B-C6). Les membranes portent, sur le versant cytoplasmique, des **ribosomes** (B-C7) qui synthétisent des protéines. Pour la préservation des axones longs (jusqu'à un mètre), il existe une synthèse intense de protéine cellulaire (métabolisme de structure). Les membranes sans ribosome constituent le **réticulum endoplasmique non granulaire** (C8). Le réticulum endoplasmique non granulaire communique avec l'*espace périnucléaire* (B-C9) et avec les *citernes marginales* (A10) situées sous la surface cellulaire. Les citernes marginales se rencontrent souvent à des endroits où s'accolent un bouton terminal ou le prolongement d'une cellule gliale. Le cytoplasme est parcouru par des **neurofilaments** et des **neurotubules** (A-C11), qui se groupent en longs faisceaux parallèles au niveau de l'axone. Des neurotubules correspondent aux microtubules des autres cellules.

Le long des neurofilaments et des neurotubules s'effectue le transport des substances (*voir* p. 28 D). Les *neurofibrilles* sont, en microscopie optique, les équivalents des agrégats de neurotubules.

Le neurone contient un grand nombre de **mitochondries** (A-C12). Elles sont entourées par deux membranes dont la membrane la plus interne envoie des crêtes (C13) à l'intérieur de la mitochondrie (*matrix*). Les mitochondries ont différentes formes (courtes et trapues dans le péricaryon, longues et fines au niveau des dendrites et de l'axone) et sont en mouvement permanent le long de voies plasmiques entre les corps de Nissl. La respiration cellulaire s'effectue au niveau des mitochondries, ainsi que la production d'énergie. De nombreuses enzymes sont situées dans la membrane interne et à l'intérieur et participent, entre autres, au *cycle de Krebs* et à la *phosphorylation*.

L'**appareil de Golgi** se compose d'un certain nombre de **dictyosomes** (A-C14) ou citernes entourées d'une membrane et non communicantes. On distingue, au niveau d'un dictyosome, la face de régénération (C15) de la face de sécrétion (C16). La face de régénération est destinée au transport des vésicules du réticulum endoplasmique. La face de sécrétion se caractérise par l'apparition d'étranglements au niveau des bords des citernes et la formation de *vésicules de Golgi*.

L'appareil de Golgi sert à la modification des protéines du réticulum endoplasmique (par exemple, glycosylation et phosphorylation).

Les nombreux **lysosomes** (A-C17) contiennent différentes enzymes (par exemple, estérases, protéases) et interviennent surtout dans les phénomènes de digestion cellulaire.

A18 Pigment.

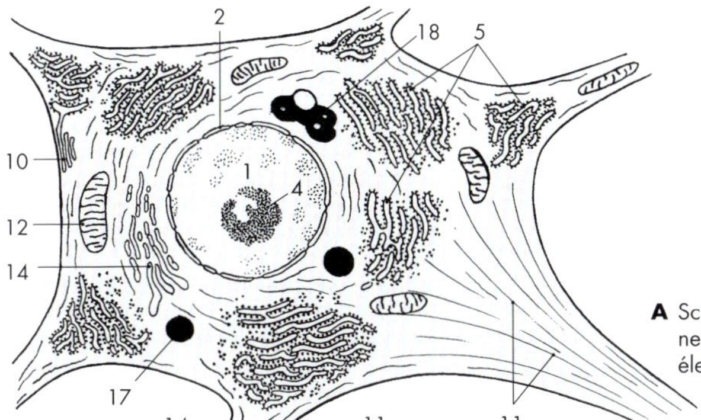

A Schéma d'une cellule nerveuse en microscopie électronique

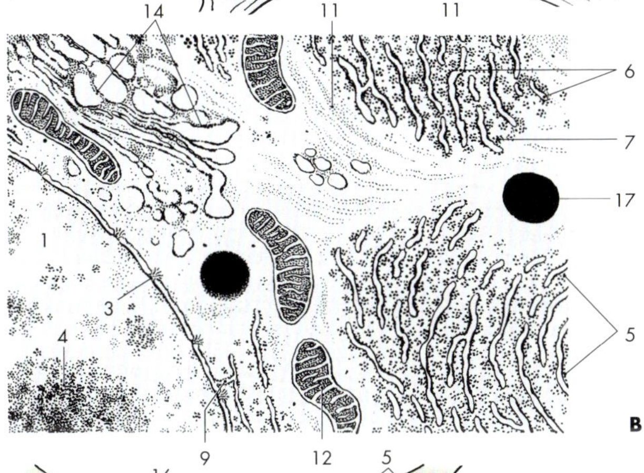

B Détail de A

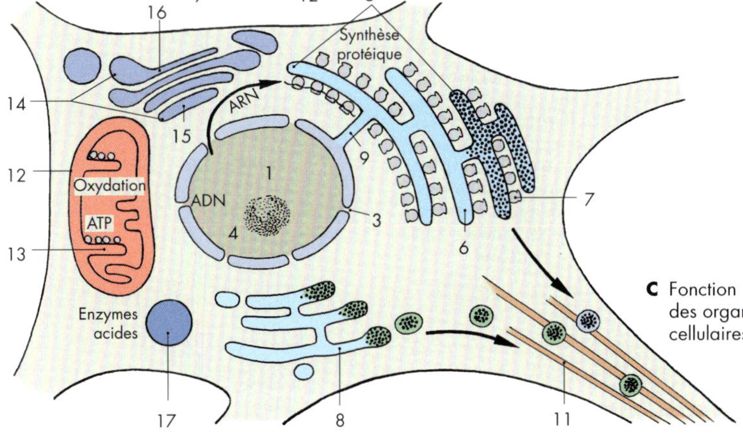

C Fonction des organites cellulaires

Synapse (A-C)

L'axone se termine par un grand nombre de petits renflements bulbiformes, les **boutons**. Ils forment ensemble, avec la membrane du neurone suivant, la **synapse**, au niveau de laquelle se transmet l'influx nerveux d'un neurone à l'autre.

On distingue au niveau de la synapse l'**étage pré-synaptique**, *bouton* (**A-B1**), avec la *membrane pré-synaptique* (**B-C2**), et la *fente synaptique* (**B3**), et l'**étage post-synaptique** avec la *membrane post-synaptique* du neurone suivant (**B-C4**). Le bouton ne contient ni neurofilaments ni neurotubules, mais des mitochondries et surtout des petites **vésicules** claires (**B-C5**) qui sont localisées très près de la membrane pré-synaptique (*zone active*). La fente synaptique contient du matériel filamenteux et communique avec l'espace extracellulaire. Les membranes pré- et post-synaptiques présentent des épaississements. On les retrouve aussi à diverses adhérences cellulaires (*zonula* ou *macula adhaerens*). Dans les synapses asymétriques (*voir* ci-dessous), l'épaississement de la membrane post-synaptique (**B6**) est plus dense et plus large que celui de la membrane pré-synaptique.

On peut classer les synapses en fonction de leur localisation, de leur structure, de leur fonction ou de la nature des substances chimiques qu'elles contiennent.

Localisation (A)

Les boutons peuvent être au contact des dendrites (**A-C7**) du neurone receveur (**synapses axo-dendritiques**) (**A8, C**), des petites épines dendritiques (**synapses épineuses**) (**A9**), du péricaryon (**synapses axo-somatiques**) (**A10**) ou du segment initial de l'axone (**synapses axo-axonales**) (**A11**). Les neurones de grande taille sont recouverts de milliers de boutons.

Structure (B)

On distingue, d'après Gray, des synapses de type I et de type II en fonction de la largeur de la fente synaptique et de la nature de l'épaississement des membranes. Dans les *synapses de type I*, la fente synaptique est plus grande et l'épaississement de la membrane post-synaptique plus important (**synapse asymétrique**). Dans les *synapses de type II*, la fente synaptique est plus petite et l'épaississement de la membrane post-synaptique est de la même taille que celui de la membrane pré-synaptique (**synapse symétrique**).

Fonction (C)

On distingue des **synapses excitatrices** et des **synapses inhibitrices**. La majorité des synapses excitatrices sont situées sur les dendrites, le plus souvent sur les extrémités des épines (**A9**). La plupart des synapses inhibitrices sont localisées sur le péricaryon ou sur l'émergence de l'axone, là où naît l'influx nerveux et où il peut facilement être inhibé. Tandis que les vésicules synaptiques sont en général de forme arrondie, certains boutons contiennent des vésicules ovales ou allongées (**C12**). Elles sont spécifiques des synapses inhibitrices. Les synapses asymétriques (type I) sont souvent excitatrices et les synapses symétriques (type II) le plus souvent inhibitrices.

C13 Mitochondries.

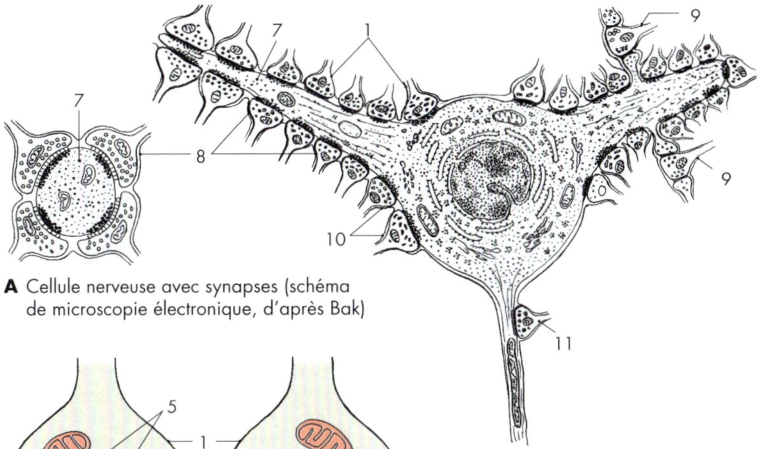

A Cellule nerveuse avec synapses (schéma de microscopie électronique, d'après Bak)

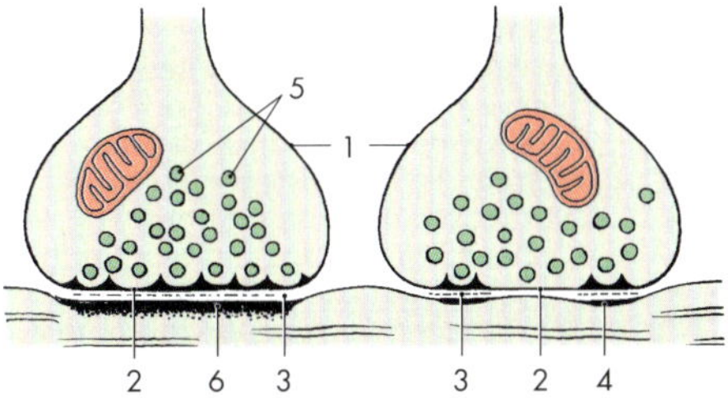

B Synapses de type I (à gauche) et de type II (à droite), d'après Gray

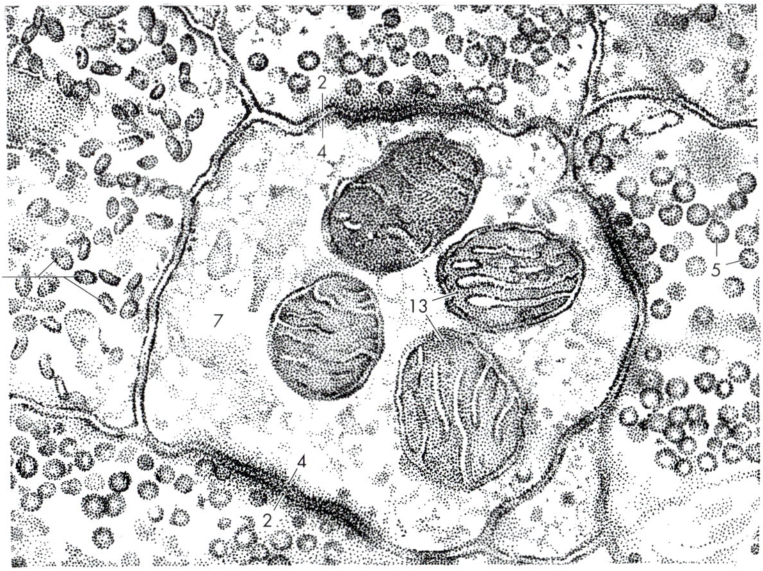

C Dendrite (coupe) entourée de synapses (d'après Uchizono)

Formes de synapse (A, B)

Il existe de nombreuses variantes de forme par rapport à la synapse simple. Le contact synaptique entre axones et dendrites à trajet parallèle est appelé **contact parallèle** ou *bouton en passage* (**A1**). Un grand nombre de dendrites possèdent des saillies épineuses (épines), qui avec le bouton forment une **synapse épineuse** (**A2**). Au niveau des dendrites apicales de quelques cellules pyramidales, le renflement terminal de l'axone entoure toute l'épine qui comparativement peut être grande et ramifiée et porter de nombreux contacts synaptiques : **synapse complexe** (**B**). Plusieurs axones et dendrites peuvent se grouper en **complexes glomérulaires**, dans lesquels les différents éléments synaptiques sont étroitement intriqués. Il est vraisemblable qu'ils s'influencent les uns les autres dans le sens d'une modulation de la transmission de l'influx nerveux.

Chaque région de l'encéphale possède des synapses de forme typique. Les *types I* et *II de Gray* existent surtout au niveau du cortex cérébral. Les *complexes glomérulaires* sont retrouvés dans le cortex du cervelet, le thalamus et la moelle spinale.

Synapses électriques

Des cellules voisines peuvent communiquer entre elles par des pores : les *gap junctions*. Par les gap junctions, les cellules voisines sont électriquement liées et peuvent, par exemple, transmettre l'influx nerveux d'une cellule musculaire lisse à une autre (*voir* p. 305, B8). Les gap junctions sont aussi appelées synapses électriques, par opposition aux synapses chimiques qui possèdent des neurotransmetteurs. Les connexions par gap junctions n'existent pas qu'entre les neurones, mais aussi entre les cellules gliales.

Neurotransmetteurs (C, D)

La transmission de l'influx nerveux est assurée par les neurotransmetteurs au niveau des synapses chimiques. Les neurotransmetteurs les plus fréquemment rencontrés dans le système nerveux sont l'**acétylcholine** (Ach), le **glutamate**, l'**acide gamma-aminobutyrique** (GABA) et la **glycine**. Le glutamate est un neurotransmetteur excitateur, le GABA un neurotransmetteur inhibiteur des synapses du cerveau et la glycine de la moelle spinale.

Les *catécholamines* telles que la **noradrénaline** (NA) et la **dopamine** (DA) se comportent comme des neurotransmetteurs, de même que la **sérotonine**. De nombreux **neuropeptides** se comportent comme des hormones dans la circulation sanguine et comme des neurotransmetteurs au niveau des synapses (p. ex. la neurotensine, la cholécystokinine et la somatostatine).

Les neurotransmetteurs sont synthétisés au niveau du péricaryon et stockés dans les vésicules des terminaisons. Souvent, le péricaryon ne produit que les enzymes nécessaires à la synthèse du neurotransmetteur et la substance est seulement synthétisée dans les boutons. Les *petites vésicules claires* sont consacrées au transport du glutamate et de l'Ach, et les *vésicules allongées* des synapses inhibitrices au GABA. La noradrénaline et la dopamine sont contenues dans les *vésicules granuleuses* (**C**).

La plupart des vésicules sont situées au voisinage de la membrane pré-synaptique. Des méthodes spéciales mettent en évidence que son épaississement est un grillage (**D3**) entourant des espaces hexagonaux. Les vésicules les traversent jusqu'à la membrane synaptique et au moment d'une excitation, déversent leur contenu dans l'espace synaptique par fusion avec la membrane pré-synaptique (*figure en oméga*) (**D4**). Les substances sont libérées en quanta déterminés, de sorte que chaque vésicule peut être considérée comme une corrélation morphologique des quanta. Une partie du neurotransmetteur est réabsorbée dans le bouton (**D5**).

D6 Filaments de l'axone.

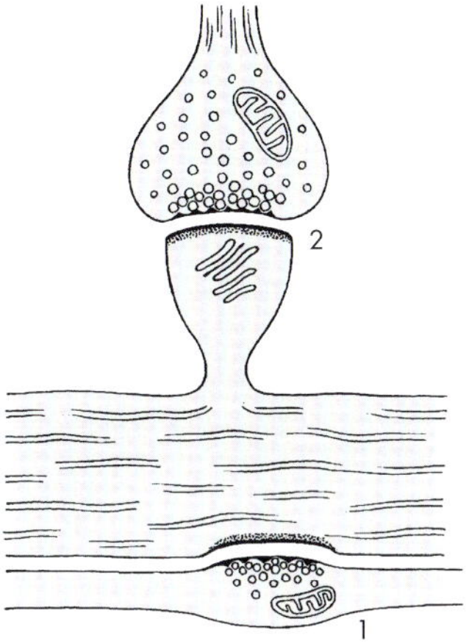

A Contact parallèle et synapse épineuse

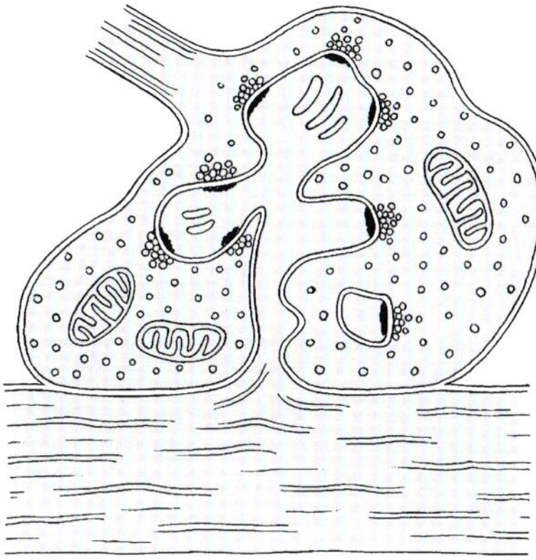

B Synapse complexe

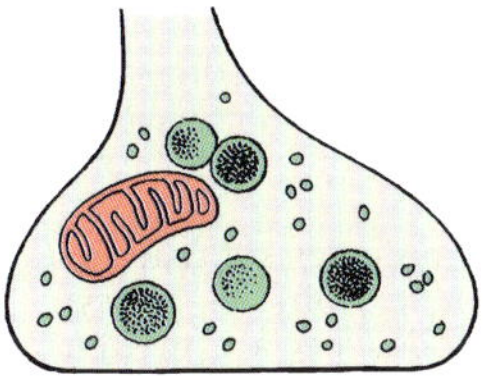

C Différentes formes de vésicules

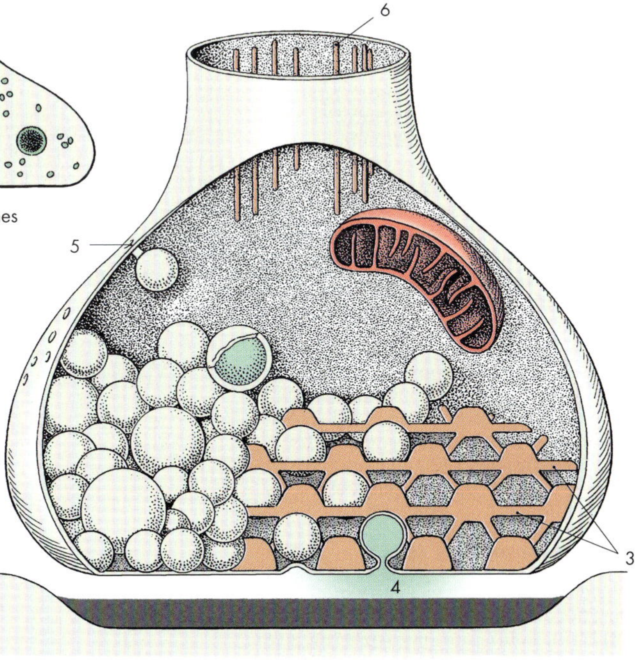

D Modèle de synapse (d'après Akert, Pfenniger, Sandri et Moor)

Neurotransmetteurs (A-C) (*suite*)

La plupart des neurones ne synthétisent pas qu'un neurotransmetteur. En fonction de leurs différents neurotransmetteurs, ils sont appelés neurones *glutamatergiques*, *cholinergiques*, *catécholinergiques* (noradrénergiques et dopaminergiques), *sérotoninergiques* et *peptidergiques*. Les **neurones catécholinergiques** et **sérotoninergiques** peuvent être identifiés par la microscopie à fluorescence, car ces substances montrent une fluorescence vert-jaune après traitement aux *vapeurs de formol* (**A**, **B**). On peut ainsi suivre l'axone et reconnaître les contours des péricaryons avec leurs noyaux. La fluorescence est médiocre dans les axones, plus marquée dans les péricaryons et atteint son maximum au niveau des terminaisons nerveuses. C'est là que le neurotransmetteur est le plus concentré. Les **neurones cholinergiques** sont mis en évidence histochimiquement par l'**acétylcholinestérase**, enzyme nécessaire au métabolisme de l'acétylcholine. L'acétylcholinestérase, aussi synthétisée par des neurones non cholinergiques, est mise en évidence par des méthodes immunocytochimiques utilisant des anticorps dirigés contre l'enzyme de synthèse de l'acétylcholine, la **cholinacétyltransférase** (*voir* p. 21B). Grâce à l'immunochimie, d'autres neurotransmetteurs et neuropeptides sont mis en évidence (**C**). Avec un double marquage, on peut montrer que de nombreux neuropeptides ainsi que les neurotransmetteurs classiques sont synthétisés par les mêmes neurones. La valeur fonctionnelle de la co-transmission, de la libération des différents neurotransmetteurs par les mêmes neurones est jusqu'ici uniquement étudiée dans les seuls neurones du système nerveux végétatif.

Transport axonal (D-E)

Les neurotransmetteurs, par exemple, les enzymes participant à la synthèse des neurotransmetteurs sont synthétisés dans le péricaryon et doivent être transportés à l'extrémité de l'axone.

Les **neurotubules** (**D1**) ont une importance particulière dans le mécanisme de transport. Quand, après administration de *colchicine* (toxique de la colchique), ils sont détruits, le **transport intra-axonal** s'arrête. Ce transport rapide de matériel se produit dans les vésicules qui se déplacent le long des microtubules, l'énergie étant fournie par des **protéines motrices**. Le transport rétrograde vers le péricaryon (vers le pôle négatif du microtubule) est fournie par la *dynéine* (**D2**) et le transport antérograde vers l'extrémité axonale (vers le pôle positif du micotubule) par la *kinésine* (**D3**). Les vésicules de transport sont équipées de plusieurs protéines motrices. Elles sont liées à l'ATP et interagissent en alternance et de façon réversible avec la surface des microtubules ; l'ATP est hydrolysée et l'énergie libérée sert au mouvement moléculaire des vésicules des microtubules qui se déplacent vers la cible. La vitesse du transport intra-axonal rapide est estimée entre 200 et 400 mm par jour. Par l'intermédiaire du transport rétrograde, des protéines, des virus et des toxines peuvent atteindre le péricaryon.

En dehors du transport intra-axonal rapide, il existe aussi un **courant axoplasmique** continu qui se déplace à une vitesse nettement inférieure, de 1 à 5 mm en 24 heures. Il est mis en évidence par la ligature d'un neurone isolé (**E**) : il apparaît alors un gonflement de l'axone et une stase axoplasmique du côté proximal à la ligature. En neuro-anatomie, on se sert des mécanismes de transport antérograde et rétrograde, pour l'examen des connexions (*voir* p. 20).

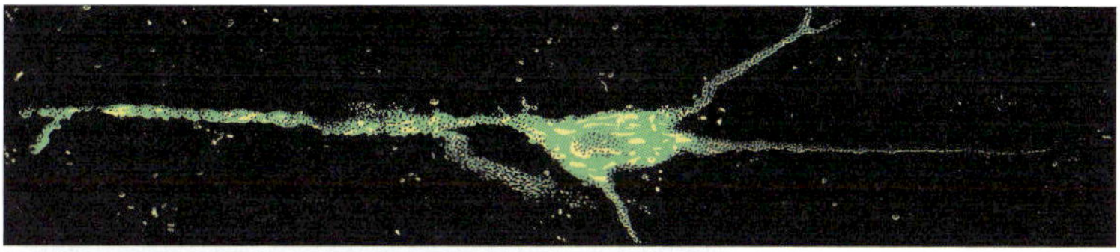

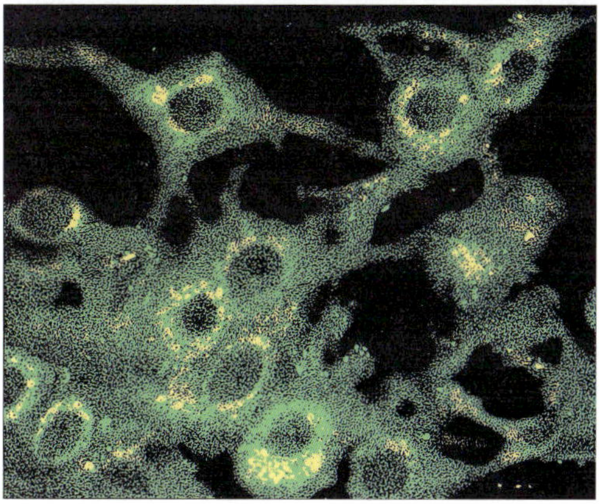

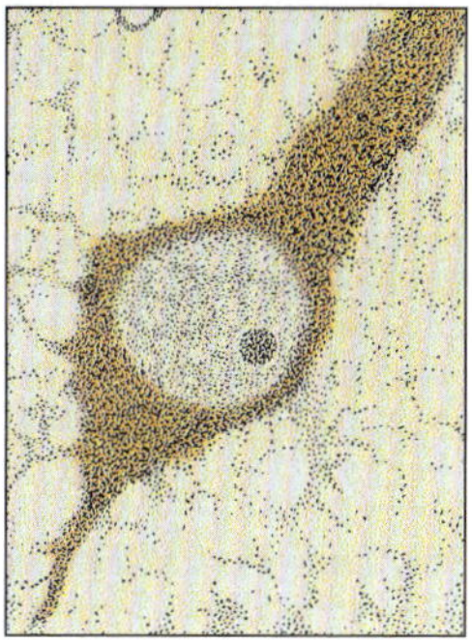

C Neurone peptidergique, réaction à l'immuno-peroxydase (d'après Sar, Stumpf *et al.*)

A, **B** Neurone catécholaminergique du tronc cérébral, microscopie à fluorescence (d'après Dahlström et Fuxe)

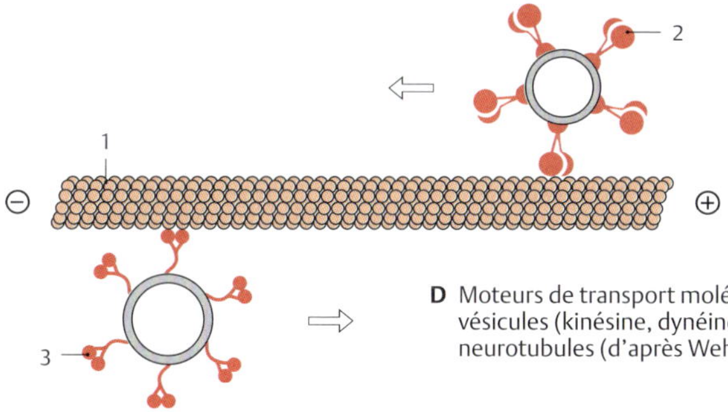

D Moteurs de transport moléculaires des vésicules (kinésine, dynéine) le long des neurotubules (d'après Wehner et Gehring)

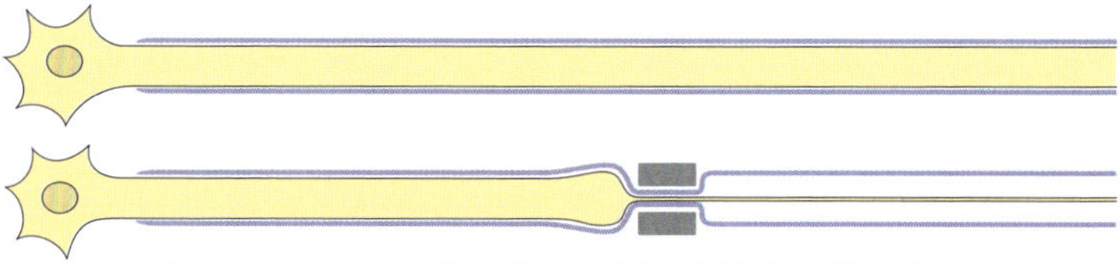

E Stase d'axoplasme lors d'une ligature (d'après Weiss et Hiscoe)

Récepteurs des neurotransmetteurs (A, B)

On peut distinguer deux catégories de récepteurs pour les neurotransmetteurs : les récepteurs ionotropiques et les récepteurs qui sont liés à une protéine intracellulaire de liaison (protéine G), guanosine-triphosphate (GTP).

Récepteurs ionotropiques (à canal ionique sélectif)

Les canaux ioniques sélectifs se composent de différentes sous-unités (**A1**) qui sont incluses dans la membrane cellulaire (**A2**). Quand la liaison du neurotransmetteur avec le récepteur spécifique se produit, le canal pour l'ion déterminé devient perméable (**B**).

Récepteurs excitateurs amino-acides. Les récepteurs pour le glutamate, transmetteur excitateur, sont classés en fonction de la synthèse du ligand auquel ils sont liés. Il existe trois classes de récepteurs *glutamatergiques ionotropiques* : les récepteurs AMPA (**C3**), les récepteurs NMDA (**C4**) et les récepteurs kaïnate. Après liaison avec un **récepteur AMPA**, la cellule se dépolarise par entrée d'ions sodium. L'activation des **récepteurs NMDA** passe aussi par une entrée d'ions sodium conjointement avec le calcium. Le potentiel de repos des récepteurs NMDA est bloqué par le magnésium ; ce blocage est levé par dépolarisation (par l'intermédiaire des récepteurs AMPA). Cette activation chronologique des récepteurs AMPA et NMDA conduit à une réponse glutamatergique des neurones polysynaptiques.

Récepteurs inhibiteurs au GABA et à la glycine. Le GABA est le neurotransmetteur inhibiteur le plus important au niveau du cerveau et la glycine au niveau de la moelle spinale. Ces deux récepteurs sont des récepteurs ionotropiques qui fonctionnent par activation d'entrée d'ions chlore entraînant une hyperpolarisation et une inhibition de la cellule.

Les *récepteurs excitateurs cationiques nicotiniques à acétylcholine* et les *récepteurs sérotoninergiques* (5-HT3) appartiennent aussi aux récepteurs ionotropiques.

Récepteurs liés à la protéine G

La plupart des neurotransmetteurs ne se lient pas seulement aux récepteurs ionotropiques mais aussi aux récepteurs liés à la protéine G (métabotropiques). Une nette différence entre les deux récepteurs est représentée par la vitesse de la réponse synaptique. Dans le cas de l'activation des récepteurs ionotropiques, il se produit un potentiel synaptique rapide qui ne perdure qu'une milliseconde. L'activation des récepteurs liés à la protéine G induit une réponse qui dure d'une seconde à une minute. La protéine G régule les enzymes du métabolisme intracellulaire. Elle influence les canaux ioniques ainsi que les protéines de régulation d'expression des gènes.

Transmission synaptique (B)

La transmission synaptique est essentiellement décrite en trois étapes :

1. Transformation des *potentiels d'action* arrivant à la terminaison de l'axone en un signal chimique : par la dépolarisation, ouverture de canaux calciques dépendants du potentiel (**C5**) et *entrée du calcium* qui rencontre une certaine protéine, union de la vésicule synaptique (**C6**) avec la membrane pré-synaptique et *libération du neurotransmetteur* dans la fente synaptique (**C7**).
2. Le neurotransmetteur libéré s'unit à un récepteur spécifique.
3. Dans le cas des récepteurs ionotropiques, l'ouverture s'effectue pour des ions spécifiques. Dans le cas des récepteurs glutamatergiques, l'arrivée du sodium et du calcium respectivement entraîne une dépolarisation de la membrane post-synaptique (*potentiel d'excitation post-synaptique* : PEPS) ; dans le cas des récepteurs au GABA et à la glycine, il y a hyperpolarisation de la membrane post-synaptique par entrée d'ions chlore (*potentiel d'inhibition post-synaptique* : PIPS). L'activation des récepteurs liés à la protéine G aboutit à une réponse plus longue, qui finalement peut induire un *changement de l'expression du gène* dans le neurone post-synaptique.

A, B Récepteur ionotropique
(d'après Kandel, Schwartz et Jessel)

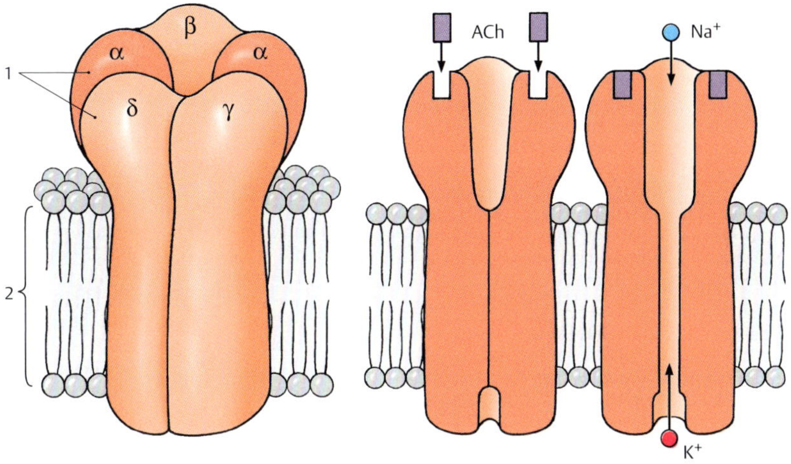

A Organisation des récepteurs nicotiniques à acétylcholine

B Union de l'acétylcholine, ouverture du canal pour le sodium et le potassium

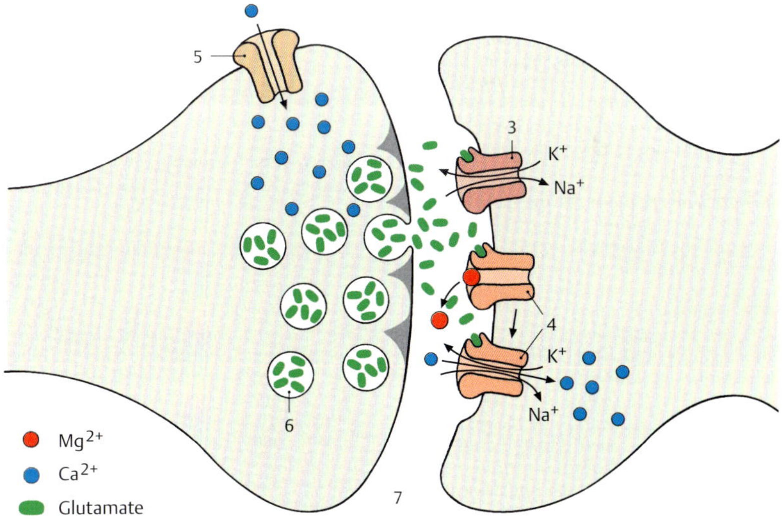

C Transmission synaptique au niveau d'une synapse glutamatergique

Systèmes neuronaux (A-C)

Les groupes de neurones qui possèdent le même neurotransmetteur et dont les axones forment des faisceaux sont dénommés d'après leur neurotransmetteur en système *cholinergique*, *noradrénergique*, *dopaminergique*, *sérotoninergique*, *GABAergique* ou *peptidergique*. L'influx nerveux peut être transmis à un neurone de même type, mais aussi à un neurone qui possède un autre neurotransmetteur. C'est le cas dans le système sympathique des neurones médullaires cholinergiques, la connexion se faisant dans les ganglions périphériques sur des neurones *noradrénergiques* (*voir* p. 299 C).

Les neurones noradrénergiques, dopaminergiques et sérotoninergiques sont situés dans le *tronc cérébral*. Les **neurones noradrénergiques** forment le *locus coeruleus* (**A1**) (*voir* p. 100 B28 et 132 D18) et des groupes cellulaires dans la partie latérale de la formation réticulaire de la moelle allongée et du pont (leurs fibres se projettent sur l'hypothalamus, sur le système limbique et de façon diffuse sur le néocortex, les cornes ventrale ou antérieure et latérale de la moelle spinale). Les **neurones sérotoninergiques** sont situés dans les *noyaux du raphé* (**A2**) (*voir* p. 108 B28), particulièrement dans le noyau dorsal du raphé (**A3**) (leurs fibres se projettent sur l'hypothalamus, le cortex olfactif et le système limbique). Les **neurones dopaminergiques** sont dans la pars compacta du locus niger (**A4**) (*voir* p. 134 A17 et 136 AB1) d'où partent des fibres nigro-striées qui se terminent dans le striatum.

Les **neurones peptidergiques** sont retrouvés dans les régions phylogénétiquement anciennes de l'encéphale : dans la *substance grise péri-aqueducale du mésencéphale* (**A5**), la formation réticulaire (**A6**), l'*hypothalamus* (**A7**), le *bulbe olfactif*, le *noyau habénulaire* (**A8**), le *noyau interpédonculaire* (**A9**) et le *noyau solitaire* (**A10**). De nombreux neurones peptidergiques sont aussi visibles dans le cortex cérébral, le thalamus, le striatum et le cervelet. La signification de ces différents peptides n'est pas encore bien claire. Il est supposé qu'ils se comportent comme des **cotransmetteurs** et qu'ils ont une fonction de modulateurs. De nombreux autres peptides ont été trouvés dans d'autres organes tels que le tractus digestif (p. ex. les polypeptides vaso-actifs intestinaux, la somatostatine, la cholécystokinine).

Le glutamate est le neurotransmetteur des voies neuronales longues; les **neurones glutamatergiques** sont par exemple les **neurones de projection du cortex cérébral** des cellules pyramidales (*voir* p. 242 C, 244 A1 et B11). Les **neurones GABAergiques inhibiteurs** sont classés en fonction des régions sur lesquelles ils envoient des synapses inhibitrices. Ainsi, on distingue des cellules GABAergiques *en panier*, qui établissent des synapses avec les corps cellulaires, et des cellules établissant des *contacts axo-axonaux*. Ces dernières forment des synapses inhibitrices avec le segment initial de l'axone d'un neurone d'une voie de projection. Les neurones GABAergiques établissent souvent des connexions locales (**interneurone**). À côté du GABA, transmetteur classique, on trouve en eux de nombreux peptides (*voir* plus haut) et des protéines de liaison du calcium.

Des **neurones cholinergiques** se trouvent dans le tronc cérébral mais aussi dans la partie basale du télencéphale. De même, avec les neurones catécholaminergiques, ils se projettent sur différents groupes cellulaires tels que le *noyau basal* (**B11**) et les *noyaux du septum* (**B12**) et fournissent des fibres au *gyrus cingulaire* (**B13**), au *fornix* (**B14**) et à une grande partie du *néocortex* et de l'*hippocampe* (**B15**).

Remarques cliniques. Les projections cholinergiques ascendantes venant de la partie basale du télencéphale, en particulier du noyau basal, sont impliquées dans les processus d'apprentissage et de mémoire, car elles sont atteintes dans la *maladie d'Alzheimer*, qui comporte des troubles de l'apprentissage et de la mémoire. La synthèse, la dégradation et le stockage des neurotransmetteurs peuvent être influencés par des substances pharmacologiques. Il peut ainsi se produire un excédent ou un manque de transmetteurs dans les cellules nerveuses, pouvant provoquer des modifications motrices ou psychiques. Des substances neuropharmacologiques peuvent aussi agir comme agonistes ou antagonistes du transmetteur sur les récepteurs.

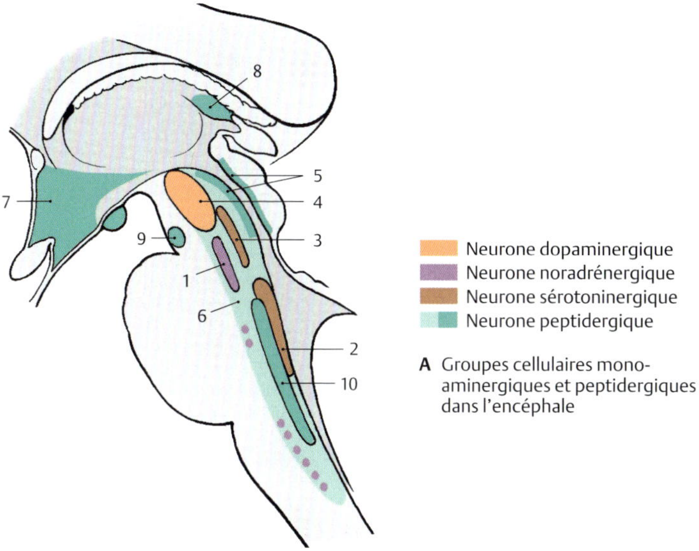

A Groupes cellulaires mono-aminergiques et peptidergiques dans l'encéphale

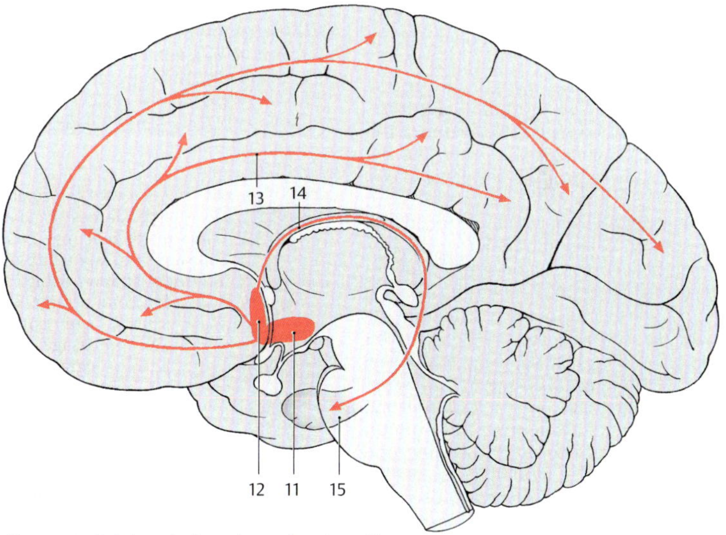

B Groupes cellulaires cholinergiques dans la partie basale du télencéphale et innervation cholinergique du cortex et de l'hippocampe

Circuits neuronaux (A)

Les cellules nerveuses construisent un réseau (**A**) avec leurs prolongements qui n'est toutefois pas une intrication continue de fibres nerveuses (*théorie de continuité*), mais qui se compose de nombreux éléments : les neurones (*théorie du neurone*). Le neurone est l'élément de base du système nerveux, une unité anatomique, génétique, trophique et fonctionnelle.

Dans le réseau nerveux, les neurones sont en rapport les uns avec les autres (*circuits neuronaux*). Parmi eux, les circuits inhibiteurs sont aussi importants que les circuits purement transmetteurs, car ce sont eux qui permettent une limitation et une sélection des impulsions nerveuses : les signaux importants sont transmis et les signaux non importants sont supprimés.

L'**inhibition post-synaptique** n'influence pas la transmission synaptique excitatrice, mais agit sur la décharge neuronale post-synaptique suivante.

Des neurones GABAergiques inhibiteurs peuvent être intégrés de différentes façons dans des circuits neuronaux. Lors de l'**inhibition récurrente** (**B**), une collatérale de l'axone du neurone excitateur (vert) active la cellule inhibitrice (rouge), qui par une collatérale récurrente inhibe le neurone de projection. Lors de l'**inhibition antérograde** (**C**), l'activation de l'interneurone inhibiteur ne se produit pas par une collatérale récurrente du neurone excitateur, mais par des afférences excitatrices d'une autre région cérébrale. L'effet sur le neurone de projection est cependant le même : activation du neurone GABAergique aboutissant à une inhibition du neurone de projection. La **désinhibition** (**D**) met en jeu l'activation d'un interneurone inhibiteur par l'intermédiaire d'une afférence excitatrice. La cellule cible de cet interneurone est un autre interneurone inhibiteur. L'activation de ce premier interneurone par l'intermédiaire de l'afférence excitatrice signifie une inhibition renforcée du deuxième interneurone qui, ainsi inhibé, ne peut transmettre aucune information inhibitrice aux neurones suivants. L'effet inhibiteur est levé (désinhibition).

Sur une cellule nerveuse isolée, convergent un grand nombre de connexions (**convergence**). Une cellule pyramidale du cortex cérébral peut établir plus de 10 000 connexions synaptiques avec les autres cellules nerveuses. Une telle cellule établit de nombreuses nouvelles connexions avec les autres cellules nerveuses (**divergence**), par de nombreuses collatérales axonales. La *sommation dans l'espace* et *dans le temps* des entrées inhibitrices et excitatrices sur une cellule se décide à un moment donné, où les cellules se dépolarisent et génèrent un potentiel d'action, qui court le long de l'axone et transmet l'excitation au neurone suivant. En cas de prédominance d'entrées inhibitrices, la décharge du neurone ne se produit pas.

Remarques cliniques. Dans l'*épilepsie*, il y a une discordance entre excitation et inhibition. Par l'hyperexcitation de nombreuses cellules nerveuses, il se produit des accès épileptiques répétés.

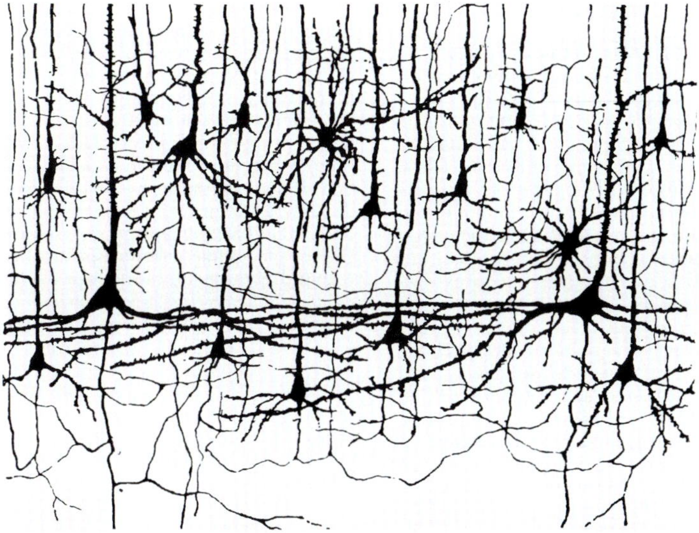

A Réseau neuronal dans le cortex cérébral, imprégnation à l'argent (d'après Cajal)

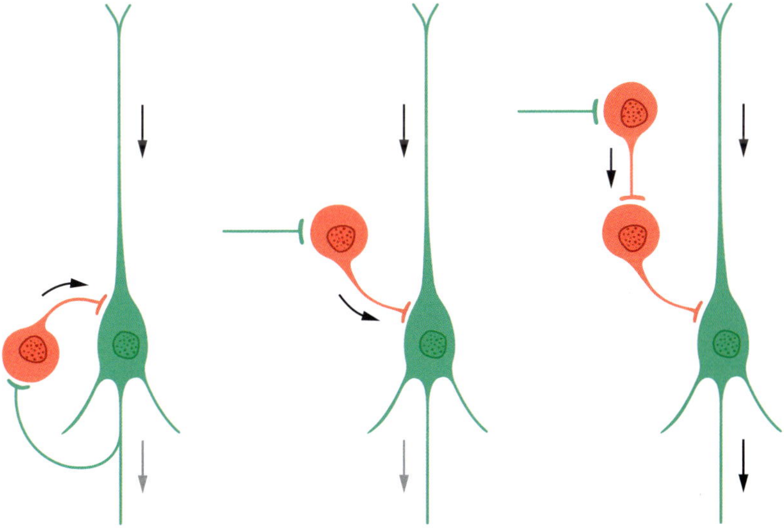

B Inhibition récurrente

C Inhibition antérograde

D Désinhibition

B – D Principe du circuit inhibiteur d'un neurone

Fibre nerveuse (A-G)

L'**axone** (**A-F-G1**) est entouré pour les fibres nerveuses amyéliniques, par une gaine formée par le cytoplasme des cellules de la gaine ou *neurolemnocytes* et par la **gaine de myéline** (**A-B-G2**) pour les fibres nerveuses myélinisées. L'ensemble de l'axone et de la gaine est appelé **fibre nerveuse**. La gaine de myéline commence au segment initial de l'axone et se termine juste avant son arborisation terminale. Elle est constituée de **myéline**, une lipoprotéine qui est synthétisée par les cellules de la gaine. Dans le SNC, les cellules de la gaine sont des **oligodendrocytes** et pour les nerfs périphériques, ce sont les **cellules de Schwann** qui dérivent de la crête neurale (*voir* p. 62 C2). Sur une fibre nerveuse fraîche et non fixée, la gaine de myéline apparaît réfringente et sans structure. Du fait de sa teneur en lipides, elle est biréfringente en lumière polarisée. Après fixation, qui dénature les lipides, il subsiste la structure grillagée de la protéine dénaturée (**D3**).

À intervalles réguliers (1-3 mm), la gaine de myéline est interrompue par des entailles profondes, les **nœuds de Ranvier** (**A-B-F4**). Au niveau des nerfs périphériques, l'espace entre deux nœuds de Ranvier, le **segment internodal** (**F**), correspond à l'étendue d'un neurolemnocyte. Au milieu du segment internodal, les noyaux (**A-D-F5**) et le cytoplasme périnucléaire déterminent un léger soulèvement de la surface de la gaine de myéline. Des incisures obliques, les **incisures de Schmidt-Lanterman** (**C, F6**) contiennent aussi du cytoplasme (*voir aussi* p. 40 A4). Les bords des cellules de la gaine limitent le nœud de Ranvier, au niveau duquel l'axone peut donner des collatérales (**E**) ou former des synapses.

Ultrastructure de la gaine de myéline (G)

En microscopie électronique, autour de la membrane élémentaire, l'**axolemne**, entourant l'axone, se disposent de façon régulière des anneaux concentriques de lignes sombres et claires. La largeur d'une telle **lamelle** mesurée d'une ligne sombre à la suivante est en moyenne de 120 Å (1 Å = 0,1 nm), dont 30 Å appartiennent aux lignes sombres et 90 Å aux lignes claires. Avec un plus fort grossissement, les lignes claires sont encore divisées par une ligne plus fine, irrégulière et moniliforme (**G7**). On différencie donc une **ligne principale** dense et une **ligne intermédiaire** plus fine. En lumière polarisée et aux rayons X, on voit que la gaine de myéline est formée de couches alternées de molécules protéiques et lipidiques. Les couches sombres (lignes principale et intermédiaire) correspondraient aux molécules protéiques et les couches claires aux molécules lipidiques.

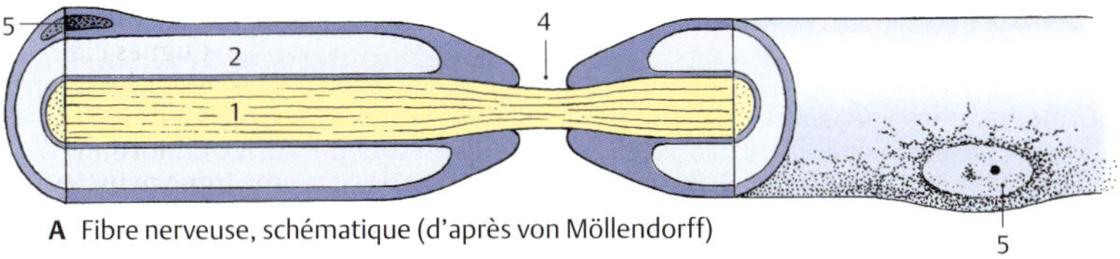

A Fibre nerveuse, schématique (d'après von Möllendorff)

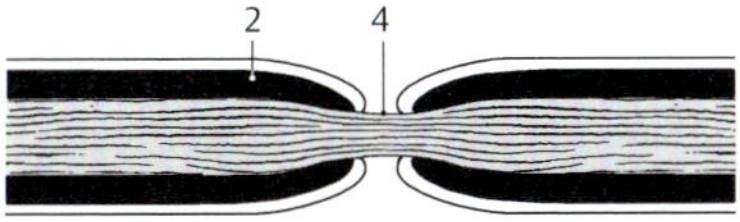

B Nœud de Ranvier, coloration osmique

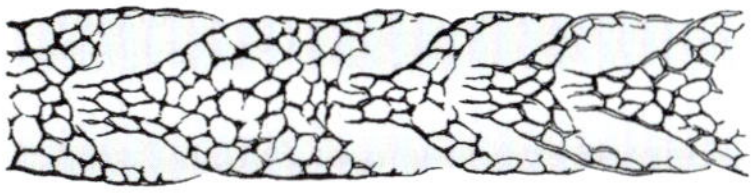

C Incisures de Schmidt-Lanterman

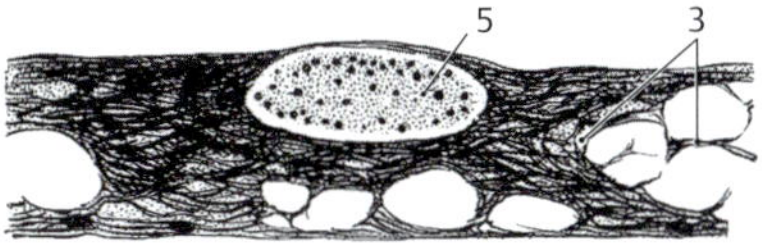

D Péricaryon d'une cellule de Schwann

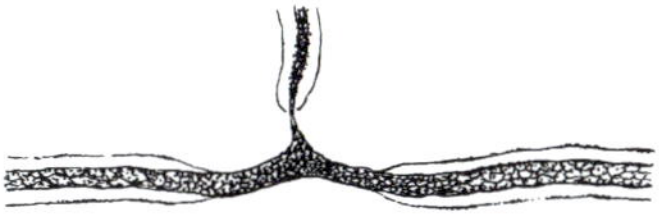

E Ramification de l'axone

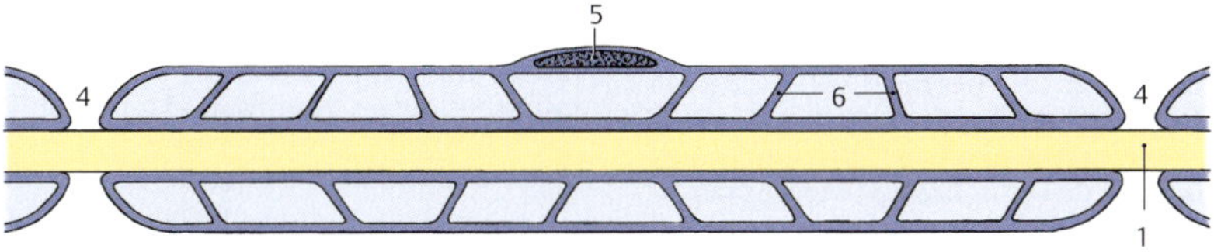

F Espace internodal (d'après Cajal)

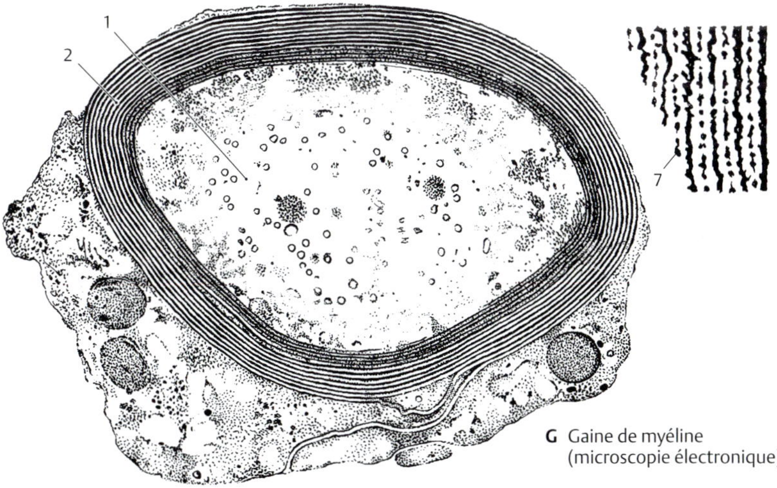

G Gaine de myéline (microscopie électronique)

Développement de la gaine de myéline dans le SNP (A)

Le développement de la gaine de myéline explique sa structure lamellaire. Le corps cellulaire de la **cellule de Schwann** (**A1**) forme un sillon dans lequel vient reposer l'**axone** (**A2**). Le sillon se creuse jusqu'à ce que ses bords se rapprochent et s'accolent. Il y a alors une duplication de la membrane cellulaire : le **mésaxone** (**A3**). Celle-ci forme une spirale autour de l'axone, probablement par migration de la cellule de Schwann autour de l'axone enfermé.

Le terme de *mésaxone* a été créé par analogie au mésentère. Le mésentère est formé de deux feuillets minces qui suspendent et entourent les viscères. De façon analogue, la cellule de Schwann se duplique et entoure l'axone.

La membrane cellulaire de la cellule de Schwann se compose, comme toute membrane élémentaire, de couches externe et interne de protéines et d'une couche intermédiaire plus claire de lipides. Au cours de la duplication membranaire, les deux couches protéiques externes s'accolent puis fusionnent et donnent la **ligne intermédiaire** (**A4**). La duplication membranaire à six couches se transforme en **lamelles myéliniques** à cinq couches. Au cours des enroulements ultérieurs, les couches protéiques internes de la membrane cellulaire fusionnent et donnent la **ligne principale** (**A5**). À la fin du processus, le début de la duplication est situé à la face interne de la gaine de myéline : **mésaxone interne** (**A-B6**) et la fin de la duplication, à la face externe : **mésaxone externe** (**A-B7**).

Développement des fibres nerveuses amyéliniques (A)

Les **fibres nerveuses amyéliniques** (**A8**) sont entourées par les cellules de la gaine, dont chacune entoure plusieurs axones. Les bords des sillons peuvent aussi ici, donner une duplication membranaire (*mésaxone*), mais il n'y a pas de fusion des couches membranaires.

Formation de la gaine de myéline dans le SNC (B, C)

Les gaines de myéline dans le SNC (**B**) sont très différentes des gaines de myéline des nerfs périphériques (*voir* p. 40 B). Alors que la cellule de Schwann dans le SNP ne produit la gaine de myéline que d'un seul axone, un **oligodendrocyte** (**B9**) dans le SNC dessert plusieurs axones et reste en relation avec plusieurs segments internodaux par des ponts cytoplasmiques. On voit dans les segments internodaux déroulés, la représentation de la forme et de l'étendue du corps cellulaire (**C**). Le mécanisme de production de la myéline est inconnu. Du pont cytoplasmique, le mésaxone externe forme un *bourrelet externe* (**B10**). Les lamelles de myéline se terminent au niveau des nœuds de Ranvier (**B11**). Une coupe longitudinale montre que la lamelle la plus interne se termine la première et que la lamelle la plus externe se termine directement au niveau du nœud de Ranvier et recouvre toutes les autres. Au niveau des extrémités des lamelles, les lignes principales se dilatent en *poches remplies de cytoplasme* (**B12**). L'axone de la fibre nerveuse centrale est libre au niveau des nœuds de Ranvier. Il n'y a pas d'incisure de Schmidt-Lanterman dans le SNC.

Remarques cliniques. Dans la *sclérose en plaques*, il y a des foyers de démyélinisation progressive dans diverses régions cérébrales, avec des atteintes fonctionnelles correspondantes des cellules nerveuses concernées.

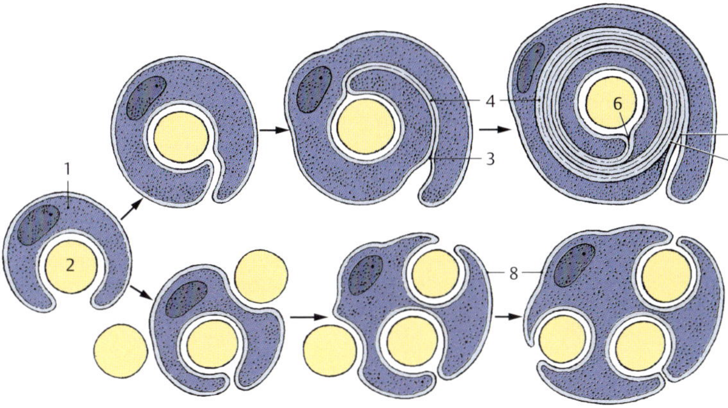

A Développement de la gaine de myéline (d'après Hamilton, Boyd et Mossman)

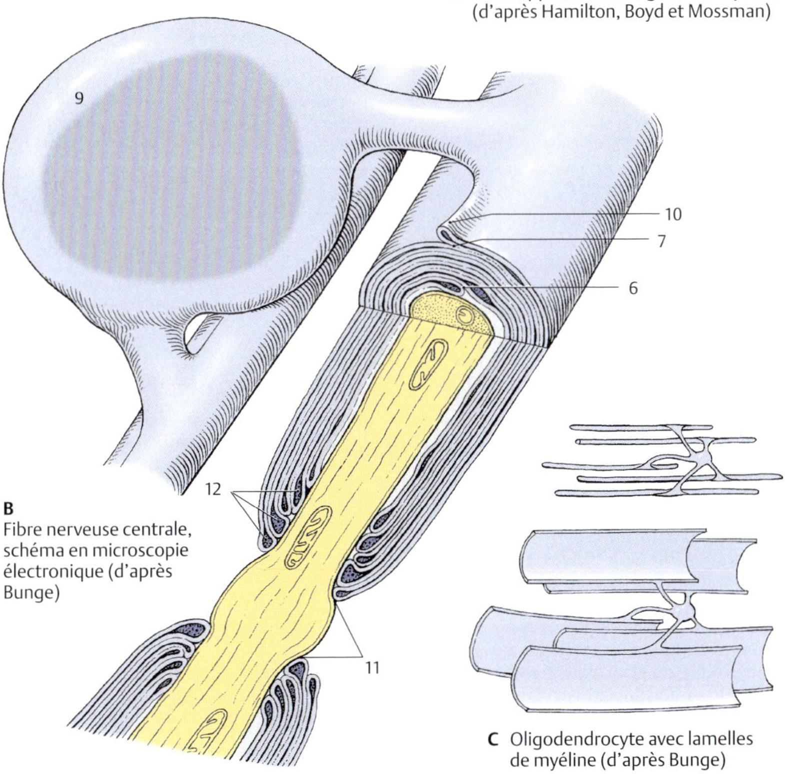

B
Fibre nerveuse centrale, schéma en microscopie électronique (d'après Bunge)

C Oligodendrocyte avec lamelles de myéline (d'après Bunge)

Nerf périphérique

La **gaine de myéline** de la fibre périphérique est entourée par le cytoplasme de la **cellule de Schwann** (**A1**). La membrane cellulaire est doublée par une **membrane basale** (**A-B2**) qui entoure toute la fibre périphérique. Le noyau de la cellule de Schwann (**A3**) est découpé sur cette illustration. Les **incisures de Schmidt-Lanterman** (**A4**) apparaissent, sur cette coupe longitudinale, comme des fentes de la ligne principale remplies de cytoplasme. La reconstruction tridimensionnelle les montre comme des spirales, dans lesquelles le cytoplasme communique entre l'intérieur et l'extérieur. Au niveau du **nœud** ou de l'**étranglement de Ranvier** (**B5**), les prolongements de la cellule de Schwann (**A-B6**) recouvrent le segment internodal et l'axone (**A-B-D7**). Ces prolongements s'engrènent entre eux par des expansions digitiformes et forment ainsi une gaine épaisse au niveau du nœud de Ranvier.

Les différences de formation de la gaine de myéline entre le SNC et le SNP sont illustrées par la figure **B**.

Il existe des corrélations précises entre la circonférence d'un axone et l'épaisseur de la gaine de myéline et entre la distance des nœuds de Ranvier et la **vitesse de conduction** d'un nerf. Plus la circonférence du nerf est grande, plus la gaine de myéline est épaisse et plus les segments internodaux sont longs. Au cours de la croissance des fibres nerveuses (p. ex. pour les nerfs des membres), les segments internodaux s'allongent. Plus les segments internodaux sont longs et plus la vitesse de conduction de la fibre est grande. On distingue des fibres nerveuses myélinisées, pauvres en myéline et amyéliniques désignées en A, B et C. Les **fibres-A myélinisées** ont un diamètre axonal de 3 à 20 µm et une vitesse de conduction allant jusqu'à 120 m/s, les **fibres-B pauvres en myéline** ont un diamètre transversal de 3 µm et une vitesse de conduction allant jusqu'à 15 m/s. La conduction la plus lente s'effectue dans les **fibres-C non myélinisées** (jusqu'à 2 m/s). Ici, la *conduction nerveuse* est *continue*. Dans les fibres myélinisées, la conduction nerveuse est saccadée. Le support morphologique de la *théorie saltatoire* est l'alternance de segments internodaux myélinisés avec les nœuds de Ranvier libres ; le courant intra-axonal saute d'un nœud à l'autre ; au niveau des nœuds, le courant électrique est formé grâce à la modification de la perméabilité de la membrane axonale (canaux ioniques voltage-dépendants). Cette propagation est beaucoup plus rapide et consomme moins d'énergie que la propagation continue de l'excitation.

La fibre nerveuse périphérique est entourée de fibrilles collagènes à disposition longitudinale, qui avec la membrane basale forment la **gaine endoneurale**. Les fibres sont dans un tissu conjonctif lâche : l'**endonèvre** (**D8**). Un nombre variable de fibres nerveuses sont regroupées en *fascicules* ou en *faisceaux* (**C10**) par le **périnèvre** (**C-D9**) constitué principalement de fibres circulaires. La couche la plus interne du périnèvre est formée de *cellules endothéliales* qui entourent l'espace endoneural en plusieurs fines couches. Les cellules endothéliales périneurales possèdent sur leurs faces périneurale et endoneurale, une membrane basale et sont liées par des *tight junctions* (*zonulae occludentes*). Elles forment une barrière entre le nerf et le tissu conjonctif qui l'entoure comme l'endothélium des capillaires de l'encéphale (*voir* p. 44 E). La *teneur en fibres élastiques* explique la résistance mécanique des nerfs périphériques. Au niveau des articulations des membres, le périnèvre est renforcé. Sur le périnèvre repose l'**épinèvre** (**C-D11**), dont les couches internes forment des lamelles concentriques qui baignent dans un tissu conjonctif lâche, qui contient les *vaisseaux sanguins* et *lymphatiques* et du *tissu adipeux* (**D12**).

D13 Noyau de la cellule de Schwann.
D14 Capillaire.

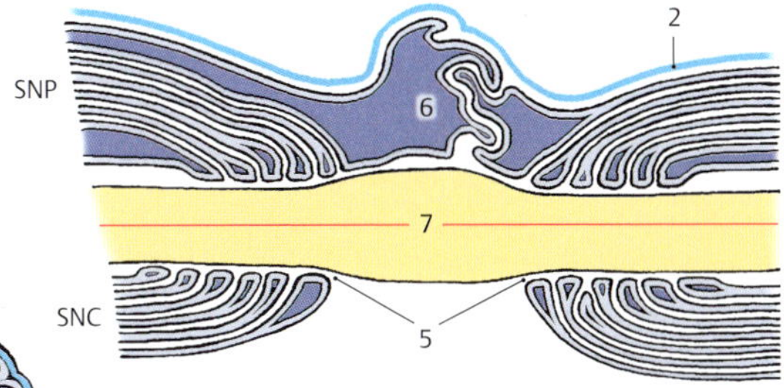

B Nœud de Ranvier au niveau d'une fibre centrale et d'une fibre périphérique (d'après Bunge)

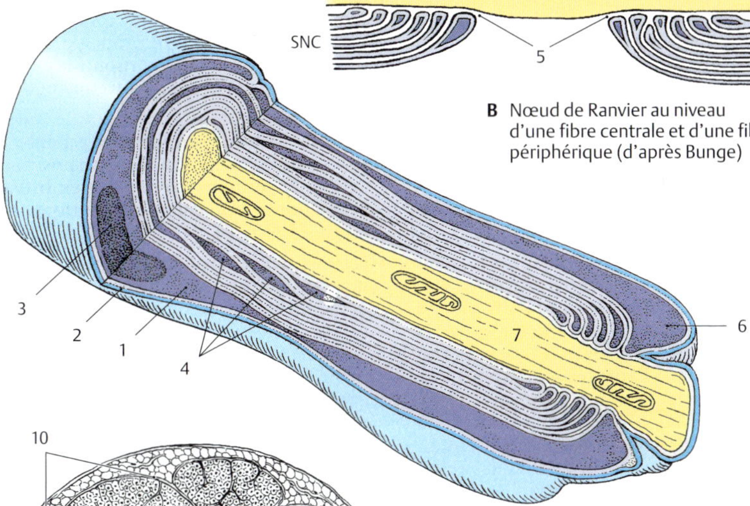

A Fibre nerveuse périphérique, schéma en microscopie électronique (d'après Schröder)

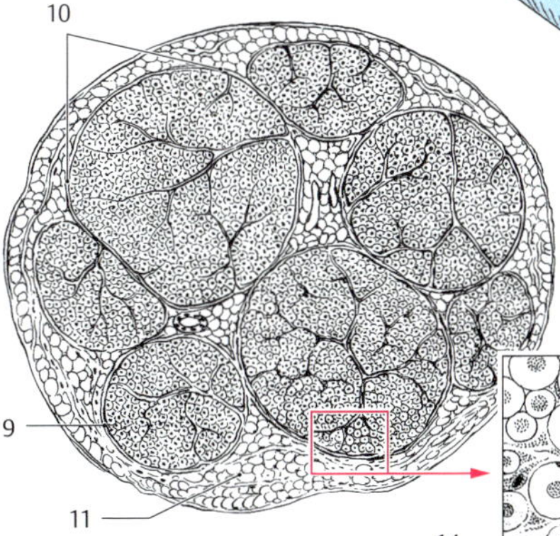

C Nerf périphérique, coupe transversale

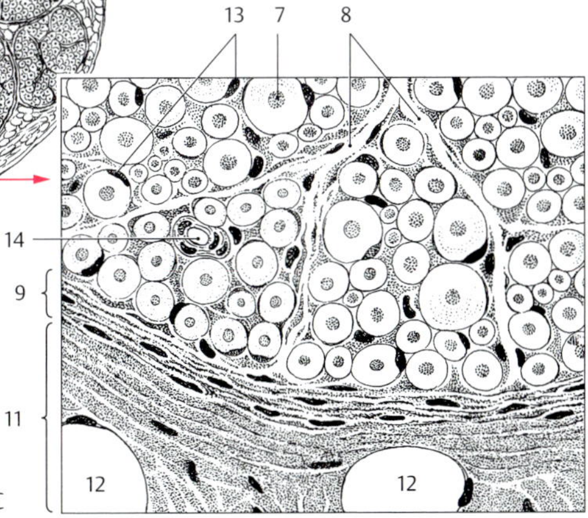

D Grossissement de C

Névroglie (A-C)

Le *tissu qui soutient et entoure le SNC* est la **névroglie** (*glie*, colle), qui a ici toutes les fonctions d'un tissu conjonctif [soutien, échanges et, lors des processus pathologiques, élimination des cellules dégénérées (phagocytose) ainsi que la formation de cicatrices]. La névroglie est d'*origine ectodermique*. La coloration de Nissl ne fait apparaître que les noyaux cellulaires et le cytoplasme ; les prolongements cellulaires ne sont mis en évidence qu'avec des méthodes d'imprégnation spéciales et des procédés immunocytochimiques. On distingue trois types cellulaires différents : l'*astroglie* ou *macroglie*, l'*oligodendroglie* et la *microglie* (**A**).

Les **astrocytes** possèdent un gros noyau clair et de nombreux prolongements étoilés dans toutes les directions. On décrit des **astrocytes protoplasmiques** avec peu de prolongements (surtout dans la substance grise) et des **astrocytes fibrillaires** avec de nombreux prolongements longs (prédominants dans la substance blanche). Ils sont producteurs de fibres et contiennent dans leurs corps cellulaires et leurs prolongements des fibres gliales. Après destruction du tissu cérébral, ils fabriquent des *cicatrices de fibres gliales*. Les astrocytes sont considérés comme des *éléments de soutien* formant une charpente tridimensionnelle. Sur la face externe du cerveau, cette charpente s'épaissit en un feutrage dense : la **membrane gliale limitante**, qui représente la limite la plus externe du tissu ectodermique contre les méninges d'origine conjonctive. Les astrocytes envoient des prolongements vers les vaisseaux qui ont une importance pour les échanges métaboliques (*voir* p. 44 B).

Par ailleurs, les astrocytes interviennent dans la *constance du milieu intérieur*, en particulier dans l'*équilibre ionique* du SNC. Les ions potassium libérés par l'excitation des groupes de neurones sont rejetés du milieu extracellulaire par les prolongements en réseau des astrocytes. Les astrocytes absorbent probablement les ions CO_2 libérés par les cellules nerveuses et maintiennent le pH interstitiel constant à 7,3. Les prolongements des astrocytes entourent les synapses et calfeutrent les espaces synaptiques. Ils absorbent également des neurotransmetteurs. Des analyses récentes ont montré qu'ils libèrent aussi des neurotransmetteurs, et peuvent ainsi intervenir dans des processus de transmission synaptique.

Les **oligodendrocytes** possèdent des noyaux plus petits, plus sombres et seulement quelques prolongements peu ramifiés. Dans la substance grise, on les trouve accompagnant les cellules nerveuses : **cellules satellites** (**B**). Dans la substance blanche, ils se disposent en rangées entre les fibres nerveuses : **glie interfasciculaire**. Ils forment et entretiennent les *gaines de myéline* (*voir* p. 38 B, C).

Les **cellules microgliales** possèdent un noyau ovalaire ou en forme de bâtonnet et des prolongements courts fortement ramifiés. Elles effectuent des mouvements amiboïdes et se déplacent dans les tissus. Lors d'une destruction cellulaire, elles phagocytent les débris (**cellules de nettoyage**) et prennent une forme arrondie (**cellules avec des corpuscules granulaires**).

L'hypothèse souvent défendue que la microglie ne dérive pas seulement de l'ectoderme mais aussi du mésoderme est actuellement prouvée.

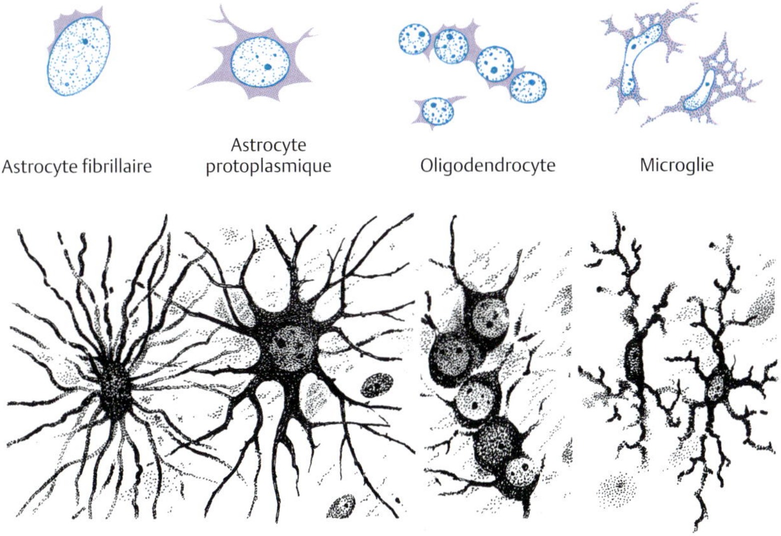

A Images de névroglie : en haut, coloration de Nissl ; en bas, imprégnation argentique

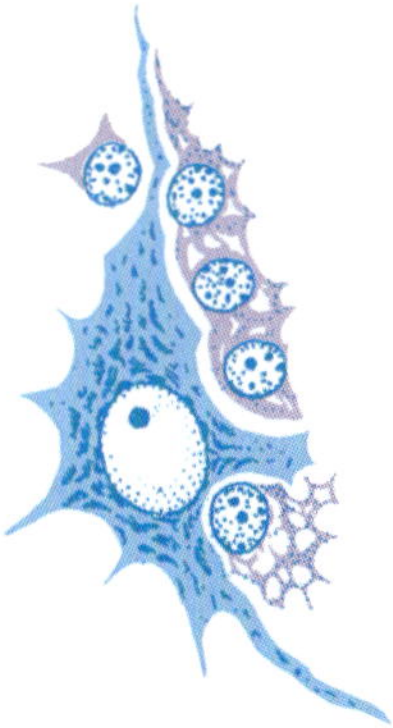

B Oligodendrocytes satellites d'une cellule nerveuse

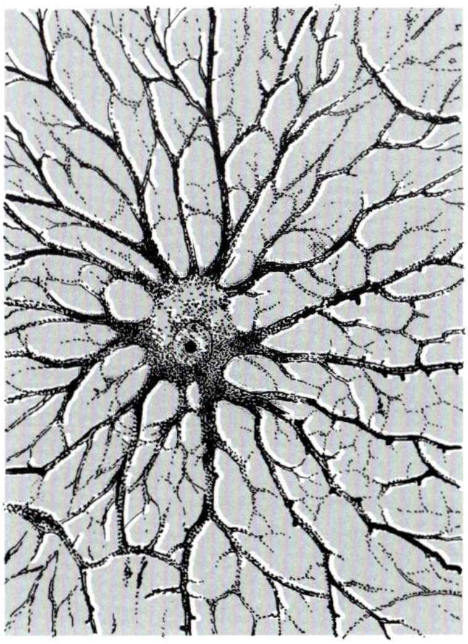

C Astrocyte en culture tissulaire

Vaisseaux

Les vaisseaux de l'encéphale dérivent du *mésoderme*. Durant le développement, ils grandissent dans la substance cérébrale à partir des enveloppes mésodermiques. Sur les préparations histologiques, ils peuvent être entourés d'un espace libre et étroit (*espace de Virchow-Robin*), un artefact dû à la rétraction induite durant la préparation histologique. Les **artères** et les **artérioles** sont de *type élastique* ; leur musculature est peu développée et leur contractilité est faible. Les **capillaires** ont un endothélium fermé non fenestré et une membrane basale fermée. Il n'y a pas de vaisseaux lymphatiques dans le SNC.

Des *prolongements des astrocytes* s'étendent vers les **capillaires** et forment des **pédicules vasculaires** (**A-B1**). La microscopie électronique montre que les capillaires sont complètement entourés par les pédicules vasculaires. La paroi capillaire est formée par des cellules endothéliales (**B-E2**) qui se chevauchent comme les tuiles d'un toit et sont tenues les unes aux autres par les *maculae occludentes*. L'ensemble est recouvert par une *membrane basale* (**B-E3**) et par le *revêtement astrocytaire* (**B-E4**), qui peut être comparé avec la *membrane gliale limitante* (*voir* p. 42) : les deux structures isolent le tissu ectodermique du SNC, du tissu mésodermique adjacent.

Le tissu cérébral est séparé du reste du corps par la **barrière hémato-encéphalique**, une *barrière sélective* pour de nombreuses substances, les empêchant de passer du courant sanguin dans le tissu cérébral à travers la paroi capillaire.

Cette barrière a été mise en évidence la première fois par les expériences de Goldmann (**C, D**) avec du *bleu trypan*. Quand on injecte le colorant par voie intraveineuse à un animal de laboratoire, on obtient une coloration bleue de presque tous les organes, sauf de l'encéphale et de la moelle, qui restent blancs (**première expérience de Goldmann**). Une légère coloration bleutée peut être observée au niveau du *tuber cinereum* (**C5**), de l'*area postrema* et des *ganglions spinaux*. Une coloration nettement plus marquée est visible au niveau des *plexus choroïdes* (**C6**) et de la *dure-mère* (**C7**). Les mêmes observations peuvent être faites chez l'Homme lors d'un ictère : la bilirubine colore en jaune tous les organes, seul le SNC reste blanc. L'injection d'un colorant dans le liquide cérébro-spinal (**deuxième expérience de Goldmann**) (**D**) donne une coloration diffuse de l'encéphale et de la moelle spinale, alors que le reste du corps reste non coloré. Il existe par conséquent une barrière entre le liquide cérébro-spinal et le sang mais pas entre le liquide cérébro-spinal et le SNC. Il faut donc distinguer une barrière hémato-encéphalique et une **barrière hémato-liquidienne**, qui ont toutes les deux un comportement différent.

La barrière hémato-encéphalique est l'**endothélium capillaire,** (**E**) (*voir aussi* Tome 2), qui est au niveau des capillaires cérébraux une barrière fermée sans ouverture. La paroi capillaire de nombreux autres organes tels que le foie ou les reins (**E8**) est fenêtrée, permettant des échanges de substances. L'effet de cette barrière sur de nombreuses substances est étudié par l'examen isotopique. Il peut se manifester par une barrière complète ou un retard de passage. La perméabilité ou l'imperméabilité de la barrière pour les médicaments est d'une grande importance pratique.

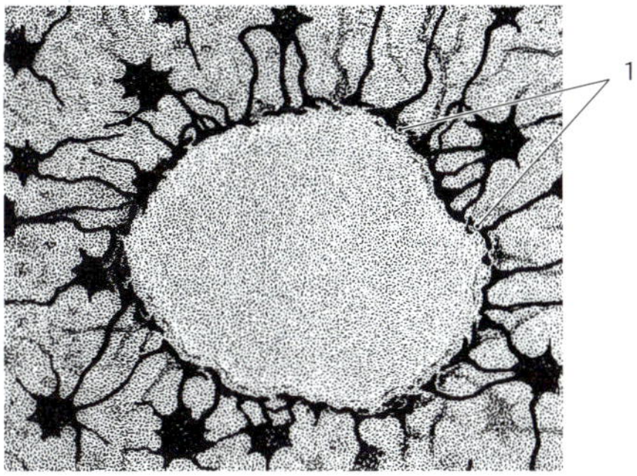

A Vaisseau sanguin avec astrocytes, imprégnation argentique

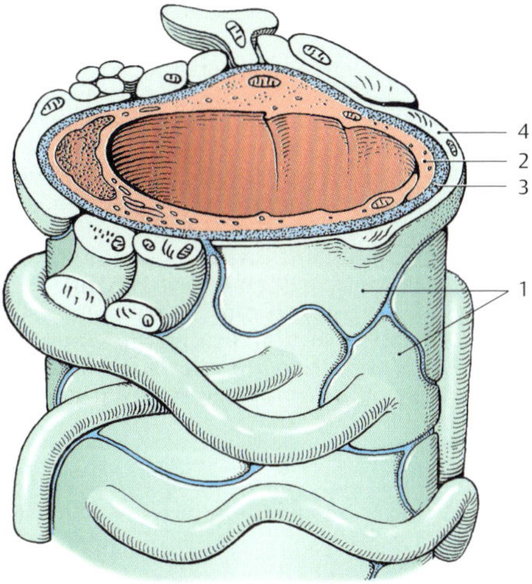

B Vaisseau sanguin avec prolongements astrocytaires, schéma (d'après Wolff)

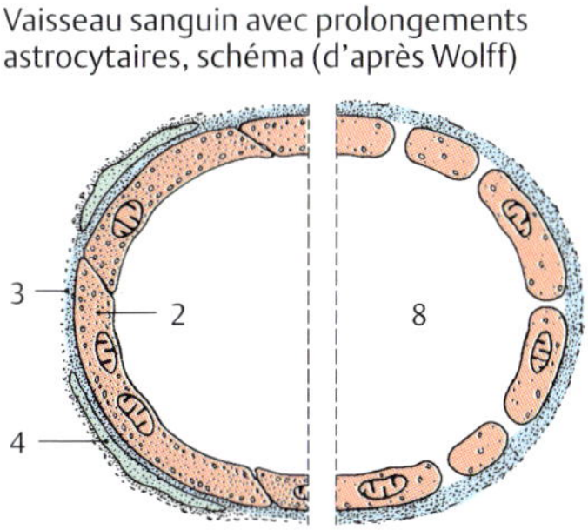

E Capillaires encéphaliques et capillaires du rein, microscopie électronique, schématique

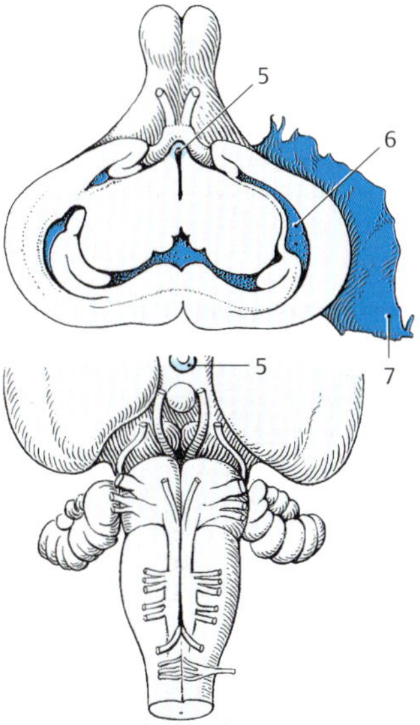

C Première expérience de Goldmann

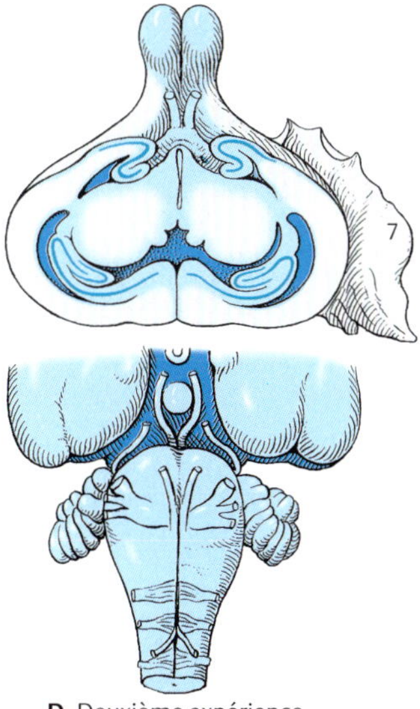

D Deuxième expérience de Goldmann

C, D Barrière hémato-encéphalique chez le lapin (d'après Spatz)

Moelle spinale et nerfs spinaux

Vue d'ensemble (A-C)

La **moelle spinale** est située dans le canal vertébral, entourée par le liquide cérébro-spinal. Elle présente deux renflements fusiformes : au niveau cervical, le **renflement cervical** (**C1**) et au niveau lombal, le **renflement lombal** (**C2**). À son extrémité inférieure, la moelle spinale se rétrécit pour former le **cône médullaire** (**B-C3**) et se termine par un mince filet, le **filum terminale** (**C4**). La **fissure médiane ventrale** sur la face ventrale et le **sillon médian dorsal** (**BC5**) sur la face dorsale divisent la moelle spinale en deux moitiés symétriques. Des deux côtés de la moelle spinale, des fibres nerveuses entrent dorso-latéralement et sortent ventro-latéralement ; elles s'unissent, pour former les **racines dorsales** et les **racines ventrales** qui, à leur tour, se réunissent pour donner les **nerfs spinaux**, petits troncs nerveux de 1 cm de long. Les racines dorsales portent les **ganglions spinaux** (**B6**) qui contiennent les corps cellulaires des neurones sensitifs. La racine dorsale du premier nerf cervical ne possède pas de ganglion, ou possède juste un ganglion spinal rudimentaire.

On compte, chez l'homme, 31 *paires de nerfs spinaux* qui sortent du *canal vertébral* par les *foramina intervertébraux*. Chaque paire de nerfs spinaux innerve un segment du corps. La moelle spinale, elle-même, n'est pas segmentée. L'impression de segmentation est due au fait que les fibres nerveuses sortent groupées par les foramina (*voir* p. 66).

Les nerfs spinaux sont divisés en **nerfs cervicaux**, **nerfs thoraciques**, **nerfs lombaux**, **nerfs sacraux** et **nerfs coccygiens** (**A**). On compte :
- 8 *paires de nerfs cervicaux* (C1-C8) (la première paire émerge entre l'os occipital et l'atlas) ;
- 12 *paires de nerfs thoraciques* (Th1-Th12) (la première paire émerge entre la première et la deuxième vertèbre thoracique) ;
- 5 *paires de nerfs lombaux* (L1-L5) (la première paire émerge entre la première et la deuxième vertèbre lombale) ;
- 5 *paires de nerfs sacraux* (S1-S5) (la première paire émerge au travers des premiers foramina sacraux) ;
- 1 *paire de nerfs coccygiens* (émergeant entre la première et la deuxième vertèbre coccygienne).

À l'origine, la moelle spinale et le canal vertébral ont la même longueur, de sorte que chaque nerf spinal peut émerger au niveau du foramen correspondant situé à la même hauteur. Durant le développement, la longueur de la colonne vertébrale s'accroît beaucoup plus que celle de la moelle spinale, de sorte que l'extrémité inférieure de la moelle remonte de plus en plus par rapport aux vertèbres. Chez le nouveau-né, l'extrémité inférieure de la moelle spinale est située au niveau de la troisième vertèbre lombale ; chez l'homme adulte, elle est en regard de la première vertèbre lombale ou de la douzième vertèbre thoracique. Les nerfs spinaux n'émergent alors plus à la même hauteur d'origine ; leurs racines descendent ensuite sur une certaine distance dans le canal vertébral avant de retrouver leur orifice d'émergence. Plus l'origine d'une racine est caudale, plus son trajet dans le canal vertébral est long. Par conséquent, le niveau de sortie du canal vertébral ne correspond plus au niveau d'émergence de la moelle spinale.

En dessous du cône médullaire (**B-C3**), le canal vertébral ne contient qu'une masse dense de racines spinales descendantes, appelée **queue de cheval** (**B7**).

À ce niveau, du liquide cérébro-spinal peut être prélevé dans un but diagnostique (ponction lombaire, *voir* p. 64).

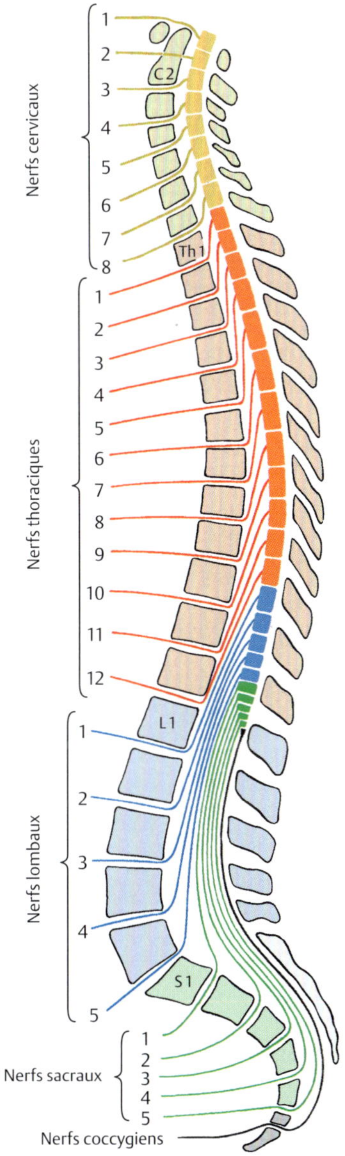

A Vue latérale avec les nerfs spinaux

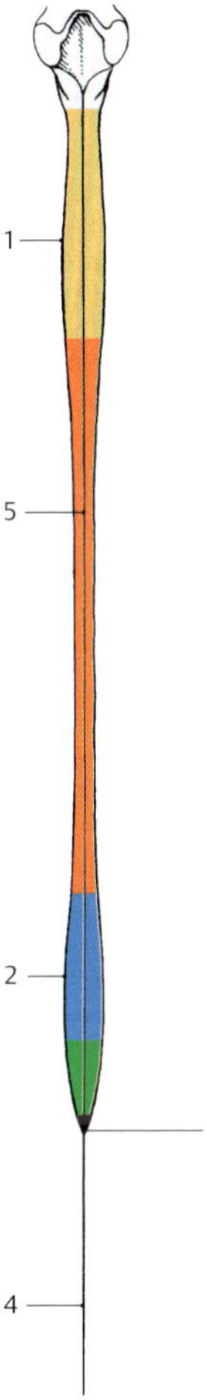

C Moelle spinale

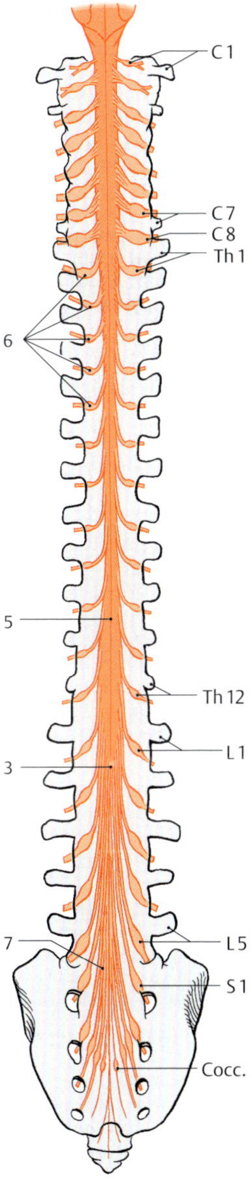

B Vue dorsale avec les ganglions spinaux

Moelle spinale

Structure (A, B)

La **substance grise** (corps cellulaires des cellules nerveuses) présente une forme de papillon sur une coupe axiale (transversale), entourée par la **substance blanche** (fibres nerveuses). On distingue, de part et d'autre, une **corne postérieure** (**A-B1**) et une **corne antérieure** (**A-B2**). Les deux forment, sur toute la hauteur de la moelle spinale, une **colonne antérieure** et une **colonne postérieure**. Entre les deux, se trouve la *substance intermédiaire centrale* (**A3**) avec le canal central oblitéré (**A4**). Au niveau thoracique, il existe une **corne latérale** (**A-B5**) entre les cornes ventrale et dorsale. Les fibres de la racine dorsale (**A-B7**) entrent dans la moelle spinale au niveau du **sillon dorsal latéral** (**A6**). Les fibres de la racine ventrale (**A-B8**) se détachent de la face ventrale de la moelle en formant des faisceaux grêles.

La corne dorsale *dérive de la lame alaire* (sensitive) et contient des neurones du système afférent (**B**). La corne ventrale *dérive de la lame basale* (motrice) et contient des motoneurones, qui donnent des fibres efférentes aux muscles. Dans la corne latérale se trouvent des cellules nerveuses végétatives du système sympathique (*voir* p. 294).

La **substance blanche** est divisée en **cordon postérieur** (**A9**) du *septum dorsal* (**A10**) à la corne dorsale, en **cordon latéral** (**A11**) de la corne dorsale à la racine ventrale, et en **cordon antérieur** (**A12**) de la racine ventrale à la fissure médiane ventrale (**A13**). Les deux derniers sont regroupés sous le terme de **cordon antérolatéral**. La commissure blanche (**A14**) unit les deux moitiés de la moelle spinale.

Arcs réflexes (C-G)

Les fibres afférentes de la racine dorsale, qui prennent leur origine des corps cellulaires du ganglion spinal, transmettent des influx sensitifs aux cellules de la corne dorsale de la moelle spinale et à partir d'elles vers le cerveau (**C**). Des relais synaptiques peuvent aussi survenir dans la moelle allongée. Les fibres afférentes peuvent aussi gagner les cellules de la corne ventrale et transmettre l'influx directement à celles-ci. La réaction musculaire ainsi déterminée est appelée **réflexe**, et le circuit neuronal est l'**arc réflexe** (**D**). En général, les fibres afférentes n'atteignent pas les motoneurones directement (*arc réflexe monosynaptique*) mais par l'intermédiaire d'interneurones (*arc réflexe polysynaptique*) (**E**).

Les réflexes d'étirement et de protection ont une grande importance clinique. Dans le **réflexe d'étirement** (**F**), le muscle est étiré par percussion de son tendon. Par l'intermédiaire de la stimulation des récepteurs musculaires (*voir* p. 318), une contraction brève du muscle survient comme réaction. Le réflexe n'intéresse qu'un petit nombre de neurones, à un seul niveau médullaire. Dans le **réflexe de protection** (**G**), les récepteurs cutanés sont stimulés (douleur), entraînant une action coordonnée de plusieurs groupes musculaires produisant un mouvement de retrait. Ce réflexe fait intervenir plusieurs niveaux de la moelle spinale et l'assistance de nombreux interneurones.

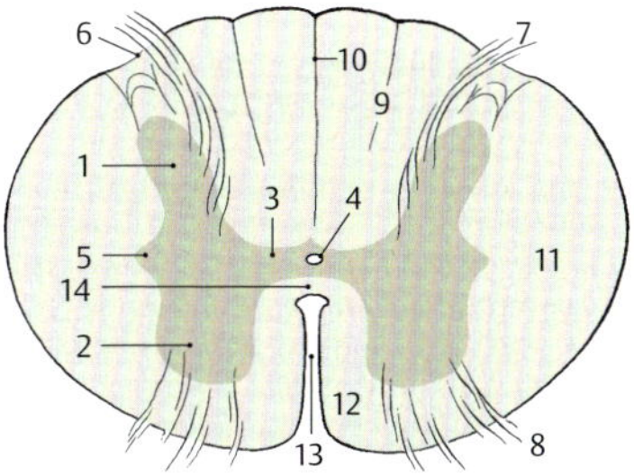

A Coupe transversale de la moelle spinale

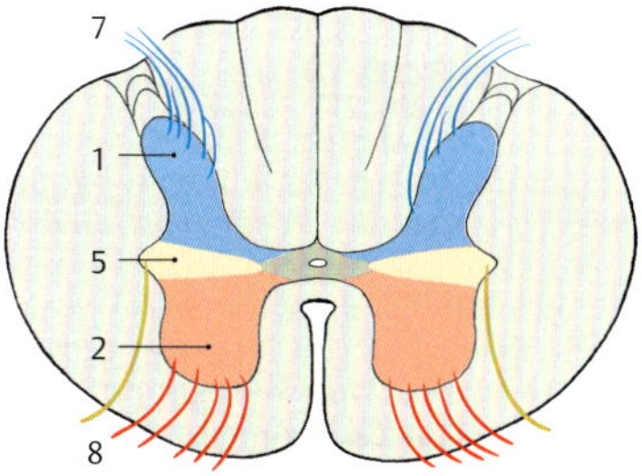

B Zones longitudinales de la moelle spinale

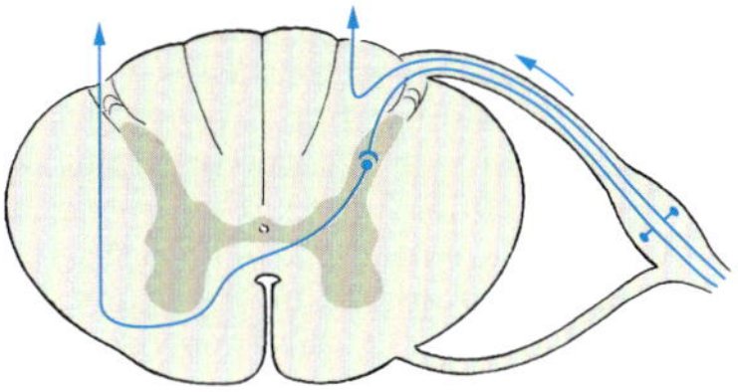

C Fibres afférentes (ascendantes)

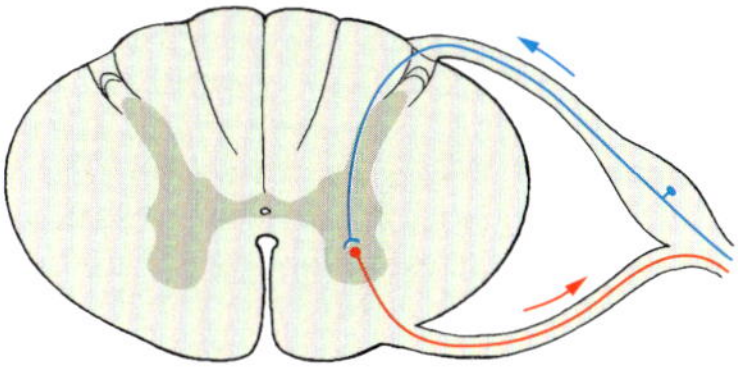

D Réflexe simple

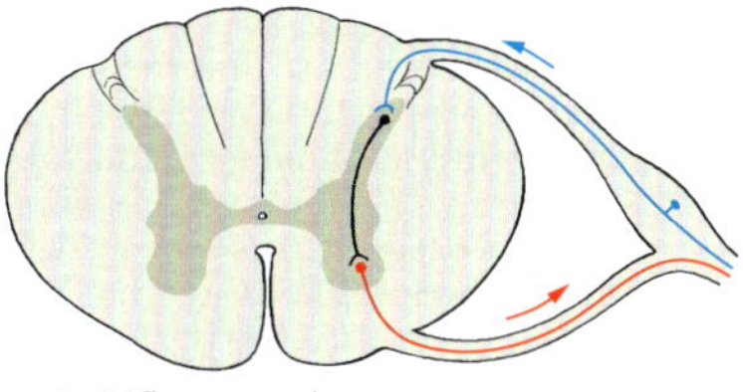

E Réflexe complexe

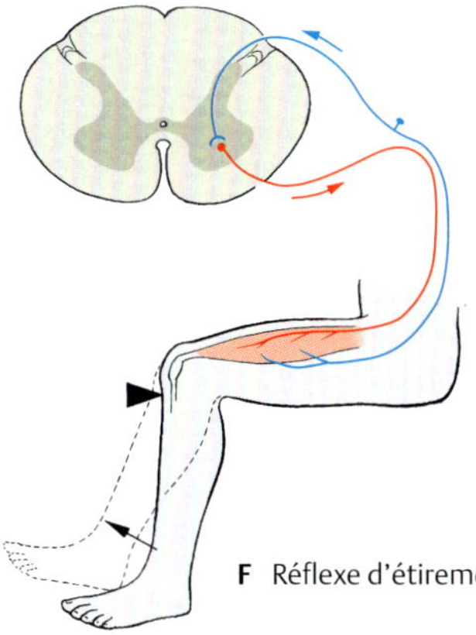

F Réflexe d'étirement

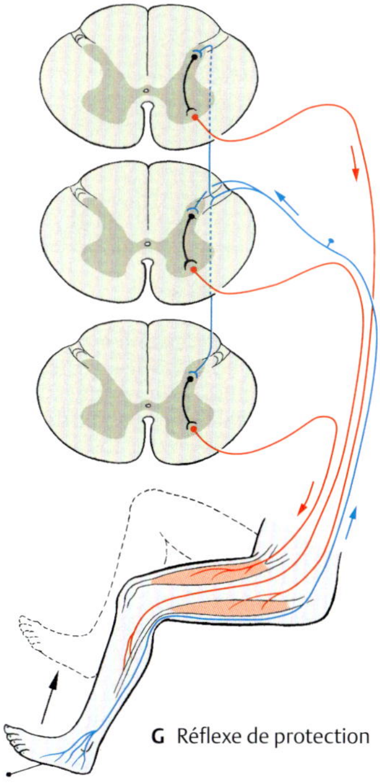

G Réflexe de protection

Substance grise et appareil intrinsèque (A-E)

La **corne dorsale** est formée, pour sa plus grande partie, par le **noyau propre** (*nucleus proprius*) (**A1**) et par le **noyau dorsal** de Clarke (**A2**), séparé de lui. La **substance gélatineuse** de Rolando (**A3**) située dorsalement au noyau propre, est recouverte par la **substance spongieuse** (**A4**) à la manière d'un capuchon. La corne dorsale est séparée de la surface de la moelle spinale par la **zone terminale** ou tractus dorso-latéral de Lissauer (**A5**). La substance intermédiaire centrale est située entre les cornes dorsale et ventrale (**A6**) et latéralement à elle se trouve la **corne latérale** (A7). Entre les cornes dorsale et latérale, la transition entre les substances blanche et grise est peu nette (formation réticulaire) (**A8**).

Au niveau de la **corne ventrale**, les motoneurones sont ordonnés en groupes cellulaires.

Groupe médial :
- noyau ventro-médial (**A9**) ;
- noyau dorso-médial (**A10**).

Groupe latéral :
- noyau ventro-latéral (**A11**) ;
- noyau dorso-latéral (**A12**) ;
- noyau rétro-dorso-latéral (**A13**).

Groupe central au niveau cervical :
- noyau phrénique ;
- noyau accessoire.

La corne ventrale, par exemple au niveau cervical (**B**) est subdivisée de **façon somatotopique** : les cellules du groupe médial innervent les muscles du cou et du dos, les muscles intercostaux et abdominaux (**B14**). Les cellules du noyau ventro-latéral innervent les muscles de la ceinture scapulaire et du bras (**B15**) et les cellules du noyau dorso-latéral innervent les muscles de l'avant-bras et de la main (**B16**). Le noyau rétro-dorso-latéral contient des cellules motrices de grande taille qui innervent les petits muscles des doigts (**B17**).

La région ventrale de la corne ventrale contient les cellules pour les muscles extenseurs (**B18**) et dorsalement les cellules pour les muscles fléchisseurs (**B20**). La somatotopie n'est pas localisée à un plan de la corne ventrale mais se distribue sur une certaine hauteur, de sorte que les neurones innervant la ceinture scapulaire sont à un niveau supérieur, avec plus bas les neurones destinés au bras et encore dans un plan plus inférieur les neurones destinés à l'avant-bras et à la main. Le schéma (**C**) montre la distribution de l'innervation de l'ensemble du corps.

Un mouvement coordonné et synchronisé implique, outre la contraction d'un groupe musculaire, la relaxation simultanée des muscles antagonistes. Ceci est obtenu par l'inhibition des neurones correspondants de la corne ventrale (**D**). Ainsi, par exemple, un neurone envoie un influx pour les *muscles extenseurs* (**D18**) qui est transmis simultanément par une collatérale axonale à un interneurone inhibiteur : la **cellule de Renshaw** (**D19**), qui inhibe les neurones innervant les *muscles fléchisseurs* (**D20**).

Appareil intrinsèque de la moelle spinale (**E**). D'autres interneurones contrôlent la propagation de l'excitation sur plusieurs niveaux homo- ou controlatéralement en même temps. Leurs fibres ascendantes et descendantes courent dans les **faisceaux propres** (**E21**) qui bordent directement la substance grise. En général, ces fibres ascendantes et descendantes ne s'étendent que sur une distance de une à deux racines. Les faisceaux propres contiennent aussi des fibres longues qui relient la moelle cervicale et lombale (chez le chat et le singe). Ces fibres transmettent des stimuli excitateurs et inhibiteurs aux motoneurones de la corne ventrale, ce qui semble avoir une importance dans la coordination des mouvements des membres durant la marche. Presque la moitié du tractus dorso-latéral (tractus de Lissauer) (**E5**) est constituée de fibres de l'appareil intrinsèque.

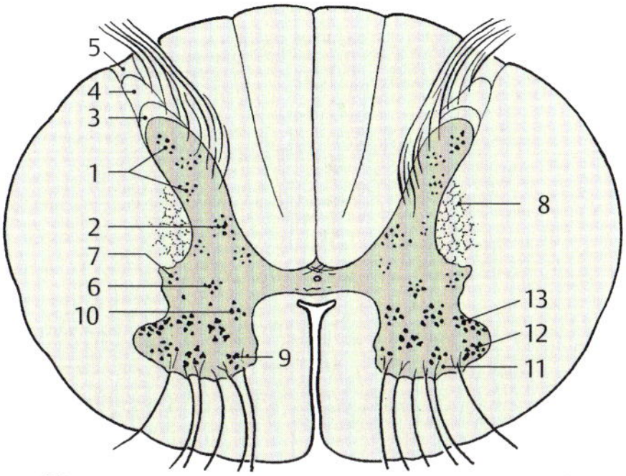

A Substance grise et racines spinales

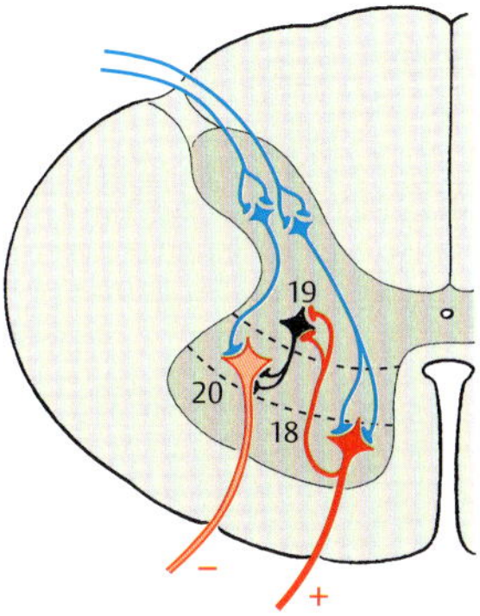

D Relais neuronaux dans la moelle spinale

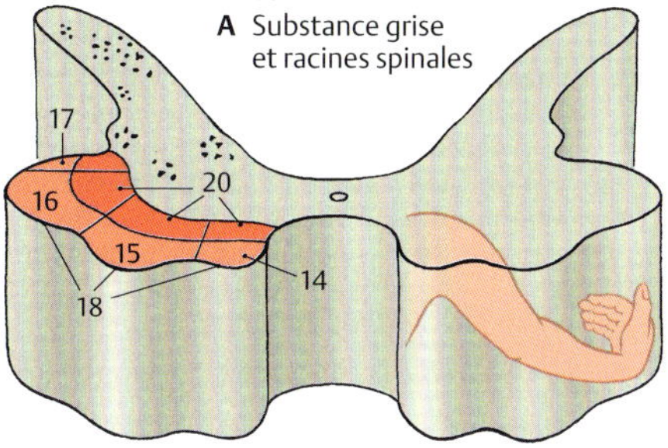

B Somatotopie de la substance grise de la moelle cervicale

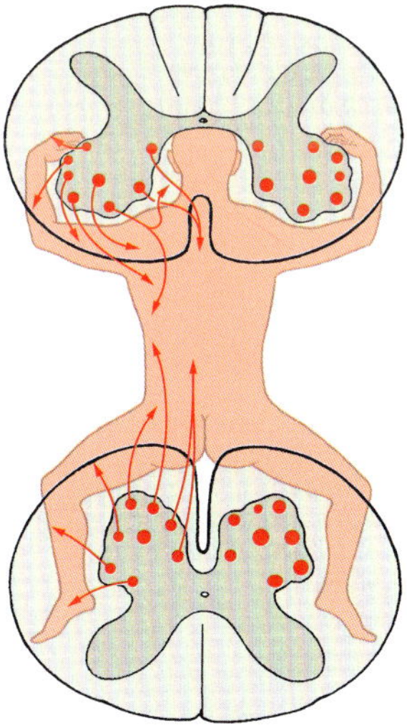

C Somatotopie de la substance grise, vue d'ensemble (d'après Bossy)

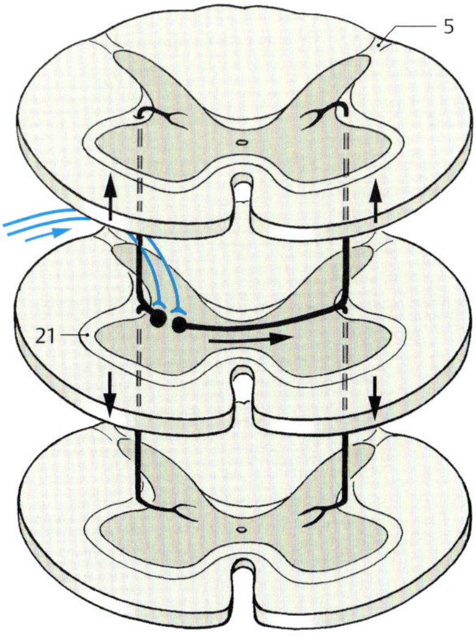

E Faisceaux propres

Coupes de la moelle spinale (A-D)

La morphologie des coupes (à gauche, coloration de la myéline ; à droite, coloration cellulaire) varie considérablement suivant le niveau. Dans la région des renflements cervical et lombal, le diamètre transversal est plus important qu'au niveau des autres régions de la moelle spinale, et atteint son maximum à la hauteur de C4-C5 et de L4-L5. Dans chacun de ces deux renflements, courent de nombreux neurones innervant les membres et entraînant un accroissement de la substance grise.

La **substance blanche** atteint son développement maximal au niveau cervical et son importance décroît en direction caudale ; les tractus sensitifs ascendants augmentent depuis la région sacrale jusqu'à la région cervicale par l'arrivée de fibres additionnelles, tandis que les fibres motrices descendantes diminuent par la terminaison de leurs fibres aux différents étages depuis la région cervicale jusqu'à la région sacrale.

L'image en papillon de la **substance grise** a une forme différente suivant les niveaux, de même pour le **tractus dorso-latéral** (de Lissauer) (**A-D1**).

La **corne dorsale** est grêle au niveau cervical et se termine par une zone en forme de capuchon, la zone spongieuse (**noyau dorso-marginal**) (**A2**). L'angle latéral entre les cornes dorsale et ventrale est occupé par la formation réticulaire (**A-D3**). La substance gélatineuse de Rolando (**A-D4**) contient des petits neurones surtout peptidergiques sur lesquels se terminent les fibres de différents diamètres de la racine dorsale, mais aussi des fibres descendantes du tronc cérébral (noyaux du raphé ; *voir* p. 108 B28 ; formation réticulaire, *voir* p. 146). Les prolongements amyéliniques des neurones montent ou descendent dans le tractus de Lissauer (tractus dorso-latéral) sur une distance de une à quatre racines, et entrent de nouveau dans la substance gélatineuse. Une partie des fibres montent dans le tractus spino-thalamique latéral jusqu'au thalamus (*voir* p. 328). Dans le **noyau dorsal** de Clarke (**A-B5**), les fibres de la sensibilité proprioceptive des muscles (fuseaux neuromusculaires) font relais et se continuent vers le cervelet. La substance grise de la moelle thoracique est réduite et se compose d'une corne dorsale très grêle avec un noyau dorsal marqué. Au niveau de la corne dorsale trapue de la moelle lombale et sacrale, la substance gélatineuse (**C-D4**) est très développée et est bordée dorsalement par la bande étroite de la zone spongieuse (**C-D2**).

La **corne latérale** forme la **substance intermédio-latérale** au niveau thoracique (**B6**). Elle contient des neurones sympathiques principalement dévolus à la vasomotricité, dont les fibres efférentes sortent par la racine ventrale. Des neurones sympathiques sont situés médialement dans le **noyau intermédio-médial** (**B7**). Au niveau de la moelle sacrale, les neurones parasympathiques sont situés dans le *noyau intermédio-latéral* et dans le *noyau intermédio-médial* (**D8**).

La **corne ventrale** est très développée au niveau de la moelle cervicale et contient différents noyaux avec de grands motoneurones qui sont tous cholinergiques.

Groupe nucléaire médial :
- noyau ventro-médial (**A9**) ;
- noyau dorso-médial (**A10**).

Groupe nucléaire latéral :
- noyau ventro-latéral (**A11**) ;
- noyau dorso-latéral (**A12**) ;
- noyau rétro-dorso-latéral (**A13**).

La corne ventrale est plus différenciée dans la région innervant le membre thoracique qu'au niveau de la moelle thoracique, où uniquement quelques groupes cellulaires peuvent être identifiés. La corne ventrale de la moelle lombale et sacrale est très développée et volumineuse, car elle contient aussi de nombreux groupes nucléaires assurant l'innervation des membres pelviens.

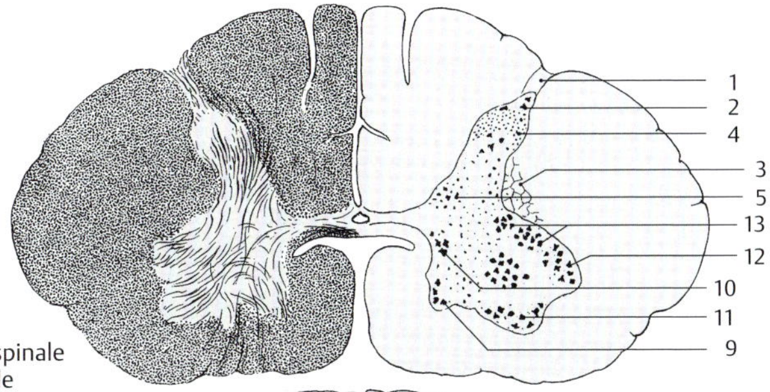

A Moelle spinale cervicale

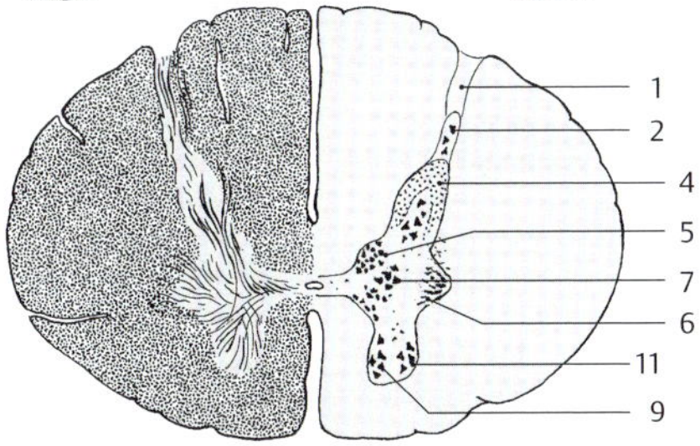

B Moelle spinale thoracique

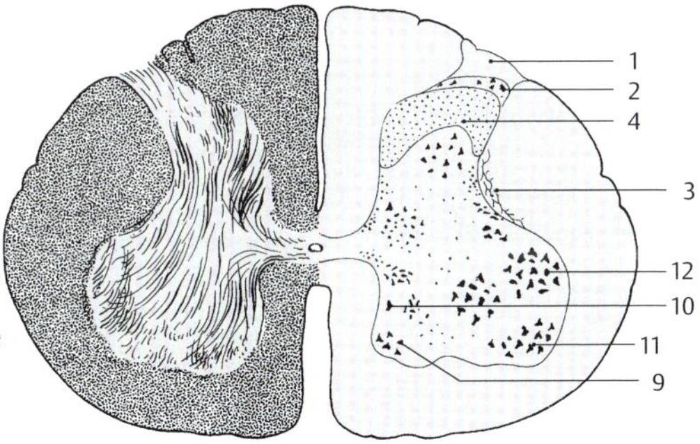

C Moelle spinale lombale

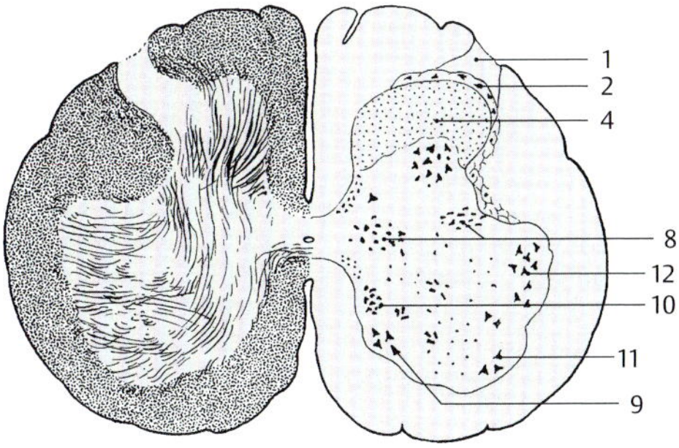

D Moelle spinale sacrale

Voies ascendantes (A-D)

Tractus du cordon ventro-latéral (A)

Tractus spino-thalamique latéral (**A1**). Les fibres afférentes faiblement myélinisées de la racine dorsale (**A2**) (1er neurone du tractus sensitif) bifurquent dans le *tractus dorso-latéral* et se terminent sur les neurones de la *substance gélatineuse* et de la corne dorsale. Les fibres du tractus commencent à partir de ces cellules, croisent la ligne médiane au niveau de la *commissure blanche* et montent dans le cordon ventro-latéral vers le thalamus (2es neurones). Cette voie conduit la *sensibilité douloureuse* et *thermique* et les *influx extéroceptifs* et *proprioceptifs*. Elle présente une division somatotopique : les fibres sacrales (S) et lombales (L) sont dorso-latérales ; les fibres thoraciques (Th) et cervicales (C) sont ventro-médiales. Les fibres véhiculant la sensibilité douloureuse sont vraisemblablement superficielles et les fibres de la sensibilité thermique plus profondes.

Tractus spino-thalamique ventral (**A3**). Les fibres afférentes (**A4**) (1er neurone) se divisent en rameaux ascendants et descendants et se terminent sur les neurones de la corne dorsale. Les fibres qui en sont issues croisent la ligne médiane et montent dans le cordon ventral vers le thalamus (2e neurone). Elles transmettent une sensation de pression et de tact grossier et assurent avec le tractus latéral la **sensibilité protopathique** (*voir* p. 328).

Le **tractus spino-tectal** (**A5**) conduit la sensibilité douloureuse jusqu'au toit du mésencéphale (contraction pupillaire accompagnant la douleur).

Tractus du cordon dorsal (C, D)

Faisceaux gracile (de Goll) (**C6**) et **cunéiforme** (de Burdach) (**C7**). Les fibres volumineuses, fortement myélinisées, montent dans les cordons dorsaux latéraux sans y faire relais. Elles appartiennent aux premiers neurones des voies sensitives et se terminent sur les cellules (2e neurone) des noyaux des cordons dorsaux (*voir* p. 140 B5 et B6). Elles conduisent des influx extéroceptifs et proprioceptifs de la **sensibilité épicritique** (*influx extéroceptifs* : informations sur la localisation et la qualité de la sensation tactile ; *influx proprioceptifs* : informations sur la position des membres et l'attitude du corps). Les cordons dorsaux sont subdivisés de façon somatotopique avec les fibres sacrales médialement, suivies latéralement par les fibres lombales et thoraciques (faisceau gracile). Les fibres venant de Th3 à C2 sont latérales et constituent le faisceau cunéiforme.

Des petites collatérales descendantes (**C8**) quittent les voies ascendantes. Elles se terminent au niveau des cellules de la corne dorsale et forment des faisceaux bien individualisés : dans la moelle cervicale, le *faisceau interfasciculaire de Schulzte-Komma* (**D9**), dans la moelle thoracique, le *faisceau septo-marginal* de Flechsig (**D10**) et dans la moelle sacrale, le *faisceau triangulaire de Philippe-Gombault* (**D11**).

Tractus cérébelleux du cordon latéral (B)

Tractus spino-cérébelleux dorsal (Flechsig) (**B12**). Les fibres afférentes de la racine dorsale (1er neurone) se terminent sur les cellules du *noyau dorsal* (de Clarke) (**B13**), d'où part le faisceau spino-cérébelleux dorsal (2e neurone). Celui-ci monte au bord du cordon latéral homolatéral jusqu'au cervelet et conduit surtout des *influx proprioceptifs* (en provenance des articulations, des tendons et des fuseaux neuromusculaires).

Tractus spino-cérébelleux ventral (Gowers) (**B14**). Les cellules d'origine de ce faisceau sont situées dans la corne dorsale. Les fibres (2e neurone) montent jusqu'au cervelet, au bord ventro-latéral du cordon latéral de la moelle spinale homo- ou controlatérale et véhiculent les *influx extéro-* et *proprioceptifs*. Les deux faisceaux cérébelleux ont une organisation somatotopique : les fibres sacrales sont dorsales et les fibres lombales et thoraciques sont ventrales.

Le tractus spino-olivaire (**B15**) et le **tractus spino-vestibulaire** (**B16**) prennent leur origine dans la corne dorsale de la moelle spinale cervicale et conduisent surtout des *influx proprioceptifs* vers l'olive inférieure du côté opposé et vers les noyaux vestibulaires.

A-C17 Cellules nerveuses dans le ganglion spinal (1er neurone) (*voir* p. 70 A7).

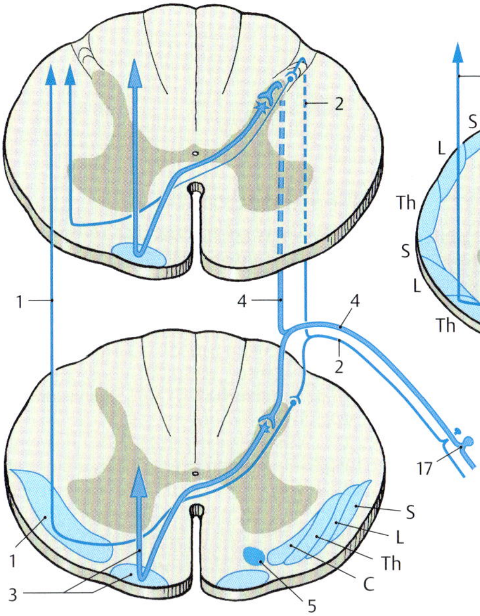

A Tractus spino-thalamiques latéral et ventral

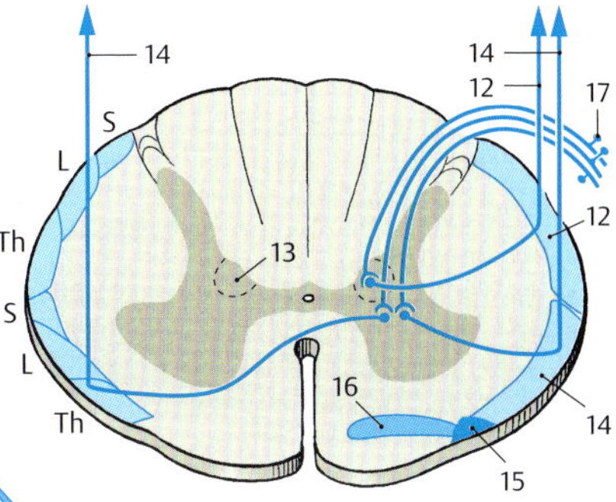

B Tractus spino-cérébelleux ventral et dorsal

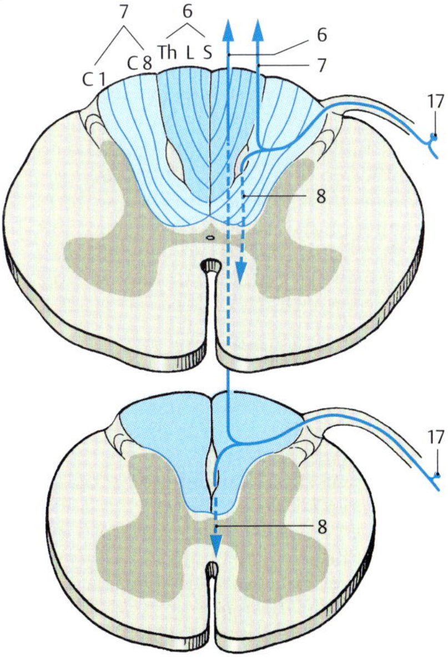

C Faisceaux gracile et cunéiforme

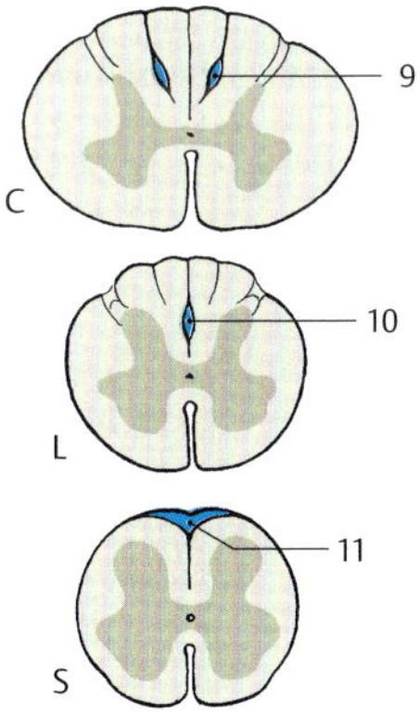

D Voies descendantes du cordon dorsal

Voies descendantes (A-C)

Tractus cortico-spinal ou faisceau pyramidal (A)

La majeure partie des fibres prennent leur origine dans le gyrus précentral et dans le cortex situé en avant de celui-ci, aires 4 et 6 (*voir* p. 310 A1, A2). Une partie des fibres proviendrait des régions corticales du lobe pariétal. 80 % de toutes les fibres croisent la ligne médiane au niveau de la moelle allongée, c'est la **décussation pyramidale** (**A1**), et cheminent dans le cordon latéral en formant le **tractus cortico-spinal latéral** (**A2**). Le reste des fibres ne croise pas et chemine dans le cordon ventral en formant le **tractus cortico-spinal ventral** (**A3**). Ses fibres croisent uniquement la ligne médiane au niveau de leur terminaison. Plus de la moitié des fibres du tractus cortico-spinal se terminent dans la moelle cervicale et innervent le membre thoracique ; un quart se termine dans la moelle lombo-sacrale et innerve le membre pelvien. Dans le cordon latéral, il existe une subdivision somatotopique avec les fibres destinées au membre pelvien latéralement, les fibres destinées au tronc et au membre thoracique plus médialement. Les neurones se terminent pour la plupart sur des interneurones, qui transmettent les influx de la motricité volontaire aux neurones de la corne ventrale. Les fibres véhiculent non seulement des excitations pour les cellules de la corne ventrale, mais aussi transmettent une inhibition corticale via les interneurones (*voir* p. 310 et 320).

Voies extrapyramidales (B)

Les tractus extrapyramidaux regroupent les systèmes descendants issus du tronc cérébral qui influencent le système de la motricité (*voir* p. 312) :

- **tractus vestibulo-spinal** (**B4**) (*équilibre, tonus musculaire*) ;
- **tractus réticulo-spinal ventral** (**B5**) issu du pont ;
- **tractus réticulo-spinal latéral** (**B6**) issu de la moelle allongée ;
- **tractus tegmento-spinal** (**B7**) issu du mésencéphale.

Le **tractus rubro-spinal** (**B8**) (remplacé largement chez l'homme par le tractus tegmento-spinal) et le **tractus tecto-spinal** (**B9**) se terminent dans la moelle spinale cervicale et influencent uniquement l'*activité motrice différenciée de la tête et des membres thoraciques*. Le faisceau longitudinal médial (**B10**) contient différents systèmes de fibres venant du tronc cérébral (*voir* p. 142).

Voies végétatives (C)

Les tractus végétatifs se composent de fibres amyéliniques ou pauvres en myéline et ne forment que rarement des faisceaux individualisés. Le **tractus parépendymaire** (**C11**) chemine de part et d'autre du canal central. Ses fibres ascendantes et descendantes peuvent être suivies jusqu'au diencéphale (hypothalamus) et conduisent des influx pour la *fonction génitale*, la *miction* et la *défécation*. Ventralement au faisceau pyramidal latéral, se disposent la voie descendante pour la *vasoconstriction* et la *sécrétion de la sueur* (Foerster) (**C12**), qui présente la même somatotopie que le faisceau pyramidal latéral.

Organisation des voies (D, E)

Les différents tractus ne sont pas individualisables sur une coupe normale de la moelle spinale. Ce n'est que dans des conditions particulières, lors de sections expérimentales, de traumatismes de la moelle spinale ou pendant le *développement*, quand les tractus se myélinisent à des temps différents, qu'ils se différencient les uns des autres, comme p. ex. le faisceau pyramidal (**D2**) qui se myélinise tardivement. Après une lésion, les fibres distales, séparées de leurs péricaryons, dégénèrent, et la lésion devient ainsi visible sur une section de la moelle spinale, p. ex. le faisceau gracile (**E13**).

Remarques cliniques. Avec le développement des voies motrices, des réflexes infantiles se produisent, qui ne peuvent plus être retrouvés ultétrieurement. Lors d'une atteinte du SNC (voie pyramidale) ils peuvent cependant réapparaître. Un exemple en est le *réflexe de Babinski* : gratter le bord latéral de la plante du pied produit une dorsiflexion de l'hallux. La possibilité de déclencher ce réflexe est un élément diagnostique chez l'adulte.

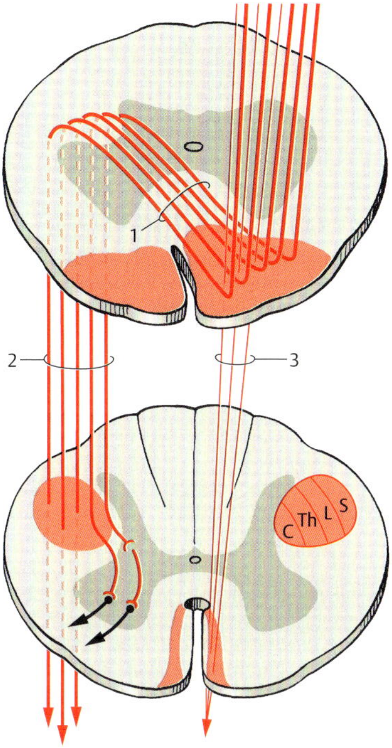

A Tractus cortico-spinaux ventral et latéral (faisceau pyramidal)

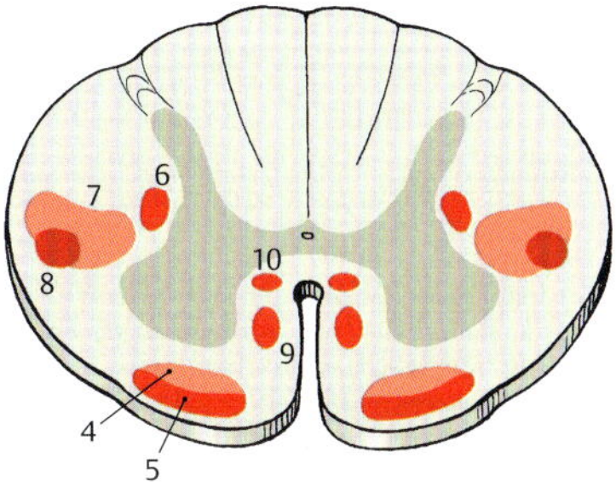

B Voies descendantes

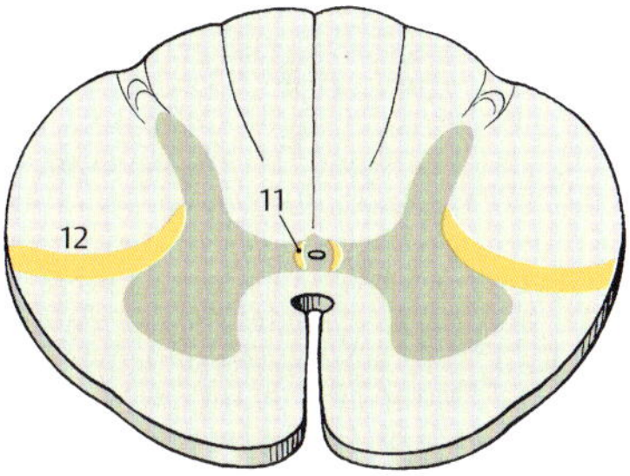

C Voies végétatives

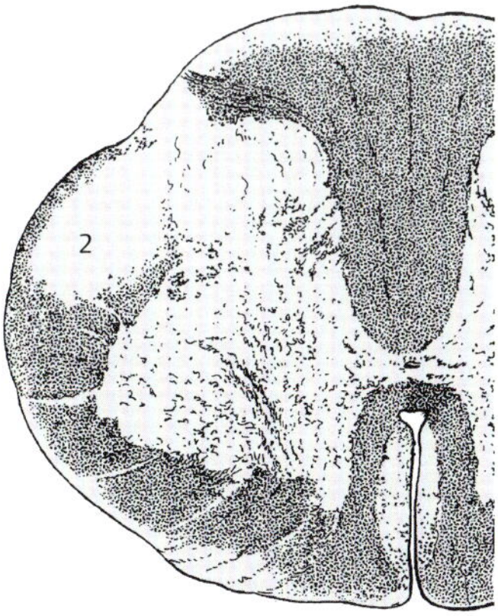

D Faisceau pyramidal non myélinisé chez le nourrisson

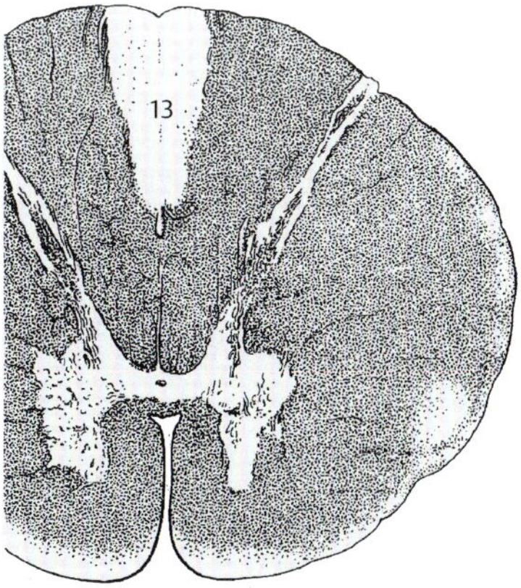

E Dégénérescence du faisceau gracile après lésion de la moelle spinale

Vaisseaux de la moelle spinale (A-E)

La moelle spinale est vascularisée à partir des artères vertébrales et des artères segmentaires (artères intercostales et artères lombales).

Les **artères vertébrales** (**A1**) donnent avant leur réunion deux *artères spinales dorsales* grêles qui forment un plexus de petites artères à la face dorsale de la moelle spinale. Au niveau de la décussation pyramidale, deux autres branches des artères vertébrales se rejoignent pour former l'*artère spinale ventrale* (**A-D2**). Elle chemine à la face ventrale de la moelle spinale sur la fissure médiane ventrale.

Artères segmentaires (**C3**). Des branches dorsales de ces dernières (**C4**) et des artères vertébrales naissent des **rameaux spinaux** (**C5**), qui passent au travers des foramina intervertébraux et se divisent en artères radiculaires ventrale et dorsale pour irriguer les racines spinales et les méninges. Sur les 31 artères spinales, seulement 8 ou 10 pénètrent jusqu'à la moelle spinale et la vascularisent. La hauteur à laquelle les artères spinales abordent la moelle spinale ainsi que leur taille sont très variables. L'artère la plus volumineuse atteint la moelle spinale au niveau du renflement lombal entre Th12 et L3 : **artère du renflement lombal** (*A. radicularis magna*) (**A6**).

L'**artère spinale ventrale** atteint son calibre maximum au niveau des renflements cervical et lombal alors qu'il est très réduit au niveau de la partie moyenne de la moelle thoracique. Comme cette région est aussi une région frontière entre deux territoires vascularisés par les artères radiculaires, elle est plus menacée par les troubles circulatoires (**A**, flèche). En fonction des variantes des artères radiculaires, cette vulnérabilité peut aussi s'étendre à d'autres territoires de la moelle spinale.

L'artère spinale ventrale donne de nombreuses petites artères dans la fissure médiane ventrale : les **artères sulcocommissurales** (**D7**). Au niveau de la moelle spinale cervicale et thoracique, elles donnent, au niveau de la commissure blanche, alternativement des branches pour la moitié droite et gauche de la moelle spinale ; au niveau de la moelle lombale et sacrale, elles se divisent en deux branches. Il existe, en plus, des anastomoses entre l'artère spinale ventrale et les artères spinales dorsales, de sorte que la moelle spinale se trouve entourée par un anneau vasculaire (**vasocorona**) (**D8**), à partir duquel les vaisseaux pénètrent dans la substance blanche. Des préparations injectées montrent que la substance grise est nettement plus vascularisée que la substance blanche (**D**).

Territoires vasculaires (**E**). L'artère spinale ventrale irrigue les cornes ventrales, la base des cornes dorsales et la plus grande partie des cordons ventro-latéraux (**E9**). Les cordons dorsaux et le reste des cornes dorsales sont vascularisés par les **artères spinales dorsales** (**E10**). La zone marginale des cordons ventro-latéraux est irriguée par le plexus de la vasocorona (**E11**).

Les **veines spinales** (**B**) forment un réseau où émergent une *veine spinale ventrale* et deux *veines spinales dorsales*. Les veines efférentes cheminent avec les racines spinales et se jettent dans les *plexus épiduraux* (*voir* Tome 2). Les veines spinales sont avalvulaires jusqu'à leur traversée de la dure-mère.

C12 Aorte.

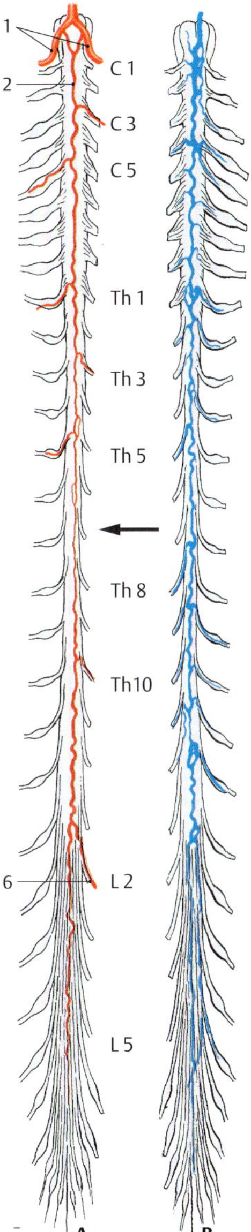

A **B** Artères et veines de la moelle spinale

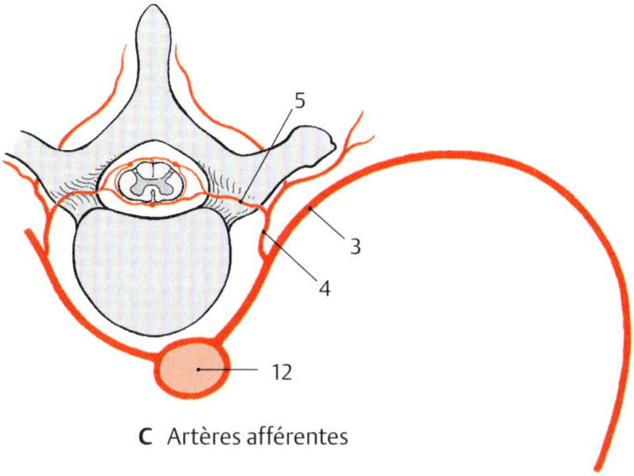

C Artères afférentes

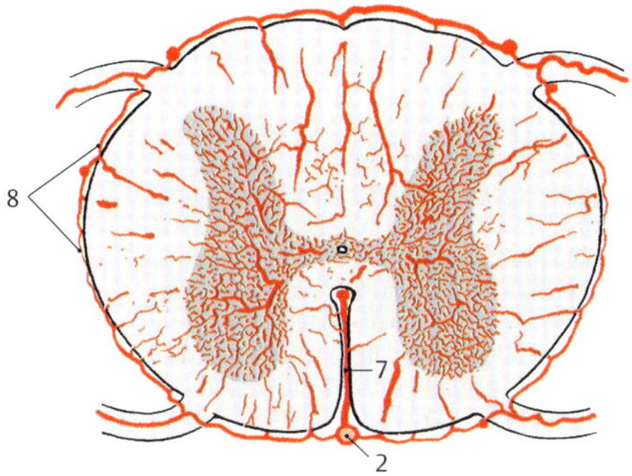

D Vascularisation de la moelle spinale

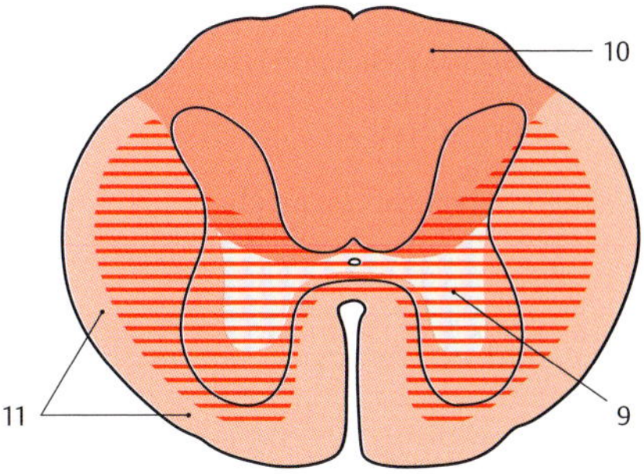

E Territoires vasculaires de la moelle spinale (d'après Gillilan)

Ganglion spinal et racine dorsale (A-H)

La racine spinale dorsale porte un renflement fusiforme, le **ganglion spinal** (A), une accumulation de corps cellulaires de neurones sensitifs, qui donnent deux prolongements : un pour la périphérie et l'autre pénétrant dans la moelle spinale (*voir* p. 70 A7). Ces neurones se disposent en nids ou en rangées cellulaires entre les faisceaux de fibres nerveuses.

Développement du ganglion spinal (C). Les cellules proviennent de la région latérale de la **plaque neurale** (C1) ; elles ne participent toutefois pas à la constitution du tube neural mais forment, de chaque côté de celui-ci, les **crêtes neurales** (C2). On peut ainsi considérer le ganglion spinal comme de la substance grise de la moelle spinale, déplacée en périphérie. Les autres dérivés des crêtes neurales sont les cellules des ganglions végétatifs, les paraganglions et la médullo-surrénale.

Le ganglion spinal est entouré par une capsule (**A3**) qui se continue dans le périnèvre du nerf spinal, envoie des prolongements conjonctifs vers l'intérieur et constitue une gaine pour chaque neurone (*tissu conjonctif endo-ganglionnaire*) (**B4**). L'enveloppe la plus interne est formée de *cellules satellites* d'origine ectodermique (**B-E5**), qui sont entourées par une membrane basale ; elles sont comparables aux cellules de Schwann des nerfs périphériques. Les grandes cellules nerveuses (**B6**, **E**), avec leur prolongement myélinisé et pelotonné en un glomérule, ne représentent qu'un tiers des cellules. Elles véhiculent les influx de la sensibilité épicritique (*voir* p. 326). Le reste des cellules est constitué de cellules de taille moyenne et de petites cellules avec des fibres nerveuses peu myélinisées et non myélinisées, qui véhiculeraient les sensations douloureuses et de l'intestin. Il existe aussi des neurones multipolaires.

Développement des cellules ganglionnaires (**D**). Les cellules ganglionnaires sont à l'origine des *cellules bipolaires*. Pendant le développement, les deux prolongements se rejoignent pour former un tronc unique, qui bifurque ensuite à la manière d'un « T ». Elles sont appelées *cellules pseudo-unipolaires.*

La **racine dorsale** est plus volumineuse que la racine ventrale. Elle contient des fibres de différents calibres dont les deux tiers sont représentés par des fibres peu ou pas myélinisées. Celles-ci, grêles, conduisent les influx de la *sensibilité protopathique* (*voir* p. 328) et pénètrent dans la moelle spinale par la partie latérale de la racine (**F7**). Les grosses fibres myélinisées véhiculent les influx de la *sensibilité épicritique* et pénètrent dans la moelle spinale par la partie médiale de la racine (**F8**).

Au niveau de la pénétration des fibres dans la moelle spinale, les gaines de myéline s'amincissent sur une bande étroite, de sorte que les fibres semblent non myélinisées. Cette zone forme la *limite entre le système nerveux central et périphérique* (**zone de Redlich-Obersteiner**) (**G**). Sur l'illustration de microscopie électronique (**H**), cette frontière ne correspond pas exactement à la zone de Redlich-Obersteiner. La limite est représentée, pour chaque axone, par le dernier nœud de Ranvier avant son entrée dans la moelle spinale. Jusqu'à celui-ci, la gaine de myéline périphérique est entourée par une *lame basale* (en bleu sur la figure H) qui n'existe pas pour le segment internodal suivant. Pour les fibres non myélinisées, la limite est aussi marquée par la membrane basale des cellules de Schwann. La membrane basale forme une limite uniquement franchie par les axones.

A Ganglion spinal

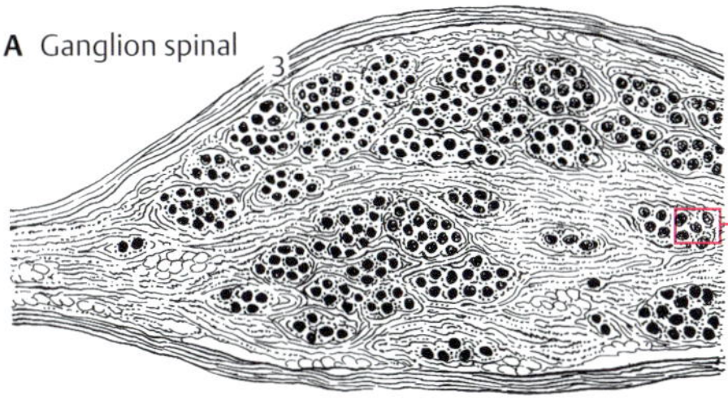

B Grossissement de A

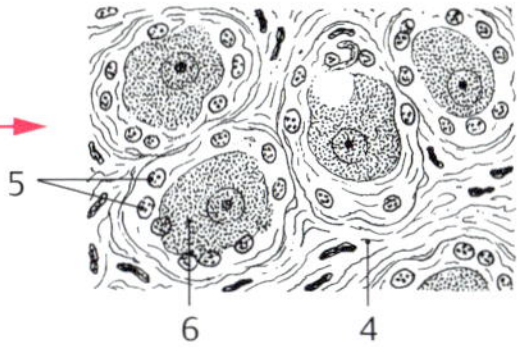

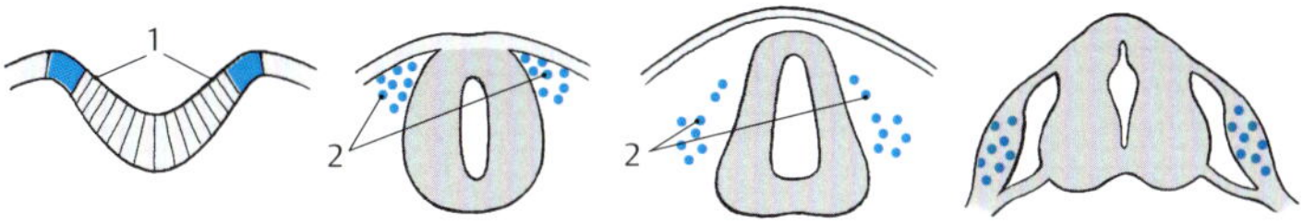

C Développement du ganglion spinal

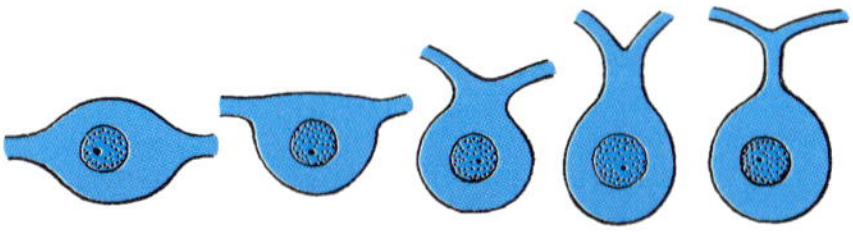

D Développement de la cellule ganglionnaire pseudo-unipolaire

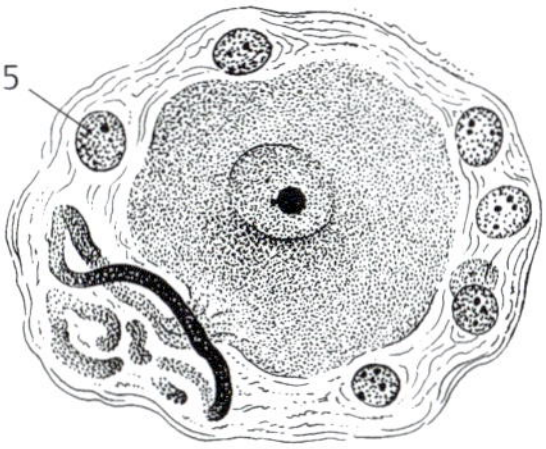

E Cellule ganglionnaire spinale

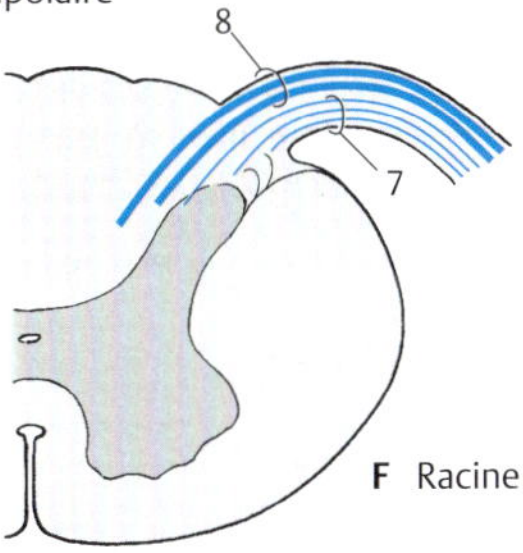

F Racine dorsale

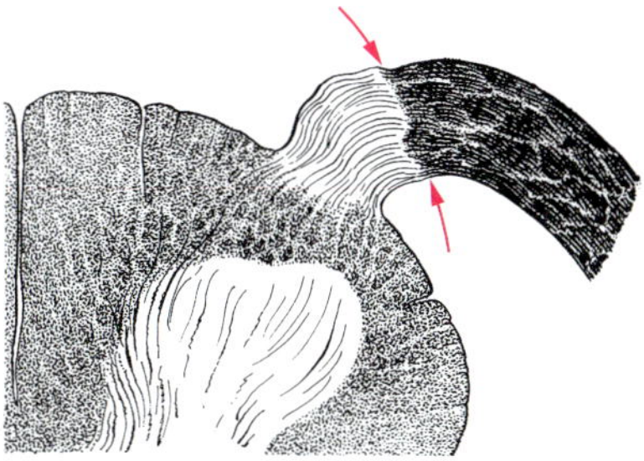

G Zone de Redlich-Obersteiner

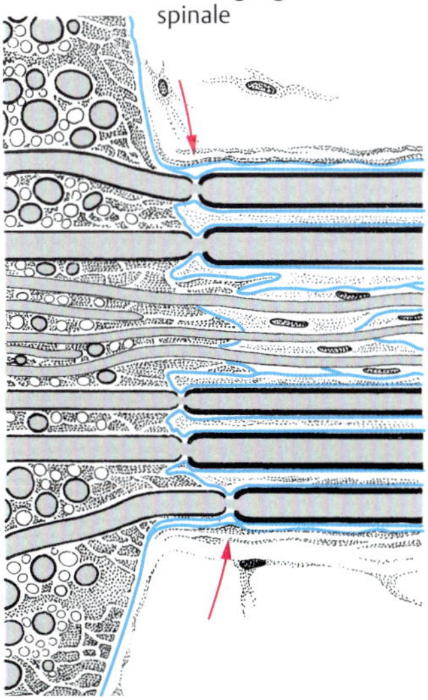

H Racine dorsale, schéma de microscopie électronique (d'après Andres)

Méninges spinales (A-D)

La moelle spinale, dans le canal vertébral, est entourée par trois enveloppes conjonctives : la *méninge dure* (pachyméninge, *pachymeninx*) ou **dure-mère spinale** (**A1**) et les *méninges molles* (leptoméninge) ou **arachnoïde spinale** (**A2**) et **pie-mère spinale** (**A3**).

La **dure-mère spinale** est l'enveloppe la plus externe, séparée du revêtement périosté du canal vertébral, l'**endorachis** (**A4**), par l'**espace épidural** *(cavum epidurale)* (**A5**). Cet espace est rempli de tissu graisseux et contient un important plexus veineux, le *plexus veineux vertébral interne* (*voir* Tome 2). La dure-mère forme caudalement le *sac dural* (**B6**), enveloppant la *queue de cheval (cauda equina)* (**B7**), qui se prolonge par un cordon grêle entourant le filum terminale jusqu'au périoste du coccyx (filum de la dure-mère spinale) (**B8**). Le sac dural n'est attaché à l'os qu'à son extrémité orale, au niveau du foramen magnum (os occipital). L'espace épidural forme un matelas mobile pour le sac dural, qui suit les mouvements de la colonne vertébrale et de la tête. La flexion de la tête tire l'étui dural vers le haut, mettant en tension la moelle spinale cervicale et étirant les racines et les vaisseaux (**D9**), alors que l'extension de la tête les raccourcit (**D10**).

L'**arachnoïde** est étroitement appliquée contre la face interne de la dure-mère. Elle limite l'**espace subarachnoïdien** (**A-C11**) contenant le *liquide cérébro-spinal*. Entre la dure-mère et l'arachnoïde, il existe un espace capillaire, l'**espace subdural**, qui ne devient une cavité réelle qu'en pathologie (hématome sub- ou sous-dural). La dure-mère et l'arachnoïde accompagnent les *racines spinales* (**A-C12**), pénètrent avec elles dans les foramina intervertébraux et enveloppent aussi les *ganglions spinaux* (**A-C13**). Les expansions radiculaires effilées contiennent du liquide cérébro-spinal dans leur partie proximale. La dure-mère se prolonge par l'*épinèvre* (**A14**) et l'arachnoïde par le *périnèvre* (**A15**) des nerfs spinaux. La partie de la racine quittant le canal vertébral, *racine rachidienne* (**A-C16**), est oblique en bas au niveau de la moelle spinale cervicale et lombo-sacrale et oblique en haut au niveau de la partie moyenne de la moelle spinale thoracique (**C**).

La **pie-mère spinale** repose directement sur la couche gliale externe de la moelle spinale et correspond à la limite entre les enveloppes d'origine mésodermique et le tissu nerveux d'origine ectodermique. La pie-mère contient un grand nombre de petits vaisseaux qui pénètrent à la surface de la moelle spinale. Des deux côtés de la moelle spinale, une formation conjonctive, le **ligament dentelé** (**A17**), unit la pie-mère à la dure-mère par une série de digitations. Ce ligament s'étend de la moelle spinale cervicale à la partie moyenne de la moelle spinale lombale et amarre la moelle spinale qui flotte dans le liquide cérébro-spinal.

Remarques cliniques. Sous conditions stériles, on peut prélever du liquide cérébro-spinal à des fins diagnostiques, à la partie inférieure de l'étui dural, qui ne contient que les fibres de la queue de cheval. De manière à prélever un échantillon de liquide cérébro-spinal, le patient est penché en avant et un trocart est introduit entre les processus épineux de la deuxième à la cinquième vertèbre lombale (*ponction lombaire*) (**E**).

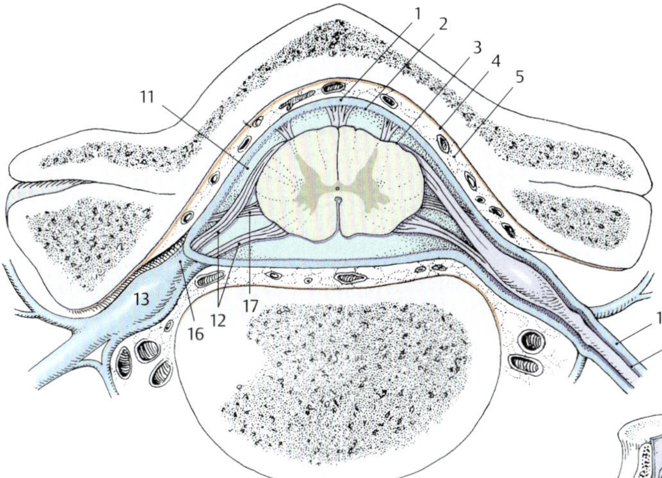

A Situation de la moelle spinale dans le canal vertébral (coupe axiale) (d'après Rauber-Kopsch)

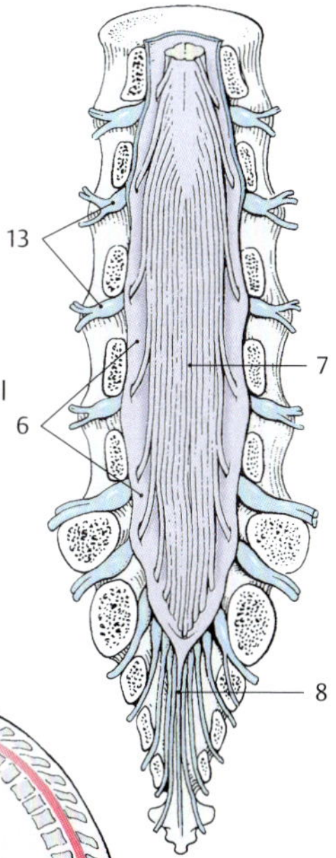

B Queue de cheval

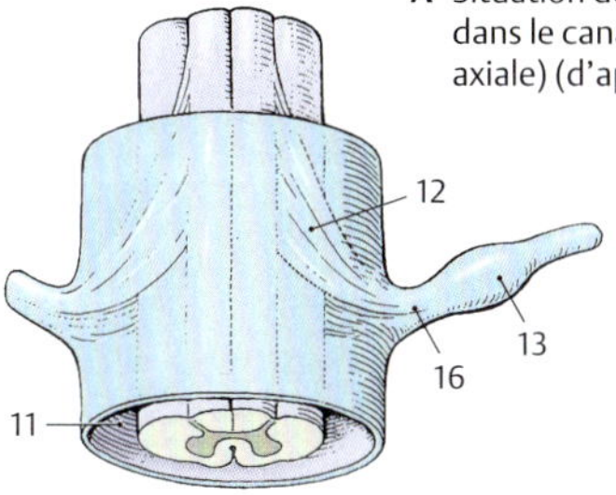

C Racine, nerf radiculaire et ganglion spinal (vue dorsale)

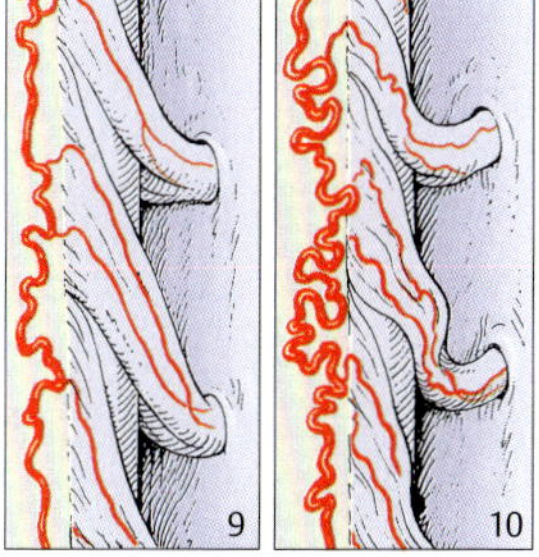

D Moelle spinale lors de la flexion et de l'extension du cou (d'après Breig)

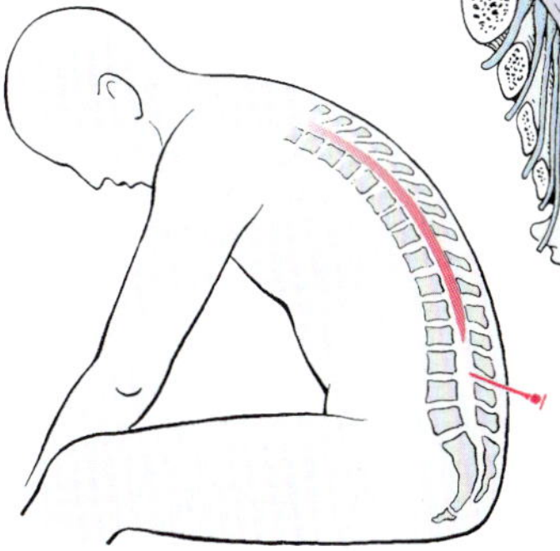

E Ponction lombaire

Innervation radiculaire (A-C)

Le corps d'un vertébré, à l'exception de la tête, est originellement divisé en *segments* ou *métamères*. Chez l'homme, les vertèbres, les côtes et les muscles intercostaux peuvent être considérés comme les restes d'une telle division segmentaire. La métamérie ne porte que sur les tissus dérivant du mésoderme (**myotomes**, **sclérotomes**), mais n'intéresse pas les dérivés de l'ectoderme. Il n'y a pas de segmentation médullaire, mais uniquement des niveaux d'où partent ou entrent les racines spinales. Les fibres spinales se réunissent en nerfs spinaux qui sortent par les foramina intervertébraux, entraînant une *apparente segmentation secondaire*. Les fibres sensitives des nerfs spinaux innervent des territoires cutanés en forme de bandes, qu'on appelle **dermatomes** par analogie avec les myotomes et les sclérotomes, bien qu'il s'agisse aussi d'une segmentation secondaire. C'est l'expression de l'innervation radiculaire.

Remarques cliniques. Les dermatomes ont une importance capitale dans le *diagnostic du niveau des lésions médullaires*. Le déficit sensitif au niveau de certains dermatomes indique le niveau de la lésion médullaire. De façon simplifiée, on peut retenir les repères suivants : la ligne qui joint les deux mamelons représente la limite entre Th4 et Th5 et le pli de l'aine, la limite entre L1 et L2. Le premier nerf spinal cervical n'a pas de territoire sensitif cutané, car son ganglion spinal peut manquer ou être rudimentaire.

Les limites des segments sont différentes suivant les différentes qualités de l'innervation : tact, douleur, sudation ou piloérection. Le schéma (**A**) ci-contre, établi en fonction des *déficits sensitifs* (**hypoesthésie**) lors d'une hernie discale, montre la disposition des dermatomes qui sont circulaires au niveau du tronc et allongés au niveau des extrémités. Certains de ces dermatomes peuvent perdre partiellement leurs connexions avec la ligne médiane (C7, L5). Au cours du développement embryonnaire des membres, ils se retrouvent déplacés vers leurs extrémités distales (**C**).

Les dermatomes se chevauchent comme les tuiles d'un toit, comme cela est montré par les limites des aires de projection des *douleurs des racines dorsales* (**hyperalgésie**) (**B**). Le déficit d'une racine dorsale isolée n'est pas décelé pour le toucher, car son dermatome est aussi innervé par les dermatomes voisins. Les dermatomes pour la douleur et la température sont plus étroits, ainsi la perte d'innervation d'un dermatome peut être mise en évidence lorsque l'on teste ce type de sensation.

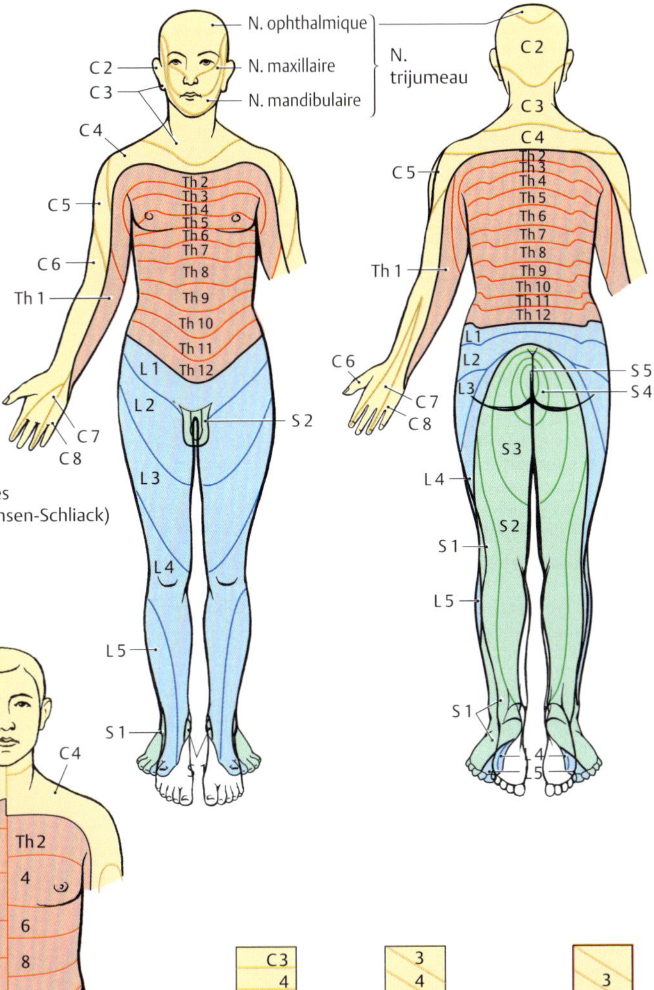

A Dermatomes (d'après Hansen-Schliack)

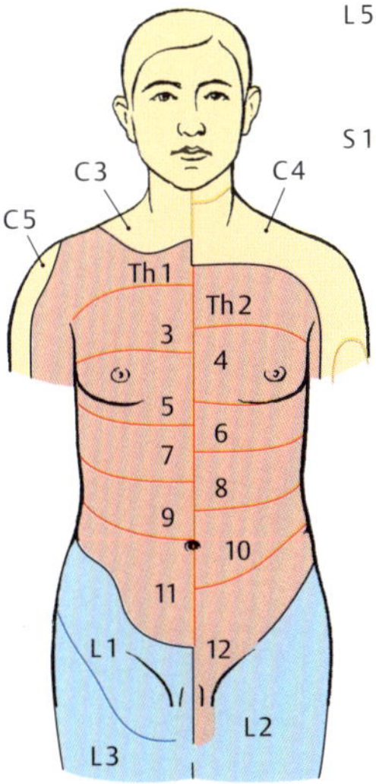

B Chevauchement des dermatomes (d'après Förster)

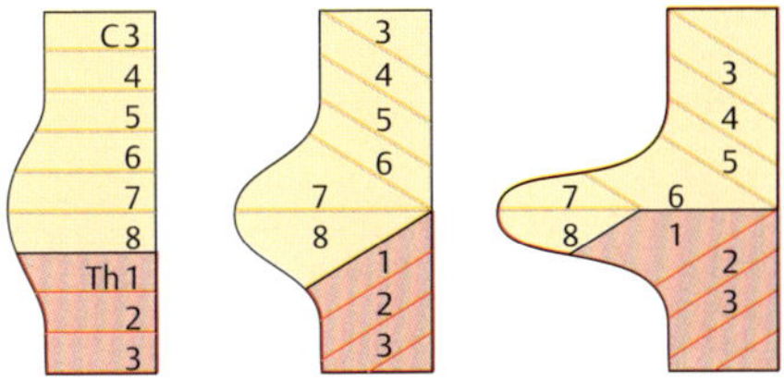

C Développement des dermatomes des membres (d'après Bolk)

Syndromes spinaux (A-C)

La structure anatomique de la moelle spinale explique les déficits spécifiques rencontrés après sa lésion. Selon la localisation de la lésion, différentes voies sont atteintes et par voie de conséquence, différentes fonctions.

Une **section totale** (**A**) interrompt toutes les voies motrices descendantes et entraîne une *paralysie complète* au-dessous de la lésion. En même temps, toutes les voies sensitives ascendantes sont interrompues et il en résulte une perte complète de *toutes les sensibilités* au-dessous de la lésion. Quand la lésion se situe au-dessus de la moelle sacrée, il y a une perte du contrôle volontaire de la miction et de la défécation. Quand la lésion survient au-dessus du renflement lombal, les deux membres pelviens sont paralysés (**paraplégie**) ; si elle est située au-dessus du renflement cervical, les deux membres thoraciques sont aussi paralysés (**tétraplégie**).

Une **hémisection de la moelle spinale** (**B**) est à l'origine du **syndrome de Brown-Séquard**. Par exemple, une section de la moitié gauche de la moelle spinale interrompt les faisceaux pyramidaux ventral et latéral (**B1**) : il en résulte une *paralysie gauche*. L'interruption des voies vasomotrices implique une perte homolatérale de la vasomotricité. L'interruption des tractus du cordon dorsal (**B2**) et spino-cérébelleux (**B3**), entraîne un important *déficit de la sensibilité profonde* (sens de position). Par ailleurs, du côté de la lésion, il apparaît une **hyperesthésie** (le contact cutané est ressenti comme une douleur). Celle-ci est due à la perte de la sensibilité épicritique (sensibilité tactile, tractus des cordons dorsaux) alors que la sensibilité protopathique (sensibilité thermo-algésique, fibres croisant la ligne médiane et remontant dans le cordon ventro-latéral controlatéral intact) reste conservée (**B4**). Enfin, le côté droit intact présente au-dessous de la lésion un *déficit sensitif dissocié,* avec une sensibilité tactile pratiquement normale mais une perte de la sensibilité thermo-algésique (fibres croisant la ligne médiane et remontant dans le cordon ventro-latéral du côté opposé) (**B5**). La zone anesthésiée (**B6**) au-dessus de la lésion du côté atteint résulte de la destruction de la zone de pénétration dorsale au niveau de la lésion de la moelle spinale.

Une **lésion centrale de la moelle spinale** (**C**) induit aussi un *déficit sensitif dissocié* correspondant au niveau de la lésion : les fibres de la sensibilité épicritique (sensibilité tactile) qui empruntent les cordons dorsaux homolatéraux sont conservées (**C2**), alors que la sensibilité thermo-algésique est abolie (**analgésie** et **thermo-anesthésie**) par interruption des fibres croisant la ligne médiane au niveau de la commissure blanche (**C5**).

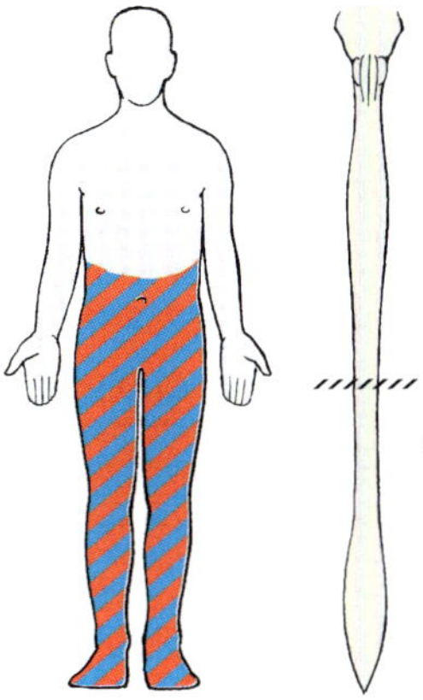

A Section totale de la moelle spinale

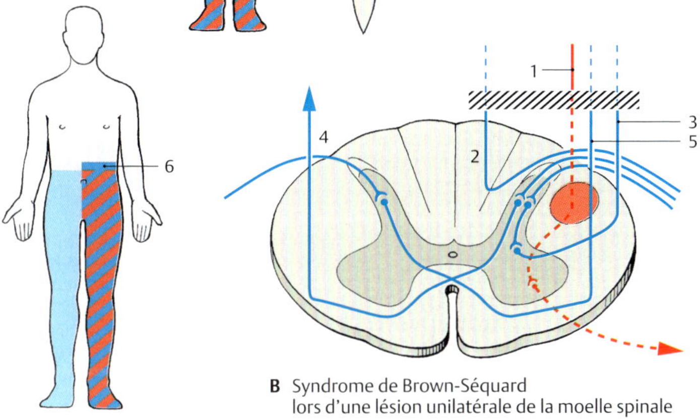

B Syndrome de Brown-Séquard
lors d'une lésion unilatérale de la moelle spinale

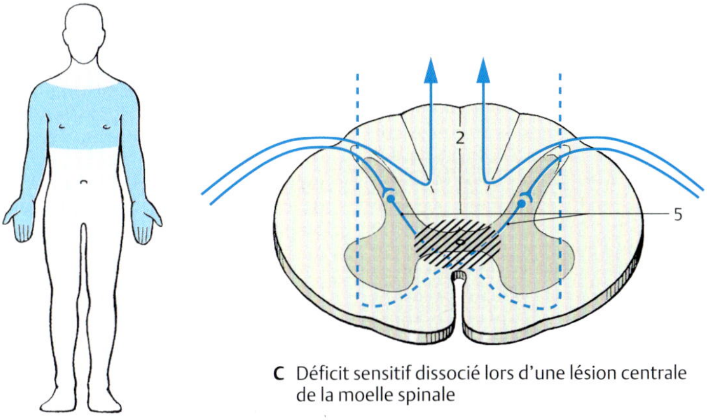

C Déficit sensitif dissocié lors d'une lésion centrale de la moelle spinale

Nerfs périphériques (A)

Les **nerfs périphériques** peuvent contenir quatre types différents de fibres : fibres **somato-motrices** (efférentes) (**A1**) pour les muscles striés ; fibres **somato-sensitives** (afférentes) (**A2**) pour la sensibilité cutanée ; fibres **viscéro-motrices** (**A3**) pour les muscles lisses ; fibres **viscéro-sensitives** (**A4**) pour les organes internes.

Les nerfs spinaux contiennent généralement plusieurs types de fibres : ce sont des *nerfs mixtes*.

Les différentes fibres cheminent de la façon suivante : les *fibres somato-motrices* viennent de la corne ventrale (**A5**) et passent dans la racine ventrale (**A6**) ; *les fibres somato-sensitives* et *viscéro-sensitives* naissent des cellules nerveuses du ganglion spinal (**A7**) ; les *fibres viscéro-motrices* viennent des cellules de la corne latérale (**A8**) et passent pour la plupart d'entre elles dans la racine ventrale. Les racines ventrale et dorsale (**A9**) s'unissent pour former un nerf spinal (**A10**) qui contient tous les types de fibres. Ce court tronc nerveux se divise en quatre branches : *rameau méningé* (**A11**), un rameau sensitif récurrent qui innerve les méninges de la moelle spinale ; *rameau dorsal* (**A12**) ; *rameau ventral* (**A13**) ; *rameau communicant* (**A14**).

Le **rameau dorsal** assure l'innervation motrice de la musculature profonde du dos et la sensibilité des téguments des deux côtés de la colonne vertébrale (*voir* p. 84). Le **rameau ventral** assure l'innervation motrice des muscles des parois antérieure et latérale du tronc et des membres et la sensibilité des régions cutanées correspondantes. Le **rameau communicant** met en relation les ganglions de la chaîne sympathique (**A15**) (système nerveux végétatif, *voir* p. 294). Il forme généralement deux rameaux communicants indépendants, le rameau communicant blanc (**A16**) (myélinisé) et le rameau communicant gris (**A17**) (non myélinisé). Les fibres viscéro-motrices passent dans le rameau communicant blanc vers le ganglion, où elles communiquent avec des neurones dont les axones réentrent dans le nerf spinal comme des *fibres post-ganglionnaires* (*voir* p. 298 A), en partie par le rameau communicant gris.

Plexus nerveux (B)

Au niveau des membres, les rameaux ventraux des nerfs spinaux forment des **plexus**, dans lesquels les fibres s'échangent. Les troncs nerveux, qui s'étendent en périphérie, contiennent des fibres nouvellement réarrangées qui viennent de différents nerfs spinaux.

Plexus cervical (*voir* p. 72). Le plexus cervical est formé par les rameaux ventraux des quatre premiers nerfs spinaux. Il donne les nerfs suivants : le *nerf petit occipital* (**B18**), le *nerf grand auriculaire* (**B19**), le *nerf transverse du cou* (**B20**), les *nerfs supraclaviculaires* (**B21**), le *nerf phrénique* (**B22**) et par ailleurs les racines de l'*anse cervicale profonde* (**B23**).

Plexus brachial (*voir* p. 74). Le plexus brachial est formé par les rameaux ventraux des nerfs spinaux de C5 à C8 et une partie du rameau Th1. On distingue une partie située au-dessus de la clavicule : **pars supraclavicularis,** et une partie en dessous : **pars infraclavicularis**. Les rameaux ventraux passent par le défilé des scalènes dans le triangle externe du cou où ils forment, au-dessus de la clavicule, trois troncs primaires : **tronc supérieur** (**B24**) (C5, C6) ; **tronc moyen** (**B25**) (C7) ; **tronc inférieur** (**B26**) (C8, Th1).

Les nerfs qui en émergent forment la partie supraclaviculaire (*voir* p. 74). En dessous de la clavicule, se forment trois faisceaux secondaires qui sont nommés en fonction de leur position par rapport à l'artère axillaire (**B27**) : **faisceau latéral** (**B28**) (*voir* p. 74) (branches ventrales des troncs supérieur et moyen) ; **faisceau médial** (**B29**) (*voir* p. 78) (branches ventrales du tronc inférieur) ; **faisceau dorsal ou postérieur** (**B30**) (*voir* p. 80) (branches dorsales des trois troncs).

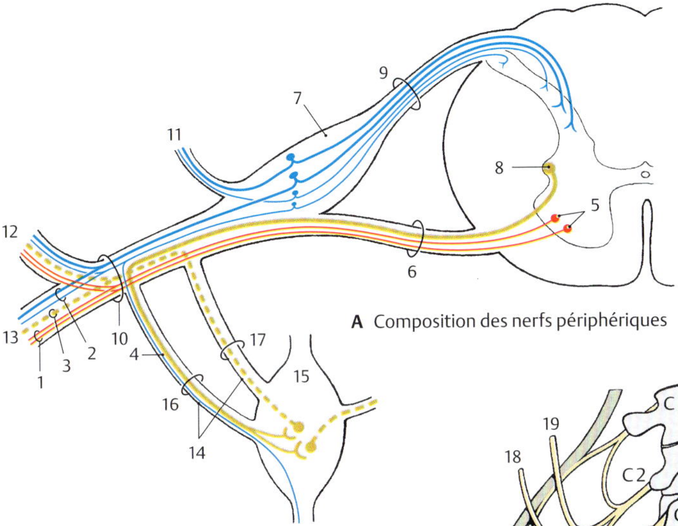

A Composition des nerfs périphériques

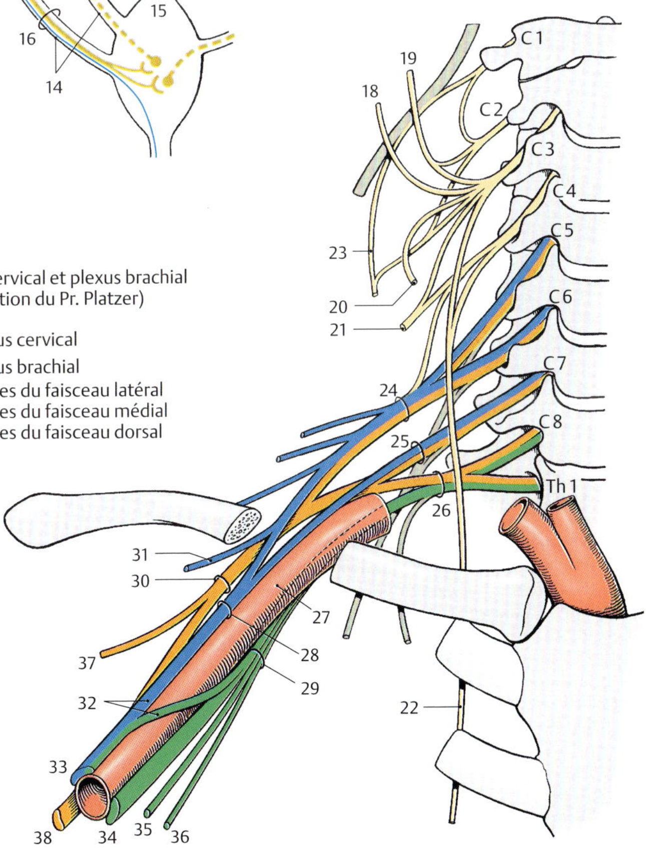

B Plexus cervical et plexus brachial
(préparation du Pr. Platzer)

Plexus cervical
Plexus brachial
Parties du faisceau latéral
Parties du faisceau médial
Parties du faisceau dorsal

Le *nerf musculo-cutané* (**B31**) naît du faisceau latéral. Les fibres restantes forment avec les fibres du faisceau médial la **fourche du nerf médian** (**B32**) (*voir* p. 76 AC1) et s'unissent pour donner le *nerf médian* (**B33**). Du faisceau médial naissent les *nerfs ulnaire* (**B34**), *cutané-médial de l'avant-bras* (**B35**) et *cutané-médial du bras* (**B36**). Le faisceau postérieur donne les *nerfs axillaire* (**B37**) *et radial* (**B38**).

Plexus cervical (C1-C4) **(A-D)**

Territoire musculaire (A). Les **rameaux ventraux** donnent des nerfs courts pour les muscles profonds du cou : M. droit antérieur de la tête (**A1**) et droit latéral de la tête (**A2**), M. long de la tête et M. long du cou (**A3**). De la racine ventrale C4, naissent des nerfs pour la partie supérieure du M. scalène antérieur (**A4**) et pour le M. scalène moyen (**A5**).
Les branches ventrales C1-C3 forment l'*anse cervicale profonde* (**C6**) : les fibres de C1 et de C2 sont temporairement associées au nerf hypoglosse (**A-C7**) et le quittent pour former la **racine supérieure** (**A-C8**) [les fibres pour le M. thyro-hyoïdien (**A9**) et pour le M. génio-hyoïdien (**A10**) suivent le nerf hypoglosse]. La racine supérieure s'unit à la **racine inférieure** (**A-C10**) (C2, C3) pour former l'anse cervicale qui assure l'innervation des muscles infrahyoïdiens : M. omo-hyoïdien (**A11**), M. sterno-thyroïdien (**A12**) et M. sterno-hyoïdien (**A13**).
Territoire cutané (**B, C**). Les nerfs sensitifs du plexus cervical traversent le fascia en arrière du M. sterno-cléido-mastoïdien et forment le **punctum nervosum** (**B14**). À partir de là, ils se distribuent à la tête, au cou et à l'épaule : le **nerf petit occipital** (**B-C15**) (C2, C3) se dirige vers l'occiput et le **nerf grand auriculaire** (**B-C16**) (C3) innerve la région auriculaire (auricule, processus mastoïde et la région de l'angle de la mandibule). Le **nerf transverse du cou** (**B-C17**) (C3) innerve la partie supérieure du cou jusqu'au menton et les **nerfs supraclaviculaires** (**B-C18**) (C3, C4) les régions supraclaviculaire et de l'épaule.
Territoire du nerf phrénique (**C, D**). Le **nerf phrénique** (**C-D19**) naît des fibres de la 4e racine cervicale mais aussi de la 3e. Il croise le muscle scalène antérieur et entre dans l'ouverture supérieure du thorax en passant en avant de l'artère subclavière. Il traverse ensuite le médiastin jusqu'au diaphragme et donne sur son trajet des petites branches pour l'innervation sensitive du péricarde : les **rameaux péricardiques** (**D20**). Il se divise à la face supérieure du diaphragme et innerve toute la musculature du diaphragme (**D21**). Des petites branches assurent l'innervation sensitive de la séreuse recouvrant le diaphragme : la plèvre en crânial et le péritoine en caudal, ainsi que le péritoine recouvrant les organes abdominaux supérieurs.

Remarques cliniques. Une lésion de la moelle spinale cervicale ou de ses racines au niveau de C3-C5 entraîne la paralysie du diaphragme et, par voie de conséquence, de la respiration. En cas de paralysie de la musculature thoracique, la respiration est maintenue par la moelle spinale cervicale via le nerf phrénique.

Rameaux dorsaux (C1-C8)

Les **rameaux dorsaux** assurent l'*innervation motrice* de la musculature intrinsèque et sensitive du cou. Le rameau dorsal de la 1re racine cervicale ou *nerf suboccipital* est uniquement moteur et assure l'innervation des petits muscles de la région occipitale, de l'atlas et de l'axis. Du rameau dorsal de la 2e racine cervicale naît le *nerf grand occipital* qui innerve les téguments de la région occipitale jusqu'au vertex (*voir* p. 84). Le rameau dorsal de la 3e racine cervicale ou *nerf troisième occipital* innerve les téguments de la région dorsale du cou. Les autres rameaux dorsaux des nerfs spinaux cervicaux assurent l'innervation sensitive des régions adjacentes caudales et l'innervation motrice de la musculature intrinsèque du dos.
Innervation cutanée (**B**) : en bleu foncé le territoire spécifique du nerf, et en bleu clair le territoire d'innervation maximale.

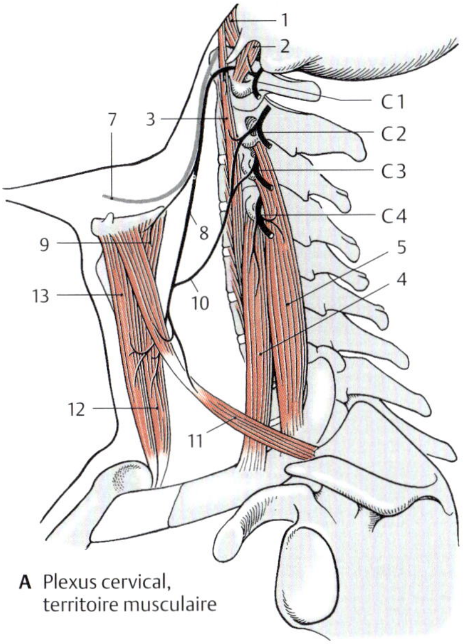

A Plexus cervical, territoire musculaire

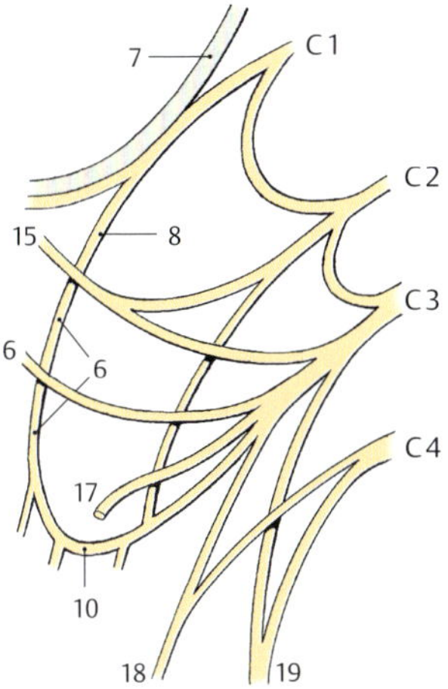

C Plexus cervical

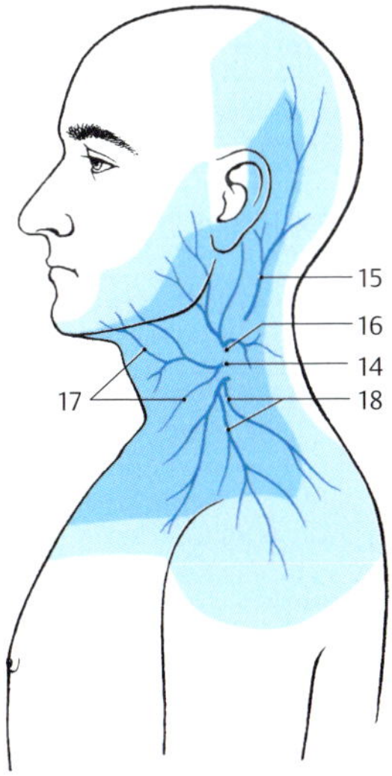

B Plexus cervical, territoire cutané (d'après Lanz-Wachsmuth)

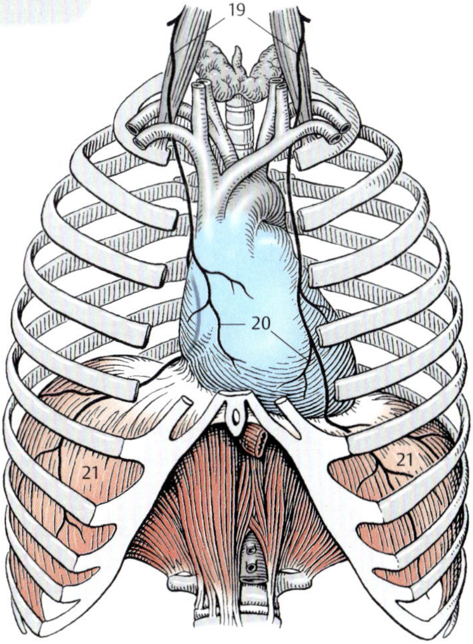

D Territoire du nerf phrénique

Plexus brachial (C5-Th1)

Innervation sensitive périphérique. L'innervation cutanée assurée par les nerfs périphériques du plexus brachial ne correspond pas à l'innervation radiculaire (*voir* p. 66). Les territoires innervés par chaque nerf se chevauchent les uns avec les autres à leur périphérie. La région qui est innervée par un seul nerf est la *région spécifique autonome* (bleu foncé) et la région totale innervée par le nerf et d'autres nerfs adjacents est la *région maximale* (bleu clair).

Remarques cliniques. Après section d'un nerf, la région autonome devient complètement dépourvue de sensibilité (*anesthésie*) et les régions adjacentes n'ont qu'une sensibilité réduite (*hypoesthésie*).

Partie supraclaviculaire (A-C)

Les nerfs moteurs qui sont issus de la partie supraclaviculaire innervent les *muscles de la ceinture scapulaire*.

Les *nerfs des faces dorsale et latérale du thorax* sont le **nerf dorsal de la scapula** (**A1**) (C5) pour le M. élévateur de la scapula (**C2**) et les M. rhomboïdes petit (**C3**) et grand (**C4**), le **nerf thoracique long** (**A5**) (C5-C7), dont les branches se terminent dans les digitations du M. dentelé antérieur (**B6**), et le **nerf thoraco-dorsal** (**A7**) (C7, C8) qui innerve le M. grand dorsal (**C8**). La musculature de la face dorsale de la scapula [M. supra-épineux (**C9**) et infra-épineux (**C10**)] est innervée par le **nerf supra-scapulaire** (**A11**) (C5, C6) et celle de la face ventrale par les nerfs subscapulaires (**A12**) (C5-C7) qui se dirigent vers les M. subscapulaire et grand rond (**C13**).

Sur la *face antérieure du thorax* cheminent le **nerf subclavier** (**A14**) (C4-C6) pour le M. subclavier (**B15**), le **nerf pectoral latéral** (**A16**) (C5-C7) et le **nerf pectoral médial** (**A17**) (C7-Th1), qui innervent les muscles grand pectoral (**B18**) et petit pectoral (**B19**).

Remarques cliniques. Une lésion de la partie supraclaviculaire entraîne une paralysie des muscles de la ceinture scapulaire et rend impossible l'élévation du bras. Une telle *paralysie haute du plexus* (*paralysie d'Erb*) peut survenir par dislocation de l'articulation de l'épaule à la naissance ou par une position anormale du bras durant une anesthésie. Une lésion de la partie infraclaviculaire du plexus brachial induit une *paralysie basse du plexus* (*paralysie de Klumpke*). Elle touche principalement les petits muscles de la main et, parfois, les muscles fléchisseurs de l'avant-bras.

Partie infraclaviculaire (D-F)

Les rameaux ventraux des trois *troncs primaires supérieur, moyen* et *inférieur* donnent trois faisceaux nommés en fonction de leur position par rapport à l'artère axillaire : *faisceau latéral, médial et postérieur.*

Faisceau latéral

Les nerfs musculo-cutané et médian naissent du faisceau latéral.

Nerf musculo-cutané (C5-C7) (**D-F**). Le nerf traverse le M. coraco-brachial et chemine entre les M. biceps brachial et brachial jusqu'au pli du coude. Il donne des branches (**E20**) aux muscles fléchisseurs du bras : au M. coraco-brachial (**D21**), au chef court du M. biceps brachial (**D22**), au chef long du M. biceps brachial (**D23**) et au M. brachial (**D24**).

Les fibres sensitives du nerf perforent le fascia à la hauteur du pli du coude et constituent le **nerf cutané latéral de l'avant-bras** (**D-F25**) qui innerve les téguments de la région latérale de l'avant-bras. Une lésion de ce nerf entraîne une perte de la sensibilité d'une petite zone du pli du coude ; la sensibilité est diminuée jusqu'au milieu de l'avant-bras.

Remarques cliniques. L'étirement du tendon du M. biceps brachial à l'aide d'un marteau à réflexes – transmis par le nerf musculo-cutané – déclenche le réflexe bicipital (flexion de l'avant-bras).

Innervation cutanée (**F**) : en bleu foncé le territoire spécifique du nerf, et en bleu clair le territoire d'innervation maximale.

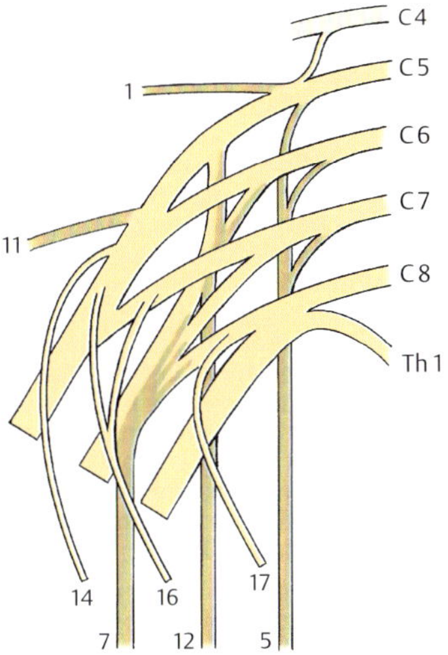

A Partie supraclaviculaire du plexus brachial

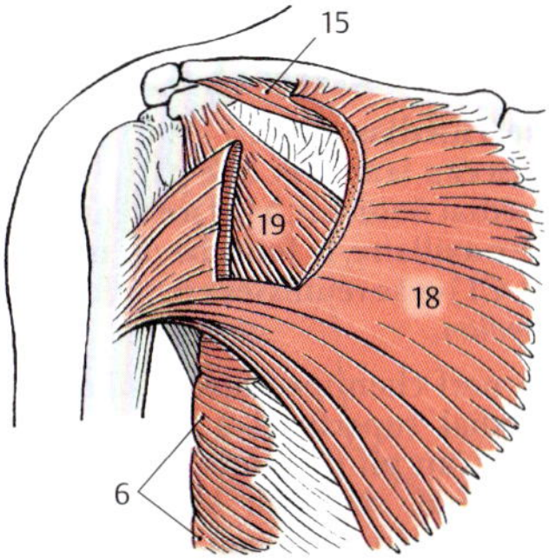

B Muscles innervés par la partie supraclaviculaire, vue antérieure

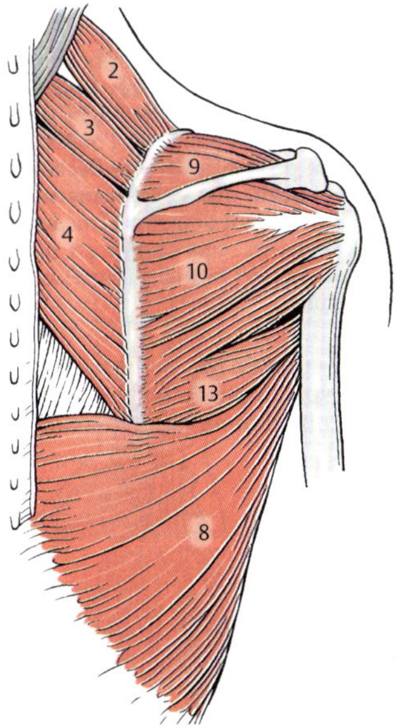

C Muscles innervés par la partie supraclaviculaire, vue postérieure

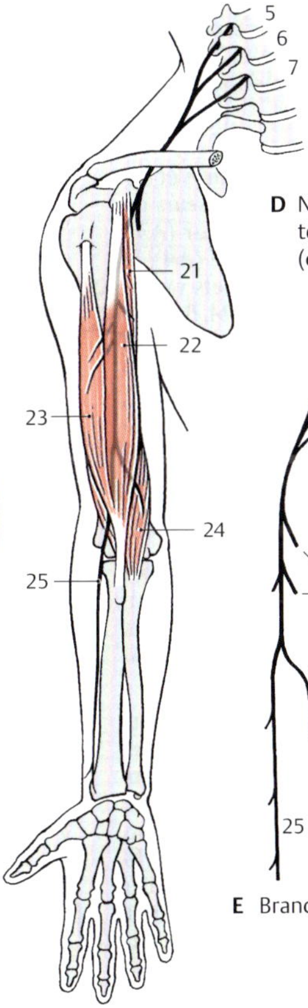

D Nerf musculo-cutané, territoire musculaire (d'après Lanz-Wachsmuth)

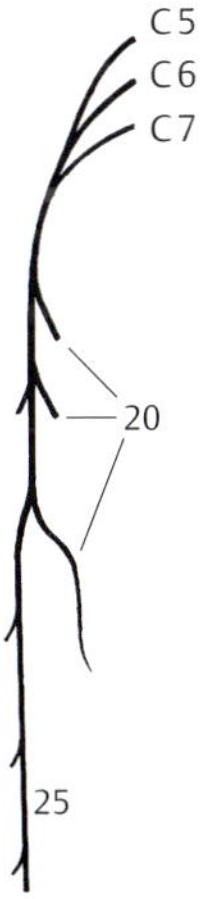

E Branches

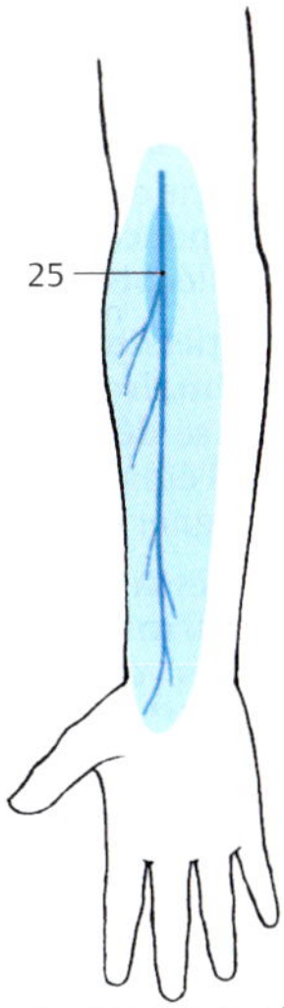

F Territoire cutané

Partie infraclaviculaire (*suite*)

Faisceau médial (A-D)

Nerf ulnaire (C8-Th 1) (**A-C**). Il chemine initialement au niveau du bras dans le sillon bicipital médial sans donner de branches.

Au bord ulnaire du bras, il descend en arrière du septum intermusculaire médial, recouvert par le chef médial du M. triceps brachial. Il croise la face dorsale de l'articulation du coude dans un sillon osseux, le sillon du nerf ulnaire sur l'épicondyle médial de l'humérus. À ce niveau, le nerf est palpable et sa compression provoque une douleur en éclair qui irradie au bord ulnaire de la main. Le nerf passe ensuite entre les deux chefs du M. fléchisseur ulnaire du carpe du côté de la flexion de l'avant-bras et chemine à sa face profonde jusqu'au poignet. Il ne passe pas dans le canal carpien mais sur le rétinaculum des fléchisseurs jusqu'à la face palmaire de la main, où il donne un *rameau superficiel* et un *rameau profond*.

À l'*avant-bras* il donne une branche (**C1**) pour le M. fléchisseur ulnaire du carpe (**A2**) et pour la moitié ulnaire du M. fléchisseur profond des doigts (**A3**). Au milieu de l'avant-bras, se détache une branche sensitive, le **rameau dorsal du nerf ulnaire** (**B-C4**), qui chemine au bord ulnaire du dos de la main dont il innerve les téguments. Au niveau du dos du reste de la main, les territoires des nerfs ulnaire et radial se chevauchent. Une autre branche sensitive, le **rameau palmaire du nerf ulnaire** (**B-C5**), se détache au niveau du tiers distal de l'avant-bras. Il se dirige vers la paume de la main et innerve les téguments de l'éminence hypothénar.

Le **rameau superficiel** devient le **nerf digital palmaire commun du 4e espace** (**B-C6**) dans l'espace entre le cinquième doigt et l'annulaire et se divise en **nerfs digitaux palmaires propres** (**B-C7**) qui assurent l'innervation sensitive des faces palmaires du 5e doigt, du bord ulnaire de l'annulaire ainsi que des phalanges distales. Il donne une anastomose avec une branche du nerf médian, le rameau communicant avec le nerf médian (**C8**).

Le **rameau profond** (**A-C9**) gagne la profondeur de la paume de la main et décrit une courbe dirigée vers l'éminence thénar. Il donne des branches pour tous les muscles de l'éminence hypothénar (**C10**) [M. adducteur du cinquième doigt (**A11**), M. court fléchisseur du cinquième doigt (**A12**), M. opposant du cinquième doigt (**A13**)], pour tous les muscles interosseux dorsaux et palmaires (**A14**), pour les M. 3e et 4e lombricaux (**A15**) et aussi au niveau de l'éminence thénar au M. adducteur du pouce (**A16**) et pour le chef profond du M. court fléchisseur du pouce (**A17**).

Remarques cliniques. La lésion du nerf ulnaire entraîne l'apparition d'une **main en griffe** (**D**) avec les doigts en extension au niveau des articulations métacarpo-phalangiennes et en flexion au niveau des articulations interphalangiennes proximales et distales. Cette attitude caractéristique des doigts est due à une paralysie des muscles interosseux et lombricaux, qui sont fléchisseurs des articulations métacarpo-phalangiennes et extenseurs des articulations interphalangiennes proximales et distales. La paralysie des fléchisseurs entraîne une prépondérance des extenseurs, produisant cette position de la main. Comme le cinquième doigt et l'adduction du pouce sont aussi paralysés, le pouce et le cinquième doigt ne peuvent plus venir au contact l'un de l'autre.

Innervation cutanée (**B**) : en bleu foncé le territoire spécifique du nerf, et en bleu clair le territoire d'innervation maximale.

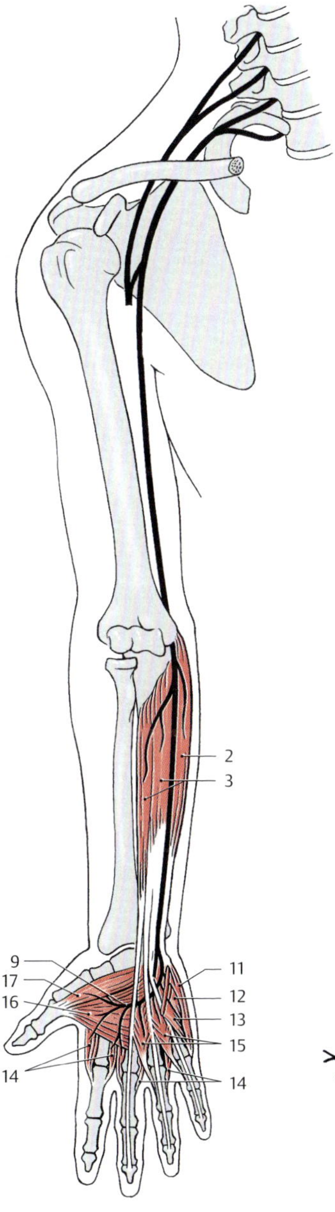

A Nerf ulnaire : territoire musculaire (d'après Lanz-Wachsmuth)

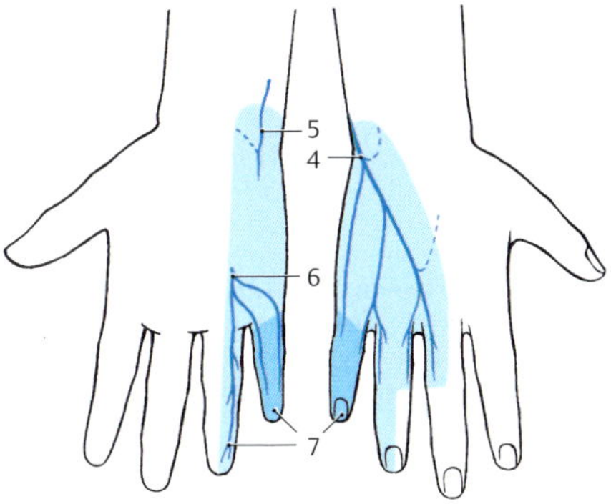

B Nerf ulnaire : territoire cutané (d'après Lanz-Wachsmuth)

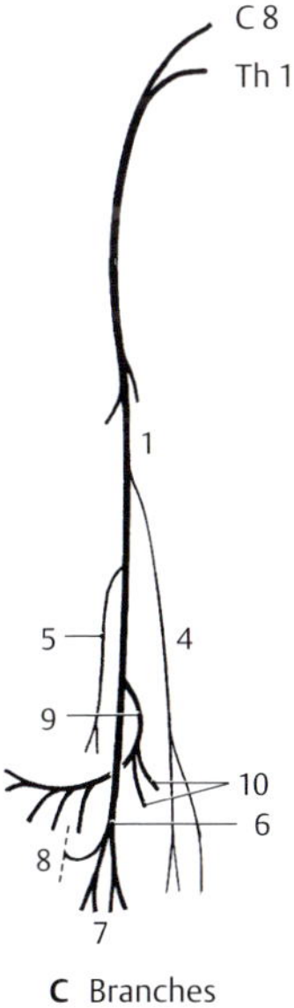

C Branches

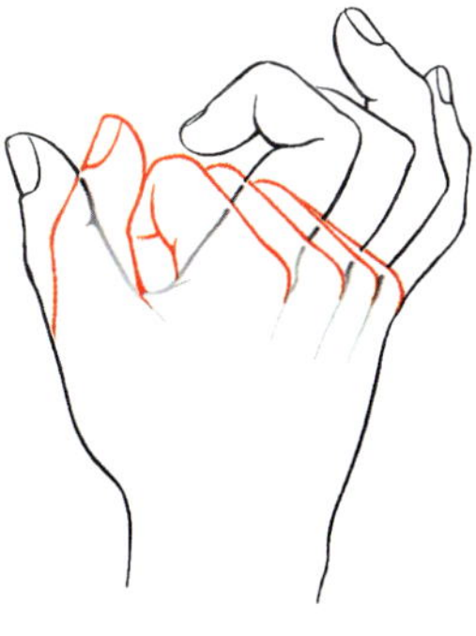

D Paralysie du nerf ulnaire (d'après Lanz-Wachsmuth)

Partie infraclaviculaire

Faisceau médial (A-C) (*suite*)

En plus du nerf ulnaire, le faisceau médial donne naissance au *nerf cutané médial du bras* et au *nerf cutané médial de l'avant-bras*, tous deux sensitifs et innervant les téguments de la partie médiale du membre thoracique.

Nerf cutané médial du bras (C8-Th1) (**A-B**). Il apparaît à la face ventrale du bras, sous la fosse axillaire. Il se ramifie et innerve les téguments de la face médiale du bras entre la fosse axillaire et le pli du coude. Il donne des branches ventrales du côté fléchisseur et des branches dorsales du côté extenseur du bras. Il existe souvent des anastomoses avec le nerf intercosto-brachial.

Nerf cutané médial de l'avant-bras (C8-Th1) (**A-C**). Il chemine du côté ulnaire du bras, au-dessous du fascia qu'il traverse au niveau du tiers inférieur du bras par deux branches, le **rameau antérieur** (**A-C1**) et le **rameau ulnaire** (**AC2**). Le rameau antérieur innerve la moitié médiale de l'avant-bras, le rameau ulnaire la partie supérieure de la moitié médiale de la face dorsale de l'avant-bras. Le territoire d'innervation du nerf cutané médial de l'avant-bras déborde un peu sur le bras et sur la main.

Faisceau dorsal (D, E)

Le faisceau dorsal donne naissance aux nerfs *axillaire* et *radial.*

Nerf axillaire (C5-C6). Il chemine dans la profondeur de la fosse axillaire sur la capsule de l'articulation scapulo-humérale et passe à la face dorsale de l'humérus en contournant le col chirurgical. Il traverse le foramen axillaire latéral et passe sous le M. deltoïde jusqu'à son bord antérieur.

Avant sa traversée du foramen axillaire latéral, il donne une branche motrice (**D-F3**) pour le M. petit rond (**D4**), qui passe aussi au travers du foramen axillaire latéral. Au même niveau, se détache le *nerf cutané latéral supérieur du bras* (**D-E-F5**) qui devient superficiel au bord postérieur du M. deltoïde et innerve la face latérale de l'épaule et du bras. Le tronc nerveux qui se dirige vers l'avant, sous le M. deltoïde, abandonne de nombreuses branches (**D6**) pour l'innervation des différentes parties du M. deltoïde (**D7**).

Remarques cliniques. Les rapports de ce nerf avec la capsule de l'articulation de l'épaule font qu'il peut être lésé lors de la luxation de l'épaule ou de la fracture du col de l'humérus. Il en résulte une anesthésie des téguments recouvrant le muscle deltoïde.

Innervation cutanée (**B-C-E**) : en bleu foncé le territoire spécifique du nerf, et en bleu clair le territoire d'innervation maximale.

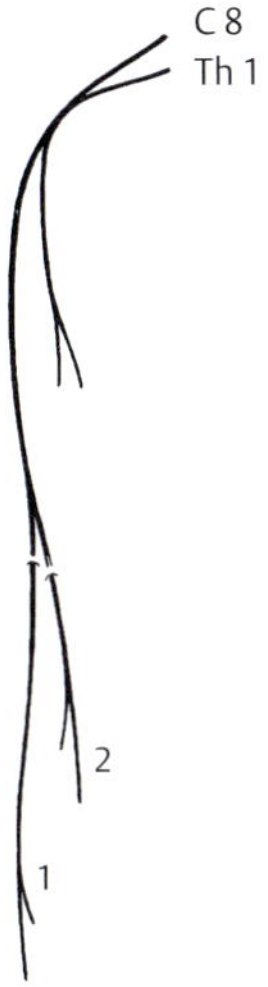

A Branches des nerfs cutané médial du bras et cutané médial de l'avant-bras

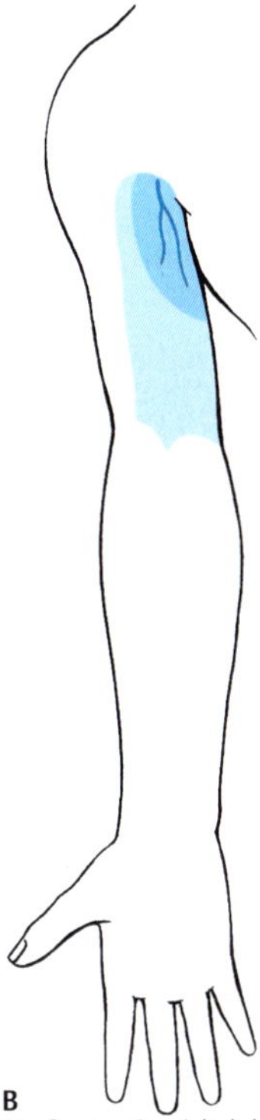

B
Nerf cutané médial du bras (d'après Lanz-Wachsmuth)

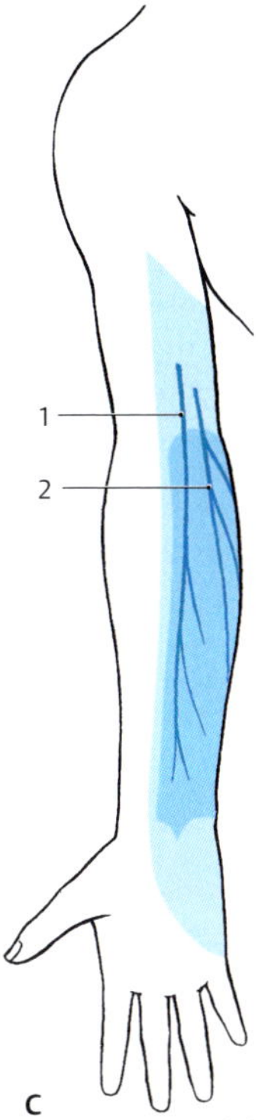

C
Nerf cutané médial de l'avant-bras (d'après Lanz-Wachsmuth)

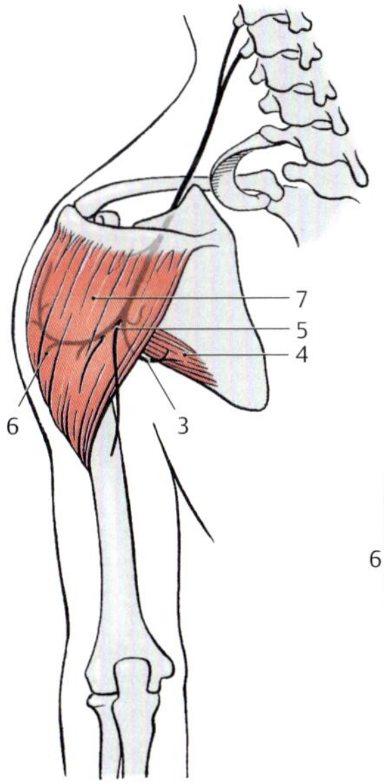

D Nerf axillaire : territoire musculaire (d'après Lanz-Wachsmuth)

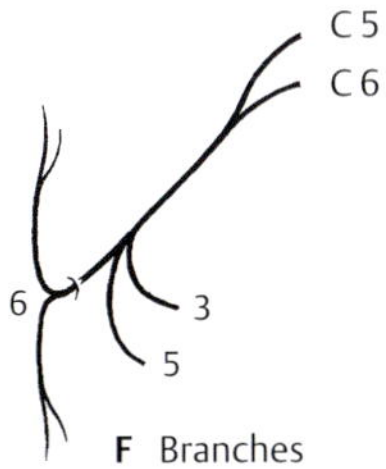

F Branches

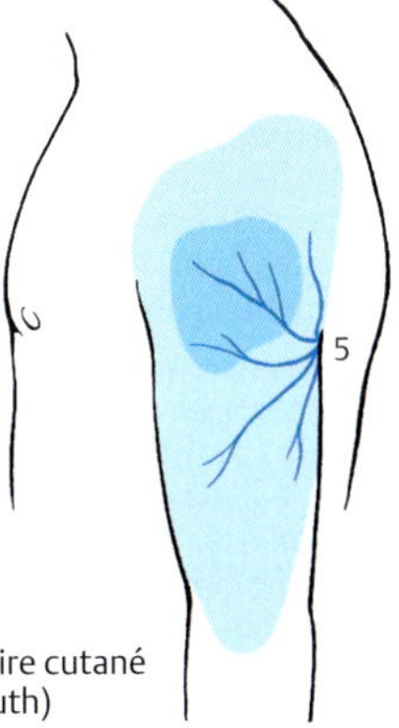

E Nerf axillaire : territoire cutané (d'après Lanz-Wachsmuth)

Partie infraclaviculaire

Faisceau dorsal (A-D) (*suite*)

Nerf radial (C5-C8) (**A-C**). Cette branche principale du faisceau postérieur innerve les *muscles extenseurs du bras et de l'avant-bras.*

Le tronc du nerf s'étend de la fosse axillaire dans le tiers proximal du sillon bicipital médial et de là, présente un trajet spiralé à la face dorsale de l'humérus où il est dans le *sillon du nerf radial.* Dans le tiers distal du bras, il gagne la face ventrale et passe entre les M. brachial et brachio-radial. Au niveau du sillon du nerf radial, le nerf est au contact de l'os et est donc particulièrement vulnérable lors d'une compression ou d'une fracture de l'humérus. Il croise la face ventrale de l'articulation du coude et se divise au niveau de la tête radiale en deux branches terminales : le *rameau superficiel* et le *rameau profond.* Le rameau superficiel continue son trajet à l'avant-bras, le long de la face médiale du M. brachio-radial, et gagne la face dorsale de l'avant-bras au niveau de son tiers inférieur entre le M. brachio-radial et le radius pour atteindre la face dorsale de la main. Le rameau profond traverse le M. supinateur obliquement, donne de nombreuses branches musculaires et se termine au poignet en *nerf interosseux postérieur de l'avant-bras.*

Au niveau du bras, le nerf radial donne le **nerf cutané postérieur du bras** (**A-C1**), qui innerve un territoire cutané au niveau de la face dorsale du bras, et le **nerf cutané latéral inférieur du bras** (**A-C2**). Au niveau du tiers moyen du bras, se détachent des *rameaux musculaires* (**A-C3**) pour les chefs long, latéral et médial du M. triceps brachial (**A4**). De ce dernier se détache également une branche pour le M. anconé (**A5**).

Au niveau du bras naît le *nerf cutané postérieur de l'avant-bras* (**A-C6**) qui innerve une bande cutanée au bord radial de l'avant-bras. À la hauteur de l'épicondyle latéral, des *rameaux musculaires* (**C7**) se détachent pour les M. brachio-radial (**A8**) et long extenseur radial du carpe (**A9**). Puis, le tronc nerveux se divise en deux branches principales au niveau de l'avant-bras.

Le **rameau superficiel** (**A-C10**) donne, au dos de la main, les **nerfs digitaux dorsaux** (**A-C11**) qui assurent l'innervation sensitive de la partie radiale du dos de la main, de la face dorsale du pouce, de la face dorsale des phalanges proximales des 2e et 3e doigts, ainsi que de la moitié latérale du 4e doigt. Rameau communicant avec le nerf ulnaire (**C12**).

Le **rameau profond** (**A-C13**) donne, lors de sa traversée du M. supinateur, des *rameaux musculaires* pour les M. court extenseur radial du carpe (**A14**) et supinateur. Plus loin, se détachent des rameaux moteurs pour les muscles extenseurs de la main : M. extenseur commun des doigts (**A15**), M. extenseur du 5e doigt (**A16**), M. extenseur ulnaire du carpe (**A17**), M. long abducteur du pouce (**A18**) et M. court extenseur du pouce (**A19**). La terminaison du rameau profond est représentée par le **nerf interosseux postérieur**, qui envoie des rameaux aux M. long extenseur du pouce (**A20**) et extenseur de l'index (**A21**).

Le nerf donne des rameaux sensitifs aux articulations de l'épaule et du poignet.

Remarques cliniques. La lésion du tronc nerveux au niveau du bras entraîne une paralysie des muscles extenseurs surtout marquée au niveau de la main, où elle se traduit par une « **main en col de cygne** » (**D**), caractéristique d'une paralysie du nerf radial. L'extension est impossible tant au niveau du poignet qu'au niveau des articulations des doigts et de ce fait, la main, flasque, tombe vers le bas.

Innervation cutanée (**B**) : en bleu foncé le territoire spécifique du nerf, et en bleu clair le territoire d'innervation maximale.

Remarques cliniques. L'intégrité de l'innervation sensitive et motrice des muscles triceps et brachio-radial est testée par le *réflexe tricipital* et le *réflexe brachio-radial.*

Réflexe tricipital : lorsque le marteau à réflexes frappe le tendon tricipital, il se produit une extention du coude.

Réflexe brachio-radial : lorsque le marteau à réflexes frappe le tendon du muscle brachio-radial, il se produit une inflexion du coude.

A Nerf radial : territoire musculaire (d'après Lanz-Wachsmuth)

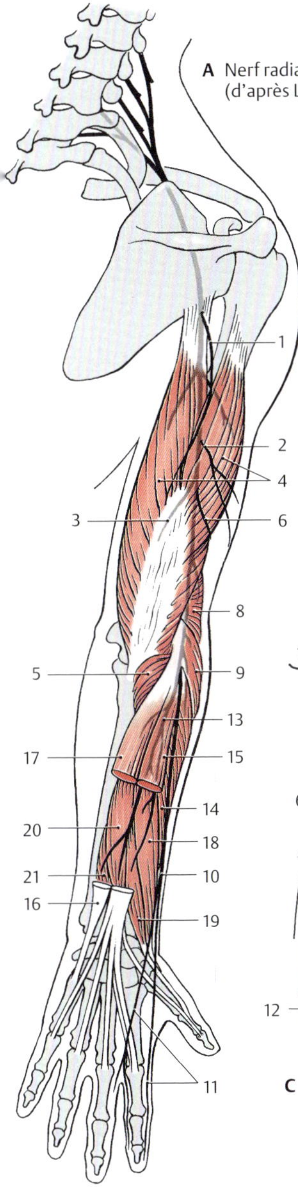

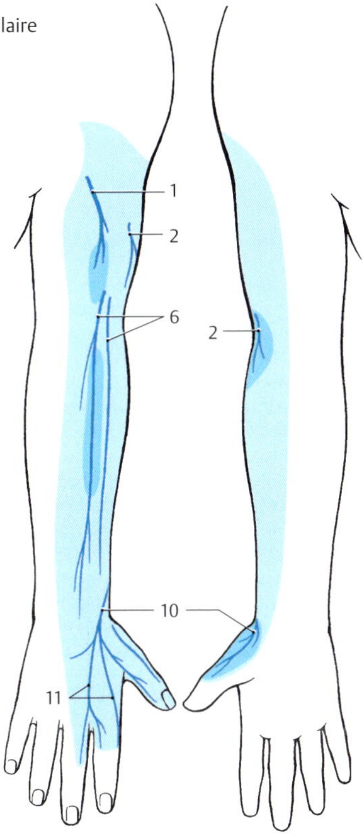

B Nerf radial : territoire cutané (d'après Lanz-Wachsmuth)

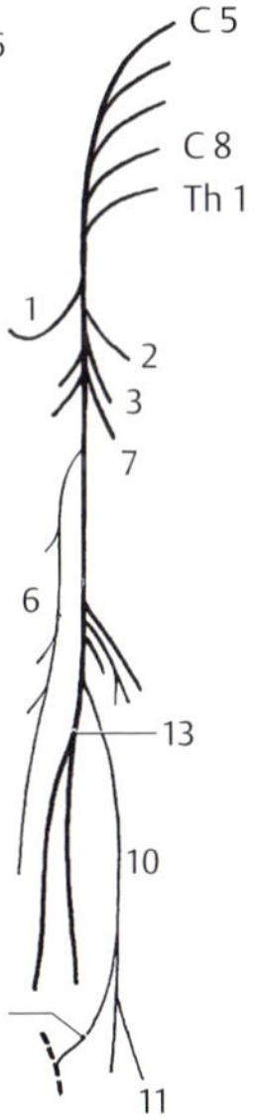

C Branches

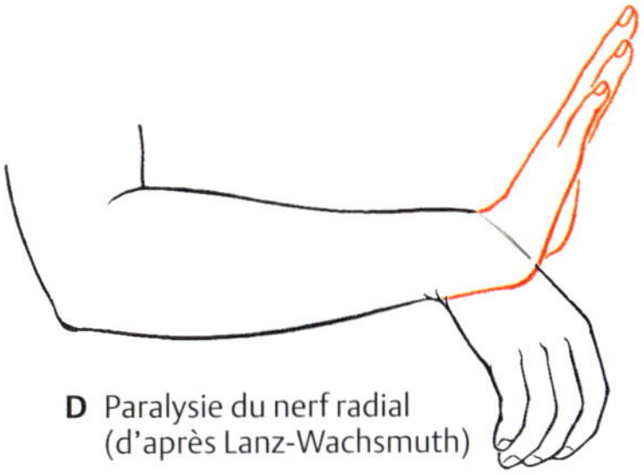

D Paralysie du nerf radial (d'après Lanz-Wachsmuth)

Nerfs du tronc (A-D)

Dans la région du tronc, la métamérie initiale du corps reste relativement bien conservée dans la disposition des côtes et des muscles intercostaux. Les nerfs thoraciques ont aussi une organisation segmentaire.

Chacun des douze *nerfs rachidiens thoraciques* se divise en un **rameau dorsal** (**A1**) et un **rameau ventral** (**A2**).

Rameaux dorsaux (A, D)

Chaque rameau dorsal se divise en une *branche médiale* et une *branche latérale*. Les deux innervent de façon motrice la musculature profonde intrinsèque du dos. L'innervation sensitive du dos est surtout assurée par les branches latérales des rameaux dorsaux (**A-D3**). Le territoire des rameaux cervicaux est beaucoup plus étendu et comprend les téguments de la région occipitale (**nerf grand occipital**) (**D4**). Au niveau de la région pelvienne, l'innervation sensitive est assurée par les rameaux dorsaux des nerfs spinaux lombaux L1-L3 et des nerfs sacraux S1-S3, nommés **nerfs cluniaux supérieurs** (**D5**) et **nerfs cluniaux moyens** (**D6**).

Rameaux ventraux (A-D)

Les rameaux ventraux des nerfs spinaux constituent les **nerfs intercostaux** qui cheminent entre les côtes, d'abord à la face interne du thorax, puis dans les muscles intercostaux internes. Les nerfs intercostaux peuvent être divisés en un groupe supérieur et un groupe inférieur.

Les **nerfs du groupe supérieur** (Th1-Th6) (**A-D**) atteignent le sternum et innervent les M. intercostaux (**C7**), les M. dentelés postérieurs supérieur et inférieur et le M. transverse du thorax. Ils donnent des branches sensitives pour les téguments du thorax : au bord antérieur du M. dentelé antérieur, les **rameaux cutanés latéraux** (**A-D8**), qui se divisent en branches ventrale et dorsale ; au niveau du sternum, les **rameaux cutanés ventraux ou antérieurs** (**A-D9**), qui se divisent aussi en branches ventrale et latérale. Les branches cutanées latérales et médiales des rameaux ventraux 4-6 qui se dirigent vers la glande mammaire sont appelées *rameaux mammaires latéraux et médiaux*.

Les **nerfs du groupe inférieur** (Th7-Th12) (**B, C**) cheminent dans les espaces intercostaux mais n'atteignent pas le sternum et passent sur les cartilages costaux jusqu'à la ligne blanche (*linea alba*). Ils ont un trajet de plus en plus oblique vers le bas et innervent la musculature de l'abdomen [M. transverse de l'abdomen (**C10**), M. obliques externe et interne de l'abdomen (**C11-C12**), M. droit de l'abdomen (**C13**) et M. pyramidal].

Particularités. Le premier nerf intercostal participe à la constitution du plexus brachial et n'envoie qu'une petite branche pour l'espace intercostal. Le deuxième nerf intercostal (souvent aussi le troisième) donne son rameau cutané latéral au bras (**nerf intercosto-brachial**) (**B14**) où il s'anastomose avec le nerf cutané médial du bras. Le dernier nerf intercostal, qui chemine sous la douzième côte, est appelé **nerf subcostal**. Il a un trajet oblique vers le bas sur la crête iliaque.

L'innervation sensitive de la région inguinale et de la région de la hanche est assurée par les branches supérieures du plexus lombal : **nerf ilio-hypogastrique** (**D15**) (rameaux latéral et ventral), **nerf ilio-inguinal** (**D16**) et **nerf génito-fémoral** [rameaux génital (**D17**) et fémoral (**D18**)].

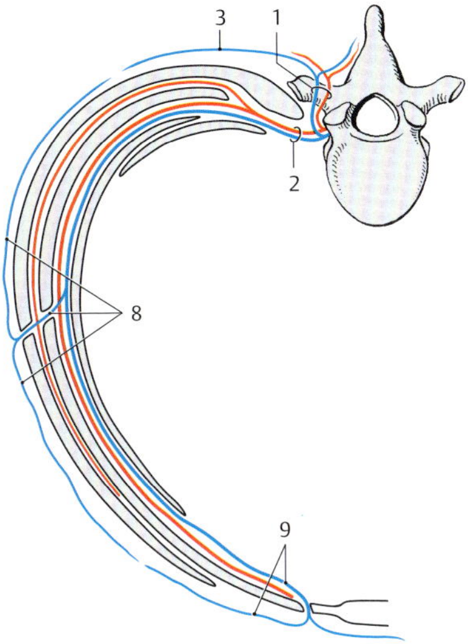

A Trajet d'un nerf thoracique, schématique

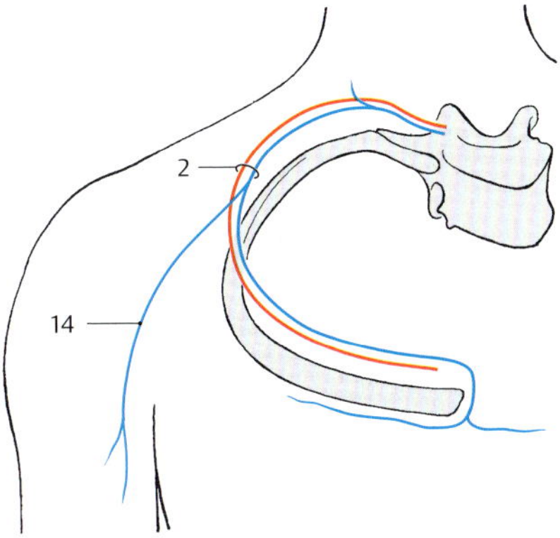

B Nerf intercosto-brachial

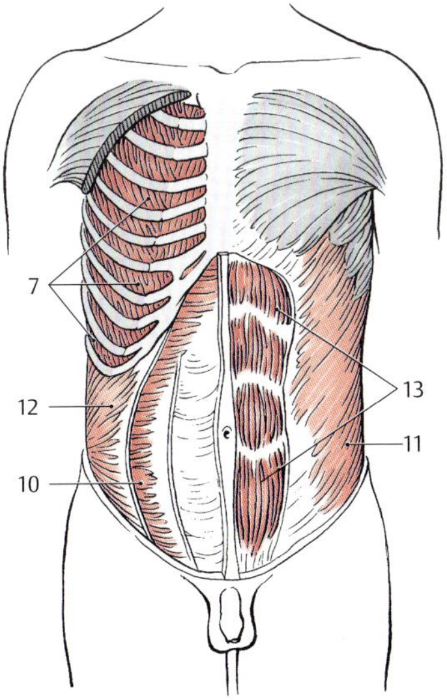

C Nerfs intercostaux : territoire musculaire

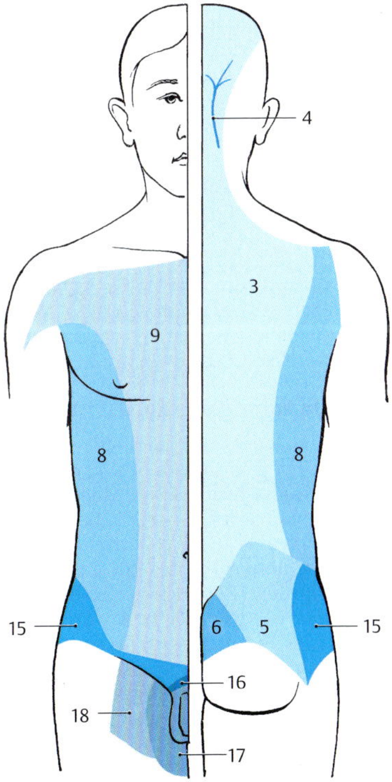

D Innervation sensitive du tronc

Plexus lombo-sacral (A)

Il est formé par les *rameaux ventraux* des nerfs spinaux lombaux et sacraux. Ses branches innervent de façon motrice et sensitive le membre pelvien. Les branches de L1-L3 et une partie de L4 constituent le **plexus lombal**, dont les racines sont situées dans le M. grand psoas. En dehors de quelques petites branches musculaires, le plexus donne naissance au **nerf obturateur** (**A1**) et au **nerf fémoral** (**A2**). Le reste de la branche ventrale de L4 et la branche ventrale de L5 forment le **tronc lombo-sacral** (**A3**) qui fusionne dans le petit bassin avec les branches sacrales S1-S3 pour former le **plexus sacral**. Les branches sacrales sortent par les foramina sacraux pelviens du sacrum et forment, avec le tronc lombo-sacral, le plexus sacral dont la branche principale est le **nerf ischiatique** (**A4**) [**nerf fibulaire commun** (**A5**) et **nerf tibial** (**A6**)].

Plexus lombal

Le plexus lombal donne directement des *rameaux musculaires* courts pour les M. grand psoas et petit psoas (L1-L5), carré des lombes (Th12-L3) et intercostaux lombaux. Les nerfs supérieurs du plexus lombal se comportent à peu près comme des nerfs intercostaux. Ils représentent avec le nerf subcostal (**A7**) une transition entre les nerfs intercostaux et les nerfs lombaux.

Nerf ilio-hypogastrique (Th12, L1)

Le *nerf ilio-hypogastrique* (**A8**) chemine d'abord à la face interne du M. carré des lombes sur la face dorsale du rein puis entre les M. transverse de l'abdomen et oblique interne de l'abdomen. Il participe à l'innervation des muscles larges de l'abdomen. Il donne deux branches cutanées : le rameau cutané latéral, qui innerve les téguments de la région latérale de la hanche, et le rameau cutané antérieur, qui perfore l'aponévrose du M. oblique externe de l'abdomen crânialement à l'anneau inguinal superficiel, et innerve les téguments de cette région ainsi que ceux de la région pubienne (*voir* p. 84 D15 et 96 C16).

Nerf ilio-inguinal (L1)

Le *nerf ilio-inguinal* (**A9**) chemine le long du ligament inguinal et passe dans le canal inguinal, respectivement avec le cordon spermatique jusqu'au scrotum chez l'homme et avec le ligament rond jusqu'à la grande lèvre chez la femme. Il participe aussi à l'innervation des muscles larges de l'abdomen et innerve les téguments du mont du pubis et la partie supérieure du scrotum ou de la grande lèvre (*voir* p. 84 D16).

Nerf génito-fémoral (L1, L2)

Le *nerf génito-fémoral* (**A10**) se divise dans ou à la surface du M. grand psoas en deux branches : le **rameau génital** et le **rameau fémoral**. Le rameau génital chemine au niveau de la paroi abdominale puis dans le canal inguinal, respectivement avec le cordon spermatique jusqu'au scrotum chez l'homme et avec le ligament rond jusqu'à la grande lèvre chez la femme. Il innerve le M. crémaster et assure l'innervation sensitive des téguments du scrotum ou de la grande lèvre, ainsi que des téguments de la cuisse (*voir* p. 84 D17 et 96 C15). Le *rameau fémoral* chemine sous le ligament inguinal et devient subcutané au niveau du hiatus saphène. Il innerve les téguments de la région de la cuisse situés latéralement à ceux innervés par le rameau génital (*voir* p. 84 D18).

A11 Nerf cutané latéral de la cuisse (*voir* p. 88 A).
A12 Nerf cutané postérieur de la cuisse (*voir* p. 90 D).
A13 Nerf pudendal (*voir* p. 96 AB1).
A14 Nerf glutéal supérieur (*voir* p. 90 E).

Remarques cliniques. Lors de l'*atteinte discale*, la plus fréquente à la partie inférieure de la colonne lombale, le *nucleus pulposus* du disque perfore l'*anneau fibreux* qui l'entoure, et fait hernie vers le canal vertébral et les racines nerveuses. Les territoires d'innervation sensitive et motrice seront concernés en fonction du niveau de l'atteinte, avec hypoesthésie et jusqu'à des signes paralytiques.

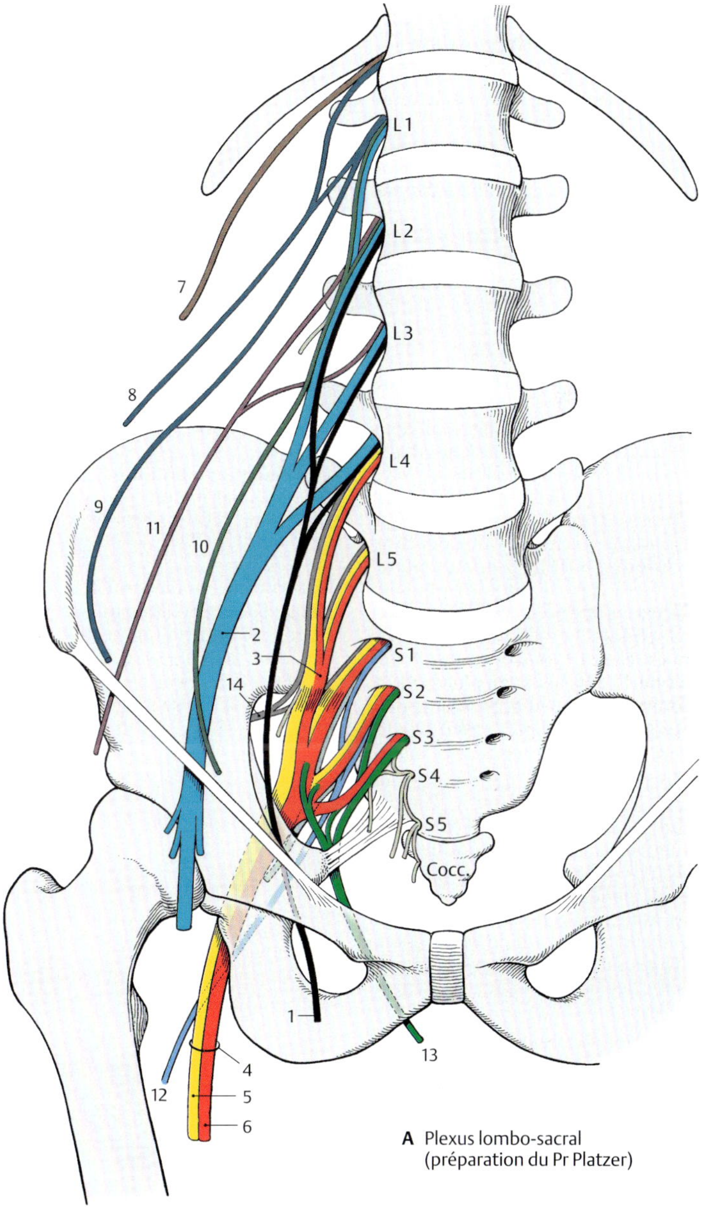

A Plexus lombo-sacral (préparation du Pr Platzer)

Plexus lombal (*suite*)

Nerf cutané latéral de la cuisse (L2-L3) (A)

Le nerf cutané latéral de la cuisse chemine sur le M. iliaque jusque sous l'épine iliaque antéro-supérieure. Puis il passe sous le ligament inguinal au travers de la partie latérale de la lacune musculaire (*lacuna musculorum*) et arrive à la face superficielle de la cuisse où il perfore le fascia lata. Le nerf est purement sensitif et innerve les téguments de la face latérale de la cuisse jusqu'au niveau du genou.

Nerf fémoral (L1-L4) (B-D)

Le nerf fémoral chemine au bord latéral du M. grand psoas ou chef lombal du M. iliopsoas jusqu'au ligament inguinal, sous lequel il passe dans la lacune musculaire pour atteindre la face ventrale de la cuisse. Le tronc du nerf se divise sous le ligament inguinal en plusieurs branches : un groupe ventral purement sensitif [**rameaux cutanés antérieurs** (**B-D1**)], un groupe latéral et un groupe médial moteurs pour les muscles extenseurs de la cuisse et le nerf saphène (**B-D2**). Le nerf saphène passe dans le canal des adducteurs. Il traverse la membrane vasto-adductrice, et chemine au côté médial du genou et de la jambe, accompagné par la veine grande saphène jusqu'à la malléole médiale.

Dans le petit bassin, le nerf fémoral donne plusieurs fines branches (**D3**) pour les M. grand psoas (**B4**) et iliaque (**B5**). Sous le ligament inguinal, il donne une branche (**D6**) pour le M. pectiné (**B7**). Un peu plus loin distalement, se détachent les rameaux cutanés antérieurs (**B-D1**) dont le plus gros descend sur le milieu de la cuisse jusqu'au genou. Ils sont sensitifs pour les téguments des faces antérieure et médiale de la cuisse.

Le groupe latéral moteur (**D8**) se compose de **rameaux musculaires** pour le M. sartorius (**B9**) et le M. droit de la cuisse (**B10**), le M. vaste latéral (**B11**) et le M. vaste intermédiaire (**B12**). Au bord médial du M. sartorius chemine le rameau musculaire (**D13**) pour le M. vaste médial (**B14**). Les rameaux musculaires se divisent en plusieurs branches pour les parties proximale et distale des muscles. Les rameaux musculaires envoient aussi quelques fines branches sensitives pour la capsule de l'articulation du genou et le périoste du tibia. Le nerf du M. vaste médial donne des branches pour l'artère et la veine fémorale.

Le **nerf saphène** (**C-D2**) est uniquement sensitif. Il donne, au-dessous de l'articulation du genou, le *rameau infrapatellaire* (**B-D15**) qui innerve les téguments situés au-dessous de la patella. Les autres branches, les rameaux cutanés médiaux de la jambe, innervent les téguments des faces ventrale et médiale de la jambe. Le territoire d'innervation s'étend sur la face antérieure de la jambe au-delà du bord antérieur du tibia et peut atteindre le bord médial du pied jusqu'au gros orteil.

Remarques cliniques. La paralysie du nerf fémoral interdit l'extension du genou. La flexion de l'articulation de la hanche est réduite et le réflexe rotulien est aboli.

Innervation cutanée (**A, C**) : en bleu foncé le territoire spécifique du nerf, et en bleu clair le territoire d'innervation maximale.

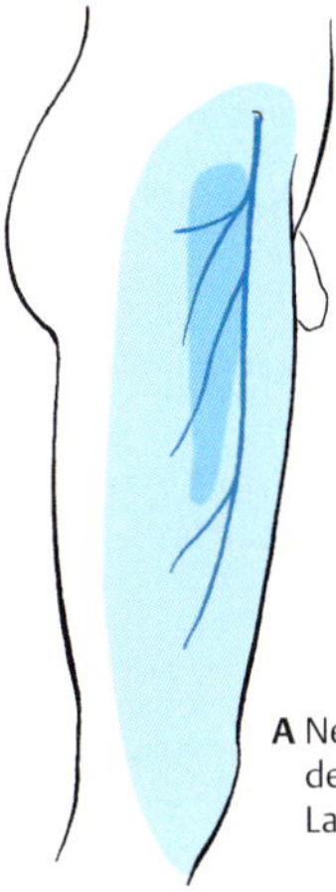

A Nerf cutané latéral de la cuisse (d'après Lanz-Wachsmuth)

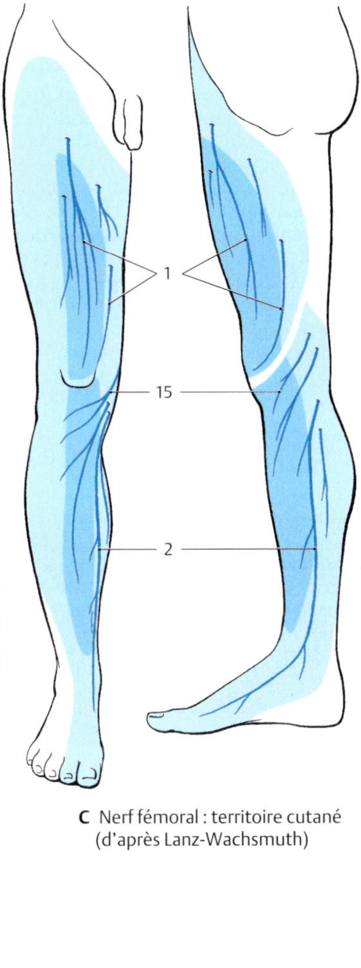

C Nerf fémoral : territoire cutané (d'après Lanz-Wachsmuth)

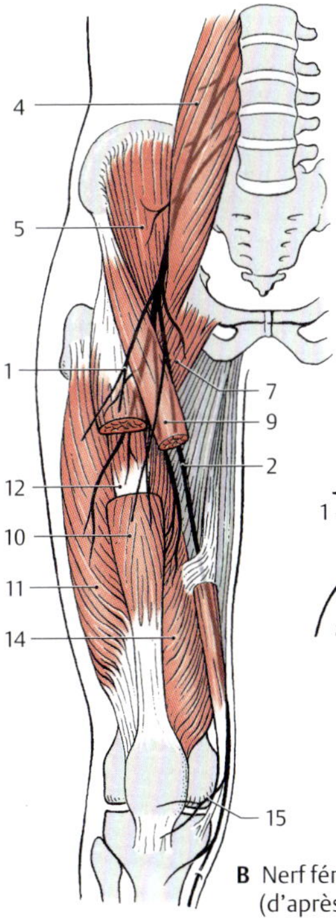

B Nerf fémoral : territoire musculaire (d'après Lanz-Wachsmuth)

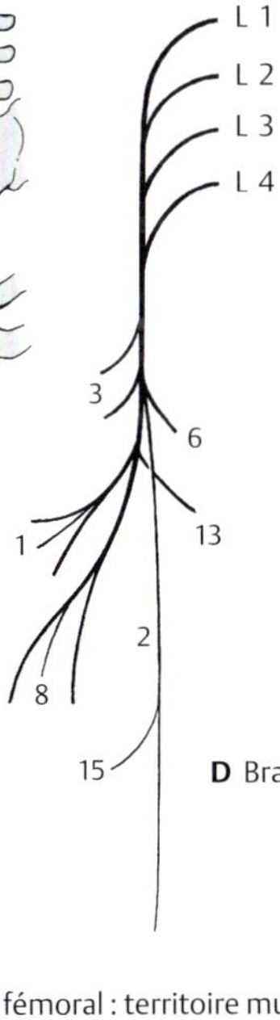

D Branches

Plexus lombal (A-C) (*suite*)

Nerf obturateur (L2-L4)

Le nerf obturateur assure l'innervation motrice des muscles **adducteurs** de la cuisse. Médialement au M. grand psoas, le nerf descend sur la paroi latérale du petit bassin jusqu'au canal obturateur, au travers duquel il atteint la cuisse. Il donne un rameau musculaire pour le M. obturateur externe (**A-B1**) et se divise ensuite en une branche superficielle et une branche profonde. Le **rameau superficiel** (**A-B2**) chemine entre le M. long adducteur (**A3**) et le M. court adducteur (**A4**) qu'il innerve. Il donne une autre branche pour les M. pectiné et gracile (**A5**) et sa branche terminale est représentée par un rameau cutané (**A-C6**) qui innerve les téguments de la partie distale de la face médiale de la cuisse. Le **rameau profond** (**A-B7**) chemine sur le M. obturateur externe, puis en profondeur du M. grand adducteur (**A8**).

Remarques cliniques. La paralysie du nerf obturateur (par exemple après une fracture du bassin) entraîne une paralysie des muscles adducteurs. La station debout et la marche sont compromises et il devient impossible de croiser le membre atteint sur le membre controlatéral.

Plexus sacral (D-F)

Le *tronc lombo-sacral* (partie de L4 et L5) et les rameaux ventraux de S1 à S3 s'unissent à la face antérieure du M. piriforme pour former le plexus sacral. Il donne des branches qui innervent directement les muscles pelviens : le M. piriforme, les M. jumeaux (**F9**), le M. obturateur interne et le M. carré fémoral (**F10**).

Nerf glutéal supérieur (L4-S1) (E)

Le nerf glutéal supérieur émerge du foramen suprapiriforme au bord supérieur du M. piriforme, et innerve dorsalement les M. moyen glutéal (**E11**) et petit glutéal (**E12**). Il chemine entre ces deux muscles jusqu'au M. tenseur du fascia lata (**E13**).

Remarques cliniques. La paralysie de ce nerf entraîne un déficit de l'abduction de la cuisse. Lors de la station debout sur le membre lésé et le soulèvement du membre sain, le bassin s'affaisse du côté opposé (*signe de Trendelenbourg*).

Nerf glutéal inférieur (L5-S2) (F)

Le nerf glutéal inférieur sort du pelvis par le foramen infrapiriforme et innerve par de nombreuses branches le M. grand glutéal (**F14**).

Remarques cliniques. La paralysie de ce nerf entraîne un déficit de l'extension de l'articulation de la hanche (par exemple lors du passage à la station debout ou lors de la montée des escaliers).

Nerf cutané postérieur de la cuisse (S1-S3) (D)

Le nerf cutané postérieur de la cuisse quitte le pelvis avec le nerf ischiatique et le nerf glutéal inférieur par le foramen infrapiriforme et chemine sous le M. grand glutéal à la face postérieure de la cuisse. Immédiatement situé sous le fascia lata, il descend au milieu de la face postérieure de la cuisse jusqu'à la fosse poplitée. Il est purement sensitif et donne des branches pour le bord inférieur de la région glutéale, les **nerfs cluniaux inférieurs,** et dans la région périnéale, les **rameaux périnéaux**. Il est sensitif pour la face dorsale de la cuisse depuis la partie inférieure de la région glutéale jusqu'à la fosse poplitée et déborde sur la partie supérieure de la face dorsale de la jambe.

Innervation cutanée (**C, D**) : en bleu foncé le territoire spécifique du nerf, et en bleu clair le territoire d'innervation maximale.

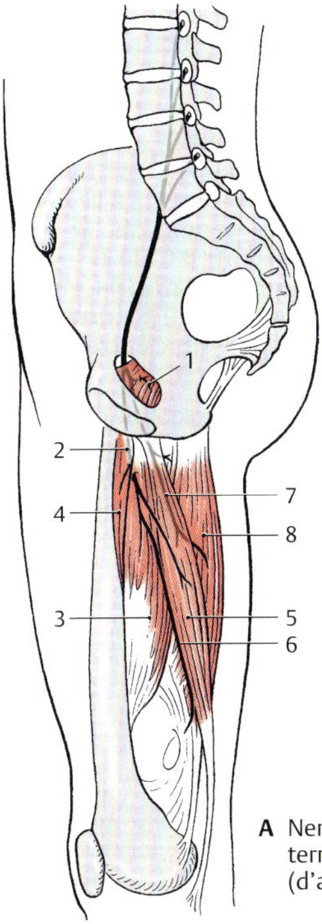

A Nerf obturateur : territoire musculaire (d'après Lanz-Wachsmuth)

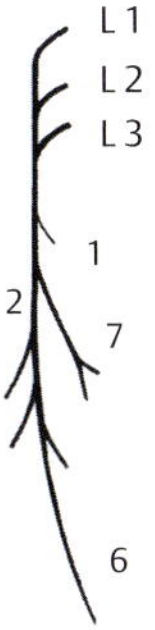

B Branches

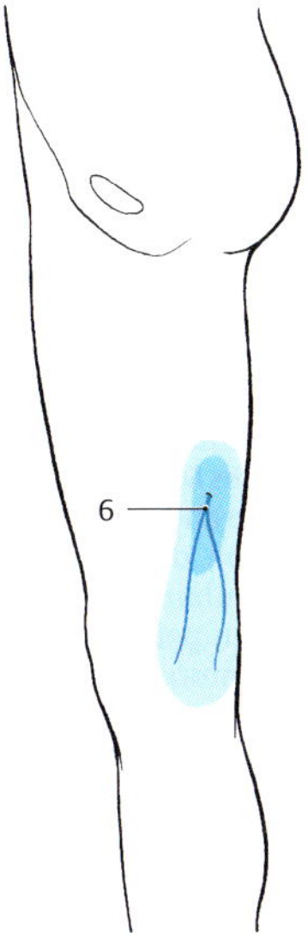

C Nerf obturateur : territoire cutané (d'après Lanz-Wachsmuth)

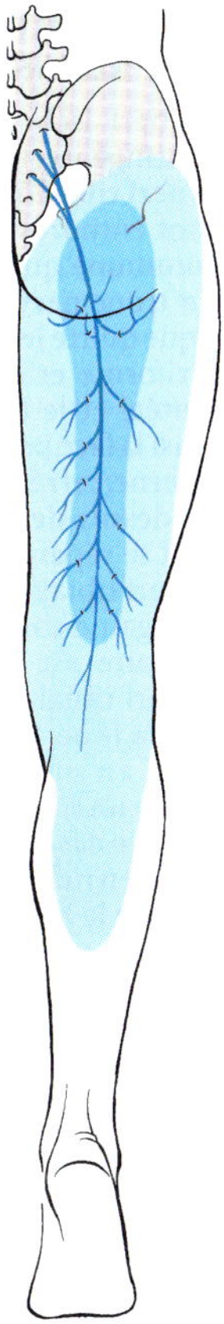

D Nerf cutané postérieur de la cuisse (d'après Lanz-Wachsmuth)

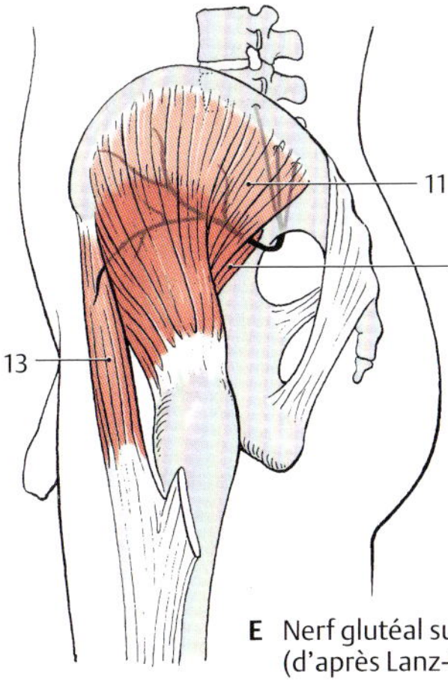

E Nerf glutéal supérieur (d'après Lanz-Wachsmuth)

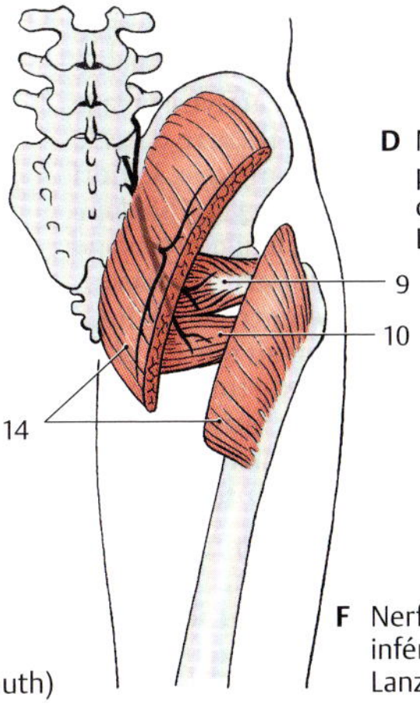

F Nerf glutéal inférieur (d'après Lanz-Wachsmuth)

Plexus sacral (A-D)

Nerf ischiatique (*suite*)

Nerf tibial (L4-S3) (**A-D**). Du contingent tibial du nerf ischiatique naissent plusieurs *branches motrices* (**A-C1**) pour les parties proximale et distale du M. semi-tendineux (**A2**), le chef long du M. biceps fémoral (**A3**) et une branche commune pour le M. semi-membraneux (**A4**) et la partie médiale du M. grand adducteur (**A5**).

Après la division du nerf ischiatique, le nerf tibial descend au milieu de la fosse poplitée sous le M. gastrocnémien. Il est situé sous l'arc tendineux du muscle soléaire et plus distalement entre les M. long fléchisseur de l'hallux et long fléchisseur des orteils. Entre les tendons de ces deux muscles, il arrive à la face dorsale de la malléole médiale qu'il contourne. Sous la malléole, il se divise en deux branches terminales, le *nerf plantaire médial* et le *nerf plantaire latéral.*

Dans la fosse poplitée se détache le **nerf cutané sural médial** (**C6**) qui descend entre les deux chefs du M. gastrocnémien et s'unit au rameau communicant fibulaire pour donner le **nerf sural** (**B-C7**). Il chemine latéralement au tendon calcanéen, en arrière de la malléole latérale qu'il contourne, et au bord latéral du pied. Il donne des **rameaux calcanéens latéraux** (**B-C8**) pour les téguments de la face latérale du talon, et le **nerf cutané dorsal latéral** (**B-C9**) pour le bord latéral du pied.

Dans la fosse poplitée se détachent également des *branches motrices* (**A-C10**) pour les muscles fléchisseurs de la jambe : pour les deux chefs du M. gastrocnémien (**A11**), pour le M. soléaire (**A12**), pour le M. plantaire et pour le M. poplité (**A13**). Du rameau poplité naît le nerf interosseux de la jambe (**C14**), qui descend sur la face dorsale de la membrane interosseuse et assure l'innervation sensitive du périoste du tibia, de l'articulation tibio-tarsienne et de l'articulation tibio-fibulaire. Le nerf tibial donne, durant son trajet sous le M. soléaire, des *rameaux musculaires* (**C15**) pour les M. tibial postérieur (**A16**), long fléchisseur des orteils (**A17**) et long fléchisseur de l'hallux (**A18**). Avant que le tronc du nerf ne se divise en branches terminales, il donne les **rameaux calcanéens médiaux** (**B-C19**) pour les téguments de la région médiale du talon.

La branche terminale médiale ou **nerf plantaire médial** (**C-D20**) innerve le M. adducteur de l'hallux (**D21**), le M. court fléchisseur des orteils (**D22**) et le M. court fléchisseur de l'hallux (**D23**). Il se termine en se divisant en trois **nerfs digitaux plantaires communs** (**B-C24**) qui innervent les M. lombricaux 1 et 2 (**D25**) et qui donnent les nerfs digitaux plantaires propres (**B-C26**) innervant les téguments des trois premiers espaces interdigitaux.

La deuxième branche terminale, le **nerf plantaire latéral** (**C-D27**), se divise en un **rameau superficiel** (**C28**) donnant les *nerfs digitaux plantaires communs* (**C29**) et les *nerfs digitaux plantaires propres* (**B-C30**) pour les téguments de la région du petit orteil, et un **rameau profond** (**C-D31**) avec des rameaux musculaires pour les M. interosseux (**D32**), le M. adducteur de l'hallux (**D33**) et les trois M. lombricaux latéraux. Muscle court fléchisseur du petit orteil (**D34**).

Remarques cliniques. La lésion du nerf tibial entraîne une paralysie des fléchisseurs des orteils et du pied. Celui-ci ne peut plus être mobilisé en direction plantaire : le patient est incapable de se tenir debout sur ses orteils.

Réflexe du tendon d'Achille : la percussion du tendon d'Achille au marteau à réflexes provoque une flexion plantaire du pied, témoignant de l'intégrité de l'innervation sensitive et motrice du M. triceps sural. L'hyperthyroïdie peut provoquer un renforcement du réflexe achilléen. Lors d'une atteinte des racines nerveuses, p. ex. par une pathologie discale, le réflexe est diminué.

Innervation cutanée (**B**) : en bleu foncé le territoire spécifique du nerf, et en bleu clair le territoire d'innervation maximale.

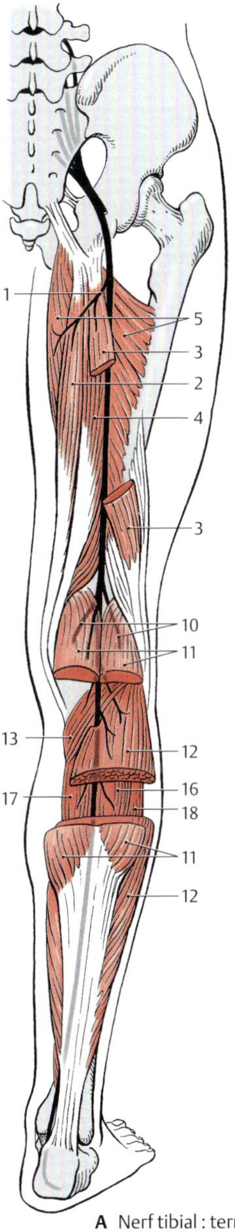

A Nerf tibial : territoire musculaire

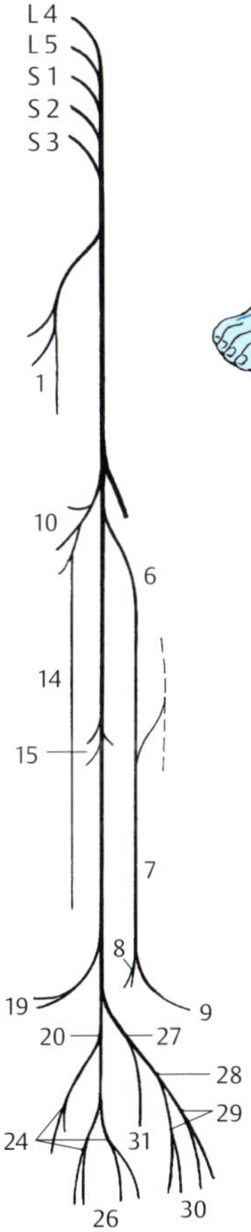

C Branches

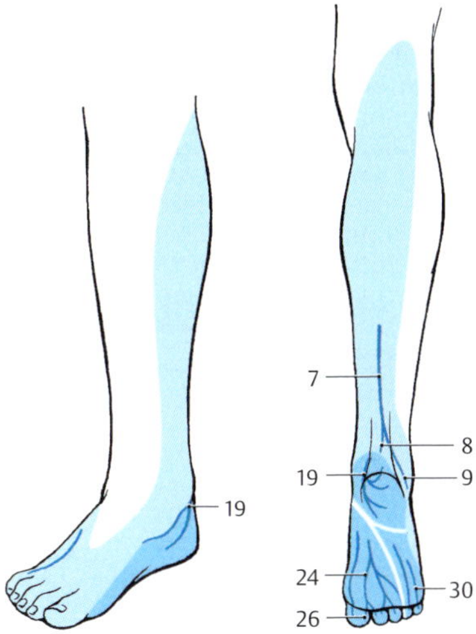

B Nerf tibial : territoire cutané (d'après Lanz-Wachsmuth)

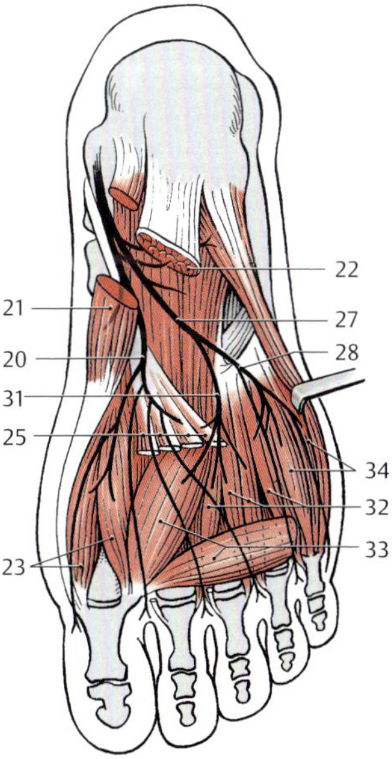

D Nerf tibial : innervation des muscles du pied (d'après Lanz-Wachsmuth)

Plexus sacral (A-C) (*suite*)

Nerf pudendal (S2-S4) (A, B)

Le nerf pudendal (**A-B1**) quitte le pelvis par le foramen infrapiriforme (**A-B2**) et passe dorsalement à l'épine ischiatique (**A-B3**) par le petit foramen ischiatique (**A-B4**) dans la fosse ischio-rectale. Il chemine ensuite à la paroi latérale de la fosse ischio-rectale dans le *canal pudendal* (*canal d'Alcock*) jusque sous la symphyse, donnant sa branche terminale à la face dorsale du pénis ou du clitoris.

Dans le canal pudendal, le nerf donne de nombreuses branches. Les **nerfs rectaux inférieurs** (**A-C5**), qui peuvent aussi venir directement des nerfs spinaux sacraux S2 à S4, traversent la paroi du canal pour atteindre le périnée et innerver de façon motrice le M. sphincter externe de l'anus (**A-B6**) et de façon sensitive les téguments autour de l'anus ainsi que les deux tiers inférieurs du canal anal.

Les **nerfs périnéaux** (**A-B7**) se divisent en branches profondes et superficielles. Les branches profondes contribuent à l'innervation du M. sphincter externe de l'anus. Plus superficiellement, elles innervent les M. bulbo-spongieux, ischio-caverneux et le M. transverse superficiel du périnée. Les branches superficielles assurent l'innervation sensitive de la partie dorsale du scrotum [nerfs scrotaux postérieurs (**A-C8**)] chez l'homme et des grandes lèvres [nerfs labiaux postérieurs (**B-C9**)] chez la femme ; chez l'homme, ils innervent également la muqueuse urétrale et le bulbe du pénis et chez la femme, le méat urétral externe et le vestibule du vagin.

La branche terminale, respectivement le **nerf dorsal du pénis** (**A10**) chez l'homme et le **nerf dorsal du clitoris** (**B11**) chez la femme, donne des branches motrices pour le M. transverse profond du périnée et pour le M. sphincter de l'urètre (**B12**). Après sa traversée du diaphragme urogénital (**A-B13**), il donne une branche respectivement pour le corps caverneux du pénis et pour le corps caverneux du clitoris. Chez l'homme, il chemine à la face dorsale du pénis et donne des branches sensitives pour la peau du pénis et du gland. Chez la femme, il assure l'innervation sensitive du clitoris et du gland.

Rameaux musculaires (S3, S4)

Le M. élévateur de l'anus et le M. coccygien sont innervés directement par des branches du plexus sacral.

Plexus coccygien (S4-Co) (A-C)

Les rameaux ventraux des quatrième et cinquième nerfs sacraux et du nerf coccygien forment un fin plexus à la surface du M. coccygien : le plexus coccygien (**A-B14**). Il donne les **nerfs ano-coccygiens** qui assurent la sensibilité cutanée de la région située entre le coccyx et l'anus (**C14**).

Innervation sensitive du petit bassin et du périnée (C)

En dehors des nerfs sacraux et coccygiens, les nerfs suivants contribuent à l'innervation du petit bassin et du périnée : le *nerf ilio-inguinal* et le *nerf génito-fémoral* (**C15**), le *nerf ilio-hypogastrique* (**C16**), le *nerf obturateur* (**C17**), le *nerf cutané postérieur de la cuisse* (**C18**), les *nerfs cluniaux inférieurs* (**C19**) et les *nerfs cluniaux moyens* (**C20**).

Les organes génitaux externes ainsi que les orifices urinaire et anal sont des zones transitionnelles entre la musculature lisse involontaire et la musculature striée volontaire. De même, les fibres végétatives et somato-motrices y sont très intriquées. Le nerf pudendal contient en plus des fibres sensitives, somato-motrices et sympathiques, des fibres parasympathiques venant de la moelle sacrale. Celles-ci viennent des nerfs sacraux (S2-S4) et constituent les nerfs splanchniques pelviens (nerfs érecteurs).

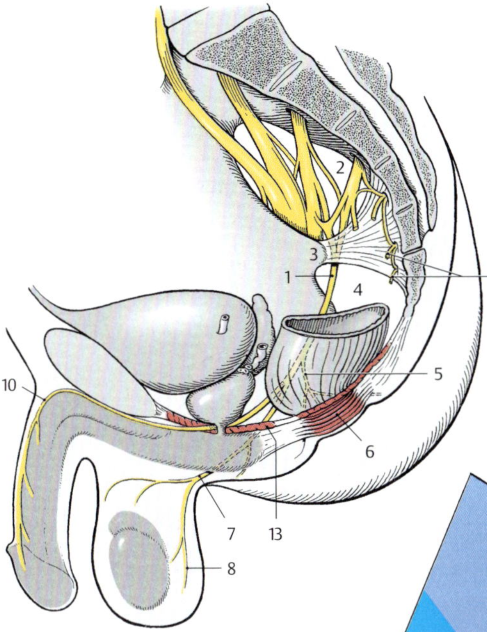

A Nerf pudendal chez l'homme

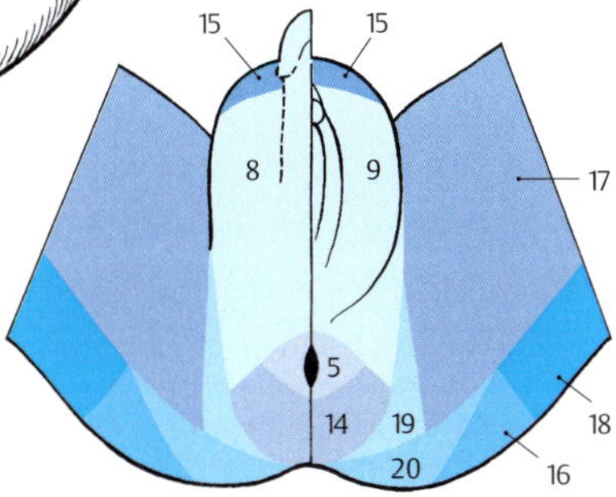

C Innervation sensitive du périnée (d'après Haymaker et Woodhall)

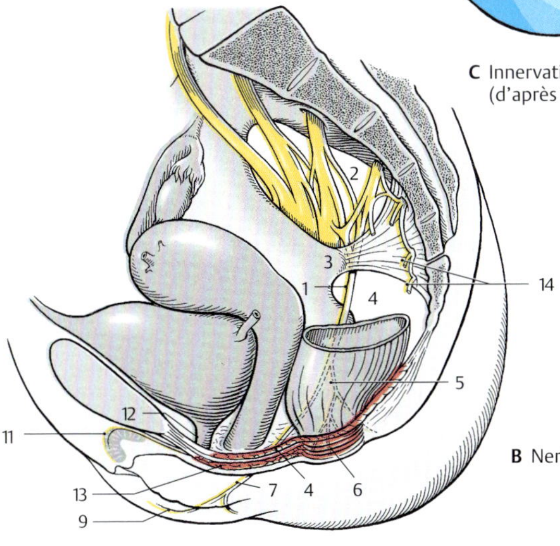

B Nerf pudendal chez la femme

Tronc cérébral et nerfs crâniens

Vue d'ensemble (A-D)

Le **tronc cérébral** est divisé en trois parties : la *moelle allongée* (**C1**), le *pont* et le *mésencéphale* (**C3**).

Durant le développement embryonnaire, c'est la partie de l'encéphale qui est située au-dessus de la notochorde (*chorda dorsalis*) et de laquelle sont issues plusieurs paires de nerfs périphériques (III-XII). Le cervelet appartient embryologiquement au tronc cérébral, mais a une structure spéciale qui justifie son étude séparément (*voir* p. 152).

La **moelle allongée**, située entre la décussation pyramidale et le pont, forme la transition entre la moelle spinale et l'encéphale. La fissure médiane ventrale parcourt la moelle allongée jusqu'au pont et est interrompue par la *décussation pyramidale* (**A4**) ; elle est suivie parallèlement par le sillon latéral ventral (**A-D5**) sur les deux faces latérales. Les cordons ventraux se développent de façon importante au-dessous du pont pour former les *pyramides* (**A6**). Latéralement à elles, apparaît des deux côtés l'olive (**A-D7**).

Le **pont** forme une importante saillie en forme d'arche avec des striations transversales. Il constitue un relais pour les fibres descendantes du cerveau vers le cervelet.

La face dorsale du tronc cérébral est recouverte par le **cervelet** (**C8**). Son ablation implique la *section bilatérale* des trois *pédoncules cérébelleux* : inférieur (*corps restiforme*) (**B-D9**), moyen (bras du pont) (**B-D10**) et supérieur (bras conjonctival) (**B-D11**) et l'ouverture du *quatrième ventricule* (**C12**) dont le toit, en forme de tente, est formé par le voile médullaire supérieur ou *valvule de Vieussens* (**C13**) et par le voile médullaire inférieur ou *valvule de Tarin* (**C14**). Son plancher ou *fosse rhomboïde* (**B**) est alors visible. La moelle allongée et le pont forment le **rhombencéphale**. Les cordons dorsaux (*voir* p. 56) de la moelle allongée s'épaississent des deux côtés, pour former le tubercule du *noyau cunéiforme* (**B15**) et le *tubercule du noyau gracile* (**B16**) bordés sur la ligne médiane par le *sillon médian dorsal ou postérieur* (**B17**) et de chaque côté par le *sillon latéral dorsal* (**B18**).

Le **quatrième ventricule** forme de chaque côté le *récessus latéral* (**B19**), qui s'ouvre dans l'espace subarachnoïdien par l'ouverture latérale ou *foramen de Luschka* (**B20**). Une ouverture impaire est située sous le voile médullaire inférieur : l'ouverture médiane ou *foramen de Magendie* (*voir* p. 284 D14). La **fosse rhomboïde** montre, de part et d'autre du *sillon médian* (**B21**), des saillies déterminées par les noyaux des nerfs crâniens : *éminence médiale* (**B22**), *collicule facial* (**B23**), *trigone du nerf hypoglosse* (**B24**), *trigone du nerf vague* (**B25**) et *aire vestibulaire* (**B26**). La fosse rhomboïde est croisée par des fibres myélinisées : les *stries médullaires* (**B27**). Les cellules nerveuses pigmentées du *locus coeruleus* (**B28**) apparaissent bleues au travers de la fosse rhomboïde. Elles sont surtout noradrénergiques et se projettent sur l'hypothalamus, le système limbique et le néocortex. Le locus coeruleus contient aussi des neurones peptidergiques (encéphaline, neurotensine).

La face ventrale du **mésencéphale** est formée par les *pédoncules cérébraux* (**A29**) qui contiennent des voies corticales descendantes. Entre eux, se trouve la *fosse interpédonculaire* (**A30**) dont le plancher est criblé de nombreux orifices vasculaires constituant la substance perforée postérieure. À la face dorsale du mésencéphale, se trouve la lame tectale (*lame quadrigéminale*) (**B-D31**) avec les deux *collicules supérieurs* (**D32**) impliqués dans les voies optiques et les deux *collicules inférieurs* (**D33**) impliqués dans les voies auditives.

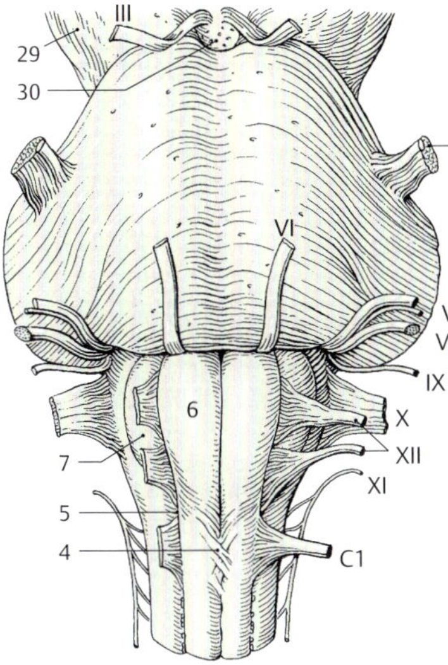

A Vue ventrale du tronc cérébral

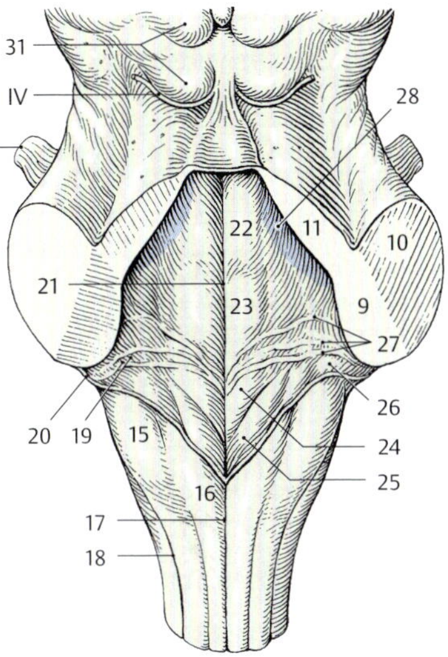

B Vue dorsale du tronc cérébral avec le plancher du quatrième ventricule

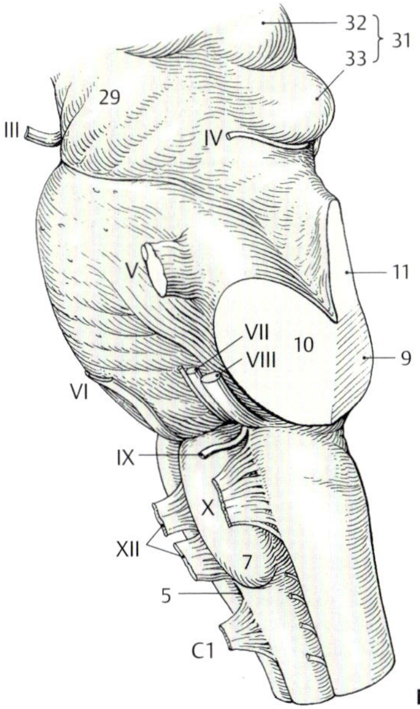

D Vue latérale du tronc cérébral

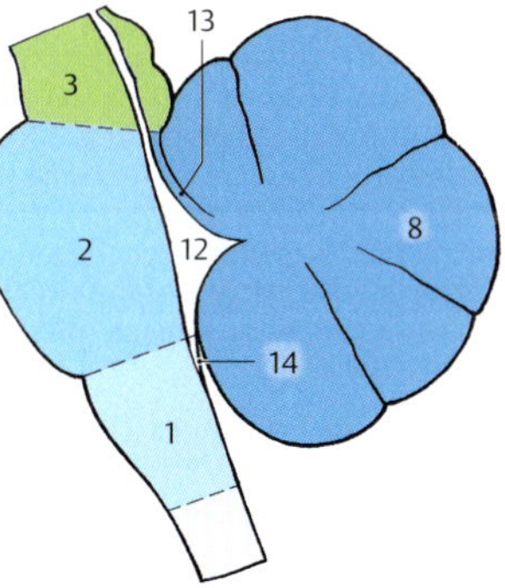

C Division du tronc cérébral

Organisation longitudinale (A)

L'organisation longitudinale du *tube neural* (**A1**) est encore reconnaissable au niveau du tronc cérébral. Elle est modifiée par la dilatation du canal central qui devient le quatrième ventricule (**A2, A3**).

L'organisation ventro-dorsale de la **lame basale** motrice (**A4**), des régions viscéro-motrice (**A5**) et viscéro-sensitive (**A6**) et de la **lame alaire** sensitive (**A7**), est transformée en une organisation médio-latérale par l'étalement du tube neural au niveau de la fosse rhomboïde (**A2**) ; la zone *somato-motrice* est en position médiale, puis en dehors d'elle se place la région *viscéro-motrice*, et plus latéralement se trouvent les régions *viscéro-sensitive* et *somato-sensitive*. Les noyaux des nerfs crâniens de la moelle allongée sont disposés suivant cette organisation (**A3**) (*voir* p. 106 et 108).

Nerfs crâniens (B)

Comme les anciens anatomistes, on décrit *12 paires de nerfs crâniens*, bien que les deux premières paires ne soient pas de vrais nerfs périphériques. Le **nerf olfactif** (I) est formé par les nerfs olfactifs, **prolongements des cellules sensorielles de l'épithélium olfactif** qui se terminent dans le bulbe olfactif (**B8**) (*voir* p. 230 A). Le **nerf optique** (II) est un **faisceau de fibres cérébrales** : l'origine des fibres optiques, la rétine avec l'épithélium pigmentaire de l'œil sont des dérivés du diencéphale (*voir* p. 346 A). *Chiasma optique* (**B9**), *tractus optique* (**B10**).

Les **nerfs oculo-moteurs** (*voir* p. 138) sont des nerfs somatomoteurs : le **nerf oculo-moteur** (III) quitte l'encéphale au niveau du plancher de la fosse interpédonculaire (**B11**) ; le **nerf trochléaire** (IV) sort au niveau de la face dorsale du mésencéphale et contourne le pédoncule cérébral pour atteindre la face basale du tronc cérébral (*voir* p. 101 BD IV) ; le **nerf abducens** (VI) émerge au bord inférieur du pont.

Cinq nerfs sont des nerfs **branchiaux** développés à partir des arcs branchiaux des vertébrés inférieurs : le **nerf trijumeau** (V) (*voir* p. 124), le **nerf facial** (VII) (*voir* p. 122), le **nerf glosso-pharyngien** (IX) (*voir* p. 118), le **nerf vague** (X) (*voir* p. 114) et le **nerf accessoire** (XI) (*voir* p. 112). Les muscles innervés par ces nerfs appartiennent à la musculature branchiale de l'intestin céphalique. Ces nerfs étaient viscéro-moteurs à leur origine. Chez les mammifères, la musculature branchiale est devenue la musculature striée du pharynx, de la cavité orale et de la face. À l'opposé de la musculature striée authentique, elle n'est pas totalement sous contrôle de la volonté (réaction émotionnelle des muscles de la mimique faciale).

Le **nerf vestibulo-cochléaire** (VIII) (*voir* p. 120) représente, par sa partie vestibulaire, une **liaison phylogénétiquement ancienne avec l'appareil de l'équilibre**, qui existe déjà chez les vertébrés inférieurs.

Le nerf trijumeau (V) émerge à la face latérale du pont. Sa racine sensitive va au *ganglion trigéminal* (*ganglion semi-lunaire, ganglion de Gasser*) (**B12**) ; sa *racine motrice* (**B13**) ne rejoint pas le ganglion. Le nerf facial (VII) et le nerf vestibulo-cochléaire (VIII) quittent la moelle allongée au niveau de l'angle ponto-cérébelleux. Les fibres gustatives du nerf facial émergent par un nerf indépendant : le *nerf intermédiaire* (**B14**). Les nerfs glosso-pharyngien (IX) et vague (X) sortent dorsalement à l'olive. *Ganglion supérieur du nerf vague* (**B15**). Les racines cervicales du nerf accessoire (XI) se rejoignent pour former la *partie spinale* (**B16**). Les racines supérieures crâniales, qui émergent de la moelle allongée, ont un court trajet et sont considérées comme le *rameau interne* (**B17**) du nerf accessoire qui se jette ensuite dans le nerf vague.

Le **nerf hypoglosse** (XII) (*voir* p. 112), nerf somato-moteur, est au plan développemental un **vestige de plusieurs nerfs cervicaux** qui ont été secondairement inclus dans l'encéphale et ont perdu leurs racines sensitives.

B18 Tractus olfactif.
B19 Strie olfactive latérale.
B20 Substance perforée antérieure.
B21 Pédoncule hypophysaire.
B22 Plexus choroïdes (*voir* p. 284 D15).

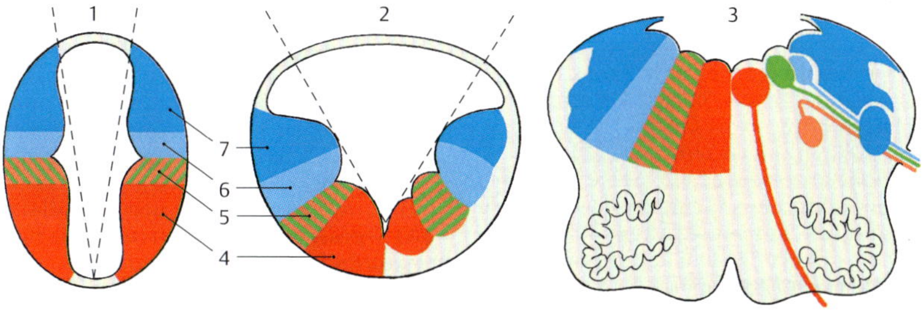

A Organisation longitudinale de la moelle allongée (d'après Herrick)

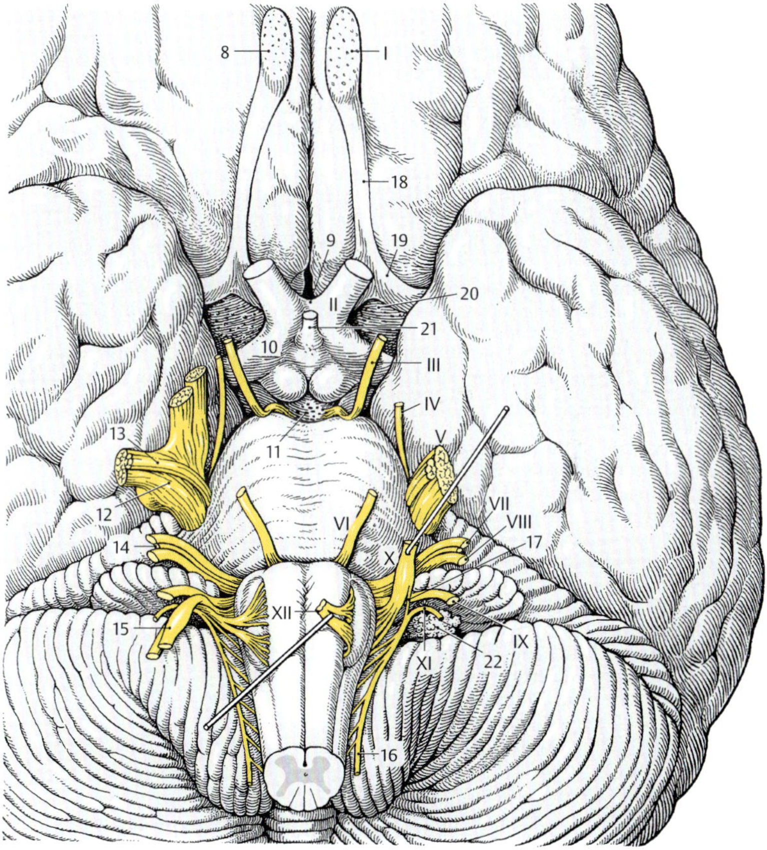

B Nerfs crâniens, vue basale

Base du crâne (A)

L'encéphale repose sur la base du crâne. La face basale de l'encéphale répond de chaque côté à trois fosses : la face basale des lobes frontaux repose sur la **fosse crânienne antérieure** (A1), la face basale des lobes temporaux est située dans la **fosse crânienne moyenne** (A2) et la face inférieure du cervelet dans la **fosse crânienne postérieure** (A3) (pour les os et les limites des fosses crâniennes, *voir* Tome 1). La face interne de la cavité crânienne est recouverte par la dure-mère (*voir* p. 290) qui est constituée de deux feuillets recouvrant l'encéphale et formant le périoste. Les gros troncs veineux (*voir* p. 290) cheminent entre les deux feuillets. Au travers des nombreux foramina de la base du crâne, passent les nerfs et les vaisseaux sanguins (*voir* Tome 1).

Au plancher de la fosse crânienne antérieure, proches de la ligne médiane, les *nerfs olfactifs* se rendent au *bulbe olfactif* (**A4**) après avoir traversé la fine lame criblée de l'os ethmoïde. Entre les deux fosses crâniennes moyennes, se trouve la *selle turcique*, dans laquelle repose l'*hypophyse* (**A5**). De part et d'autre de la selle, l'*artère carotide interne* (**A6**) chemine dans l'espace intracrânien après avoir traversé le canal carotidien. Elle présente un trajet en « S » dans le *sinus caverneux* (**A7**). Dans la partie médiale de la fosse crânienne moyenne, le **nerf optique** (A8) entre par le canal optique tandis que les nerfs oculomoteurs sortent par la fissure orbitaire supérieure (*voir* Tome 1). Les trajets intraduraux du **nerf abducens** (A9) et du **nerf trochléaire** (A10) sont caractéristiques. Le nerf abducens pénètre la dure-mère au niveau de la moitié de la hauteur du clivus et le nerf trochléaire court au bord du clivus au niveau de l'insertion de la tente du cervelet. Le **nerf oculo-moteur** (A11) et le nerf trochléaire cheminent dans la paroi latérale du sinus caverneux, et le nerf abducens a une position latéro-basale à l'artère carotide interne dans le sinus caverneux (*voir* Tome 2). Le **nerf trijumeau** (A12) entre, sous un pont de dure-mère, dans la fosse crânienne moyenne où repose le **ganglion trigéminal** (A13) dans le cavum trigéminal, une loge formée par deux feuillets de dure-mère. Les trois branches du nerf trijumeau quittent l'endocrâne par différents foramina : le **nerf ophtalmique** (A14) poursuit son trajet au travers de la paroi du sinus caverneux et ses branches sortent du crâne par la fissure orbitaire supérieure ; le **nerf maxillaire** (A15) passe par le foramen rond et le **nerf mandibulaire** (A16) par le foramen ovale.

Les deux fosses crâniennes postérieures entourent le *foramen magnum* (**A17**) vers lequel le *clivus* (**A18**) descend depuis la selle turcique. Le tronc cérébral repose sur le clivus et les hémisphères cérébelleux sont situés dans les parties basales des deux fosses. Le *confluent des sinus* (**A19**) donne le *sinus transverse* (**A20**) qui entoure la fosse crânienne postérieure et se termine dans la *veine jugulaire interne* (**A21**). Le **nerf facial** (A22) et le **nerf vestibulo-cochléaire** (A23) passent ensemble à la face postéro-supérieure de la partie pétreuse de l'os temporal dans l'oreille interne, par le méat acoustique interne. Basaux au méat acoustique interne, le **nerf glosso-pharyngien** (A24), le **nerf vague** (A25) et le **nerf accessoire** (A26) sortent par l'ouverture antérieure du foramen jugulaire. Les fibres du **nerf hypoglosse** (A27) s'unissent et traversent le canal du nerf hypoglosse.

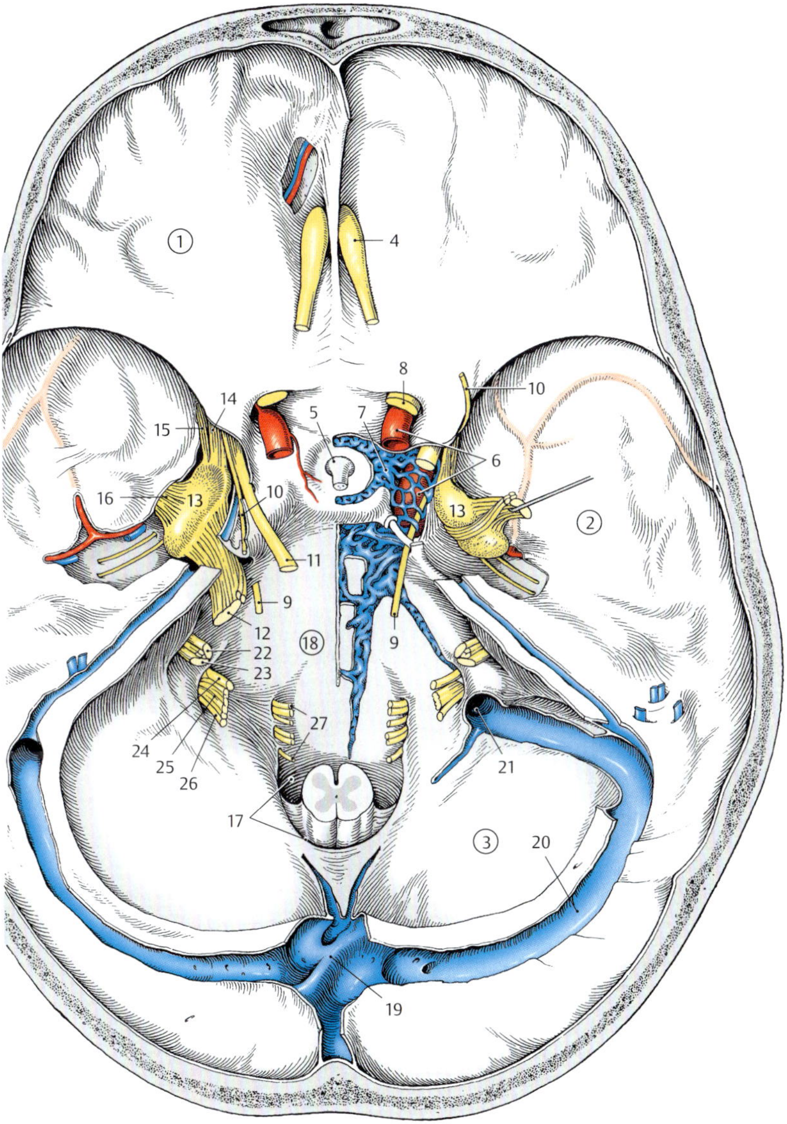

A Base du crâne : vue supérieure (préparation du Pr. Platzer)

Noyaux des nerfs crâniens (A, B)

Dans la moelle spinale, la corne ventrale est le lieu d'origine des fibres motrices, et la corne dorsale le lieu de terminaison des fibres sensitives ; de même, dans la moelle allongée on trouve des **noyaux d'origine** des nerfs crâniens (avec les cellules des fibres efférentes) et des **noyaux relais** (pour la terminaison des fibres afférentes) dont les corps cellulaires de ces neurones pseudo-unipolaires sont situés dans les ganglions en dehors du tronc cérébral.

Les **noyaux somato-moteurs** sont proches de la ligne médiane :
- **noyau du nerf hypoglosse** (A-B1) ;
- **noyau du nerf abducens** (A-B2) ;
- **noyau du nerf trochléaire** (A-B3) ;
- **noyau du nerf oculo-moteur** (A-B4).

Les *noyaux viscéro-moteurs* sont plus latéraux : les noyaux viscéro-moteurs authentiques appartenant au système parasympathique et les noyaux anciennement viscéro-moteurs de la musculature branchiale transformée. Aux **noyaux parasympathiques** appartiennent le :
- **noyau dorsal du nerf vague** (A-B5) ; (viscères).
- **noyau salivaire inférieur** (A-B6) ; (fibres préganglionnaires pour la parotide).
- **noyau salivaire supérieur** (A-B7) ; (fibres préganglionnaires pour les glandes submandibulaire et sublinguale)
- **noyau oculo-moteur accessoire** (*noyau d'Edinger-Westphal* (**A-B8**) (fibres préganglionnaires pour le M. sphincter de la pupille et le M. ciliaire).

La série des **noyaux branchio-moteurs** commence caudalement avec le **noyau spinal du nerf accessoire** (A-B9) (muscles de l'épaule) qui s'étend jusqu'à la moelle spinale cervicale. Crânialement se trouve le **noyau ambigu** (**A-B10**), le noyau moteur du nerf vague et du nerf glosso-pharyngien (musculature du pharynx et du larynx) et le **noyau du nerf facial** (**A-B11**) (musculature de la face). Le noyau du nerf facial est situé dans la profondeur, comme tous les noyaux des nerfs branchiaux. Ses fibres décrivent une courbe à convexité dorsale autour du noyau du nerf abducens (genou interne du nerf facial (**A12**), cheminent au plancher du quatrième ventricule où elles forment le collicule facial, puis descendent vers le bord inférieur du pont d'où elles émergent de la moelle allongée. Le noyau branchio-moteur le plus crânial est représenté par le **noyau moteur du nerf trijumeau** (**A-B13**) (muscles masticateurs).

Latéralement, se situent les **noyaux sensitifs** : médialement, le noyau viscéro-sensitif ou **noyau solitaire** (**A-B14**) dans lequel se terminent les fibres sensitives des nerfs vague et glosso-pharyngien ainsi que les fibres gustatives. Plus latéralement, s'étend le noyau du nerf trijumeau composé du :
- **noyau pontique du nerf trijumeau ou noyau principal** (**A-B15**) ;
- **noyau mésencéphalique du nerf trijumeau** (**A-B16**) ;
- **noyau spinal du nerf trijumeau** (**A-B17**) formant le plus grand des noyaux des nerfs crâniens, dans lequel se terminent toutes les fibres de la *sensibilité extéroceptive de la face*, de la *cavité orale* et des *sinus maxillaires*.

Tout à fait latéralement, se situe l'aire des **noyaux vestibulaires** (**B18**) et des **noyaux cochléaires** (**B19**) dans lesquels se terminent les fibres de la racine vestibulaire (organe de l'équilibre) et les fibres de la racine cochléaire (organe de l'audition) du nerf vestibulo-cochléaire.

A20 Noyau rouge.
A21 Olive.

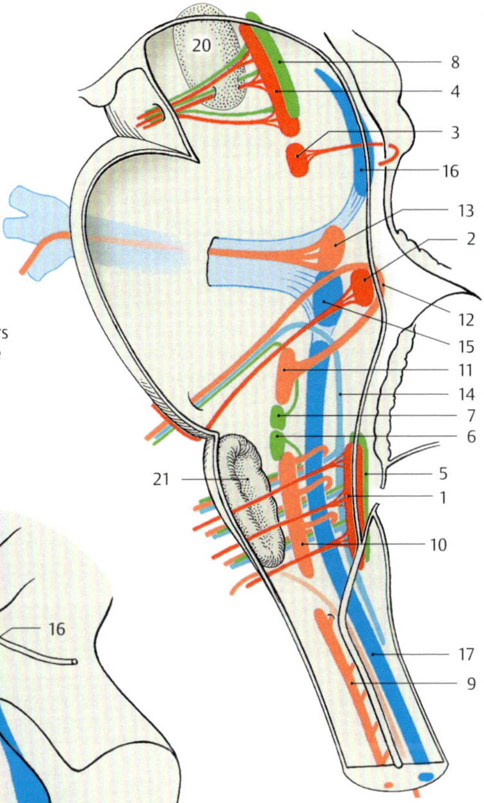

A Noyaux des nerfs crâniens, coupe sagittale médiane au travers de la moelle allongée, vue médiale (d'après Braus et Elze)

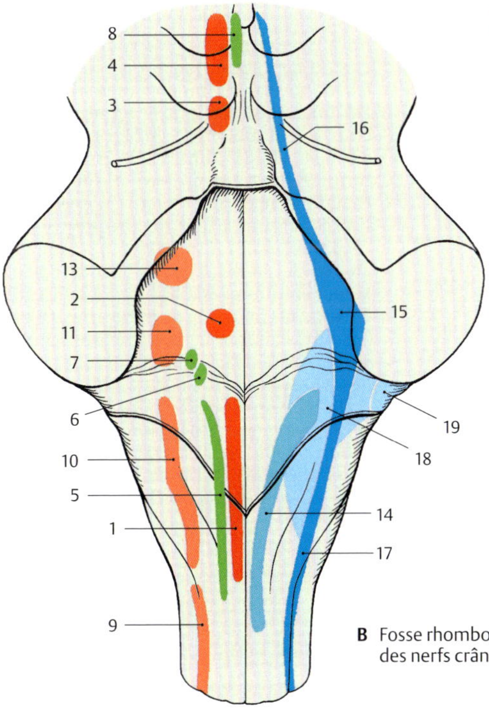

B Fosse rhomboïde avec les noyaux des nerfs crâniens, vue dorsale

Moelle allongée

Les coupes semi-schématiques montrent à gauche les cellules en coloration de Nissl, et à droite les gaines de myéline.

Coupe au niveau du nerf hypoglosse (A)

On peut voir dans la partie dorsale de la coupe (*tegmentum* ou *calotte*) les noyaux des nerfs crâniens, et dans la partie ventrale l'*olive* (**A-B1**) et le *tractus pyramidal* (**A-B2**).

Au niveau du tegmentum, les grandes cellules du noyau du nerf hypoglosse (**A-B3**) ont une position médiale ; le *noyau dorsal du nerf vague* (**A-B4**) et le *noyau solitaire* (**A-B5**) contenant de nombreux neurones peptidergiques sont plus dorsaux. Les cordons dorsaux de la moelle spinale se terminent dorso-latéralement sur le *noyau gracile* (**A6**) et sur le *noyau cunéiforme* (**A-B7**), desquels naissent les deuxièmes neurones du lemnisque médial. Ventralement au noyau cunéiforme, se situe le *noyau spinal du nerf trijumeau* (**A-B8**). Dans la partie moyenne, on trouve les grandes cellules du *noyau ambigu* (**A-B9**). Il est situé dans la région de la formation réticulaire dans laquelle on ne peut que distinguer le *noyau réticulaire latéral* (**A-B10**) un peu plus dense. L'*olive* (**A-B1**), dont les fibres vont au cervelet, est bordée par deux noyaux accessoires, le *noyau olivaire dorsal* (**A-B11**) et le *noyau olivaire médial* (**A-B12**). À la face ventrale des pyramides, se situe le *noyau arqué* (**A-B13**), dans lequel des collatérales du tractus pyramidal font relais (tractus arcuato-cérébelleux, *voir* p. 164 C18).

Les *fibres du nerf hypoglosse* (**A14**) traversent la moelle allongée jusqu'à leur sortie entre la pyramide et l'olive. Le faisceau longitudinal dorsal (faisceau de Schütz) (**A-B15**) (*voir* p. 144 B) est situé dorsalement au noyau du nerf hypoglosse, le tractus solitaire (**A-B16**) (*voir* p. 114 B12 et p. 118 B10) latéralement et le faisceau longitudinal médial (**A-B17**) (*voir* p. 142 A) ventralement. À partir des noyaux des cordons dorsaux, les *fibres arquées internes* (**A-B18**) irradient largement dans le lemnisque médial (**A-B19**) (*voir* p. 140 B). Latéralement, chemine le *tractus spinal du nerf trijumeau* (**A-B20**) (*voir* p. 124 B5) et dorsalement au noyau principal de l'olive, descend le *tractus tegmental central* (**A21**) (voie motrice du système extrapyramidal, *voir* p. 144 A). Les *fibres du tractus olivo-cérébelleux* (**A-B22**) traversent le hile de l'olive et au bord latéral de celle-ci passent les *fibres arquées superficielles* (**A-B23**) (noyau arqué, cervelet). La région ventrale de la moelle allongée est occupée par le *tractus pyramidal* (**A-B2**) (*voir* p. 140 A).

Coupe au niveau du nerf vague (B)

Le quatrième ventricule s'est élargi. À son plancher, on retrouve les mêmes noyaux que ceux de la coupe précédente. Ventralement au *noyau du nerf hypoglosse* (**B3**), se trouve le *noyau de Roller* (**B24**) et dorsalement le *noyau intercalé* (Staderini) (**B25**) ; les connexions de ces deux noyaux sont inconnues. Dans la partie latérale, les noyaux des cordons dorsaux disparaissent et sont remplacés par les *noyaux vestibulaires* (noyau vestibulaire médial) (**B26**). Les fibres qui croisent la ligne médiane constituent un *raphé* (**B27**). Les *noyaux du raphé* (**B28**), dont les neurones sérotoninergiques se projettent sur l'hypothalamus, le cortex olfactif et le système limbique, sont situés de chaque côté de ce raphé. Les fibres spinales qui se rendent au cervelet se groupent au bord latéral de la moelle allongée dans le pédoncule cérébelleux inférieur (corps restiforme) (**B29**). Les fibres afférentes et efférentes au nerf vague (**B30**) traversent la moelle allongée. Ventralement à elles, au bord latéral de la moelle allongée, montent le *tractus spino-thalamique* (**B31**) (*voir* p. 140 B8) et le *tractus spino-cérébelleux* (**B32**) (*voir* p. 164 A1 et 166 B14). Dorsalement à l'olive, les *fibres olivo-cérébelleuses* (**B33**) (*voir* p. 144 A12) passent dans le pédoncule cérébelleux inférieur.

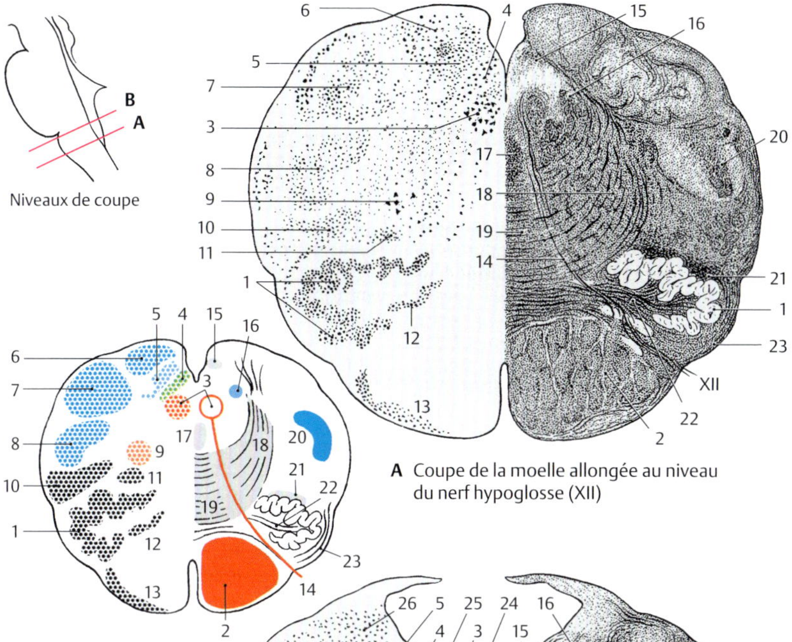

Niveaux de coupe

A Coupe de la moelle allongée au niveau du nerf hypoglosse (XII)

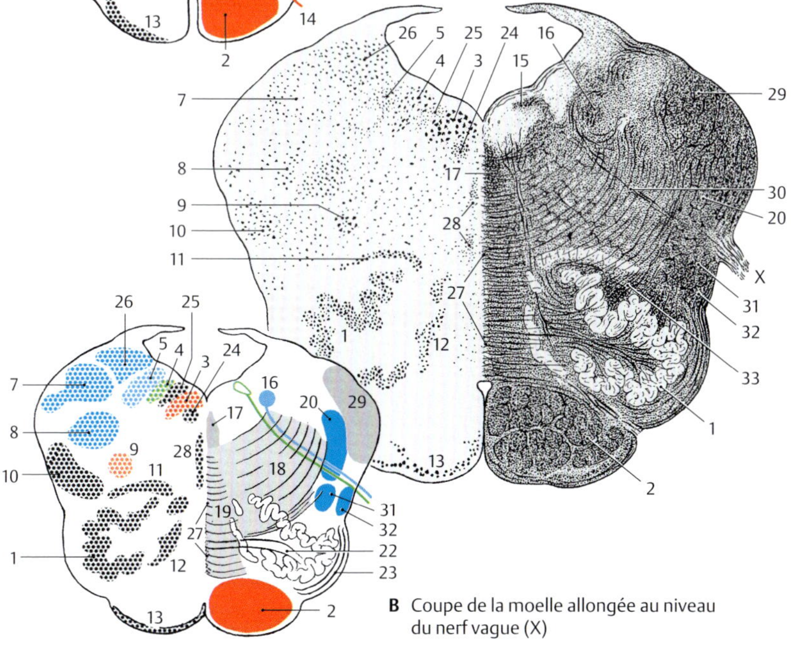

B Coupe de la moelle allongée au niveau du nerf vague (X)

Pont

Les coupes semi-schématiques montrent, à gauche, les cellules en coloration de Nissl, et à droite, les gaines de myéline.

Coupe au niveau du genou du nerf facial (A)

Le *noyau du nerf abducens* (**A1**) est situé au plancher du quatrième ventricule dorso-médialement au *noyau du nerf facial* (**A2**). Entre les noyaux des nerfs abducens et facial, on peut voir le *noyau viscéro-moteur salivaire supérieur* (**A3**). La partie latérale contient les noyaux sensitifs du nerf vestibulaire et du nerf trijumeau : *noyau vestibulaire médial* (Schwalbe) (**A4**), *noyau vestibulaire latéral* (Deiters) (**A5**) et *noyau spinal du nerf trijumeau* (**A6**).

Les fibres du nerf facial contournent le noyau du nerf abducens (**A1**) et forment le *collicule facial* (**A7**). On leur distingue une partie ascendante (**A8**) et une partie descendante située crânialement au plan de coupe. Le sommet est le *genou proximal du nerf facial* (**A9**). Les fibres du *nerf abducens* (**A10**) traversent la région médiale du tegmentum. Médialement au noyau du nerf abducens, se situe le *faisceau longitudinal médial* (**A-B11**) et dorsalement le *faisceau longitudinal dorsal* (Schütz) (**A-B12**). En profondeur du tegmentum cheminent le *tractus tegmental central* (**A-B13**) et le *tractus spino-thalamique* (**A14**). Les fibres des deuxièmes neurones des voies auditives se rassemblent en une large plaque de fibres, le corps trapézoïde (**A-B15**), et croisent la ligne médiane ventralement au lemnisque médial (**A16**) pour monter dans le lemnisque latéral (**B17**). Elles font partiellement synapse dans les noyaux adjacents au corps trapézoïde : *noyau antérieur du corps trapézoïde* (**A18**) et *noyau postérieur du corps trapézoïde* (olive supérieure) (**A-B19**). Dans la partie latérale descend le *tractus spinal du nerf trijumeau* (**A20**).

Le pied, ou partie basale, du pont est constitué par les *fibres pontiques transverses* (**A21**). Ce sont des fibres cortico-pontiques qui font relais dans les *noyaux du pont* (**A22**) et des fibres ponto-cérébelleuses qui, après avoir fait relais, gagnent le cervelet par le pédoncule cérébelleux moyen (*brachium pontis*) (**A23**). Au milieu de ces fibres coupées longitudinalement, se trouve le *tractus pyramidal* (**A24**) coupé transversalement.

Coupe au niveau du nerf trijumeau (B)

La partie interne du tegmentum est occupée par les noyaux du tegmentum. Ces noyaux, parmi lesquels s'individualise le *noyau tegmental central inférieur* (noyau papilliforme) (**B25**), appartiennent à la formation réticulaire. Dans la partie latérale, le complexe trigéminal a atteint son développement maximal ; le *noyau pontique du nerf trijumeau* (noyau principal) (**B26**) se place latéralement, le *noyau moteur du nerf trijumeau* (**B27**) médialement et le *noyau mésencéphalique* (**B28**) dorsalement. Les fibres afférentes et efférentes se regroupent en un tronc épais qui émerge à la face ventrale du pont.

Ventralement aux noyaux trigéminaux, se trouve le *lemnisque latéral* (**B17**), le *corps trapézoïde* (**B15**), et adjacent à lui le *noyau dorsal du corps trapézoïde* (**B19**). Parmi les tractus ascendants et descendants, on distingue : le *faisceau longitudinal dorsal* (**B12**), le *faisceau longitudinal médial* (**B11**) et le *tractus tegmental central* (**B13**).

A-B29 Tegmentum du pont.
A-B30 Partie basale du pont.

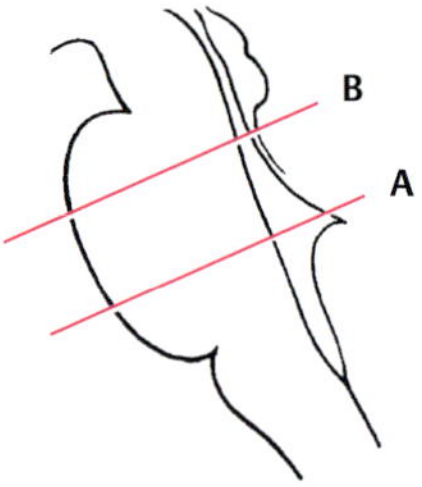

Niveaux de coupe

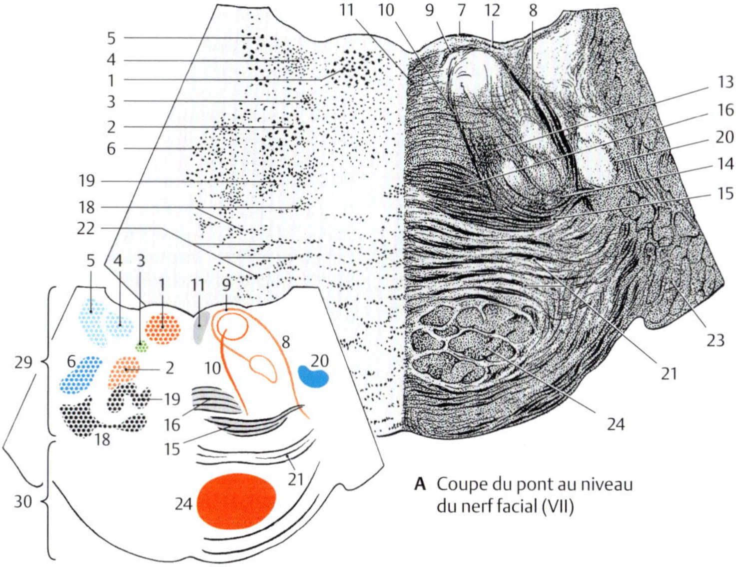

A Coupe du pont au niveau du nerf facial (VII)

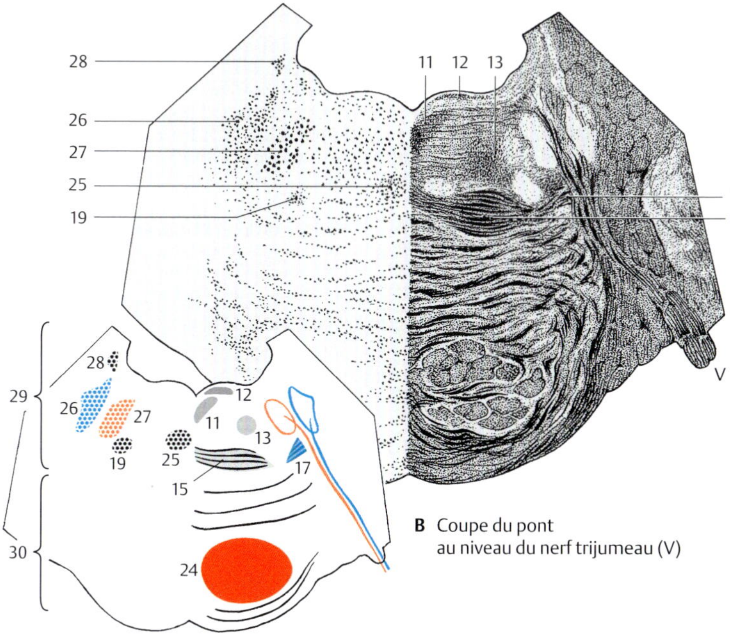

B Coupe du pont au niveau du nerf trijumeau (V)

Nerfs crâniens (V, VII-XII)

Nerf hypoglosse (A, B)

Le **XIIe nerf crânien** est un **nerf purement somatomoteur** pour les muscles de la langue. Son noyau, le **noyau du nerf hypoglosse** (**B1**) forme une colonne de grandes cellules multipolaires au plancher du quatrième ventricule (**trigone du nerf hypoglosse**). Il se compose de nombreux groupes cellulaires dont chacun innerve un muscle déterminé de la langue. Les fibres nerveuses sortent entre la pyramide et l'olive et forment deux faisceaux qui se réunissent en un tronc nerveux.

Le nerf quitte le crâne par le *canal du nerf hypoglosse* (**B2**) et descend latéralement au nerf vague et à l'artère carotide interne. Il décrit une courbe, l'**anse du nerf hypoglosse** (**A3**), et atteint la racine de la langue un peu au-dessus de l'os hyoïde entre le M. hypoglosse et le M. mylo-hyoïdien, où il se divise en ses branches terminales.

Des fibres des 1re et 2e racines cervicales adhèrent au nerf. Elles constituent l'**anse cervicale profonde** (branches pour les muscles infrahyoïdiens) et quittent le nerf de nouveau pour former la **racine supérieure** (**A4**) qui s'unit à la **racine inférieure** (**A5**) (2e et 3e racines cervicales). Les fibres cervicales pour le M. génio-hyoïdien (**A6**) et le M. thyro-hyoïdien (**A7**) continuent dans le nerf hypoglosse. Celui-ci donne des branches, **rameaux linguaux** au M. hypoglosse (**A8**), au M. génio-glosse (**A9**), au M. styloglosse (**A10**) et aux M. intrinsèques de la langue (**A11**). L'innervation des muscles de la langue est strictement unilatérale.

Remarques cliniques. Une lésion du nerf hypoglosse entraîne une atrophie de la moitié de la langue (hémiatrophie). Lors de la protraction de la langue, elle est déviée du côté de la lésion, car l'action du M. génio-glosse, qui permet la protraction de la langue, prédomine du côté sain.

Nerf accessoire (C, D)

Le **XIe nerf crânien** est un nerf **purement somato-moteur** dont le rameau externe innerve le **M. sterno-cléido-mastoïdien** (**D12**) et le **M. trapèze** (**D13**). Son noyau, **noyau spinal du nerf accessoire** (**C14**), forme une colonne cellulaire étroite de C1 à C5 ou C6. Les grandes cellules multipolaires sont situées au bord latéral de la corne ventrale. Les neurones de la partie caudale innervent le M. trapèze et les cellules de la partie crâniale, le M. sterno-cléido-mastoïdien. Les fibres nerveuses émergent de la face latérale de la moelle spinale cervicale entre les racines ventrales et dorsales et se réunissent en un cordon ou **racine** ou **partie spinale** (**C15**), qui entre dans le crâne par le foramen magnum après avoir cheminé le long de la moelle. Elle rejoint les fibres venant de la partie caudale du noyau ambigu ou **racine crâniale** ou **partie vagale** (**C16**). Les deux composants sortent par le foramen jugulaire (**C17**). Juste après leur sortie, les fibres venant du noyau ambigu forment le **rameau interne** (**C18**) et rejoignent le nerf vague (**C19**). Les fibres venant de la moelle spinale cervicale forment le **rameau externe** (**C20**) ou nerf accessoire, qui innerve le M. sterno-cléido-mastoïdien et le M. trapèze. Il traverse le M. sterno-cléido-mastoïdien et atteint par ses branches terminales le M. trapèze.

Remarques cliniques. Une lésion du nerf accessoire induit une position inclinée de la tête. L'élévation du bras est impossible au-delà de l'horizontale.

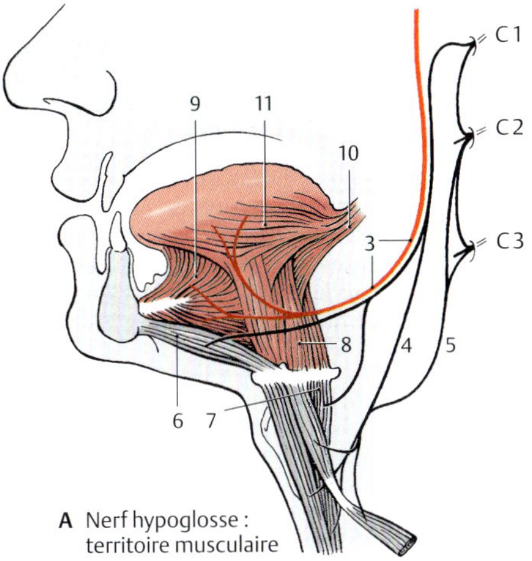

A Nerf hypoglosse : territoire musculaire

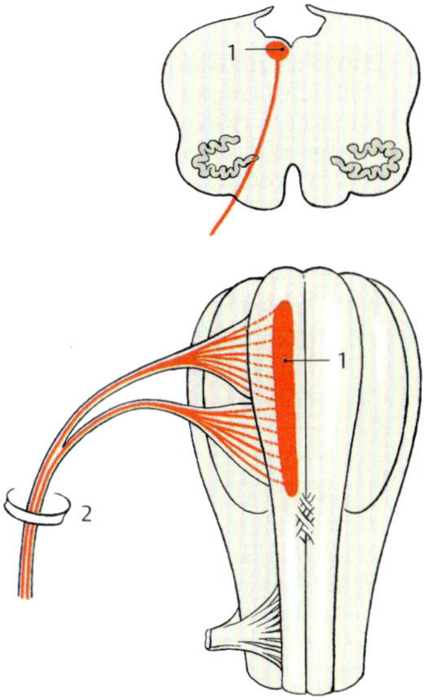

B Nerf hypoglosse : noyau et émergence

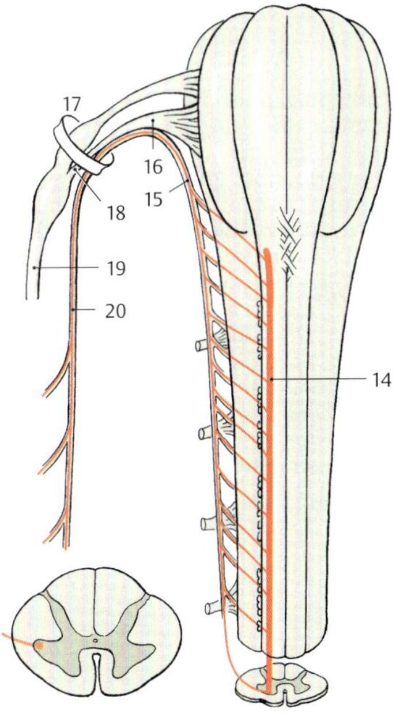

C Nerf accessoire : noyau et émergence

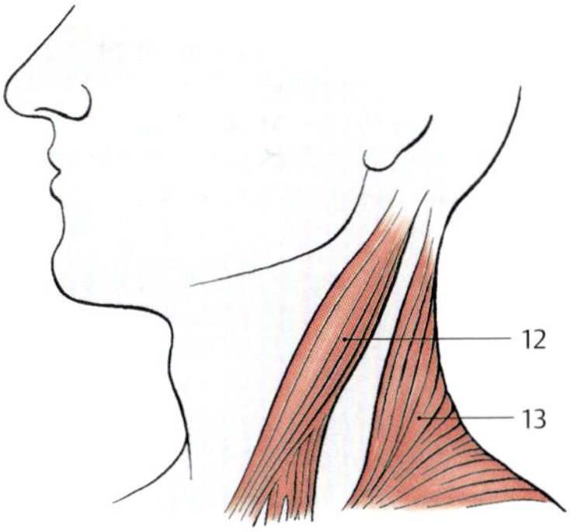

D Nerf accessoire : territoire musculaire

Nerf vague (A-F)

Le Xe **nerf crânien** innerve non seulement des zones de la région céphalique comme les autres nerfs crâniens, mais s'étend aussi au thorax et à l'abdomen où il se divise en plexus pour les viscères. C'est le **nerf parasympathique le plus important** du système nerveux végétatif et par conséquent l'**antagoniste le plus puissant du système sympathique** (*voir* p. 294).

Il contient les composantes suivantes :
- fibres motrices (muscles branchiaux) ;
- fibres sensitives extéroceptives ;
- fibres viscéro-motrices ;
- fibres viscéro-sensitives ;
- fibres gustatives.

Les fibres émergent immédiatement en arrière de l'olive, se réunissent en un tronc nerveux et sortent du crâne par le foramen jugulaire (**B1**). Dans le foramen, le nerf forme le **ganglion supérieur du nerf vague** (ganglion jugulaire) (**B2**) et après la traversée le **ganglion inférieur du nerf vague** (ganglion plexiforme) (**B3**) nettement plus volumineux.

Les **fibres motrices** pour la musculature branchiale (**A-B4**) viennent des grandes cellules nerveuses multipolaires du **noyau ambigu** (**A-B5**).

Les **fibres viscéro-motrices** (**A-B6**) prennent leur origine des petites cellules nerveuses du **noyau dorsal du nerf vague** (**A-B7**) situé au plancher du quatrième ventricule, latéralement au noyau du nerf hypoglosse.

Les **fibres sensitives extéroceptives** (**A-B8**) naissent des neurones du ganglion supérieur du nerf vague. Elles descendent avec la racine spinale du nerf trijumeau (**B9**) et se terminent dans le **noyau spinal du nerf trijumeau** (**B10**).

Les cellules nerveuses des **fibres viscéro-sensitives** (**A-B11**) sont situées dans le ganglion inférieur du nerf vague. Les fibres constituent une partie du tractus solitaire (**B12**) en direction caudale et se terminent à des niveaux différents dans le **noyau solitaire** (**A-B13**). Le noyau est riche en neurones peptidergiques (VIP, coticolibérine, dynorphine).

Les **fibres gustatives** (**A-B14**) sont également issues du ganglion inférieur du nerf vague et se terminent dans la partie crâniale du noyau solitaire (*voir* p. 332 B7).

Partie céphalique (B-D)

Le nerf vague donne un rameau méningé (innervation sensitive de la dure-mère de la fosse crânienne postérieure) ainsi qu'un **rameau auriculaire** (**B15**). Celui-ci se détache du ganglion supérieur du nerf vague, passe par le canalicule mastoïdien, et atteint le méat acoustique externe par la fissure tympano-mastoïdienne. Il en innerve la peau de la région dorsale et caudale (**D**) et une petite partie de l'auricule (**C**) (composante sensitive extéroceptive du nerf).

Partie cervicale (B, E, F)

Le nerf descend dans le cou dans une gaine conjonctive commune avec l'artère carotide interne, l'artère carotide commune et la veine jugulaire interne et traverse avec elles l'ouverture supérieure du thorax.

Il donne les 4 branches suivantes :

1. **Rameaux pharyngiens** (**B16**) à la hauteur du ganglion inférieur. Ils s'unissent dans le pharynx avec des fibres du nerf glosso-pharyngien et le tronc sympathique pour former le **plexus pharyngien**. Celui-ci constitue à la face externe de la musculature et dans la sous-muqueuse du pharynx un réseau de petites fibres avec des groupes de cellules nerveuses. Les fibres du nerf vague innervent de façon sensitive les muqueuses de la trachée, de l'œsophage et de l'épiglotte (**E, F**). Les bourgeons gustatifs (**E**) de l'épiglotte sont aussi innervés par le nerf vague.

Nerf laryngé supérieur (**B17**) (*voir* p. 116 A2).

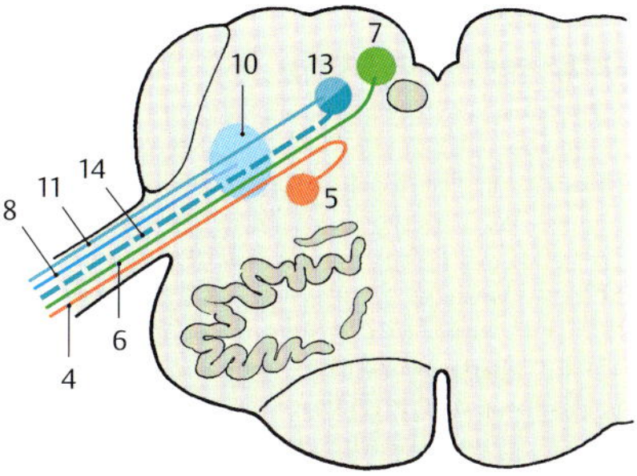

A Nerf vague : noyaux

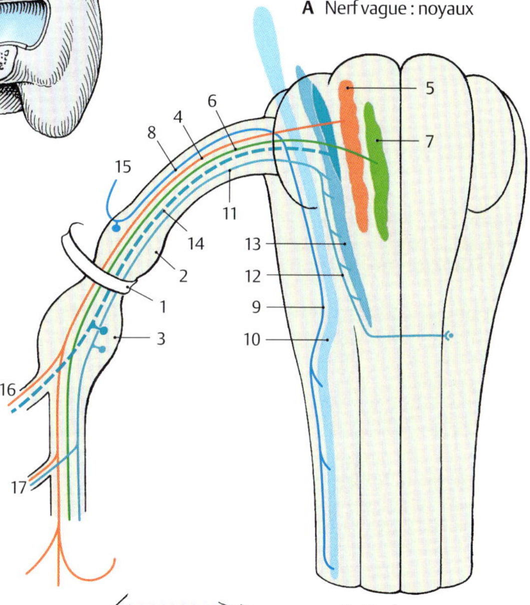

B Nerf vague : émergence

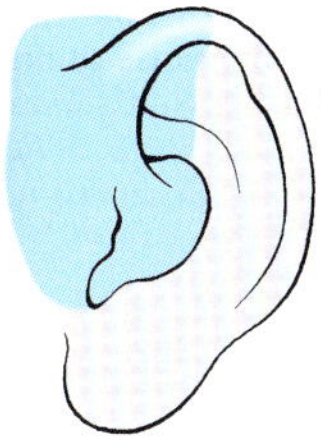

C Territoire sensitif de l'oreille externe

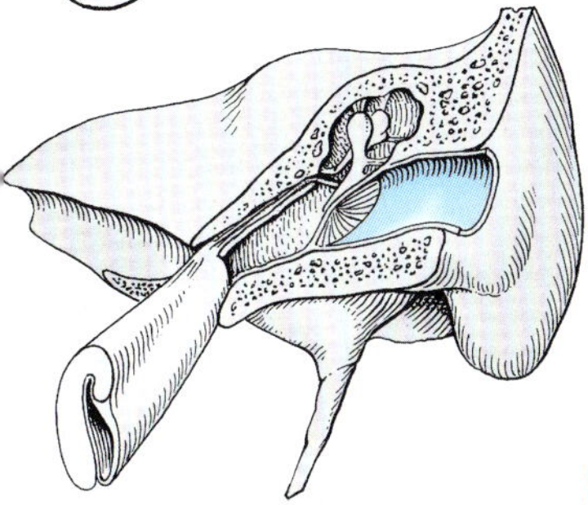

D Territoire sensitif du méat acoustique externe

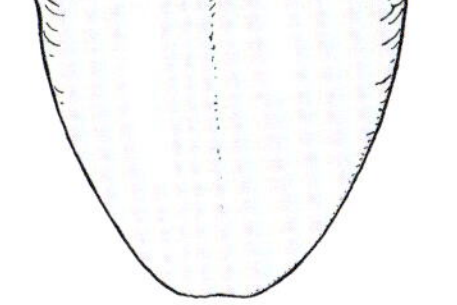

E Langue : innervation sensitive et goût

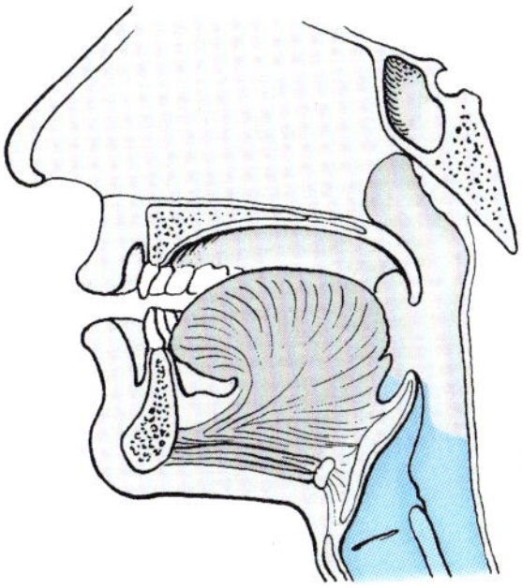

F Territoire sensitif du pharynx

Nerf vague

Partie cervicale (A-C)

1. **Rameaux pharyngiens** (B) (*suite*). Les fibres motrices du nerf vague innervent les M. du voile du palais et du pharynx : M. élévateur du voile du palais et M. constricteurs du pharynx (**B1**).
2. **Nerf laryngé supérieur** (A2). Il naît sous le ganglion inférieur et se divise à la hauteur de l'os hyoïde en un rameau externe (branche motrice pour le M. crico-thyroïdien) et un rameau interne (branche sensitive pour la muqueuse laryngée située au-dessus des plis vocaux).
3. **Nerf laryngé récurrent** (A3). Il se détache dans le thorax après le passage du nerf vague à gauche sur l'arc aortique (**A4**) et à droite sur l'artère subclavière (**A5**). Il contourne à gauche l'aorte et le ligament artériel et à droite l'artère subclavière, et monte sur leur face dorsale. Entre la trachée et l'œsophage auxquels il donne des **rameaux trachéaux** (A6) et des **rameaux œsophagiens**, il monte jusqu'au larynx. Sa branche terminale, le **nerf laryngé inférieur** (A7), assure l'innervation motrice de tous les muscles du larynx à l'exception du M. crico-thyroïdien et l'innervation sensitive de la muqueuse laryngée au-dessous des plis vocaux.

Les fibres motrices viennent du **noyau ambigu** dont les neurones présentent un arrangement somatotopique : la partie crâniale donne naissance aux fibres du nerf glosso-pharyngien. En dessous naissent les fibres du nerf laryngé supérieur et caudalement les fibres du nerf laryngé inférieur. Les neurones pour l'abduction et l'adduction des plis vocaux sont situés les uns en dessous des autres (**C**).

4. **Rameaux cardiaques cervicaux** (fibres préganglionnaires parasympathiques). Les *rameaux supérieurs* (**A8**) se détachent à des niveaux différents et atteignent le cœur avec les gros vaisseaux où ils se terminent dans les ganglions parasympathiques du plexus cardiaque. L'un de ces rameaux comporte des fibres viscéro-sensitives qui véhiculent des informations sur la tension de la paroi aortique. Leur stimulation entraîne une chute de la pression artérielle (nerf dépresseur). Les *rameaux cardiaques cervicaux inférieurs* (**A9**) se détachent du nerf laryngé récurrent ou du tronc du nerf vague et se terminent dans les ganglions du *plexus cardiaque*.

Partie thoracique et abdominale (A, D)

Le nerf vague perd son caractère homogène et s'étend en réseau pour les viscères. Il forme le *plexus pulmonaire* (**A10**) au niveau de la racine du poumon qu'il surcroise dorsalement, le *plexus œsophagien* (**A11**) à partir duquel se constituent le *tronc vagal antérieur* (**A12**) et le *tronc vagal postérieur* (**A13**), qui atteignent respectivement les faces ventrale et dorsale de l'estomac : *rameaux gastriques antérieurs* (**A14**) et postérieurs. Les *rameaux hépatiques* (**A15**) rejoignent le plexus hépatique, les *rameaux cœliaques* (**A16**) le plexus cœliaque et les *rameaux rénaux* (**A17**) le plexus rénal.

Les fibres viscéro-motrices (pré-ganglionnaires parasympathiques) naissent du **noyau dorsal du nerf vague** dans lequel il existe une somatotopie de l'innervation viscérale (**D**).

Remarques cliniques. Une lésion du nerf vague (**F**) se manifeste par un déficit au niveau de la sphère laryngo-pharyngée (*voir* Tome 2) ; une paralysie du *muscle élévateur du voile du palais* (**F18**) entraîne un déplacement du voile du palais et de l'uvule du côté sain. Le pli vocal du côté lésé (**F19**) reste immobile par suite de la paralysie des muscles du larynx (*paralysie récurrentielle*). L'atteinte du nerf laryngé récurrent peut résulter de la chirurgie thyroïdienne.

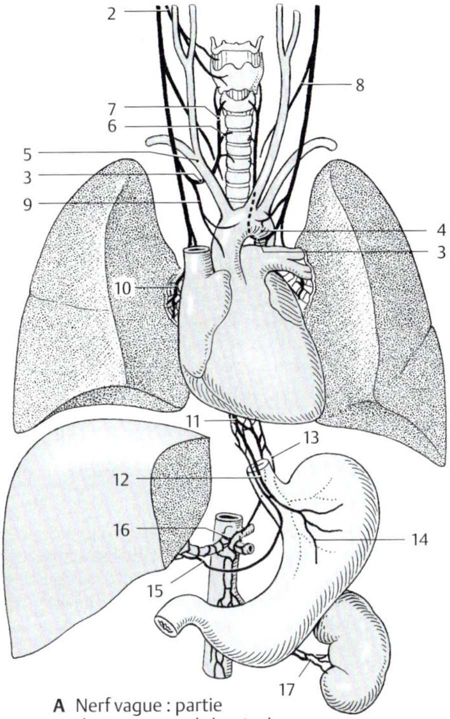

A Nerf vague : partie thoracique et abdominale (d'après Feneis)

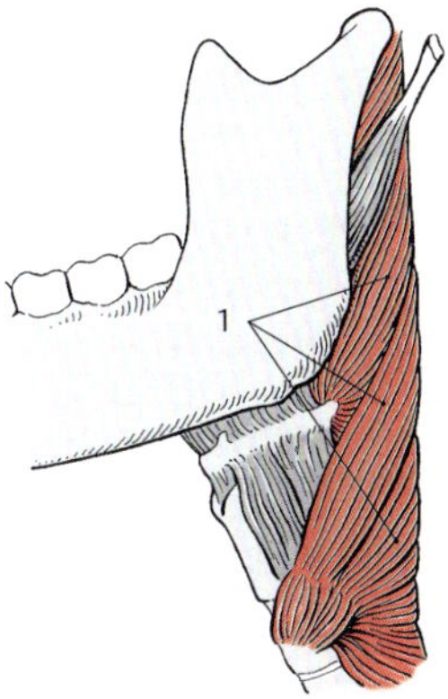

B Nerf vague : territoire musculaire

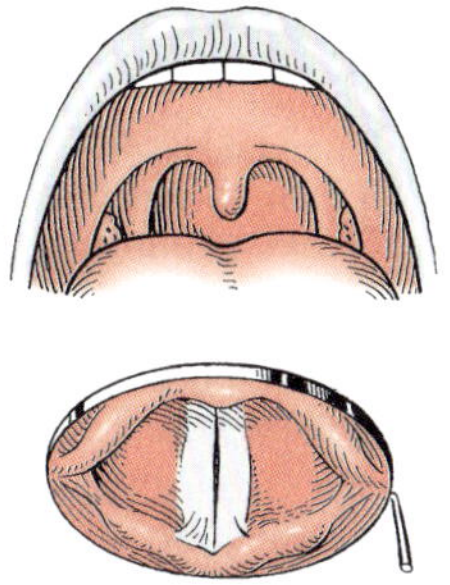

E Position normale du voile du palais et des plis vocaux

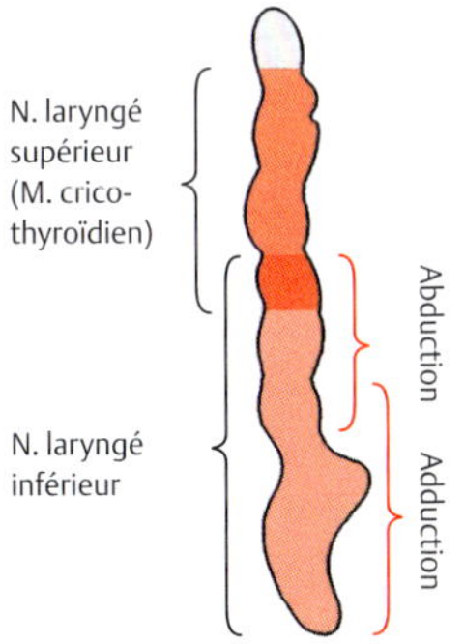

C Somatotopie du noyau ambigu (d'après Crosby, Humphrey, Lauer)

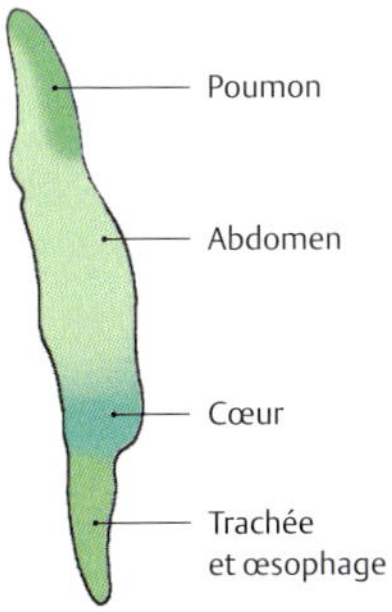

D Somatotopie du noyau dorsal du nerf vague (d'après Getz et Sienes)

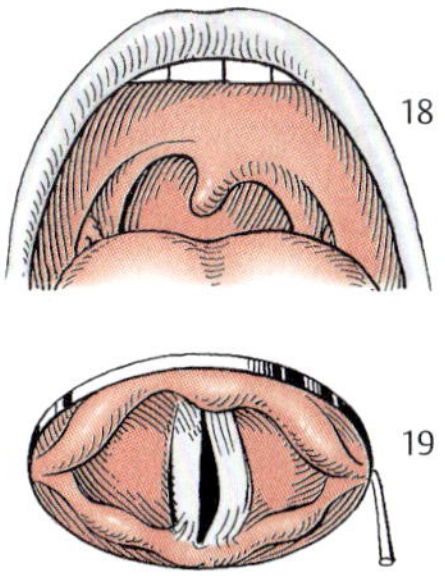

F Position du voile du palais et des plis vocaux après une paralysie du nerf vague gauche

Nerf glosso-pharyngien (A-E)

Le **IXe nerf crânien** assure l'innervation sensitive de l'*oreille moyenne*, d'une partie de la *langue* et du *pharynx*, ainsi que l'innervation motrice des *muscles du pharynx*. Il contient des fibres motrices, viscéro-motrices (parasympathiques), viscéro-sensitives et gustatives. Il émerge de la moelle allongée en arrière de l'olive immédiatement au-dessus du nerf vague et quitte le crâne avec le nerf vague par le *foramen jugulaire* (**B1**). Dans le foramen, il présente un **ganglion supérieur** (**B2**) et après sa traversée un gros **ganglion inférieur** (ganglion pétreux) (**B3**). Il décrit une courbe latéralement à l'artère carotide interne et au pharynx, jusqu'à la racine de la langue où il se divise en plusieurs branches terminales.

Les **fibres motrices** (**A-B4**) viennent de la partie crâniale du **noyau ambigu** (**A-B5**), les fibres **viscéro-efférentes** (sécrétoires) (**A-B6**) du **noyau salivaire inférieur** (**A-B7**). Les neurones des fibres **viscéro-sensitives** (**A-B8**) et des **fibres gustatives** (**A-B9**) sont situés dans le *ganglion inférieur* et descendent dans le **tractus solitaire** (**B10**) pour se terminer à différents niveaux dans le **noyau solitaire** (**A-B11**).

La première branche, le **nerf tympanique** (**B12**), vient du ganglion inférieur et véhicule des fibres viscéro-sensitives et des fibres préganglionnaires sécrétoires dans la fossette pétreuse (*fossula petrosa*). Il traverse le canalicule tympanique, arrive dans la *cavité tympanique* où il reçoit des fibres sympathiques du plexus carotidien par l'intermédiaire du nerf carotico-tympanique, et forme le **plexus tympanique**. Il assure l'innervation sensitive de la muqueuse de la cavité tympanique et de la trompe auditive (Eustache) (**C**). Les fibres sécrétoires cheminent dans le nerf petit pétreux et gagnent le ganglion otique (*voir* p. 130).

En dehors des connexions avec le nerf vague, le nerf facial et le sympathique, le ganglion inférieur donne le **rameau du sinus carotidien** (viscéro-sensitif) (**B13**) qui descend vers la bifurcation carotidienne et se termine dans la paroi du sinus carotidien (**B14**) et dans le glomus carotidien (**B15**) (*voir* Tome 2).

Le nerf conduit les influx provenant des *mécanorécepteurs* du sinus et des *chémorécepteurs* du glomus vers la moelle allongée et par des collatérales au noyau dorsal du nerf vague (partie afférente du réflexe du sinus carotidien). Du noyau dorsal du nerf vague, partent des fibres préganglionnaires pour les groupes de neurones de la région cardiaque, dont les axones (fibres post-ganglionnaires parasympathiques) se terminent sur le nœud sinu-atrial et le nœud atrio-ventriculaire (partie efférente du réflexe du sinus carotidien). Par l'intermédiaire de ce système, la pression artérielle et le rythme cardiaque sont enregistrés et régulés.

Le nerf donne aussi les **rameaux pharyngiens** (**B16**), qui, avec les rameaux issus du nerf vague, forment le plexus pharyngien qui participe à l'innervation sensitive (**E**) et motrice du pharynx. Une branche motrice, le **rameau musculaire stylo-pharyngien** (**B17**) innerve le M. stylo-pharyngien et quelques **rameaux tonsillaires** (**D18**), sensitifs, se dirigent vers les tonsilles et le voile du palais. Au-dessous des tonsilles, le nerf se divise en **rameaux liguaux** (**D19**) qui assurent l'innervation sensitive et sensorielle du tiers postérieur de la langue, y compris les papilles circumvallées (**D20**).

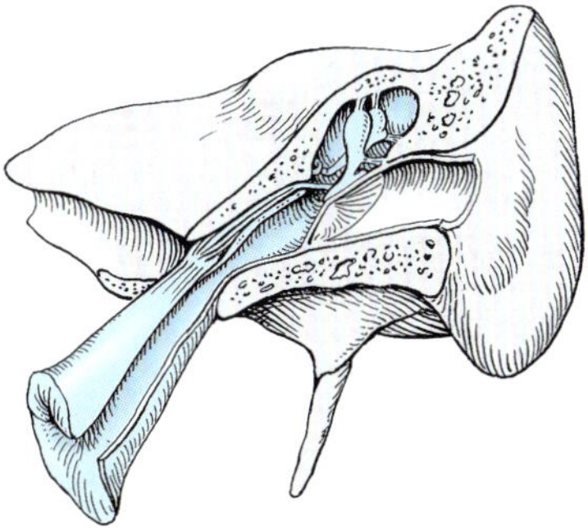

C Innervation sensitive de l’oreille moyenne

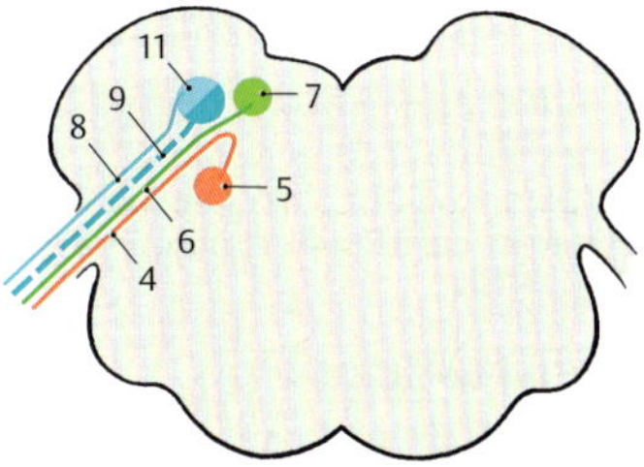

A Nerf glosso-pharyngien : noyaux

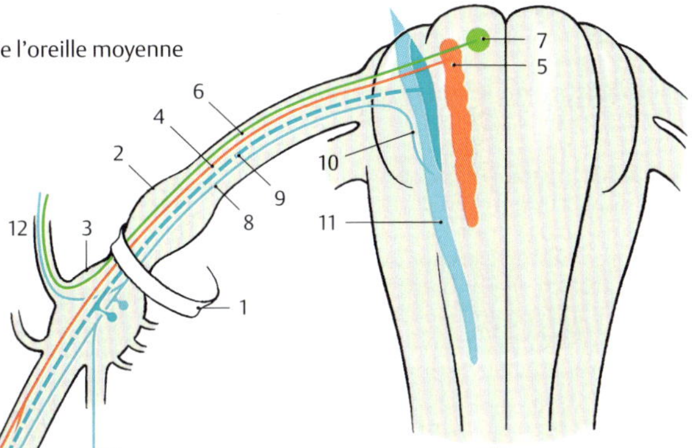

B Nerf glosso-pharyngien : origine apparente

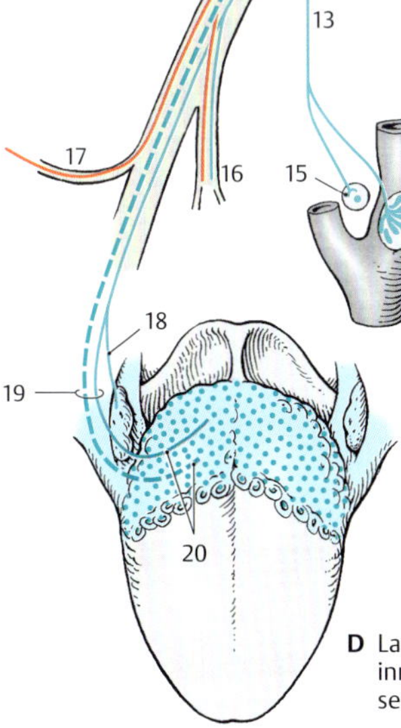

D Langue : innervation sensitive et goût

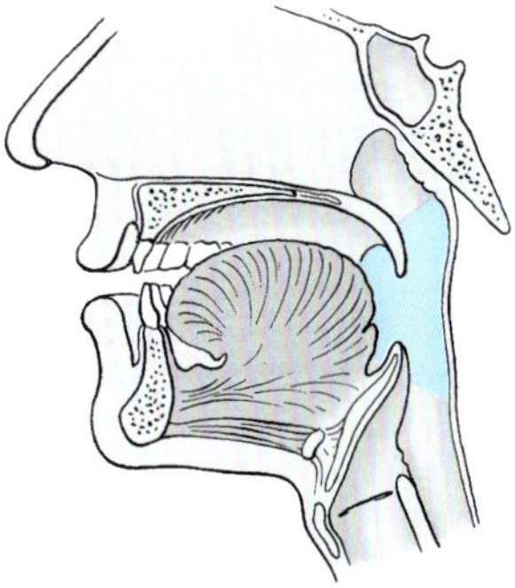

E Pharynx : innervation sensitive

Nerf vestibulo-cochléaire (A, B)

Le **VIIIe nerf crânien** est un nerf afférent composé de deux parties : la racine cochléaire pour l'**organe de l'ouïe,** et la racine vestibulaire pour l'**organe de l'équilibre**.

Racine cochléaire (A)

Les fibres du nerf naissent du **ganglion spiral** (**A1**), une bande de corps cellulaires suivant l'enroulement en spirale de la cochlée. Les prolongements périphériques des neurones se terminent sur les cellules ciliées de l'*organe de Corti* ; les prolongements centraux forment de petits faisceaux constituant le **tractus spiral criblé** (**A2**) et qui se réunissent au plancher du méat acoustique interne pour former la **racine cochléaire** (**A3**). Celle-ci traverse le méat acoustique interne vers l'intérieur du crâne, dans la même gaine conjonctive que la racine vestibulaire (**B**). Lors de la pénétration du VIIIe nerf crânien dans la moelle allongée au niveau du trigone ponto-cérébelleux, la racine cochéaire est dorsale et la racine vestibulaire ventrale.

Les fibres cochléaires se terminent dans le **noyau cochléaire ventral** (**A4**) et le **noyau cochléaire dorsal** (**A5**). Les fibres venant du noyau cochléaire ventral croisent la ligne médiane (**corps trapézoïde**) (**A6**) (*voir* p. 110 AB15) et montent dans le **lemnisque latéral** (**A8**) (voies auditives centrales, *voir* p. 382) bien que certaines d'entre elles fassent relais dans les noyaux du corps trapézoïde (**A7**). Les fibres venant du noyau cochléaire dorsal croisent et forment les **stries médullaires** (stries acoustiques dorsales) qui cheminent au plancher du quatrième ventricule et montent ensuite dans le lemnisque latéral.

Racine vestibulaire (B)

Les fibres de cette racine viennent des neurones bipolaires du **ganglion vestibulaire** (**B9**) qui est situé au fond du méat acoustique interne. Les prolongements périphériques des neurones se terminent sur l'épithélium sensoriel des canaux semi-circulaires (**B10**), du saccule (**B11**) et de l'utricule (**B12**) (*voir* p. 380 D).

Les prolongements centraux s'unissent en une **racine vestibulaire** (**B13**) et se terminent dans les noyaux vestibulaires de la moelle allongée, après s'être divisés en une branche ascendante et une branche descendante. Une petite partie d'entre elles gagne directement le cervelet via le pédoncule cérébelleux inférieur (corps restiforme).

Les noyaux vestibulaires sont situés au plancher du quatrième ventricule sous le récessus latéral : **noyau supérieur** (Bechterew) (**B14**), **noyau médial** (Schwalbe) (**B15**), **noyau latéral** (Deiters) (**B16**), **noyau inférieur** (**B17**). Les fibres vestibulaires primaires se terminent surtout dans le noyau vestibulaire médial. Les fibres vestibulaires secondaires naissent des noyaux vestibulaires et se dirigent vers le cervelet, les noyaux oculo-moteurs et la moelle spinale (**tractus vestibulo-spinal** (**B18**).

La **fonction de l'appareil vestibulaire** a une importance primordiale dans l'équilibre et le maintien de la *station érigée*. Cette fonction est assurée par les tractus vestibulo-cérébelleux et vestibulo-spinal. Le tractus vestibulo-spinal contrôle le *tonus musculaire* des différentes parties du corps. L'appareil vestibulaire a un rôle particulièrement important dans le contrôle des *mouvements de la tête* et dans la *stabilité du regard* lors des mouvements (voies vers les noyaux oculomoteurs) (*voir* p. 386).

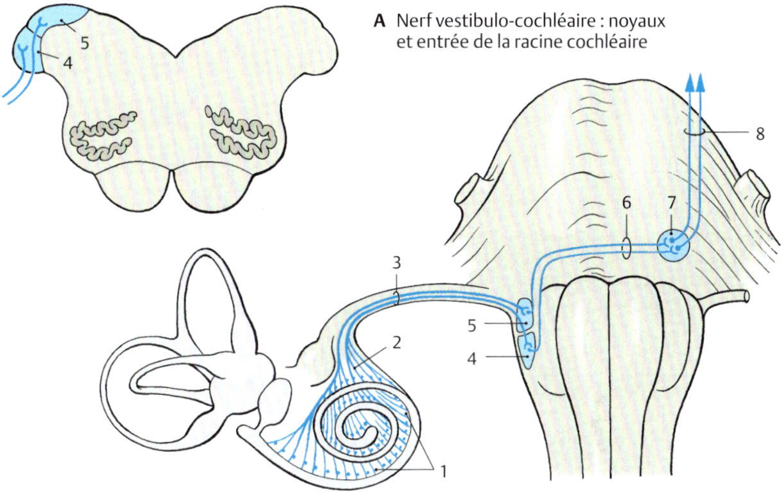

A Nerf vestibulo-cochléaire : noyaux et entrée de la racine cochléaire

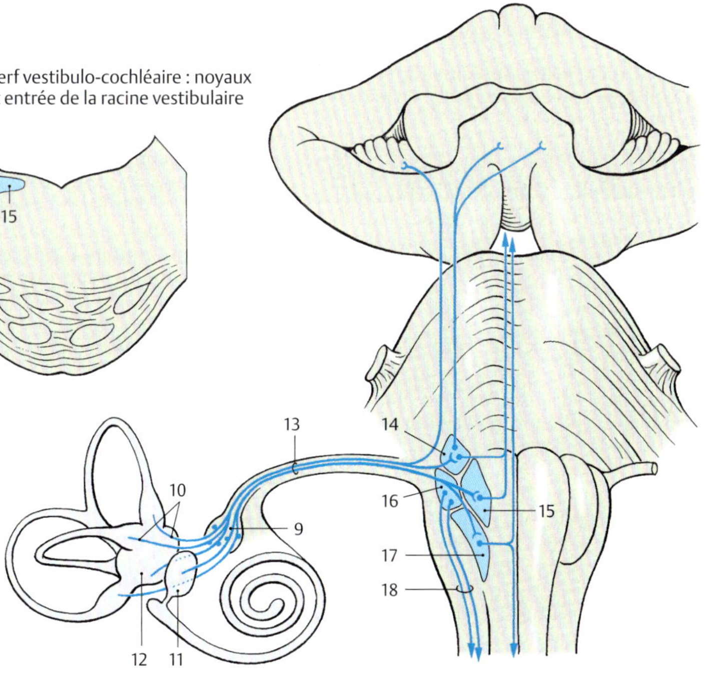

B Nerf vestibulo-cochléaire : noyaux et entrée de la racine vestibulaire

Nerf facial (A-F)

Le **VIIe nerf crânien** comporte des fibres motrices pour les muscles de la mimique et un faisceau de fibres nerveuses : le nerf intermédiaire, qui émerge de façon distincte du tronc cérébral et véhicule des fibres gustatives et des fibres viscéro-efférentes sécrétoires (parasympathiques). Les **fibres motrices** (**A-B1**) viennent des gros neurones multipolaires du **noyau du nerf facial** (**A-B2**). Elles décrivent une courbe autour du *noyau du nerf abducens* (**A-B3**), forment le genou interne du nerf facial et émergent à la face latérale de la moelle allongée au bord inférieur du pont. Les noyaux des **fibres sécrétoires préganglionnaires** (**A-B4**) forment le **noyau salivaire supérieur** (**A-B5**). Les **fibres gustatives** (**A-B6**), dont les neurones pseudo-unipolaires sont situés dans le **ganglion géniculé** (**B-C7**), se terminent dans la partie crâniale du **noyau solitaire** (**A-B8**). Les fibres viscéro-efférentes et gustatives ne forment pas de courbe autour du noyau du nerf abducens, mais rejoignent directement la partie descendante du nerf et constituent le **nerf intermédiaire** (**B9**) qui émerge entre le nerf facial et le nerf vestibulo-cochléaire.

Les deux parties du nerf traversent le *méat acoustique interne* (partie pétreuse de l'os temporal ; *voir* Tome 1) et forment un tronc nerveux qui chemine dans le canal facial. Au niveau du genou externe du nerf facial dans la partie pétreuse de l'os temporal, se place le *ganglion géniculé* (**B-C7**). Le canal passe ensuite au-dessus de la cavité tympanique (*voir* p. 370 A10) et s'abaisse caudalement vers le *foramen stylo-mastoïdien* (**B-C10**) par lequel le nerf sort du crâne. Il se divise en ses branches terminales (**plexus parotidien**) (**E11**) dans la glande parotide.

Dans le *canal facial*, le nerf donne le nerf grand pétreux (**B-C12**), le nerf du M. stapédien (**B-C13**) et la corde du tympan (**B-C14**). Le **nerf grand pétreux** (fibres préganglionnaires sécrétoires pour la glande lacrymale, les glandes nasales et les glandes palatines) naît du ganglion géniculé, arrive à l'intérieur du crâne après avoir traversé le hiatus du canal du nerf grand pétreux à la face antéro-supérieure de la partie pétreuse de l'os temporal. Puis, il traverse le foramen déchiré et le canal ptérygoïdien pour atteindre le *ganglion ptérygo-palatin* (**C15**). Le **nerf stapédien** innerve le M. stapédien dans l'oreille moyenne. La **corde du tympan** (**B-C14**) [fibres gustatives des deux tiers antérieurs de la langue (**D**), fibres préganglionnaires pour les glandes submandibulaire et sublinguale ainsi que pour différentes glandes linguales] naît en amont du foramen stylo-mastoïdien, traverse la cavité tympanique sous la muqueuse (*voir* p. 368 A22) puis la fissure pétro-tympanique et s'anastomose avec le *nerf lingual* (**C16**).

Avant de pénétrer dans la glande parotide, le nerf facial donne le **nerf auriculaire postérieur** (**E17**) et une branche pour le ventre postérieur du *M. digastrique* (**C-E18**) et pour le *M. stylo-hyoïdien* (**C19**). Du plexus parotidien naissent les *rameaux temporaux* (**E20**), les rameaux zygomatiques (**E21**), les *rameaux buccaux* (**E20**), le *rameau marginal de la mandibule* (**E23**) et le *rameau du cou* (**E24**) pour le M. platysma (*voir* Tome 1). Les branches innervent l'ensemble des muscles de la mimique.

Les branches du rameau du cou qui sont situées sous le platysma, s'anastomosent avec les branches sensitives du nerf transverse du cou (*voir* p. 72 BC17) et forment l'*anse cervicale superficielle*. Les branches qui en sont issues sont à la fois sensitives et motrices. Les ramifications terminales des rameaux temporaux, buccaux et du rameau marginal de la mandibule forment, avec les branches du nerf trijumeau, des plexus analogues.

Remarques cliniques. Une lésion du nerf se manifeste par une paralysie flasque de tous les muscles de l'hémiface atteinte. La commissure labiale tombe, l'occlusion de l'œil est impossible (**F**) et il persiste une *hyperacousie* (*voir* p. 370). Paralysie faciale centrale, *voir* p. 140.

C25 Ganglion trigéminal.

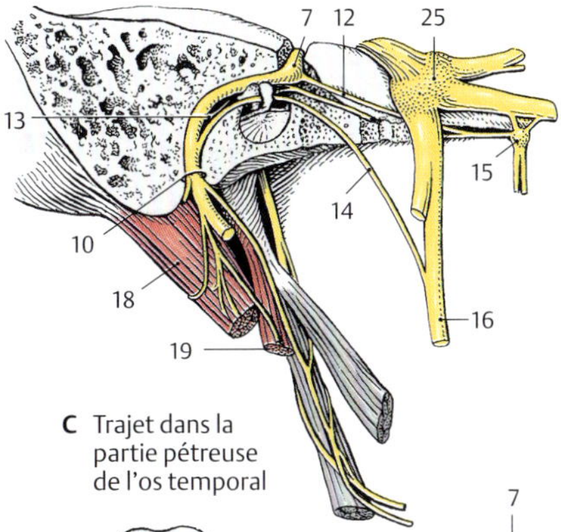

C Trajet dans la partie pétreuse de l'os temporal

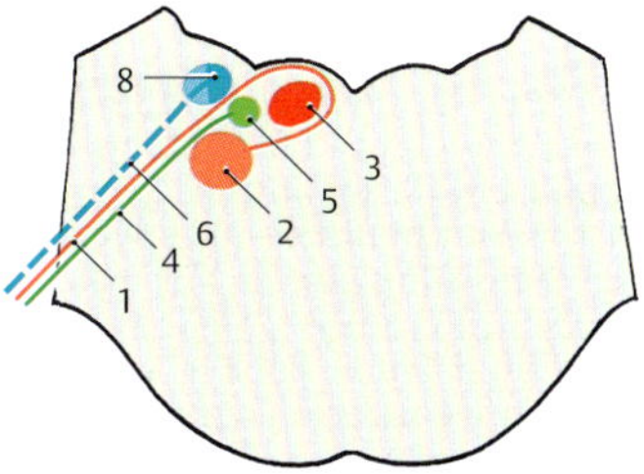

A Nerf facial : noyaux

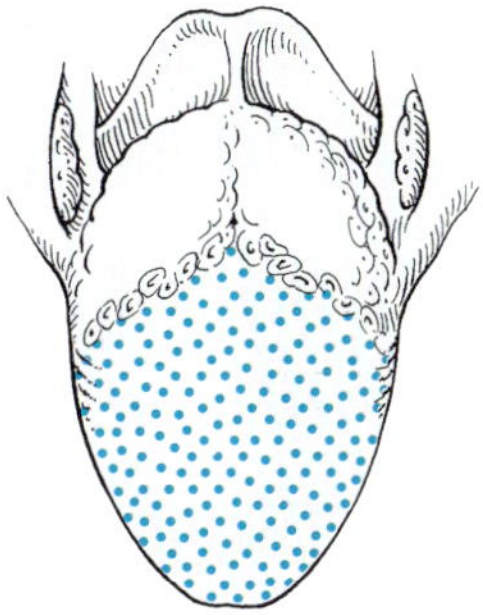

D Langue : goût

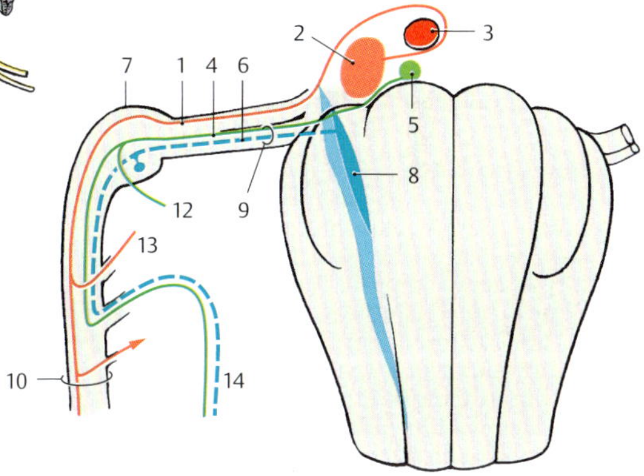

B Nerf facial : origine apparente

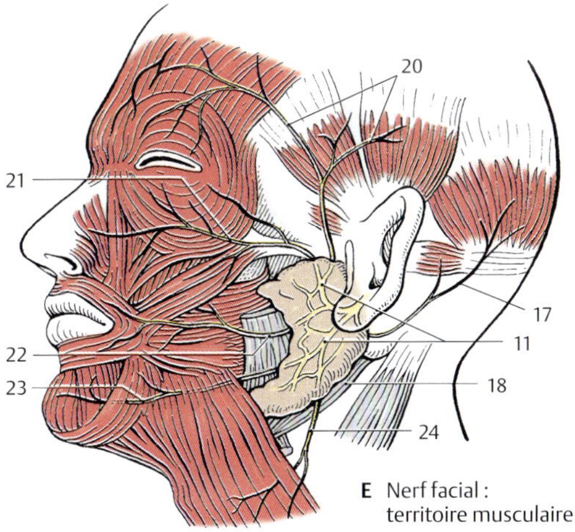

E Nerf facial : territoire musculaire

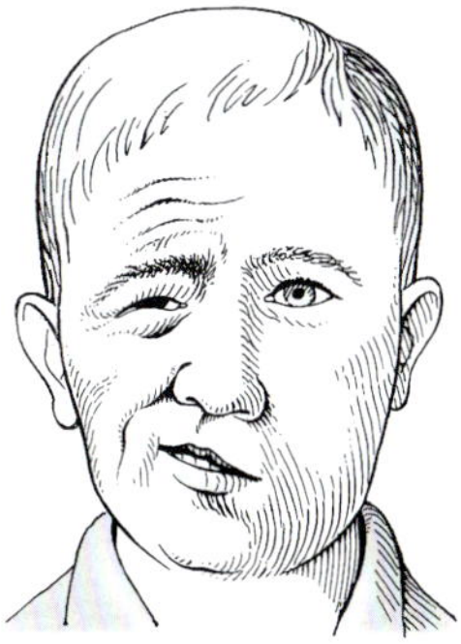

F Paralysie faciale gauche

Nerf trijumeau (A-F)

Le Ve **nerf crânien** véhicule des fibres sensitives pour la peau et les muqueuses de la face et des fibres motrices pour les muscles masticateurs, le M. mylo-hyoïdien, le ventre antérieur du M. digastrique et probablement aussi pour le M. tenseur du voile du palais et pour le M. tenseur du tympan. Il émerge du pont par une grosse **racine sensitive** (portion majeure) et par une petite **racine motrice** et se dirige vers l'avant sur la portion pétreuse de l'os temporal. Le ganglion trigéminal (ganglion semi-lunaire ou de Gasser) repose dans une poche de dure-mère, le cavum trigéminal et donne trois branches : le nerf ophtalmique, le nerf maxillaire et le nerf mandibulaire (*voir* p. 104 A14-A16).

Les **fibres sensitives** (**B1**) naissent des neurones pseudo-unipolaires du **ganglion trigéminal** (**B-E2**) et leurs prolongements centraux se terminent dans les noyaux sensitifs du nerf trijumeau. Dans le **noyau pontique du nerf trijumeau** (noyau principal) (**A-B3**) se terminent les fibres de la **sensibilité épicritique** (*voir* p. 326), dans le **noyau spinal du nerf trijumeau** (**B-C4**) les fibres de la **sensibilité protopathique** (*voir* p. 328). Les fibres du **tractus spinal** (**B5**) descendent jusqu'à la moelle spinale cervicale haute et se terminent de façon somatotopique (**C**) : les fibres de la région péri-orale se terminent crânialement et les fibres des régions cutanées adjacentes plus caudalement (arrangement en peau d'oignon des territoires sensitifs centraux). Le **tractus mésencéphalique** (**B6**) véhicule la *sensibilité proprioceptive* des muscles masticateurs.

Le **noyau mésencéphalique du nerf trijumeau** (**A-B7**) se compose de cellules nerveuses pseudo-unipolaires dont les prolongements traversent le ganglion trigéminal sans y faire relais. Ce sont les seules fibres sensitives dont les corps cellulaires ne sont pas situés dans un ganglion en dehors du SNC, mais dans un noyau du tronc cérébral représentant ainsi un « ganglion » dans l'encéphale.

Les **fibres motrices** naissent des grandes cellules multipolaires du **noyau moteur du nerf trijumeau** (**A-B8**).

Innervation muqueuse (D)

Le *nerf ophtalmique* innerve la muqueuse du sinus frontal et du sinus sphénoïdal et la paroi du septum nasal (**D9**), le *nerf maxillaire*, le sinus maxillaire, la muqueuse des cornets nasaux, du palais et des gencives (**D10**) et le *nerf mandibulaire*, la partie inférieure de la cavité orale (**D11**) et les joues.

Nerf ophtalmique (E)

Le nerf ophtalmique (**E12**) donne un rameau récurrent, rameau tentoriel, et se divise en *nerf lacrymal* (**E13**), *nerf frontal* (**E14**) et *nerf naso-ciliaire* (**E15**). Ces branches atteignent l'orbite par la fissure orbitaire supérieure. Le nerf naso-ciliaire traverse la partie médiale de la fissure et les deux autres branches la partie latérale.

Le **nerf lacrymal** se dirige vers la glande lacrymale (**E16**) et assure l'innervation cutanée de l'angle latéral de l'œil. Il véhicule des fibres post-ganglionnaires parasympathiques sécrétoires pour la glande lacrymale provenant d'une anastomose avec un rameau communicant venant du *nerf zygomatique*.

Le **nerf frontal** se divise en **nerf supra-trochléaire** (**E17**) (pour l'angle médial de l'œil) et en **nerf supra-orbitaire** (**E18**) qui traverse l'*incisure supra-orbitaire* (pour la conjonctive, la paupière supérieure et la peau du front).

Le **nerf naso-ciliaire** chemine vers l'angle médial de l'œil qu'il innerve avec sa branche terminale, le **nerf infratrochléaire** (**E19**). Il donne les branches suivantes : un rameau communicant avec le *ganglion ciliaire* (**E20**), les **nerfs ciliaires longs** (**E21**) pour le bulbe de l'œil, le **nerf ethmoïdal postérieur** (**E22**) pour le sinus sphénoïdal et le sinus ethmoïdal, et le **nerf ethmoïdal antérieur** (**E23**) qui traverse le *foramen ethmoïdal antérieur* sur la lame criblée de l'os ethmoïde qu'il traverse pour gagner la cavité nasale. Sa branche terminale, le *rameau nasal externe*, assure l'innervation cutanée du dos et de la pointe du nez.

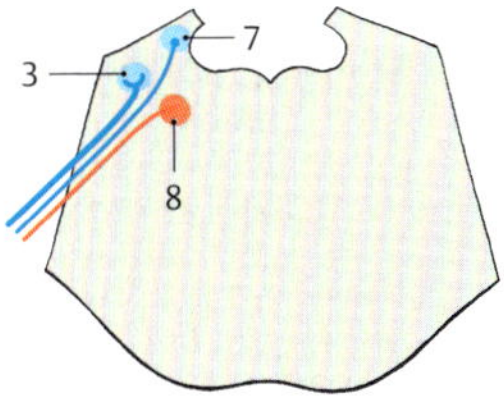

A Nerf trijumeau : noyaux

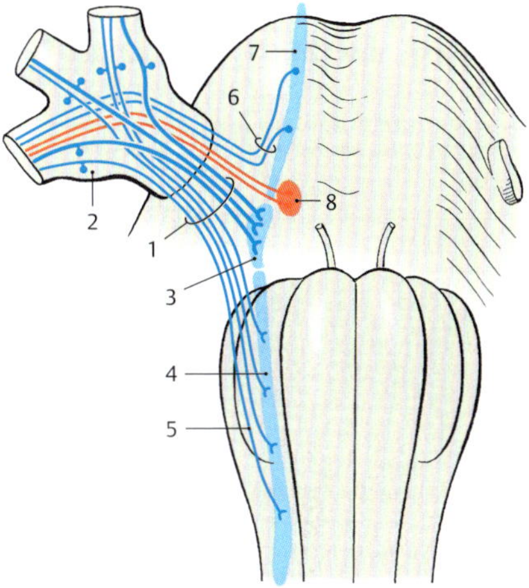

B Nerf trijumeau : origine apparente

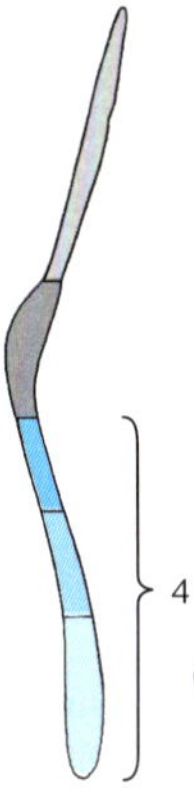

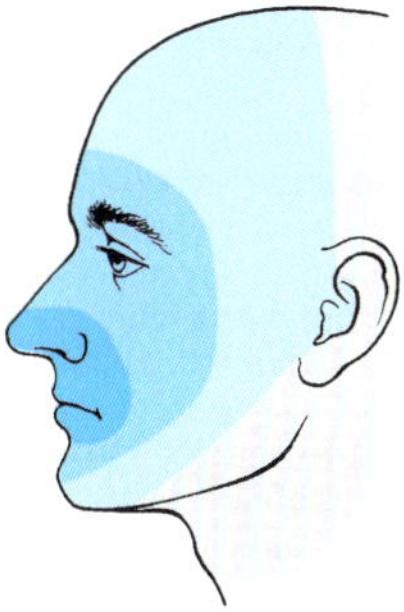

C Somatotopie du noyau spinal du nerf trijumeau (d'après Déjerine)

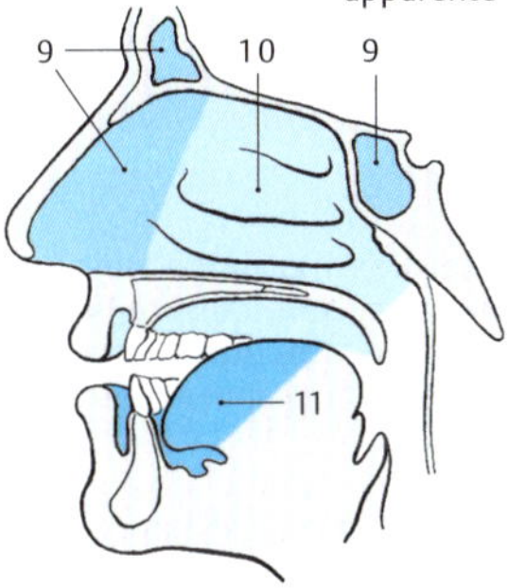

D Innervation sensitive muqueuse

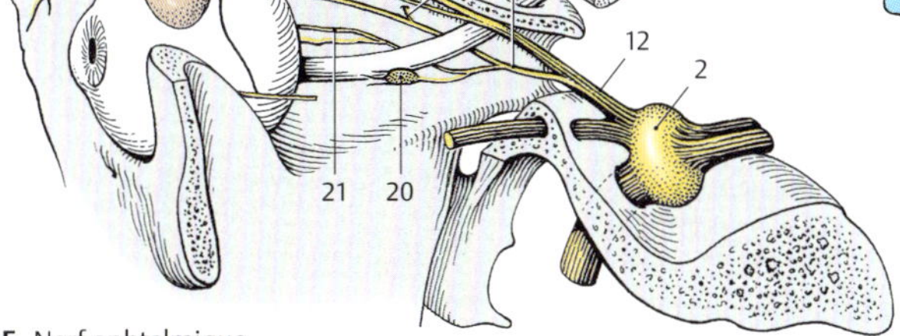

E Nerf ophtalmique (d'après Feneis)

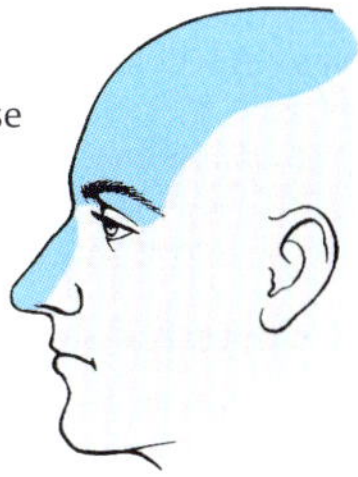

F Nerf ophtalmique : innervation cutanée

Nerf trijumeau (A-E) (*suite*)

Nerf maxillaire (A, B)

Le nerf maxillaire (**A1**), après avoir donné un rameau méningé, traverse le *foramen rond* (**A2**), débouche dans la fosse ptérygo-palatine où il se divise en nerf zygomatique, en rameaux ganglionnaires et en nerf infra-orbitaire.

Le **nerf zygomatique** (A3) passe à travers la fissure orbitaire inférieure et arrive à la paroi latérale de l'orbite. Il donne le rameau communicant du nerf lacrymal (fibres post-ganglionnaires parasympathiques venant du ganglion ptérygo-palatin et sécrétoires pour la glande lacrymale) et se divise en **rameau zygomatico-temporal** (**A4**) pour la région temporale et en **rameau zygomatico-facial** (**A5**) pour la peau au-dessus de l'arcade zygomatique.

Les **rameaux ganglionnaires** (A6) sont deux ou trois petites branches qui se jettent dans le ganglion ptérygo-palatin (*voir* p. 128 A10). Les fibres véhiculent la sensibilité de la partie haute du pharynx, de la cavité nasale, du palais dur et du voile du palais.

Le **nerf infra-orbitaire** (A7) atteint l'orbite par la fissure orbitaire inférieure, puis atteint la joue par le canal infra-orbitaire (**A8**) où il innerve les téguments situés entre la paupière inférieure et la lèvre supérieure. Il donne les **nerfs alvéolaires supérieurs postérieurs** (**A9**) pour les molaires, le **nerf alvéolaire supérieur moyen** (**A10**) pour les prémolaires, les **nerfs alvéolaires supérieurs antérieurs** (**A11**) pour les canines et les incisives. Ces nerfs forment le **plexus dentaire supérieur**, au-dessus des alvéoles.

Nerf mandibulaire (C-F)

Après sa traversée du foramen ovale et après avoir donné un rameau méningé (**C12**), le nerf se divise dans la fosse infra-temporale en nerf auriculo-temporal, nerf lingual, nerf alvéolaire inférieur, nerf buccal et branches purement motrices.

Les **branches purement motrices** quittent le nerf tout de suite après sa traversée du foramen ovale ; le **nerf massétérique** (**C13**) pour le M. masséter (**F14**), les **nerfs temporaux profonds** (**C15**) pour le M. temporal (**F16**) et les nerfs ptérygoïdiens (**C17**) pour les M. ptérygoïdiens (**F18**). Les fibres motrices pour le M. tenseur du tympan et pour le M. tenseur du voile du palais vont au ganglion otique (*voir* p. 130 AB1) et le quittent sous le nom de **nerf du muscle tenseur du tympan** et **nerf du muscle tenseur du voile du palais**.

Le **nerf auriculo-temporal** (**C19**) (pour la peau de la région temporale, du méat acoustique externe et du tympan) naît le plus souvent par deux racines qui enserrent l'artère méningée moyenne (*voir* p. 130 A15) et qui se réunissent ensuite pour former le nerf. Le **nerf lingual** (**C20**) décrit une courbe vers la racine de la langue. Il innerve au plan sensitif les deux tiers antérieurs de la langue (**D**). Il reçoit les fibres gustatives de la corde du tympan (nerf facial). Le **nerf alvéolaire inférieur** (**C21**) véhicule des fibres motrices pour le M. mylo-hyoïdien et pour le ventre antérieur du M. digastrique, mais aussi des fibres sensitives qui pénètrent dans le canal mandibulaire en abandonnant de nombreux **rameaux dentaires inférieurs** (**C22**) pour les dents mandibulaires. La branche cutanée du nerf, le **nerf mentonnier** (**C23**), traverse le foramen mentonnier et assure l'innervation sensitive des téguments du menton, de la lèvre inférieure et de la peau recouvrant le corps de la mandibule (**E**). Le **nerf buccal** (**C24**) traverse le M. buccinateur (**C25**) et innerve la muqueuse de la joue.

B-C26 Ganglion trigéminal.

Remarques cliniques. Des accès douloureux provoqués par des stimulations extérieures (p. ex. le froid) dans le territoire des branches du nerf trijumeau sont qualifiés de *névralgie du trijumeau*. Pour l'odontologiste, la connaissance précise de l'innervation sensitive des dents est une condition préalable. L'anesthésie tronculaire se fait par l'injection d'un anesthésique sur le trajet des branches du trijumeau. Ainsi, pour l'anesthésie mandibulaire on repère le bord du ramus mandibulaire, on perfore le M. buccinateur et on oriente l'aiguille d'injection en direction du nerf alvéolaire inférieur.

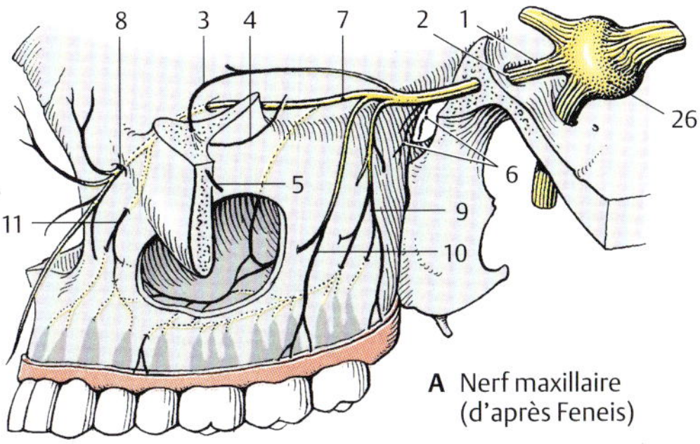

A Nerf maxillaire (d'après Feneis)

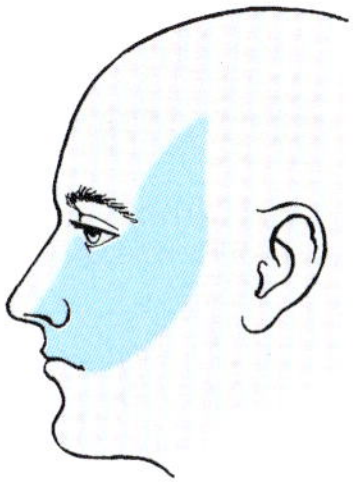

B Nerf maxillaire : innervation cutanée

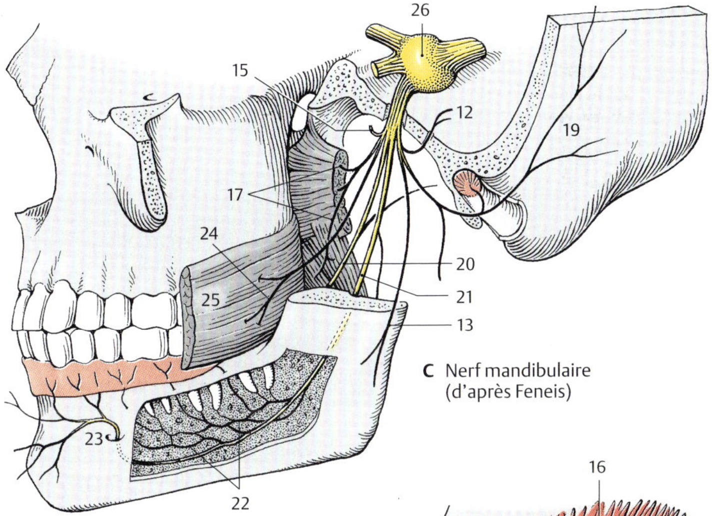

C Nerf mandibulaire (d'après Feneis)

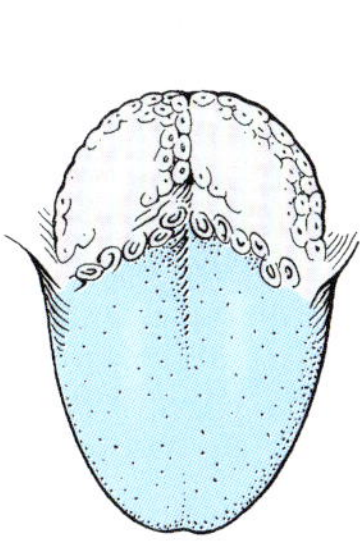

D Nerf mandibulaire : innervation sensitive de la langue

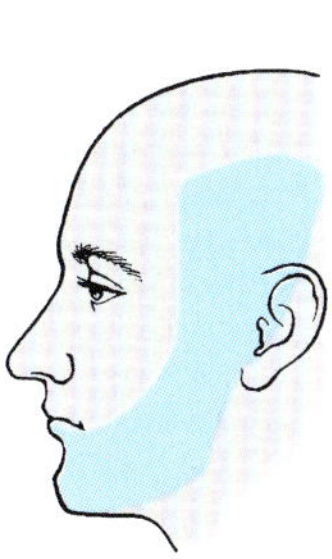

E Nerf mandibulaire : innervation cutanée

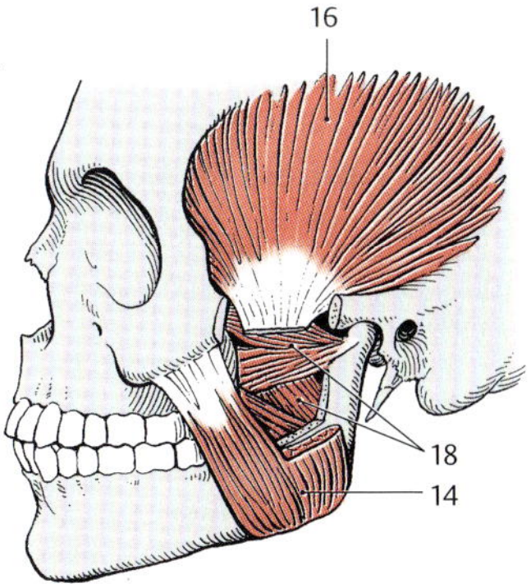

F Nerf mandibulaire : innervation musculaire

Ganglions parasympathiques

Les fibres des noyaux viscéro-efférents (viscéro-moteurs et sécrétoires) font synapse avec les fibres post-ganglionnaires dans les ganglions parasympathiques. Chaque ganglion a une *racine sympathique* (qui fait synapse dans les ganglions de la chaîne sympathique, *voir* p. 298) en plus d'une *racine parasympathique* (fibres préganglionnaires) et d'une *racine sensitive* dont les fibres traversent le ganglion sans faire synapse. Les fibres qui quittent le ganglion contiennent ainsi des fibres sympathiques, parasympathiques et sensitives.

Ganglion ciliaire (A, B)

Le ganglion ciliaire (**A-B1**) est un petit nodule aplati siégeant latéralement au nerf optique dans l'orbite. Ses fibres parasympathiques, issues du noyau oculo-moteur accessoire (d'Edinger-Westphal), cheminent dans le *nerf oculo-moteur* (**A-B2**) et atteignent le ganglion en constituant la *racine oculo-motrice* (**A-B3**) (racine parasympathique). Elles font relais dans le ganglion ciliaire. Les fibres préganglionnaires sympathiques naissent de la corne latérale de la moelle spinale C8-Th2 (**centre cilio-spinal**) (**B4**) et font relais dans le *ganglion cervical supérieur* (**B5**). Les fibres post-ganglionnaires remontent dans le *plexus carotidien* (**B6**) et forment la *racine sympathique* (**B7**) du ganglion ciliaire où cependant elles ne font pas relais. Les fibres sensitives proviennent du *nerf naso-ciliaire* (**A-B8**).

Les **nerfs ciliaires courts** (**A-B9**) naissent du ganglion ciliaire et perforent la sclére pour atteindre l'intérieur du bulbe de l'œil. Leurs fibres parasympathiques innervent le M. ciliaire (accommodation) et le M. sphincter de la pupille, leurs fibres sympathiques innervent le muscle dilatateur de la pupille (*voir* p. 362).

Remarques cliniques. La pupille est innervée par des fibres parasympathiques (mydriase) et par des fibres sympathiques (myosis) qui sont antagonistes. Une lésion du centre cilio-spinal ou des racines **spinales C8-Th1 (paralysie du plexus inférieur**, *voir* **p.** 74) produit une *contraction homolatérale de la pupille.*

Ganglion ptérygo-palatin (A, B)

Le ganglion ptérygo-palatin (**A-B10**) est situé à la face antérieure de la fosse ptérygo-palatine sous le *nerf maxillaire* (**A-B11**) qui donne les **rameaux ganglionnaires** (nerfs ptérygo-palatins) (**A-B12**) au ganglion (racine sensitive). Les fibres parasympathiques sécrétoires venant du noyau salivaire supérieur cheminent dans le *nerf facial* (nerf intermédiaire) (**A-B13**) qu'elles quittent au niveau du genou du nerf facial pour s'engager dans le **nerf grand pétreux** (**A-B14**). Le nerf quitte la base du crâne par le foramen déchiré et atteint le ganglion par le canal ptérygoïdien (racine parasympathique). Les fibres sympathiques du plexus carotidien donnent le **nerf pétreux profond** (racine sympathique) (**A-B15**), qui s'unit avec le nerf grand pétreux pour former le **nerf du canal ptérygoïdien** (**A-B16**).

Les branches qui en émergent véhiculent des fibres sécrétoires pour la glande lacrymale et pour les glandes de la muqueuse nasale. Les fibres parasympathiques (**B17**) pour la glande lacrymale (**A-B18**) font synapse dans le ganglion. Les fibres post-ganglionnaires cheminent dans les rameaux ganglionnaires (**A-B12**) vers le nerf maxillaire (**A-B11**) et atteignent la glande lacrymale par le nerf zygomatique (**A-B19**) et son anastomose (**A20**) au nerf lacrymal (**A21**).

Les fibres parasympathiques sécrétoires restantes cheminent dans les **rameaux orbitaires** (**B22**) vers les cellules ethmoïdales postérieures, dans les **rameaux nasaux postérieurs** et **latéraux** (**B23**) vers les cornets nasaux, dans le **nerf naso-palatin** sur la paroi du septum nasal et dans le canal incisif vers la partie antérieure du palais et dans les **nerfs palatins** (**A-B24**) vers le palais dur et le voile du palais.

Les *fibres gustatives* (**B25**) pour le voile du palais cheminent dans les nerfs palatins et le nerf grand pétreux.

A26 Ganglion trigéminal.

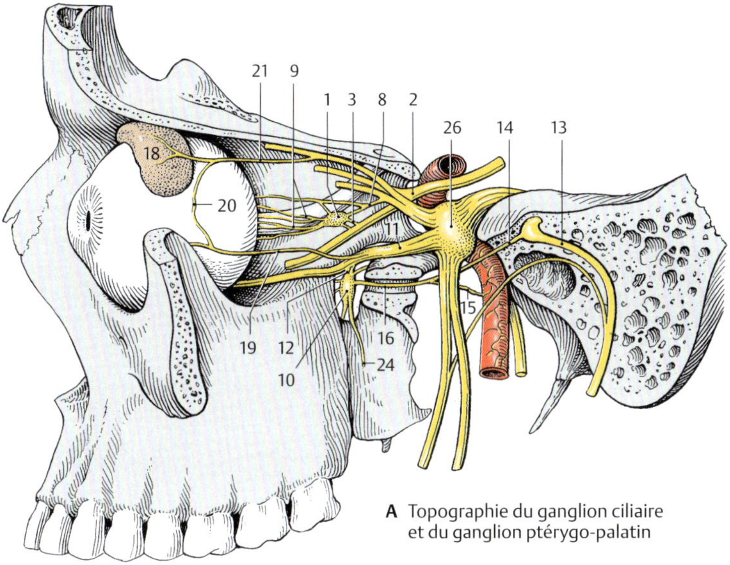

A Topographie du ganglion ciliaire et du ganglion ptérygo-palatin

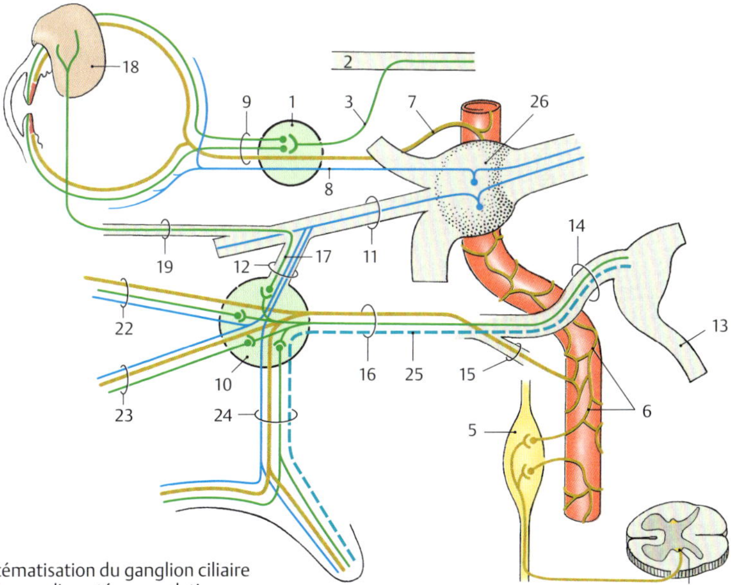

B Systématisation du ganglion ciliaire et du ganglion ptérygo-palatin

Ganglion otique (A, B)

Le ganglion otique (**A, B1**) est un corpuscule plat, situé sous le foramen ovale au bord médial du *nerf mandibulaire* (**A2**) dont les fibres sensitives et motrices (racine sensitivo-motrice) (**A-B3**) entrent dans le ganglion sans y faire synapse. Les fibres préganglionnaires parasympathiques viennent du noyau salivaire inférieur. Elles cheminent dans le nerf glosso-pharyngien et passent avec le nerf tympanique du ganglion inférieur du nerf glosso-pharyngien dans la fossette pétreuse vers la cavité tympanique. Les fibres quittent la cavité tympanique en une petite branche, le **nerf petit pétreux** (**A-B4**) (racine parasympathique), par le hiatus du canal du nerf petit pétreux. Le nerf chemine sous la dure-mère à la face supérieure de la partie pétreuse de l'os temporal et atteint le ganglion otique après avoir traversé le foramen déchiré. Les fibres de la *racine sympathique* (**A-B5**) viennent du plexus de l'artère méningée moyenne.

Les fibres motrices de la racine motrice du nerf trijumeau, qui traversent le ganglion, en sortent par le **nerf du muscle tenseur du voile du palais** (**B6**) (voile du palais) et par le **nerf du muscle tenseur du tympan** (**B7**) pour le M. tenseur du tympan qui tend la membrane tympanique. Les *fibres motrices* (**B8**) du nerf facial (VII), pour le M. élévateur du voile du palais, cheminent dans la corde du tympan (**A-B9**) et rejoignent le ganglion par le *rameau communicant de la corde du tympan* (**A-B10**). Elles traversent le ganglion sans faire synapse et passent par un rameau communicant (**A11**) dans le *nerf grand pétreux* (**A12**) pour atteindre le *ganglion ptérygo-palatin* (**A13**). Elles assurent l'innervation du palais par les nerfs palatins (**A14**).

Les fibres post-ganglionnaires parasympathiques sécrétoires passent avec les fibres sympathiques dans une anastomose avec le *nerf auriculo-temporal* (**A-B15**), puis dans une autre anastomose avec le *nerf facial* (**A-B16**) dont les branches se ramifient dans la *glande parotide* (**A-B17**). En dehors de la parotide, elles innervent les glandes buccales et labiales par l'intermédiaire du nerf buccal et du nerf alvéolaire inférieur.

Ganglion submandibulaire (A, B)

Le ganglion submandibulaire (**A-B18**) est situé avec quelques autres petits ganglions voisins au plancher de la cavité orale au-dessus de la *glande submandibulaire* (**A-B19**) au bord inférieur du *nerf lingual* (**A-B20**), avec lequel il est uni par plusieurs rameaux ganglionnaires. Ses fibres préganglionnaires parasympathiques (**B21**), qui viennent du noyau salivaire supérieur, cheminent dans le nerf facial (nerf intermédiaire et le quittent avec les fibres gustatives (**B22**) par la *corde du tympan* (**B9**). Elles passent ensuite dans le nerf lingual (**B20**) jusqu'au plancher de la cavité orale où elles atteignent le ganglion. Les fibres post-ganglionnaires sympathiques viennent du plexus de l'artère carotide externe et atteignent le ganglion par le *rameau sympathique* (**B23**), qui vient du plexus de l'artère faciale, et le traversent sans y faire relais.

Les fibres post-ganglionnaires parasympathiques et sympathiques cheminent en partie dans les rameaux glandulaires pour la *glande submandibulaire* et en partie dans le nerf lingual pour la *glande sublinguale* (**A-B24**) et les glandes des deux tiers antérieurs de la langue.

A25 Ganglion ciliaire.
A26 Ganglion trigéminal.

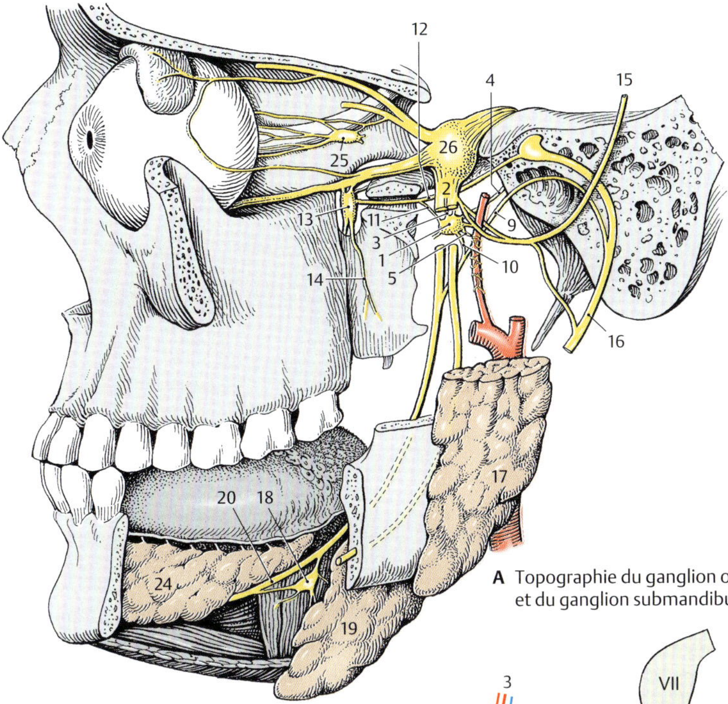

A Topographie du ganglion otique et du ganglion submandibulaire

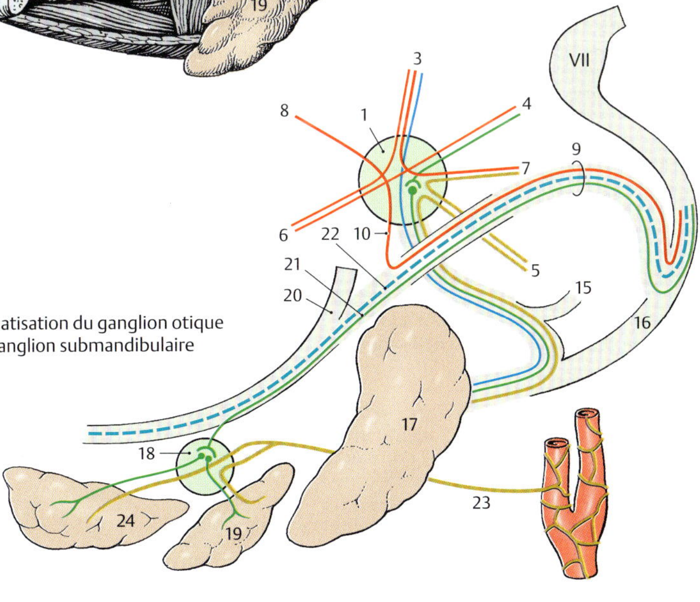

B Systématisation du ganglion otique et du ganglion submandibulaire

Mésencéphale

Division (A-C)

Le tronc cérébral a une structure semblable avec certaines particularités au niveau de la *moelle allongée* (**A1**), du *pont* (**A2**) et du *mésencéphale* (**A3**). La partie du tronc cérébral, la plus ancienne phylogénétiquement, commune aux trois parties et qui contient les noyaux des nerfs crâniens, est le **tegmentum** (calotte) (**A4**). Il est recouvert au niveau de la moelle allongée et du pont par le cervelet et au niveau du mésencéphale par le **tectum** (lame quadrijumelle) (**A5**). La partie basale du tronc cérébral contient principalement les grandes voies descendantes du télencéphale : elles forment les *pyramides* (**A6**) au niveau de la moelle allongée, le *pied* au niveau du pont (**A7**) et les *pédoncules cérébraux* (**A8**) au niveau du mésencéphale.

Le système ventriculaire subit un fort rétrécissement au niveau du mésencéphale et forme l'**aqueduc cérébral** (**A-D9**). La lumière du tube neural se rétrécit considérablement durant le développement à cause de l'augmentation de volume du tegmentum du mésencéphale (**B**). L'ancienne structure du tube neural reste intacte avec : ventralement les dérivés moteurs de la **lame basale**, le noyau du nerf oculomoteur (**B-C10**), le *noyau trochléaire* (pour les muscles oculo-moteurs), le *noyau rouge* (**C11**) et la *substance noire* (**C12**) (composée d'une partie externe et d'une partie interne) ; dorsalement les dérivés de la **lame alaire**, *tectum du mésencéphale* (lame quadrijumelle) (**C13**) (relais synaptique pour les voies auditives et optiques).

Coupe du mésencéphale au niveau des collicules inférieurs (D)

Dorsalement se trouve le *collicule inférieur* avec son noyau (noyau du collicule inférieur) (**D14**) (relais des voies auditives). Basalement, apparaissent la zone de transition entre le pont et les pédoncules cérébraux et les groupes de neurones les plus caudaux de la *substance noire* (**D15**). Au niveau de la partie médiane du tegmentum, en dessous de l'aqueduc, se trouve le *noyau du nerf trochléaire* composé de grandes cellules (**D16**), au-dessus duquel repose le *noyau tegmental dorsal* (**D17**). Plus latéralement, on trouve les cellules du *locus caeruleus* (**D18**) (un centre ponto-mésencéphalique noradrénergique, *voir* p. 100 B28). Au-dessus de lui sont regroupés les relativement gros neurones qui forment le *noyau mésencéphalique du nerf trijumeau* (**D19**). La partie latérale est occupée par le *noyau tegmental pédonculo-pontique* (**D20**). À la limite inférieure du tegmentum, se trouve le *noyau interpédonculaire* (**D21**), qui contient de nombreux neurones peptidergiques (surtout encéphalinergiques), au niveau duquel se termine le *tractus habénulo-pédonculaire* (tractus rétroflexe de Meynert), descendant du *noyau habénulaire* (*voir* p. 176 A11).

Le *lemnisque latéral* (**D22**) (*voir* p. 382 A5) se termine dans la partie ventrale du noyau du collicule inférieur (**D14**). Au bord latéral, les fibres du *pédoncule du collicule inférieur* (**D23**) se regroupent avant de se terminer dans le corps géniculé médial (tractus auditif central, *voir* p. 382). Dans la partie médiale, on trouve le *faisceau longitudinal médial* (**D24**) (*voir* p. 142) et la décussation des *pédoncules cérébelleux supérieurs* (**D25**) (*voir* p. 166 B5). Latéralement, on trouve les fibres du *lemnisque médial* (**D26**) (*voir* p. 140 B). Les fibres du *pédoncule cérébral* (**D27**) sont coupées transversalement et interrompues par de rares fibres du pont coupées longitudinalement.

D28 Substance grise centrale.

C29 Noyau d'Edinger-Westphal (noyau oculomoteur accessoire).

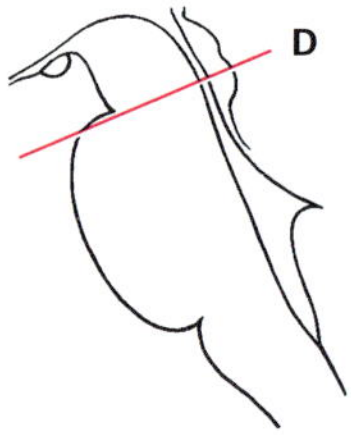

Niveau de coupe

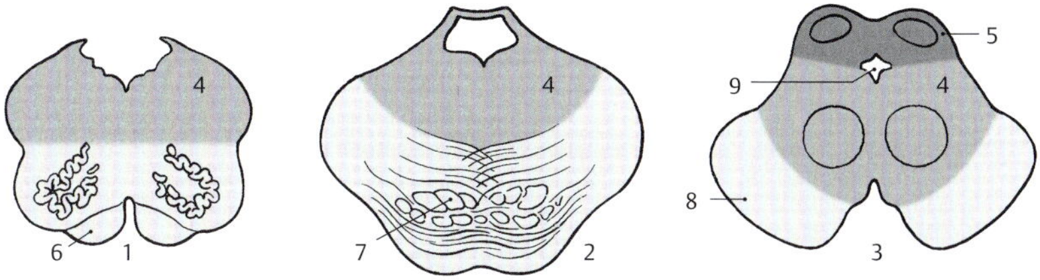

A Structure de la moelle allongée, du pont et du mésencéphale

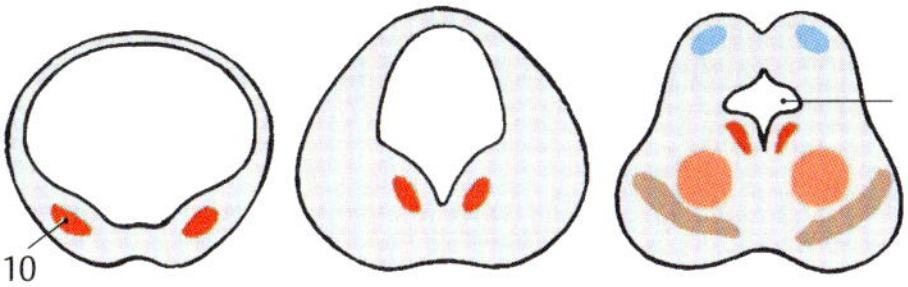

B Développement du mésencéphale

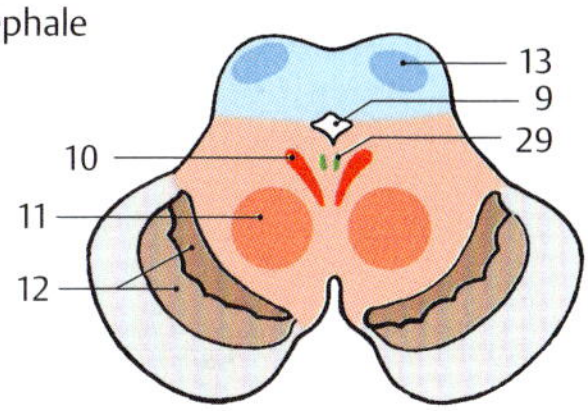

C Organisation des lames basales et alaires dans le mésencéphale

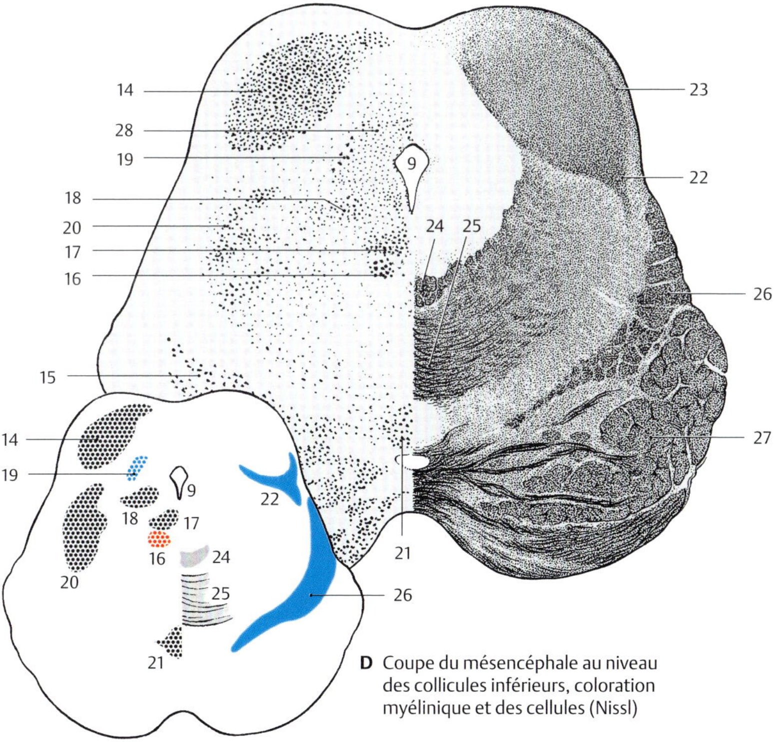

D Coupe du mésencéphale au niveau des collicules inférieurs, coloration myélinique et des cellules (Nissl)

Coupe du mésencéphale au niveau des collicules supérieurs (A)

Dorsalement, on voit la section des deux *collicules supérieurs* (**A1**). Chez les vertébrés inférieurs, ils constituent le centre le plus important des voies optiques, avec de nombreuses couches de neurones et fibres. Chez l'homme, ils sont seulement un relais synaptique pour les mouvements réflexes de l'œil et pour les réflexes pupillaires. Ils ont une structure rudimentaire en couches. Dans la *couche grise superficielle* (**A2**), se terminent les fibres issues du cortex cérébral occipital (*tractus cortico-tectal*) (**A3**). La *couche optique* (**A4**), qui est composée des fibres du tractus optique chez les vertébrés inférieurs, est chez l'homme composée de fibres venant du corps géniculé latéral. Les couches cellulaires et fibrillaires profondes peuvent être regroupées en *couche lemniscale* (**A5**) dans laquelle se terminent le tractus spino-tectal (*voir* p. 56 A5), les fibres des lemnisques médial et latéral et le faisceau de fibres des collicules inférieurs.

L'aqueduc cérébral est entouré par la *substance grise centrale* (**A-B6**). Elle contient un grand nombre de neurones peptidergiques (VIP, encéphaline, cholécystokinine, etc.). Latéralement, se trouve le **noyau mésencéphalique du nerf trijumeau** (A7), ventralement par rapport à lui, le **noyau du nerf oculo-moteur** (**A8**) et le **noyau oculo-moteur accessoire** (Edinger-Westphal) (**A9**) (*voir* p. 138 AD19). Dorsalement aux deux noyaux cheminent le faisceau longitudinal dorsal (*voir* p. 144 B) et ventralement le faisceau longitudinal médial (**A10**) (*voir* p. 142). Le plus gros noyau du tegmentum est le *noyau rouge* (**A-B11**) (*voir* p. 136 et 148 A2), qui est entouré par une capsule formée par les fibres afférentes et efférentes (entre autres le faisceau **dentato-rubrique**) (**A12**). À son bord médial, passent les *fibres du nerf oculo-moteur* (**A13**) en direction ventrale. Les fibres tecto-spinales (réflexe pupillaire) et tecto-rubriques croisent la ligne médiane dans la *décussation tegmentale supérieure* (Meynert) (**A14**) et les fibres tegmento-spinales dans la *décussation tegmentale inférieure* (Forel) (**A15**). La partie latérale est occupée par le **lemnisque médial** (A-**B16**) (*voir* p. 140 B).

La **substance noire** [*partie compacte* (**A17**) et *partie reticulée* (**A-B18**), *voir* p. 136 et 148 A1] borde le tegmentum ventralement. Des deux côtés, la partie basale est formée par la masse des fibres corticofuges du **pédoncule cérébral** (**A-B19**). Dorsalement, on voit le *corps géniculé médial* (**A-B20**).

Coupe du mésencéphale au niveau de la région prétectale (B)

La **région prétectale** (**B21**) représente une transition entre le mésencéphale et le diencéphale. La coupe montre par conséquent des structures diencéphaliques telles que : dorsalement et des deux côtés, le *pulvinar* (**B22**), au milieu la *commissure épithalamique* (**B23**) et dans la partie basale, les *corps mamillaires* (**B24**). Dorsalement se trouve la région prétectale avec le **noyau prétectal principal** (**B25**). C'est un relais essentiel pour le réflexe pupillaire (*voir* p. 362 A2). Dans ce noyau, se terminent les fibres du tractus optique et du cortex occipital. Un tractus efférent de ce noyau passe dans la commissure épithalamique vers le noyau oculo-moteur accessoire (Edinger-Westphal). Ventralement à l'aqueduc se situent le **noyau de Darkschewitsch** (**B26**) et le **noyau interstitiel** (Cajal) (**B27**), relais du système du faisceau longitudinal médial (*voir* p. 142 A8, A9).

Les expériences animales ont montré que le noyau insterstitiel et, plus en avant, le noyau pré-interstitiel sont, dans le système extrapyramidal (*voir* p. 312), d'importants relais pour la motricité automatique (*voir* p. 192 B). Le noyau interstitiel contient des synapses essentielles pour la rotation du corps autour de son axe longitudinal et le noyau pré-interstitiel des synapses pour le redressement de la tête et de la partie supérieure du corps.

B28 Commissure supramamillaire.

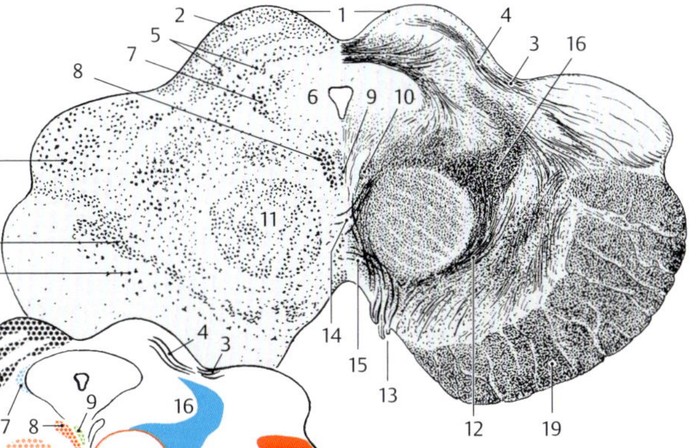

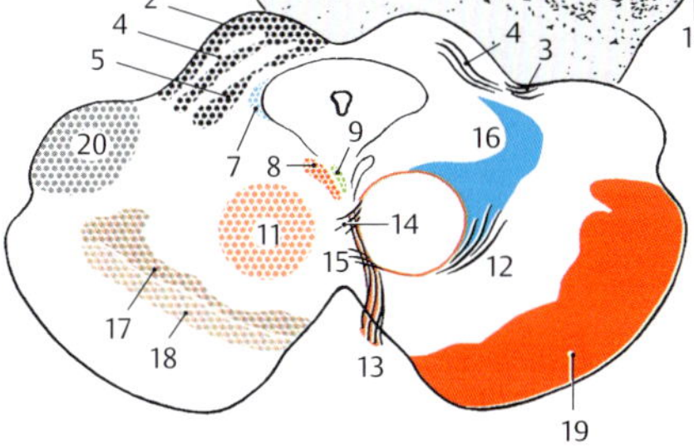

A Coupe du mésencéphale au niveau des collicules supérieurs

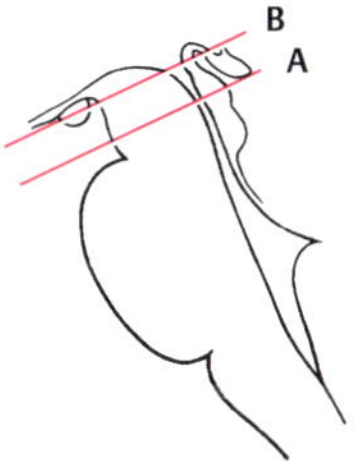

Niveaux de coupe

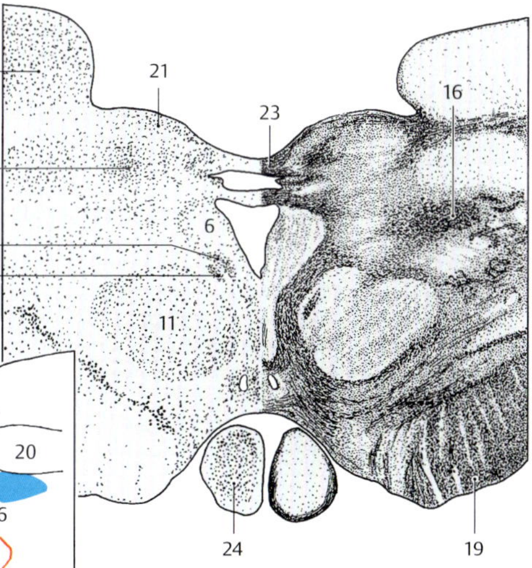

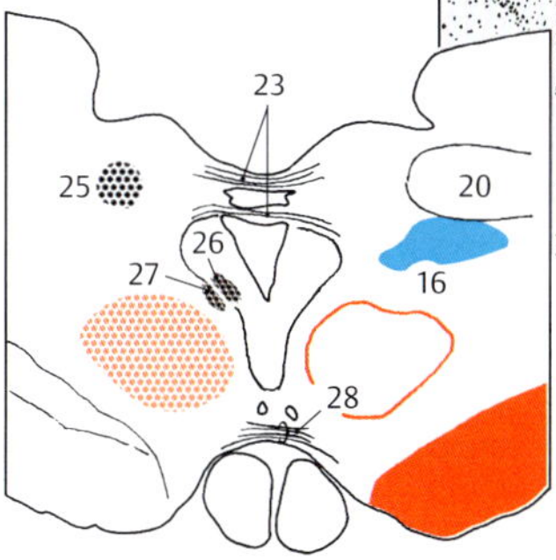

B Coupe du mésencéphale au niveau de la région prétectale

Noyau rouge et substance noire

Coupe sagittale du tronc cérébral (A)

Les deux gros noyaux s'avancent loin dans le diencéphale. La **substance noire** (**A-B1**) s'étend de la partie orale du *pont* (**A2**) jusqu'au *pallidum* (**A-B3**) dans le diencéphale. Les deux noyaux sont des relais synaptiques importants pour le système extrapyramidal (*voir* p. 312).

Noyau rouge (A-B4)

Le noyau a une couleur rouge sur une coupe fraîche d'encéphale (haute teneur en fer, *voir* p. 148 A). Il se compose de petites cellules formant le *néorubrum* et de grandes cellules, ventro-caudales, constituant le *paléorubrum*.

Connexions afférentes :

- *faisceau dentato-rubrique* (**B5**), vient du *noyau denté* (**B6**) du cervelet, chemine dans le pédoncule cérébelleux supérieur et se termine dans le noyau rouge controlatéral ;
- *tractus tecto-rubrique* (**B7**), vient des collicules supérieurs et se termine dans le paléorubrum homo- et controlatéral ;
- *tractus pallido-rubrique* (**B8**), tractus pallido-tegmental, vient du pallidum interne ;
- *tractus cortico-rubrique* (**B9**), vient du cortex frontal et du cortex précentral et se termine dans le noyau rouge homolatéral.

Connexions efférentes :

- *faisceaux rubro-réticulaire et rubro-olivaire* (**B10**), cheminent dans le faisceau tegmental central (*voir* p. 144 A) et se terminent pour la plus grande partie dans l'olive (circuit neuronal : noyau denté – noyau rouge – olive – cervelet) ;
- *tractus rubro-spinal* (**B11**) (peu développé chez l'homme), croise la ligne médiane dans la décussation tegmentale inférieure (de Forel) et se termine dans la moelle spinale.

Anatomie fonctionnelle. Le noyau rouge est un relais et une station de contrôle pour les influx cérébelleux, pallidaux et cortico-moteurs, qui intervient dans le *tonus musculaire*, la *posture* et la *marche*. Sa lésion entraîne un tremblement de repos, une altération du tonus musculaire et des mouvements choréo-athétosiques. Les symptômes correspondent au tableau clinique de la maladie de Parkinson (*voir* p. 314).

Substance noire (A-C)

Elle se compose d'une partie sombre, la **partie compacte** (cellules nerveuses contenant des pigments mélaniques noirs) (**C**), et de la **partie reticulée** (de couleur rougeâtre et riche en fer). Les tractus de la substance noire ne forment pas de faisceaux compacts mais des tractus lâches de fibres fines difficiles à identifier.

Connexions afférentes :

Se terminant dans la **partie antérieure :**

- fibres du noyau caudé, *faisceau strio-nigrique* (**B12**) ;
- fibres du cortex frontal (aires de 9 à 12), *fibres cortico-nigriques* (**B13**).

Se terminant dans la **partie caudale :**

- fibres du putamen (**B14**) ;
- fibres du cortex précentral (aires 4 et 6) (**B15**).

Connexions efférentes :

- fibres **nigro-striées** (**B16**) qui vont de la partie compacte au striatum ;
- fibres de la partie reticulée au thalamus.

La plus grande partie des fibres efférentes monte au striatum et est associée fonctionnellement à la substance noire pour former le **système nigro-strié**. La dopamine est transportée dans les axones des **neurones nigriques dopaminergiques** (partie compacte), vers le noyau caudé et le putamen où elle est stockée dans les boutons terminaux. Il existe une correspondance topographique entre la substance noire et le striatum (noyau caudé et putamen) : les parties crâniale et caudale de la substance noire sont reliées avec les parties correspondantes du noyau caudé et du putamen. Ils sont sous contrôle des afférences massives de très différentes aires néocorticales (**B17**).

Anatomie fonctionnelle. La substance noire a une importance particulière dans le contrôle des mouvements involontaires coordonnés et dans le démarrage rapide des mouvements (*fonction de starter*). Sa lésion entraîne une rigidité musculaire, un tremblement de repos et une mimique figée.

B18 Thalamus dorsal.

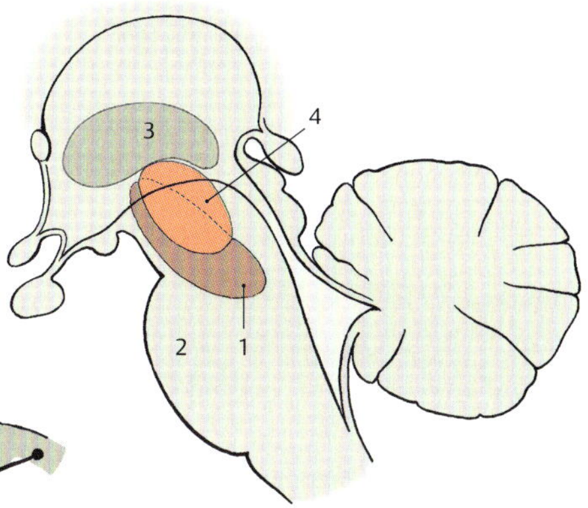

A Coupe sagittale du tronc cérébral, position du noyau rouge et de la substance noire

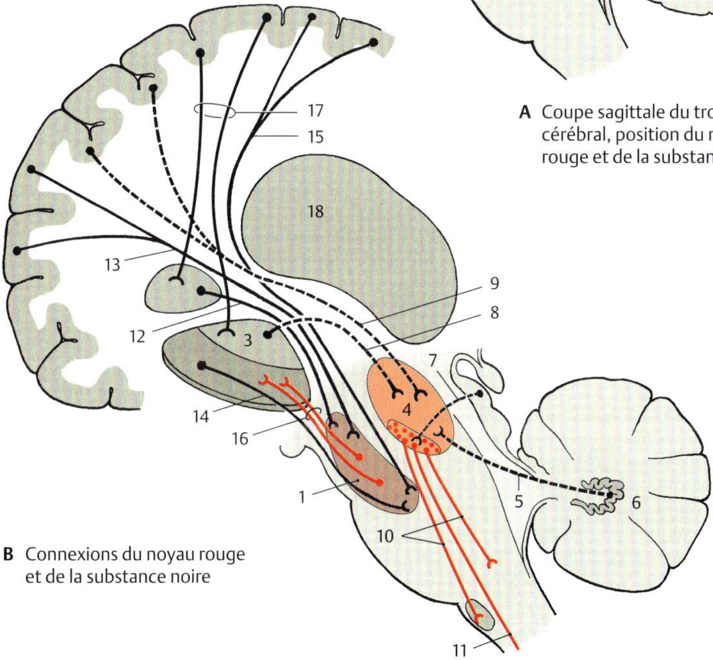

B Connexions du noyau rouge et de la substance noire

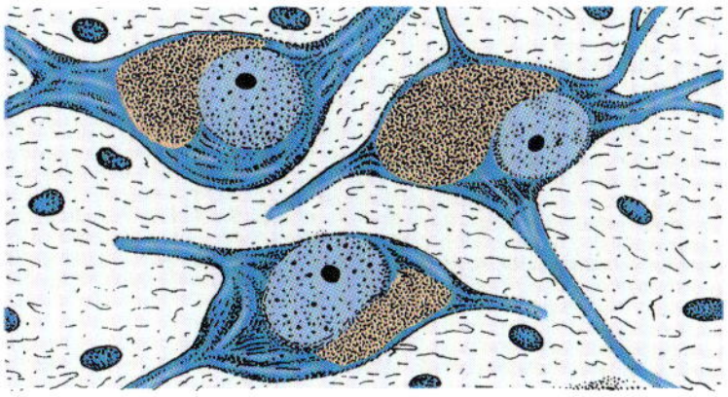

C Neurones de la substance noire contenant de la mélanine

Nerfs oculo-moteurs (nerfs crâniens III, IV et VI) (A-F)

Nerf abducens (C, E)

Le **VIe nerf crânien** (C1) est un nerf purement *somato-moteur*, qui innerve l'un des *muscles extrinsèques de l'œil*, le **muscle droit latéral** (E2). Ses fibres viennent des grands neurones multipolaires du **noyau du nerf abducens** (C3) situé dans le pont, au plancher du quatrième ventricule (*voir* p. 110 A1). Les fibres émergent au bord inférieur du pont au-dessus de la pyramide. Après un long trajet extradural, le nerf traverse le sinus caverneux et quitte le crâne par la *fissure orbitaire supérieure*.

Nerf trochléaire (B, C, E)

Le **IVe nerf crânien** (**B-C4**) (nerf purement somato-moteur) innerve l'un des muscles extrinsèques de l'œil, le **muscle oblique supérieur** (**E5**). Ses fibres naissent des grandes cellules multipolaires du **noyau du nerf trochléaire** (**B-C6**) (*voir* p. 132 D16). Il se situe dans le mésencéphale sous l'aqueduc cérébral, au niveau des collicules inférieurs. Les fibres montent dorsalement en décrivant une courbe, croisent la ligne médiane au-dessus de l'aqueduc cérébral et quittent le mésencéphale sous les collicules inférieurs. Ce nerf est le seul nerf crânien à sortir au niveau de la face dorsale du tronc cérébral. Il descend sur la base du crâne dans l'espace subarachnoïdien (*voir* p. 290 A13), où il traverse la dure-mère au bord de la tente du cervelet et passe ensuite dans la paroi latérale du sinus caverneux. Il entre dans l'orbite par la *fissure orbitaire supérieure*.

Nerf oculo-moteur (A, C-F)

Le **IIIe nerf crânien** (**A-C7**) véhicule des fibres *somato-motrices* et *viscéro-motrices* (parasympathiques) (**A8**). Il innerve le reste des *muscles extrinsèques de l'œil* (**E**) et par sa partie viscéro-motrice les muscles intrinsèques de l'œil. Ses fibres sortent au niveau du plancher de la fosse interpédonculaire au bord médial du pédoncule cérébral dans le sillon oculo-moteur. Latéralement à la selle turcique, le nerf perfore la dure-mère, chemine dans le toit puis dans la paroi latérale du sinus caverneux et entre dans l'orbite par la *fissure orbitaire supérieure*. Le nerf se divise alors en un *rameau supérieur* pour le *M. élévateur de la paupière supérieure* et pour le *M. droit supérieur* (**E9**) et en un *rameau inférieur* pour le *M. droit inférieur* (**E10**), pour le *M. droit médial* (**E11**) et pour le *M. oblique inférieur* (**E12**).

Les fibres somato-motrices naissent des grands neurones multipolaires du **noyau du nerf oculo-moteur** (**A-C13**) (*voir* p. 134 A8), qui est situé dans le mésencéphale sous l'aqueduc cérébral au niveau des collicules supérieurs.

Les groupes cellulaires de ce noyau ont une organisation longitudinale pour l'innervation des muscles. Les neurones destinés au M. droit inférieur (**D14**) sont en position dorso-latérale et ceux destinés au M. droit supérieur (**D15**) en position dorso-médiale ; en dessous sont situés les neurones destinés au M. oblique inférieur (**D16**), ventralement ceux pour le M. droit médial (**D17**) et dorso-caudalement ceux pour le M. élévateur de la paupière supérieure (noyau oculo-moteur central) (**D18**). Au tiers moyen et entre les deux plus grands noyaux pairs, se trouve un noyau impair, *le noyau caudal central de Perlia*, qui joue un role important dans la convergence (*voir* p. 362 C).

Les fibres préganglionnaires parasympathiques viscéro-motrices viennent du **noyau oculo-moteur accessoire** (Edinger-Westphal) (**A-C-D19**). Elles cheminent de ce noyau au ganglion ciliaire où elles font synapse. Les fibres post-ganglionnaires traversent la sclère du bulbe de l'œil pour innerver le *M. ciliaire* (**F20**) et le *M. sphincter de la pupille* (**F21**) (*voir* p. 362 A, B).

(Muscles de l'œil et positions du bulbe oculaire dans la paralysie des différents nerfs, *voir* p. 344.)

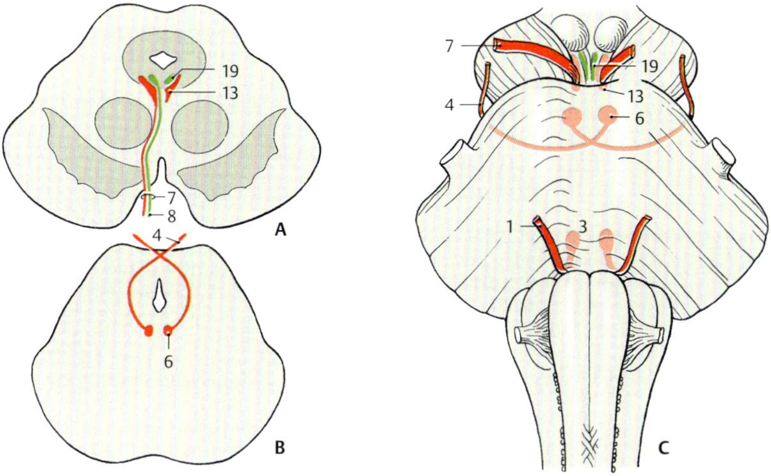

A – C Noyau et origine apparente du nerf abducens, du nerf trochléaire et du nerf oculo-moteur

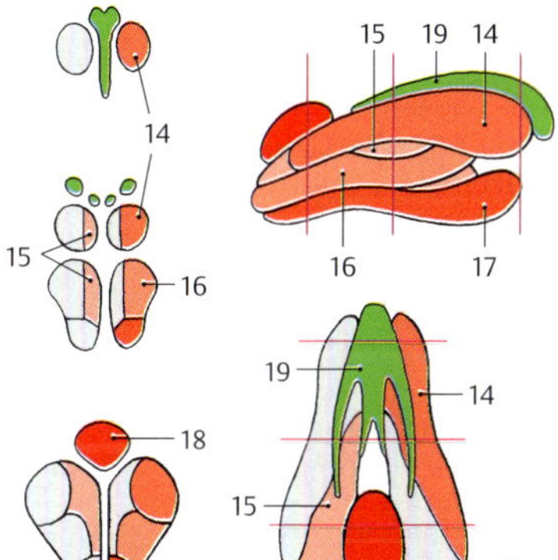

D Organisation somatotopique du noyau du nerf oculo-moteur (d'après Warwick)

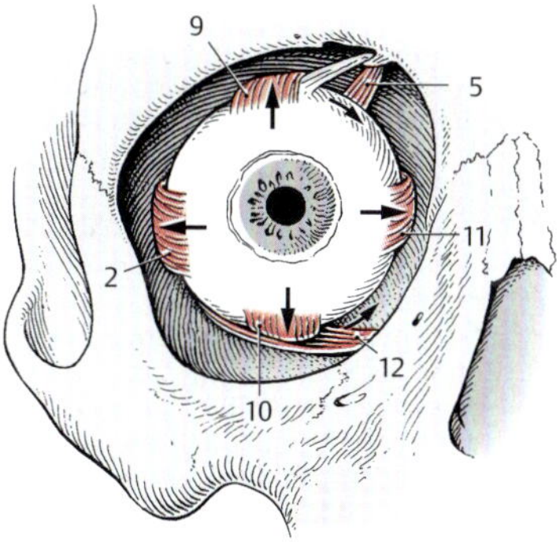

E Muscles extrinsèques de l'œil

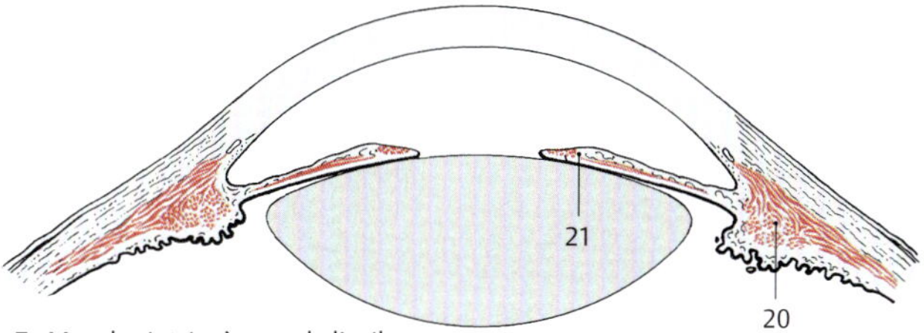

F Muscles intrinsèques de l'œil

Grandes voies

Tractus cortico-spinal et fibres cortico-nucléaires (A)

Le **tractus pyramidal, tractus cortico-spinal** (*voir* p. 58 A et p. 310) parcourt la partie basale du tronc cérébral et forme les pyramides au niveau de la moelle allongée (*voir* p. 100 A6).

Une partie des fibres pyramidales se termine sur les noyaux moteurs des nerfs crâniens (**fibres cortico-nucléaires**) :
- *bilatéralement*, sur le noyau du nerf oculo-moteur (III), le noyau moteur du nerf trijumeau (V), la partie caudale du noyau du nerf facial (VII) (musculature du front) et le noyau ambigu (X) ;
- *controlatéralement*, sur le noyau du nerf abducens (VI), la partie rostrale du noyau du nerf facial (VII) (musculature de la face à l'exception des muscles du front) et le noyau du nerf hypoglosse (XII) ;
- *homolatéralement*, sur le noyau du nerf trochléaire (IV).

Remarques cliniques. La *paralysie faciale centrale*, où la paralysie des muscles de la face est due à une lésion des fibres cortico-nucléaires, se manifeste par une conservation des mouvements au niveau des muscles du front à cause de leur innervation bilatérale.

Fibres aberrantes (*Déjerine*) (**A1**). Aux différents niveaux du mésencéphale et du pont, se détachent des petites fibres du faisceau cortico-nucléaire, qui s'unissent en un tractus mésencéphalique aberrant et un tractus pontique aberrant. Les deux descendent dans le *lemnisque médial* (**A2**) et se terminent controlatéralement dans les noyaux du nerf abducens (VI) et du nerf hypoglosse (XII) ; dans les deux noyaux ambigus (X) et dans le noyau spinal du nerf accessoire (XI).

Lemnisque médial (B)

Ce système de fibres forme le *tractus le plus important de fibres ascendantes* venant de la moelle spinale et du tronc cérébral et véhiculant la *sensibilité extéroceptive*. Il est divisé en *lemnisque spinal* et *lemnisque trigéminal*. Le lemnisque spinal contient les tractus sensitifs pour le tronc et les extrémités (tractus bulbo-thalamique, tractus spino-thalamique, tractus spino-tectal) ; le lemnisque trigéminal véhicule les fibres de la sensibilité de la face (faisceau tegmental ventral).

1. **Tractus bulbo-thalamique** (**B3**). Les fibres sont une extension des cordons postérieurs de la moelle spinale (**B4**) (sensibilité épicritique). Elles naissent du noyau gracile (**B5**) et du noyau cunéiforme (**B6**), croisent la ligne médiane en tant que fibres arquées (décussation lemniscale) (**B7**) et forment le lemnisque médial au sens propre (*voir* p. 108 A19). Initialement, les fibres venant du noyau cunéiforme sont dorsales aux fibres venant du noyau gracile ; au niveau du pont et du mésencéphale, elles deviennent médiales. Elles se terminent dans le thalamus.
2. **Tractus spino-thalamique** (latéral et ventral) (**B8**). Les fibres (sensibilité protopathique : douleur, température, tact grossier) ont déjà croisé la ligne médiane à des niveaux variés de la moelle spinale et forment dans la moelle allongée des faisceaux lâches, un peu dispersés (lemnisque spinal). Ils rejoignent le lemnisque médial au niveau du mésencéphale (*voir* p. 132 D26 et 134 A16).
3. **Tractus spino-tectal** (**B9**). Ses fibres cheminent avec le tractus spino-thalamique latéral. Elles forment, au niveau du mésencéphale, la pointe latérale du lemnisque et se terminent dans les collicules supérieurs (*réaction pupillaire à la douleur*).
4. **Tractus tegmental ventral** (Spitzer) (**B10**). Les fibres (*sensibilité protopathique et épicritique de la face*) viennent du noyau spinal du nerf trijumeau et du noyau pontique du nerf trijumeau (noyau principal), croisent la ligne médiane par petits faisceaux (lemnisque trigéminal) et s'ajoutent, au niveau du pont, au lemnisque médial. Elles se terminent dans le thalamus.
5. **Fibres gustatives secondaires** (**B11**). Elles naissent de la partie rostrale du noyau solitaire (**B12**), croisent probablement la ligne médiane et occupent le bord médial du lemnisque. Elles se terminent dans le thalamus.

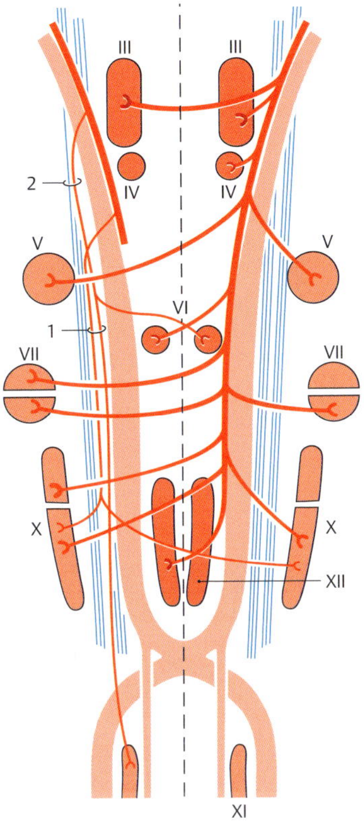

A Système pyramidal : tractus cortico-spinal et fibres cortico-nucléaires

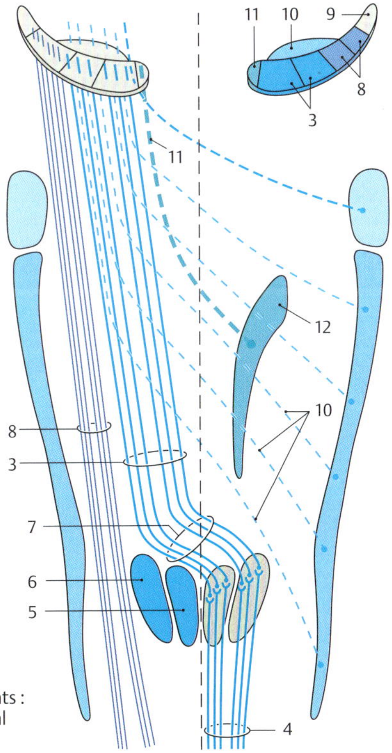

B Tractus ascendants : lemnisque médial

Faisceau longitudinal médial (A)

Le **faisceau longitudinal médial** n'est pas un tractus uniforme, mais contient différents systèmes de fibres, qui entrent et sortent à des niveaux variables. Il s'étend de la partie rostrale du mésencéphale à la moelle spinale et connecte un grand nombre de noyaux du tronc cérébral ensemble. Une coupe axiale du tronc cérébral le montre au centre du tegmentum ventral à la substance grise centrale (*voir* p. 108 A-B17, 110 A11 et 132 D24).

Partie vestibulaire. Des fibres croisées et non croisées provenant des noyaux vestibulaires latéral (**A1**), médial (**A2**) et inférieur (**A3**) cheminent dans le faisceau longitudinal médial vers le noyau du nerf abducens (**A4**) et les motoneurones de la corne ventrale de la moelle spinale. Les fibres montant du noyau vestibulaire supérieur (**A5**) se rendent au noyau du nerf trochléaire (**A6**) et au noyau du nerf oculomoteur (**A7**) homolatéraux. Des fibres vestibulaires se terminent également dans le noyau interstitiel de Cajal (**A8**) et le noyau préinterstitiel (Darkschewitsch) (**A9**) homo– et controlatéraux (croisement de la ligne médiane au niveau de la commissure épithalamique) (**A10**). Le faisceau longitudinal médial connecte les noyaux vestibulaires avec les muscles oculo-moteurs et cervicaux mais aussi avec le système extrapyramidal (*voir* p. 386).

Partie extrapyramidale. Le noyau interstitiel de Cajal et le noyau préinterstitiel (Darkschewitsch) sont branchés sur le trajet du faisceau longitudinal médial. Ils reçoivent des fibres du striatum et du pallidum et des fibres du cervelet controlatéral. Ils donnent un faisceau de fibres, le faisceau interstitio-spinal (**A11**), pour la partie caudale du tronc cérébral et pour la moelle spinale.

Partie internucléaire. Elle est formée de fibres unissant les noyaux moteurs des nerfs crâniens : entre le noyau du nerf abducens (**A4**) et le noyau du nerf oculo-moteur (**A7**), entre le noyau du nerf facial (**A12**) et le noyau du nerf oculomoteur, entre le noyau du nerf facial et le noyau moteur du nerf trijumeau (**A13**), entre le noyau du nerf hypoglosse (**A14**) et le noyau ambigu (**A15**).

La connexion entre les différents noyaux moteurs des nerfs crâniens permet la coordination fonctionnelle de certains groupes musculaires : des muscles oculaires lors des mouvements du bulbe de l'œil, des muscles des paupières lors de l'occlusion et de l'ouverture des paupières, des muscles masticateurs, de la langue et du pharynx pendant la déglutition et la phonation.

Connexion internucléaire des noyaux du nerf trijumeau

Seulement quelques fibres trigéminales secondaires cheminent dans le faisceau longitudinal médial. La majorité, composée de fibres généralement homolatérales, se dirige dans la partie dorso-latérale du tegmentum, vers les noyaux moteurs des nerfs crâniens, et représente le support de nombreux réflexes importants. Les fibres croisées et non croisées montent au noyau du nerf facial et sont à la base du *réflexe cornéen* (fermeture de la paupière lorsque l'on touche la cornée). Il existe des connexions avec le noyau salivaire supérieur pour le *réflexe lacrymal*. Les fibres se rendant au noyau du nerf hypoglosse, au noyau ambigu et aux noyaux de la corne ventrale de la moelle spinale (neurones d'origine du nerf phrénique) forment la base du *réflexe d'éternuement*. Les *réflexes de déglutition* et de *régurgitation* dépendent des connexions vers le noyau ambigu, le noyau dorsal du nerf vague et le noyau moteur du nerf trijumeau. Le tractus pour le *réflexe oculo-cardiaque* (ralentissant le rythme cardiaque après une pression sur le bulbe de l'œil) est associé au noyau dorsal du nerf vague.

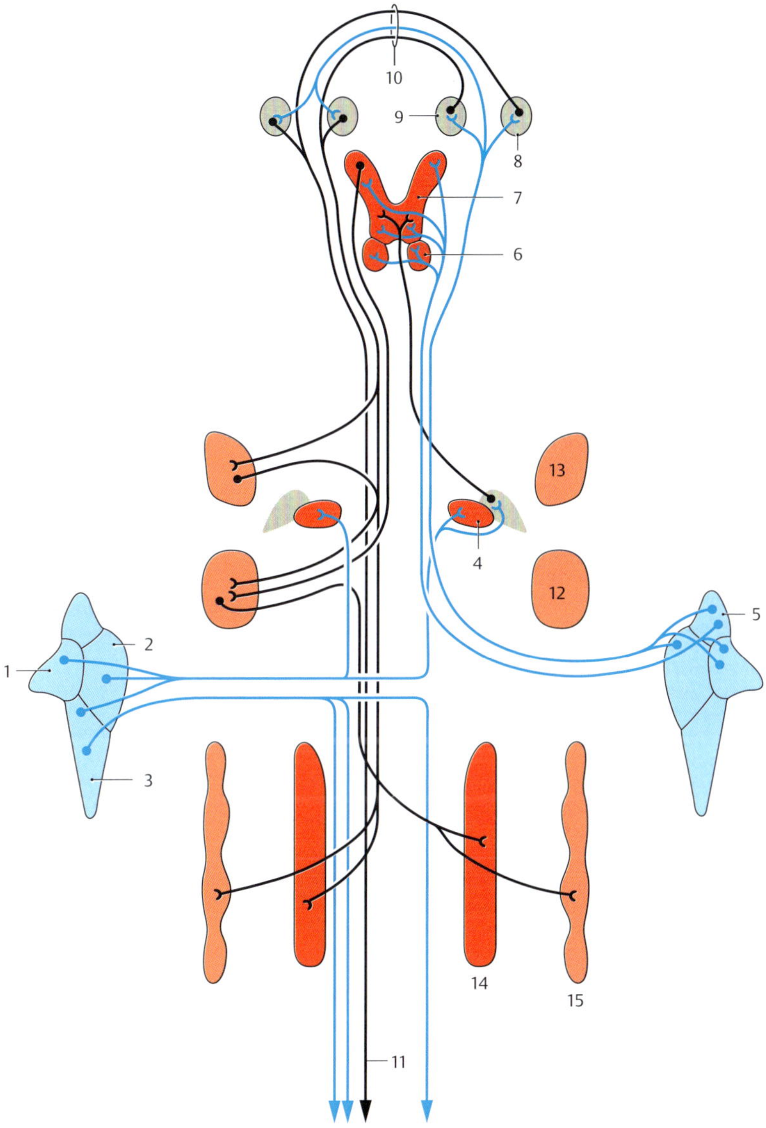

A Faisceau longitudinal médial
(d'après Crosby, Humphrey et Lauer)

Tractus tegmental central (A)

Le **tractus tegmental central** est la voie efférente la plus importante du système extrapyramidal (*voir* p. 312). Il s'étend du mésencéphale à l'**olive inférieure** (**A1**), où se termine la partie principale. Le reste s'étend jusqu'à la moelle spinale par l'intermédiaire de petits neurones qui font synapse entre eux (*fibres réticulo-réticulaires*) (**A2**). Dans le mésencéphale caudal, le tractus a une position dorso-latérale à la décussation du pédoncule cérébelleux supérieur ; dans le pont, il forme une plaque de fibres difficilement individualisable, au centre du tegmentum (*voir* p. 110 AB13).

Il présente trois composantes :
- **fibres pallido-olivaires** (**A3**) venant du *striatum* (**A4**) et du *pallidum* (**A5**) et montant dans le faisceau pallido-tegmental (**A6**) vers la capsule du noyau rouge (**A7**) puis vers l'olive. Elles sont rejointes par des fibres venant de la *zona incerta* (**A8**) ;
- **fibres rubro-olivaires** (**A9**) venant de la partie du noyau rouge composé de petites cellules (neorubrum), qui forment chez l'homme un large faisceau, le *faisceau rubro-olivaire* (Probst-Gamper), le tractus descendant le plus important du noyau rouge ;
- **fibres réticulo-olivaires** (**A10**) entrant à différents niveaux dans le faisceau tegmental central et venant de la région du noyau rouge, de la substance grise centrale péri-aqueducale (**A11**) et de la formation réticulaire du pont et de la moelle allongée.

Les influx qui atteignent l'olive à partir des centres du système extrapyramidal, et probablement à partir du cortex moteur, sont relayés vers le cervelet par les *fibres olivo-cérébelleuses* (**A12**).

Faisceau longitudinal dorsal (B)

Le **faisceau longitudinal dorsal** (Schütz, *voir* p. 196 B11) contient des systèmes de fibres ascendantes et descendantes, qui relient l'hypothalamus avec différents noyaux du tronc cérébral et connectent les différents noyaux viscéro-efférents parasympathiques entre eux. Une grande partie de ce faisceau est peptidergique (somatostatine). Les fibres naissent ou se terminent dans le *septum*, la partie orale de l'hypothalamus, le *tuber cinereum* (**B13**) et les *corps mamillaires* (**B14**). Elles se rassemblent dans le mésencéphale sous l'épendyme de l'aqueduc cérébral (*voir* p. 286) et forment le faisceau longitudinal dorsal, qui s'étend en sous-épendymaire du plancher du quatrième ventricule jusqu'à la partie inférieure de la moelle allongée (*voir* p. 108 AB15 et 110 AB12).

Les fibres se terminent dans les *collicules supérieurs* (**B15**) et dans les noyaux parasympathiques des nerfs crâniens : *noyau oculomoteur accessoire* (Edinger-Westphal) (**B16**), *noyau salivaire supérieur* (**B17**) et *inférieur* (**B18**) et *noyau dorsal du nerf vague* (**B19**). D'autres fibres se terminent dans les noyaux des nerfs crâniens : dans le *noyau moteur du trijumeau* (**B20**), du *nerf facial* (**B21**) et de *l'hypoglosse* (**B22**). Des fibres sont aussi échangées avec les noyaux de la formation réticulaire.

Des influx olfactifs atteignent le *noyau tegmental dorsal* par le faisceau longitudinal dorsal (via le noyau habénulaire – noyau interpédonculaire –, noyau tegmental dorsal).

Grandes voies ascendantes. Les fibres probablement gustatives du *noyau solitaire* (**B23**) montent vers l'hypothalamus. Des fibres venant de neurones sérotoninergiques du *noyau dorsal du raphé* (**B24**) peuvent être suivies en microscopie à fluorescence jusqu'à la région septale.

Le faisceau longitudinal dorsal reçoit des influx de l'hypothalamus et des influx olfactifs et gustatifs qui sont transmis aux noyaux moteurs et sécrétoires du tronc cérébral (mouvements réflexes de la langue et sécrétion de la salive).

A25 Noyau subthalamique.

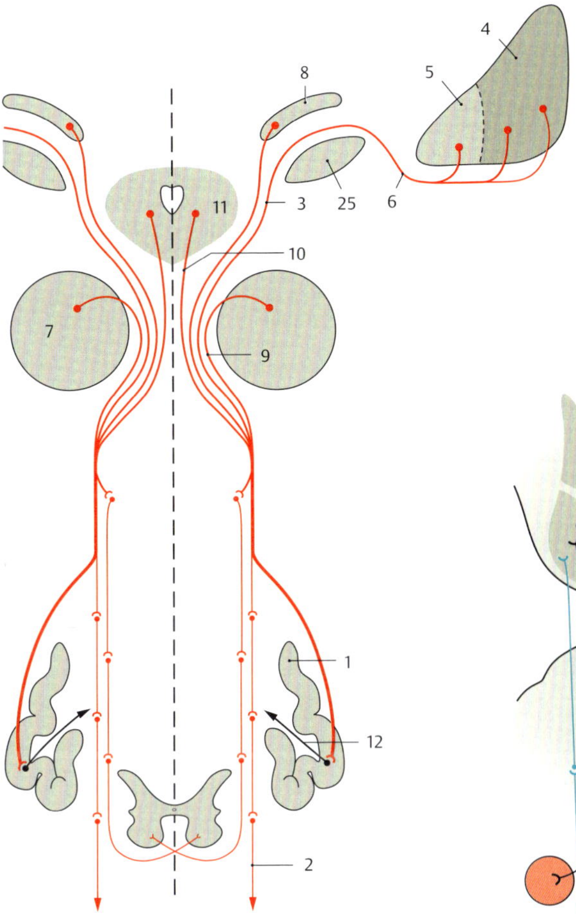

A Tractus tegmental central (d'après Spatz)

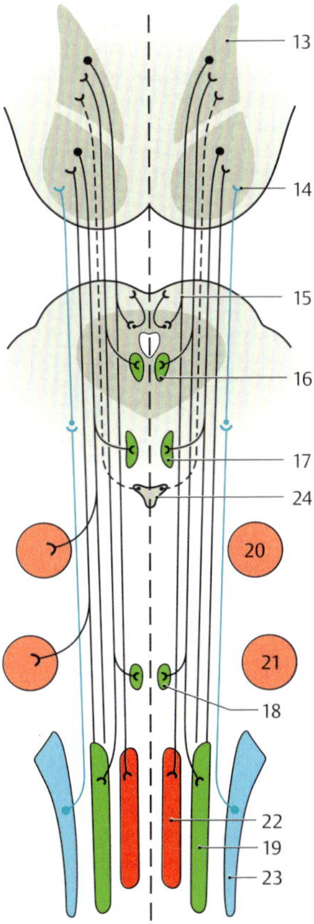

B Faisceau longitudinal dorsal

Formation réticulaire (A-D)

La **formation réticulaire** est constituée par les cellules nerveuses dispersées du tegmentum qui forment un réseau par l'enchevêtrement de leurs prolongements. Elle est située dans la région moyenne du tegmentum et s'étend de la moelle allongée au mésencéphale rostral. On peut y différencier plusieurs régions différentes (**A**). Dans la *région médiale*, se trouvent des noyaux à grandes cellules, desquels naissent des **tractus ascendants et descendants**. Les *régions latérales* composées de petites cellules sont supposées être des **aires associatives**.

De nombreuses cellules nerveuses ont de longs axones ascendants ou descendants ou des axones qui se groupent en branches ascendantes et descendantes. La coloration de Golgi montre que les fibres d'une telle cellule (**B1**) atteignent aussi bien les *noyaux caudaux des nerfs crâniens* (**B2**) que les *noyaux diencéphaliques* (**B3**). La formation réticulaire contient un grand nombre de cellules nerveuses peptidergiques (encéphaline, neurotensine).

Connexions afférentes. Les influx de n'importe quel type de sensibilité atteignent la formation réticulaire. Les fibres sensitives spino-réticulaires se terminent dans la partie médiale de la moelle spinale et du pont, mais aussi les fibres secondaires venant des noyaux du nerf trijumeau et des noyaux vestibulaires. Les collatérales du lemnisque latéral transmettent des influx auditifs et les fibres du faisceau tecto-réticulaire, des influx optiques. Les expériences de stimulation montrent que les neurones réticulaires sont plus stimulés par les influx sensitifs (douleur), auditifs et vestibulaires que par les influx optiques. Les autres fibres afférentes viennent du cortex cérébral, du cervelet, du noyau rouge et du pallidum.

Connexions efférentes. Le **tractus réticulo-spinal** s'étend de la région médiale de la moelle allongée et du pont à la moelle spinale (*voir* p. 58 B5 et B6). Les fibres du **faisceau réticulo-thalamique** (*voir* p. 180 B) montent vers les noyaux thalamiques intralaminaires (truncothalamus). Les faisceaux du mésencéphale se terminent dans la partie orale de l'hypothalamus et dans le septum.

Centres respiratoires et cardiaques. Des groupes de cellules nerveuses régulent la respiration (**C**), le rythme cardiaque et la tension artérielle (changements induits par le travail physique ou l'émotion). On localise les neurones contrôlant l'*inspiration* dans la région centrale de la partie inférieure de la moelle allongée (**C4**) tandis que les neurones contrôlant l'*expiration* sont situés plus dorsalement et plus latéralement (**C5**). Le pont contient des centres synaptiques supérieurs pour l'inhibition et la stimulation (*locus caeruleus*) de la respiration. Les noyaux végétatifs du nerf glosso-pharyngien et du nerf vague sont impliqués dans la régulation de la fréquence cardiaque et de la tension artérielle (**D**). La stimulation électrique de la partie caudale et centrale de la moelle allongée entraîne une diminution de la pression artérielle (*centre dépresseur*) (**D6**), tandis que la stimulation du reste de la formation réticulaire de la moelle allongée est à l'origine d'une augmentation de la pression artérielle (**D7**).

Influence sur le système moteur. Le système moteur spinal est influencé de différentes manières par la formation réticulaire. Dans la région médiale de la moelle allongée, se situe un *centre inhibiteur* dont la stimulation diminue le tonus musculaire, inhibe les réflexes et entraîne une absence de réaction à la stimulation électrique du cortex moteur. La formation réticulaire du pont et du mésencéphale augmente, en revanche, l'*activité motrice*.

Système activateur ascendant. Au travers des connexions avec les noyaux intralaminaires du thalamus, la formation réticulaire influence l'état d'éveil. Quand les influx afférents sensitifs ou corticaux la stimulent fortement, l'organisme est immédiatement mis en état d'éveil complet, un état essentiel pour l'attention et la perception. La stimulation électrique de la formation réticulaire objective cette **fonction d'éveil** par les changements de l'activité électrique de l'encéphale (électro-encéphalogramme, EEG).

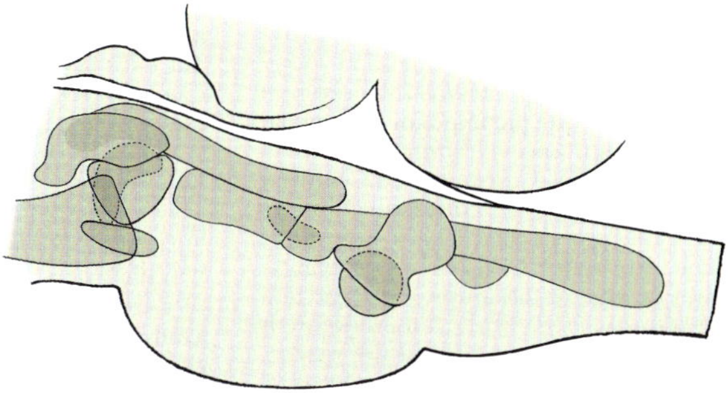

A Extension et organisation de la formation réticulaire chez l'homme (d'après Olszewski)

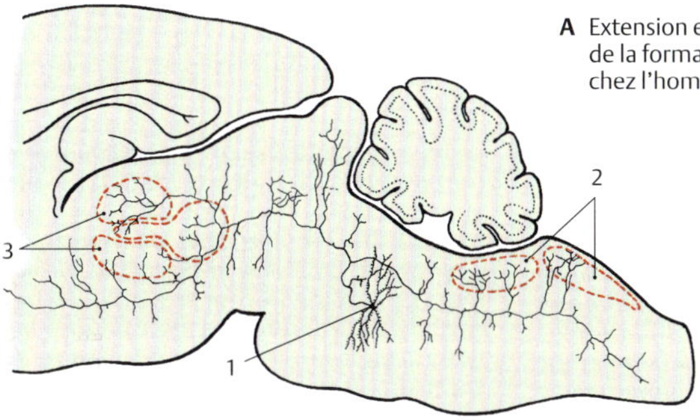

B Cellules nerveuses avec leurs prolongements dendritiques : formation réticulaire du rat (d'après Scheibel et Scheibel)

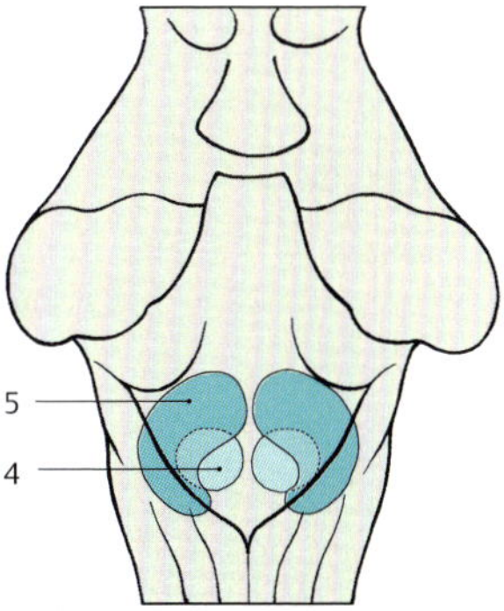

C Centre respiratoire, tronc cérébral du singe (d'après Beaton et Magoun)

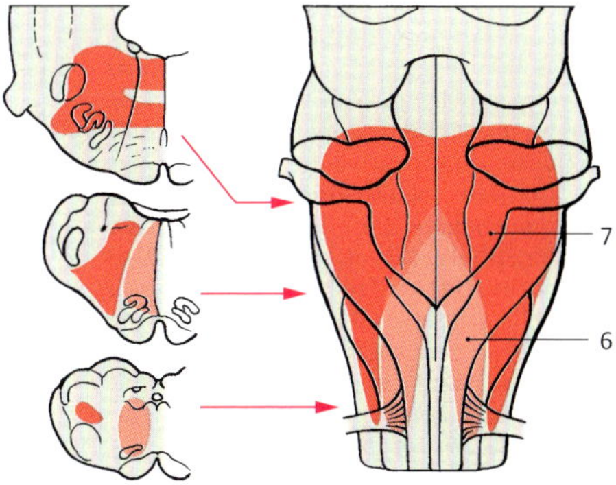

D Centre circulatoire, tronc cérébral du chat (d'après Alexander)

Histochimie du tronc cérébral (A-C)

Les différentes régions du tronc cérébral sont caractérisées par leur teneur variée en certaines substances chimiques. La délimitation des aires d'après leur constitution chimique est appelée **chimio-architectonie**. La mise en évidence des substances peut être effectuée par une analyse chimique quantitative après broyage de la substance cérébrale ou par un traitement des coupes histologiques par des réactifs spécifiques pour montrer l'exacte localisation de la substance dans le tissu. Les deux méthodes sont complémentaires.

Le **fer** est l'une des premières substances dont la distribution variable a été démontrée. La réaction au bleu de Prusse met en évidence dans la substance noire (**A1**) et dans le pallidum une haute teneur en fer, alors que le noyau rouge (**A2**), le noyau denté du cervelet et le striatum ont une concentration inférieure. Le fer apparaît sous la forme de petites particules contenues dans les neurones et les cellules gliales. La haute concentration en fer est caractéristique des noyaux appartenant au système moteur extrapyramidal (*voir* p. 312).

Les **neurotransmetteurs** et les enzymes impliqués dans leur synthèse et dans leur dégradation montrent des différences régionales marquées. Alors que les *neurones catécholaminergiques* et *sérotoninergiques* forment certains noyaux dans le tegmentum (*voir* p. 32), les noyaux moteurs des nerfs crâniens se distinguent par leur concentration en *acétylcholine* et *acétylcholinestérase*. L'analyse quantitative du tissu montre une teneur relativement importante en *noradrénaline* dans le tegmentum du mésencéphale (**B3**) et bien moindre dans le tectum (**B4**) et dans le tegmentum de la moelle allongée (**B5**). La concentration en *dopamine* est particulièrement élevée dans la substance noire (**B1**), alors qu'elle est très basse dans le reste des autres structures du tronc cérébral.

La répartition des **enzymes du métabolisme cellulaire** (C) fait également apparaître des variations régionales. L'activité des *enzymes oxydatives* est généralement plus importante dans la substance grise que dans la substance blanche. Au niveau du tronc cérébral, l'activité est particulièrement élevée dans les noyaux des nerfs crâniens, l'olive inférieure et les noyaux du pont. Les différences intéressent non seulement quelques régions mais aussi la localisation de l'activité enzymatique dans les corps cellulaires (*type somatique*) ou dans la neuropile (*type dendritique*).

Neuropile. La substance intercellulaire, qui apparaît amorphe sur les coupes en coloration de Nissl et entoure les corps cellulaires, est appelée neuropile. Elle se compose avant tout de dendrites, mais aussi d'axones et des prolongements des cellules gliales. La majorité des contacts synaptiques se situent dans le neuropile.

La répartition de la *succinodéshydrogénase* (enzyme du cycle de Krebs) dans la moelle allongée est un exemple de variété de localisation tissulaire des enzymes oxydatives : dans le *noyau du nerf oculo-moteur* (**C6**), l'activité est très importante dans les péricaryons et dans le neuropile ; dans le noyau solitaire, au contraire (**C7**), l'activité est faible dans les deux. Dans le *noyau dorsal du nerf vague* (**C8**), les corps cellulaires se distinguent du neuropile par leur forte activité. Dans le *noyau gracile* (**C9**) au contraire, les péricaryons faiblement actifs apparaissent comme des plages claires au sein du neuropile dont l'activité est très intense. Les faisceaux de fibres (par exemple, le *tractus solitaire*) (**C10**) montrent une très faible activité. La distribution des enzymes, typique de chaque région nucléaire, est appelée **pattern enzymatique**.

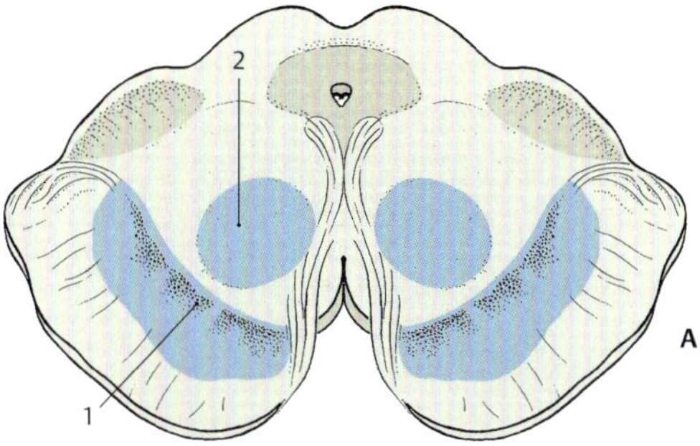

A Concentration en fer dans le noyau rouge et la substance noire, chez l'homme (d'après Spatz)

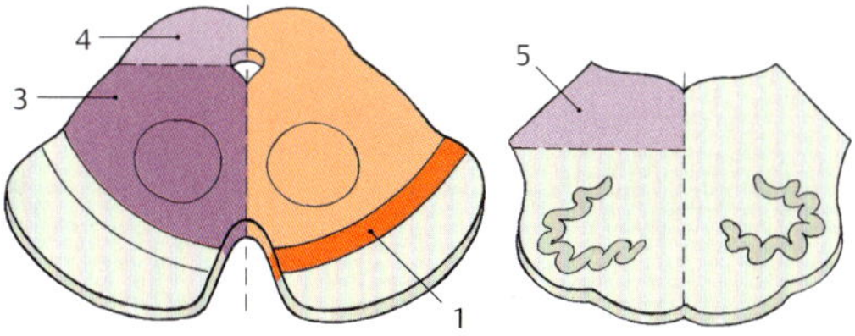

B Répartition de la noradrénaline et de la dopamine dans le tronc cérébral, chez l'homme (d'après Bertler)

C Activité de la succinate déshydrogénase dans la moelle allongée du lapin (d'après Friede)

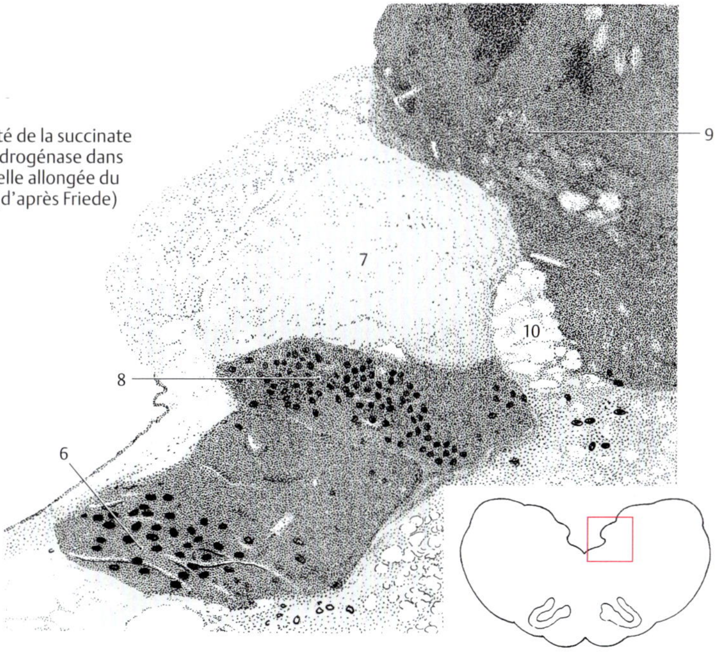

Cervelet

Organisation

Subdivision (A-D)

Le **cervelet** est l'organe de l'intégration pour la *coordination* et la *synchronisation* fine des mouvements et pour la *régulation du tonus musculaire*. Il se développe à partir de la lame alaire du tronc cérébral et forme le toit du quatrième ventricule. Sa **face supérieure** (**C**) est recouverte par le prosencéphale. Dans sa **face inférieure** (**D**) se place la moelle allongée (*voir* p. 100 C). On distingue une partie médiane impaire, le **vermis cérébelleux** (**A-C-D1, B**) et deux **hémisphères cérébelleux**. Cette division en trois parties n'est apparente que sur la face inférieure. À ce niveau, le vermis forme le fond d'un sillon, la *vallécule cérébelleuse* (**D2**). La surface du cervelet montre de nombreux petits gyri (circonvolutions) pratiquement parallèles, les lamelles du cervelet.

Des études phylogénétiques permettent de distinguer des parties anciennes (développées précocement et présentes chez tous les vertébrés) et des parties récentes (développées plus tardivement et présentes uniquement chez les mammifères). Ainsi, le cervelet peut être divisé en deux parties : le **lobe flocculo-nodulaire** (**A6**) et le **corps du cervelet** (A3). Les deux parties sont séparées par la fissure postéro-latérale (**A4**). Le corps du cervelet est à nouveau divisé en un **lobe ventral** ou **antérieur** et un **lobe dorsal** ou **postérieur** par la fissure primaire (**A-C5**).

Lobe flocculo-nodulaire (A6)

Il représente avec la *lingula* (**A-B7**) la partie la plus ancienne du cervelet (**archicerebellum**). Par ses connexions, il a des relations fonctionnelles étroites avec les noyaux vestibulaires (**vestibulocerebellum**) (*voir* p. 164 B).

Lobe ventral ou antérieur du corps du cervelet (A8)

C'est une partie ancienne du cervelet qui forme, avec sa partie médiane appartenant au vermis [*lobule central* (**A-C9**), *culmen* (**A-C10**)] et d'autres parties du vermis [*uvule* (**A-B-D11**), *pyramide* (**A-B-D12**)], le **paleocerebellum**. Il reçoit des afférences spino-cérébelleuses véhiculant la sensibilité proprioceptive des muscles (**spinocerebellum**) (*voir* p. 164A).

Lobe dorsal ou postérieur du corps du cervelet (A13)

C'est une partie récente du cervelet (**neocerebellum**) dont l'important développement contribue de façon substantielle à la formation des hémisphères cérébelleux chez les primates. Il reçoit les grandes voies cortico-cérébelleuses venant du télencéphale, par l'intermédiaire des noyaux du pont (**pontocerebellum**) et représente l'appareil de la synchronisation fine des mouvements volontaires.

Nomenclature traditionnelle

Les différentes parties du cervelet portent des noms traditionnels qui n'ont pas de relation avec leur évolution ou leur fonction. Dans cette subdivision, les principales parties du vermis sont reliées à une paire de lobes dans les hémisphères : le *lobule central* (**A-C9**) avec les *ailes du lobule central* (**A14**) de chaque côté ; le *culmen* (**A-C10**) avec le *lobule quadrangulaire* (**A-C15**) ; le *déclive* (**A-C16**) avec le *lobule simplex* (**A-C17**) ; le *folium* (**A-C18**) avec le *lobule semi-lunaire supérieur* (**A-C-D19**) ; le *tuber* (**A-B-D20**) avec le *lobule semi-lunaire inférieur* (**A-D21**) et une partie du *lobule gracile* (**A-D22**) ; la *pyramide* (**A-B-D12**) avec une partie du *lobule gracile* et du *lobule digastrique* (**A-D23**) ; l'*uvule* (**A-B11**) avec la *tonsille* (**A24**) et le *paraflocculus* (**A25**) et le *nodule* (**A-B26**) avec le *flocculus* (**A-D27**). Seule la *lingula* (**A-B7**) n'est pas reliée à un lobule latéral.

La flèche orange pâle A de la figure **B** se rapporte à la figure A p. 155 de la représentation de la face antérieure ou ventrale du cervelet.

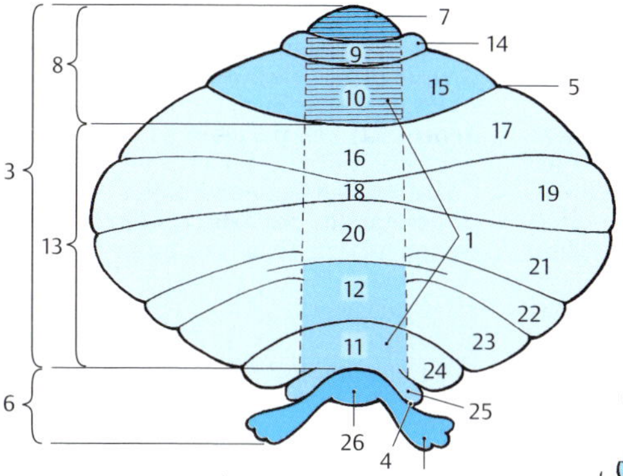

A Organisation du cervelet, vue supérieure

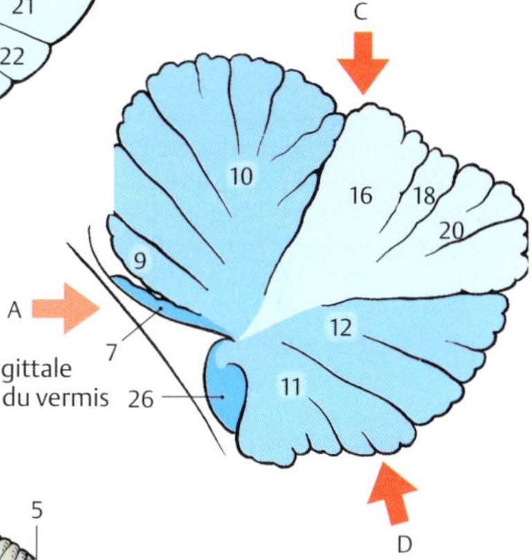

B Coupe sagittale médiane du vermis

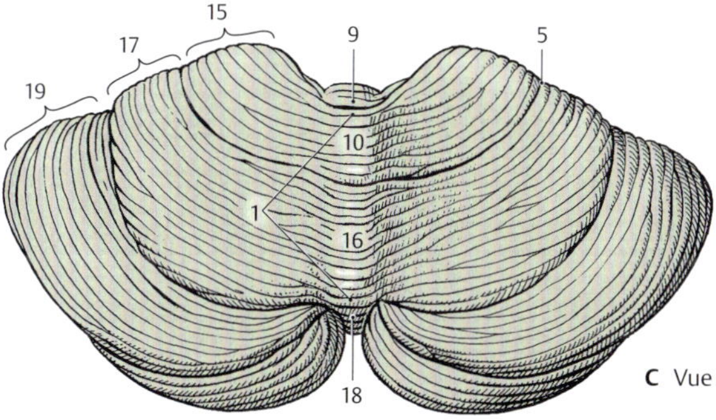

C Vue supérieure

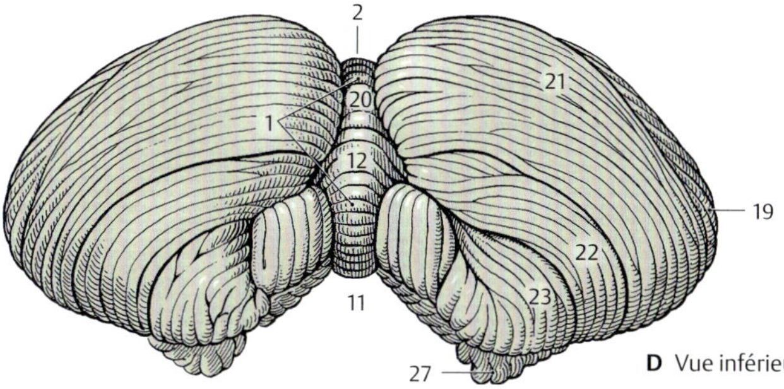

D Vue inférieure

Pédoncules cérébelleux et noyaux (A-C)

Face ventrale ou antérieure (A)

Le cervelet est uni au tronc cérébral des deux côtés par les **pédoncules cérébelleux** (**A1**). Ces derniers contiennent toutes les voies afférentes et efférentes. La face ventrale ou antérieure du cervelet ne devient totalement visible qu'après leur section et leur séparation du pont et de la moelle allongée. Entre les pédoncules cérébelleux, se trouve le toit du quatrième ventricule avec le *voile médullaire supérieur* (**A2**) et le *voile médullaire inférieur* (**A3**). Les parties ventrales du vermis, *lingula* (**A4**), *lobule central* (**A5**), *nodule* (**A6**) et *uvule* (**A7**) sont libres ainsi que le *flocculus* (**A8**). La vallécule cérébelleuse (**A9**) est entourée des deux côtés par les *tonsilles cérébelleuses* (**A10**).

On peut aussi voir le lobule digastrique (**A11**), le lobule semi-lunaire supérieur (**A12**), le lobule semi-lunaire inférieur (**A13**), le lobule simplex (**A14**), le lobule quadrangulaire (**A15**), l'aile du lobule central (**A16**).

Noyaux (B)

Une section transversale met en évidence le cortex et les noyaux du cervelet. Les sillons donnent de nombreuses branches entraînant une disposition foliacée des sillons sectionnés. Sur la coupe sagittale, cette disposition forme l'aspect d'un arbre, l'*arbre de vie* (**C17**).

Les noyaux du cervelet sont situés dans la profondeur de la substance blanche : le **noyau fastigial** (noyau du faîte) (**B18**) est proche de la ligne médiane dans la substance blanche du vermis. Il reçoit des fibres du cortex du vermis cérébelleux, des noyaux vestibulaires et de l'olive inférieure. Ses fibres se projettent sur les noyaux vestibulaires et sur d'autres noyaux de la moelle allongée. Le **noyau globuleux** (**B19**) est aussi considéré comme recevant des fibres provenant du cortex du vermis cérébelleux et envoyant des fibres à la moelle allongée. Des fibres du cortex cérébelleux de la région située entre le vermis et l'hémisphère (partie intermédiaire) se terminent dans le **noyau emboliforme** (**B20**), au hile du noyau denté. Ces fibres cheminent dans le pédoncule cérébelleux supérieur vers le thalamus. Le **noyau denté** (**B21**) forme un ruban fortement plicaturé qui est ouvert médialement (hile du noyau denté). Les fibres corticales provenant des hémisphères cérébraux se terminent dans ce noyau. Celui-ci envoie des fibres qui empruntent le pédoncule cérébelleux supérieur et se dirigent vers le noyau rouge (*voir* p. 136 B) et vers le thalamus (*voir* p. 184 A).

Pédoncules cérébelleux (A, C)

Les tractus afférents et efférents du cervelet cheminent dans les trois pédoncules cérébelleux :
- dans le **pédoncule cérébelleux inférieur**, corps restiforme (**A-C22**), qui monte depuis la partie inférieure de la moelle allongée. Il contient les tractus spino-cérébelleux et les connexions avec les noyaux vestibulaires ;
- dans le **pédoncule cérébelleux moyen**, bras du pont (**A-C23**), contenant les fibres pontiques. Elles naissent des noyaux du pont et forment la prolongation des faisceaux cortico-pontiques ;
- dans le **pédoncule cérébelleux supérieur**, bras conjonctival (**A-C24**), qui contient des fibres efférentes vers le thalamus et le noyau rouge.

C25 Lame tectale.
C26 Lemnisque médial.
C27 Lemnisque latéral.
C28 N. trijumeau.
C29 N. facial.
C30 N. vestibulo-cochléaire.
C31 Olive inférieure.
C32 Tractus tegmental central.
C33 Tractus cérébelleux antérieur.

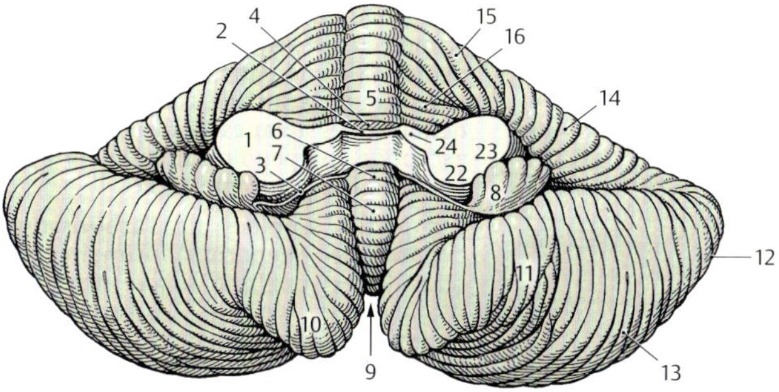

A Vue ventrale ou antérieure

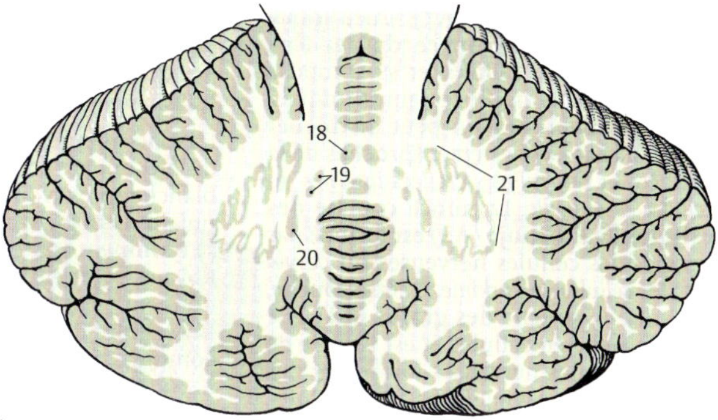

B Noyaux cérébelleux

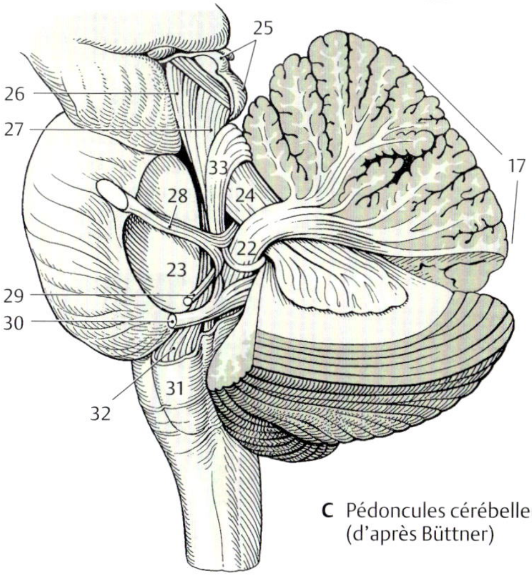

C Pédoncules cérébelleux (d'après Büttner)

Cortex cérébelleux (*suite*)

Cellules étoilées (A, B)

Au niveau de la moitié supérieure de la couche moléculaire, se trouvent les **cellules étoilées externes**. Les dendrites de ces petites cellules se dirigent dans toutes les directions et atteignent environ une douzaine d'arborisations dendritiques de cellules de Purkinje. Leurs axones se terminent sur les corps cellulaires des cellules de Purkinje ou courent horizontalement sous la surface du gyrus.

Dans le tiers inférieur de la couche moléculaire, se placent des cellules un peu plus grandes : les *cellules étoilées internes* ou **cellules à corbeille** (**A1**), qui ont un long axone cheminant horizontalement au-dessus des corps cellulaires des cellules de Purkinje. Cet axone donne des collatérales dont les ramifications terminales forment un réseau en forme de corbeille autour des corps cellulaires des cellules de Purkinje. La microscopie électronique montre que les cellules à corbeille ont de nombreux contacts synaptiques (**B2**) avec les cellules de Purkinje, particulièrement au niveau de la base du corps cellulaire et du segment initial de l'axone jusqu'au début de la gaine de myéline. Le reste du corps cellulaire de la cellule de Purkinje est recouvert par de la *glie de Bergmann* (**B3**). La localisation des synapses à l'origine de l'axone indique le *caractère inhibiteur* des cellules à corbeille.

Cellules granulaires (C)

Ces petites cellules, fortement tassées, forment la couche granulaire. À fort grossissement, on reconnaît, après imprégnation de Golgi, trois à cinq dendrites courtes qui portent sur leurs ramifications terminales des épaississement en forme de griffe. L'axone grêle (**C4**) des cellules granulaires monte verticalement au travers de la couche de cellules de Purkinje jusque dans la couche moléculaire, où il se divise à angle droit en deux *fibres parallèles* (*voir* p. 160 C5).

Glomérules cérébelleux. La couche granulaire comporte de petits ilôts sans cellules (glomérules) au niveau desquels les terminaisons dendritiques en forme de griffe des cellules granulaires entrent en contact synaptique avec les terminaisons des fibres afférentes (*fibres moussues*, *voir* p. 160 B3). Par ailleurs, les axones courts des *cellules de Golgi* se terminent également à ce niveau. La microscopie électronique a montré un type complexe de grandes synapses (synapses glomérulaires) entourées d'une capsule gliale.

Cellules de Golgi (E)

Elles sont beaucoup plus grandes que les cellules granulaires et sont dispersées dans la couche granulaire, surtout un peu au-dessous des cellules de Purkinje (*voir* p. 160 C9). Leur arborisation dendritique, qui se ramifie surtout dans la couche moléculaire et s'étend jusqu'à la surface du cervelet, n'est pas aplatie comme celle des cellules de Purkinje mais s'épanouit dans toutes les directions de l'espace. Les cellules ont un axone court, qui se termine dans un glomérule ou bien se ramifie dans un réseau dense de fibres fines. Les cellules de Golgi appartiennent aux *interneurones inhibiteurs*.

Glie (D)

En dehors des cellules gliales connues, *oligodendrocytes* (**D5**) et *astrocytes* protoplasmiques (**D6**), situées préférentiellement dans la couche granulaire, on trouve d'autres formes typiques pour le cervelet : les *cellules gliales de Bergmann* et les *cellules penniformes de Fañanas*.

Les **cellules de soutien de Bergmann** (**D7**) sont situées entre les cellules de Purkinje et donnent de longues fibres dirigées verticalement vers la surface où leurs fines terminaisons forment une membrane gliale limitante contre la pie-mère. Les fibres de soutien ont des expansions foliées et forment une armature dense. Chaque fois qu'une cellule de Purkinje meurt, elle est remplacée par une cellule de Bergmann. Les **cellules de Fañanas** (**D8**) ont de nombreux petits prolongements qui leur confèrent une structure penniforme.

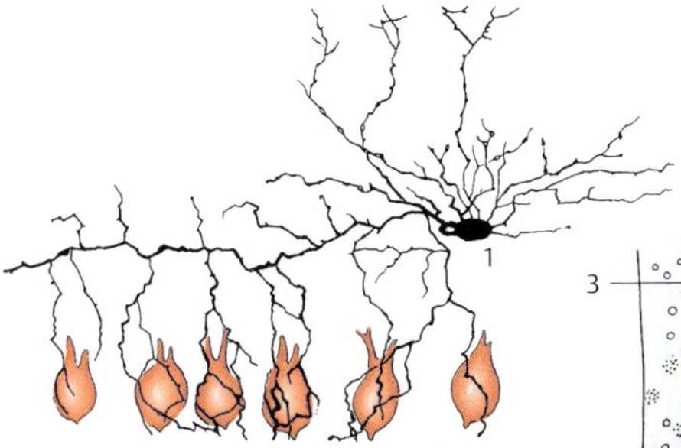

A Cellule à corbeille (d'après Jakob)

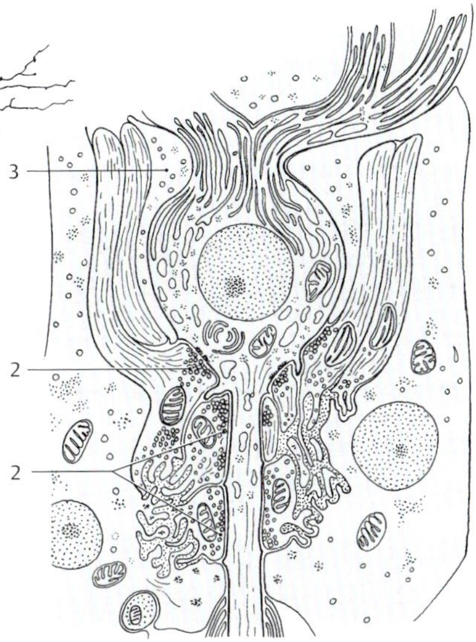

B Cellule de Purkinje avec synapses de cellule à corbeille. Schéma de microscopie électronique (d'après Hámori et Szentágothai)

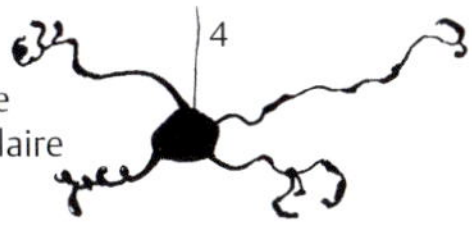

C Cellule granulaire

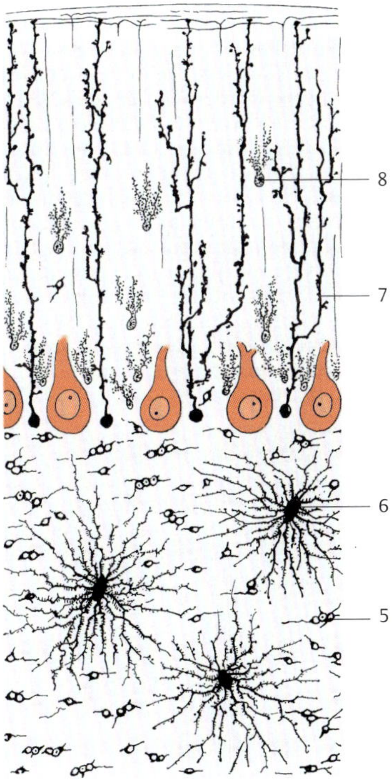

D Cellules gliales du cervelet

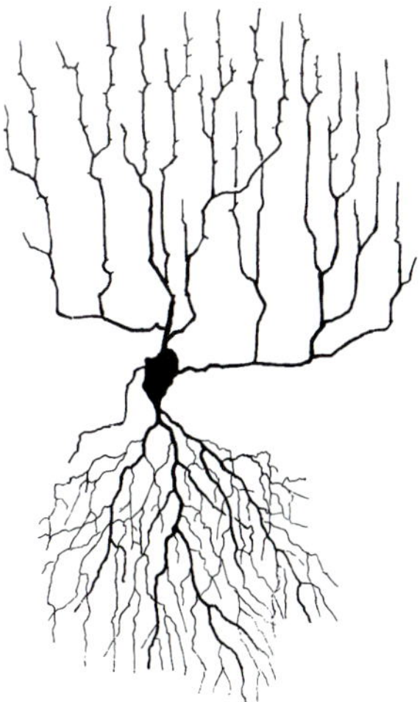

E Cellule de Golgi (d'après Jakob)

Connexions neuronales

Fibres afférentes (A, B)

Les systèmes de fibres afférentes se terminent au niveau du cortex cérébelleux et donnent des collatérales axonales aux noyaux du cervelet. Il existe deux types de terminaisons : les fibres grimpantes et les fibres moussues.

Les **fibres grimpantes** (**A-C1**) se terminent sur les cellules de Purkinje, donnant des ramifications qui adhèrent à l'arborisation dendritique. Une fibre grimpante se termine sur une seule *cellule de Purkinje* et, par l'intermédiaire de collatérales axonales, sur quelques cellules étoilées et cellules à corbeille. Les fibres grimpantes proviennent des neurones de l'olive inférieure et de ses noyaux accessoires.

Les **fibres moussues** (**B-C2**) se divisent en branches très divergentes et donnent de nombreuses collatérales qui portent de petites rosettes avec des extrémités sphériques. Celles-ci entrent dans les extrémités en griffes des *cellules granulaires* et y font synapse (**B3**). Les fibres moussues représentent les terminaisons des fibres spino-cérébelleuses et ponto-cérébelleuses ainsi que les fibres des noyaux de la moelle allongée.

Cortex (C)

La structure du cortex est déterminée par la disposition transversale aplatie des arborisations dendritiques des cellules de Purkinje (**A-C-D4**) et par la disposition longitudinale des **fibres parallèles** des cellules granulaires (**B-D5**), qui font synapse avec les dendrites des cellules de Purkinje. Les cellules de Purkinje sont les éléments efférents du cortex. Elles reçoivent les **influx** directement par les fibres grimpantes (**C1**) et indirectement par les fibres moussues (**C2**) après leur synapse sur les cellules granulaires (**C-D6**). Les axones des cellules granulaires se divisent en deux fibres parallèles dans la couche moléculaire dont la longueur totale est de 3 mm environ et qui traversent environ 350 arborisations dendritiques. On estime que chaque arborisation dendritique est traversée par environ 200 000 fibres parallèles.

Les cellules étoilées (**C7**), les cellules à corbeille (**C8**) et les cellules de Golgi (**C9**) sont des **interneurones inhibiteurs** pour les cellules de Purkinje. Elles sont excitées par tous les influx afférents, aussi bien par les synapses du glomérule que par les synapses entre les cellules de Golgi et les fibres moussues ou par les collatérales axonales des fibres afférentes. Ainsi, l'excitation d'une rangée de cellules de Purkinje inhibe toutes les cellules de Purkinje voisines : il en résulte une limitation de l'excitation ou une formation de contraste.

Principe de fonctionnement du cervelet (D)

Les axones des cellules de Purkinje (**D4**), qui se terminent sur les neurones des noyaux subcorticaux (**D10**) (noyaux cérébelleux et noyaux vestibulaires), n'ont pas d'effet excitateur mais inhibiteur. *Les cellules de Purkinje sont des neurones inhibiteurs* qui ont une haute teneur en GABA, exerçant un puissant effet inhibiteur sur les cellules nerveuses des noyaux cérébelleux. Ces derniers reçoivent des influx continus des collatérales axonales (**D11**) des fibres afférentes (fibres grimpantes et fibres moussues) (**D12**). La transmission de cet influx est impossible, car les noyaux sont sous contrôle inhibiteur des cellules de Purkinje. Ce n'est que lorsque les cellules de Purkinje elles-mêmes sont inhibées par des interneurones inhibiteurs (**D13**) que leur action inhibitrice est levée et ainsi le territoire nucléaire correspondant peut transmettre l'excitation.

Les noyaux cérébelleux sont aussi des centres synaptiques indépendants, qui reçoivent des influx, les transmettent, et sur lesquels existe une excitation tonique continue. Leur transmission est régulée par le cortex cérébelleux grâce à une inhibition et une désinhibition finement contrôlées.

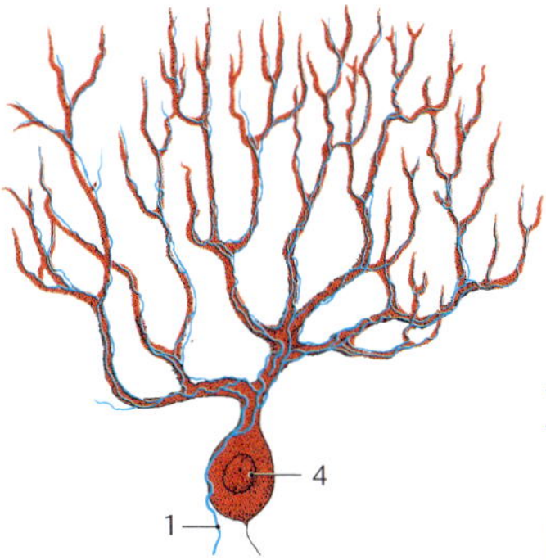

A Terminaison d'une fibre grimpante

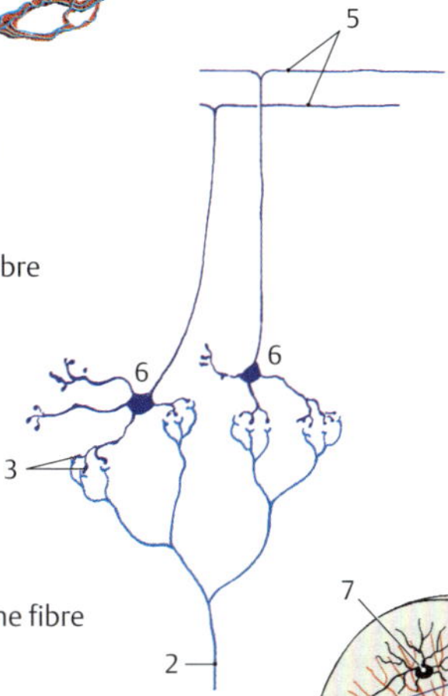

B Terminaison d'une fibre moussue

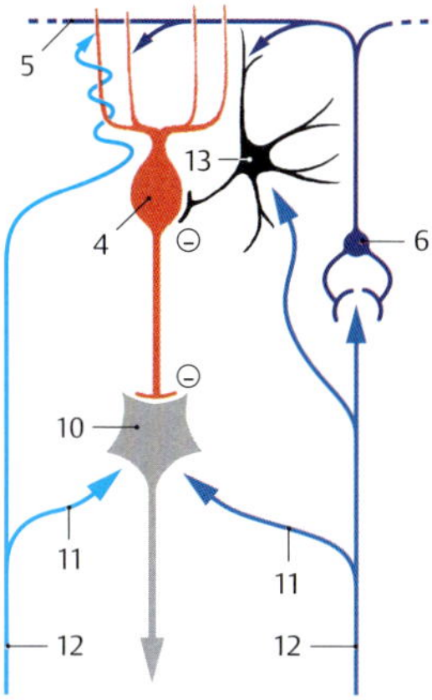

D Connexions neuronales entre cortex et noyaux (d'après Eccles, Ito, Szentágothai)

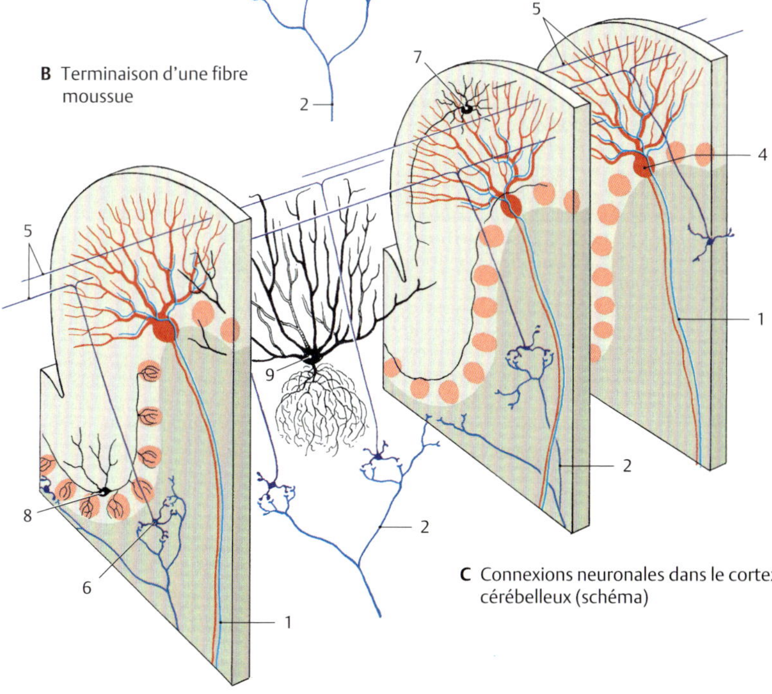

C Connexions neuronales dans le cortex cérébelleux (schéma)

Subdivision fonctionnelle (A-E)

Les systèmes de fibres afférentes se terminent dans des régions déterminées du cortex cérébelleux et les fibres corticofuges venant de ces régions se projettent à leur tour sur des régions définies des noyaux cérébelleux. La projection des fibres est à la base de la subdivision fonctionnelle. Celle-ci a été déterminée par l'expérimentation animale (lapin, chat et singe).

Projections des fibres (A, B)

Le mode de terminaison du **système de fibres afférentes** permet une subdivision fonctionnelle du cervelet en trois parties : le *vermis*, les *hémisphères* cérébelleux et une *zone intermédiaire* située entre les deux. Les **fibres spino-cérébelleuses**, *tractus spino-cérébelleux dorsal ou postérieur, tractus cunéo-cérébelleux* (*voir* p. 164 A1 et A2) et *tractus spino-cérébelleux ventral ou antérieur* (*voir* p. 166 B14) se terminent par l'intermédiaire des fibres moussues dans le vermis du lobe ventral : pyramide, uvule, et dans la zone intermédiaire (**A1**). Les **fibres cortico-ponto-cérébelleuses**, qui cheminent dans le pédoncule cérébelleux moyen, se terminent par l'intermédiaire des fibres moussues dans l'hémisphère cérébelleux (**A2**). Les **axones vestibulo-cérébelleux** se terminent dans le lobe flocculo-nodulaire et dans l'uvule (**A3**). Les voies afférentes qui font relais dans l'olive et ses noyaux accessoires et dans le noyau réticulaire latéral, se terminent en fonction de leur origine : les fibres spinales dans le vermis et les fibres corticales dans l'hémisphère.

Cette division en trois parties est aussi évidente pour la projection des **axones corticofuges** sur les noyaux cérébelleux. Au niveau des noyaux vestibulaires (**B4**) se terminent des fibres venant du vermis (lobe ventral ou antérieur, pyramide, uvule, nodule) et du flocculus (**B5**). Le noyau fastigial (**B6**) reçoit des fibres de l'ensemble du vermis (**B7**). Le noyau emboliforme et le noyau globuleux (formant un complexe chez les animaux d'expérimentation) (**B8**) sont le lieu de terminaison des fibres de la zone intermédiaire (**B9**). Les fibres provenant de l'hémisphère (**B11**) se terminent dans le noyau denté (**B10**).

Résultats des expériences de stimulation (C, D)

Les tractus se terminent suivant un arrangement déterminé dans lequel sont ordonnés de façon séquentielle le membre pelvien (inférieur), le tronc, le membre thoracique (supérieur) et l'extrémité céphalique. Cette *organisation somatotopique* a été confirmée par des expériences de stimulation. La stimulation électrique du cortex cérébelleux d'un animal décérébré entraîne des contractions et des modifications du tonus des muscles extenseurs et fléchisseurs des membres, des mouvements oculaires conjugués ainsi que des contractions des muscles de la face et du cou (**C**) (les faces supérieure et inférieure du cervelet se projettent sur un même plan).

Des résultats analogues peuvent être obtenus par stimulation tactile des différentes parties du corps avec enregistrement simultané des potentiels électriques obtenus dans le cortex cérébelleux (*potentiels évoqués*) (**D**). La localisation des potentiels montre aussi la représentation homolatérale dans le lobe ventral et le lobule simplex (**D12**) et la représentation bilatérale dans le lobule paramédian (**D13**).

Comme cette représentation somatotopique a été démontrée chez le lapin, le chat, le chien et le singe, on peut admettre qu'elle est aussi présente chez tous les mammifères. La figure **E** montre la localisation la plus probable au niveau du cervelet de l'espèce humaine.

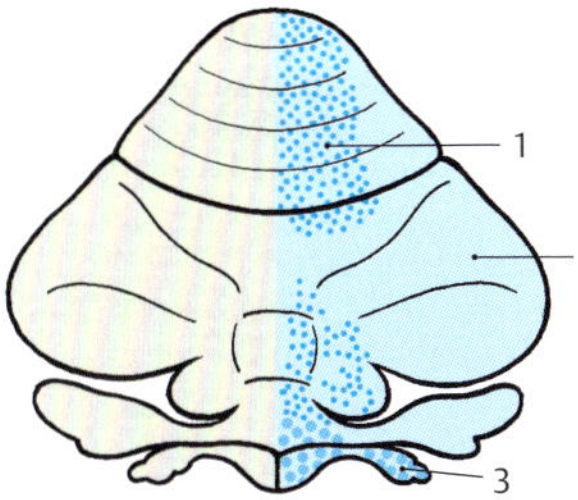

A Terminaison des tractus vestibulo-cérébelleux et spino-cérébelleux (d'après Brodal)

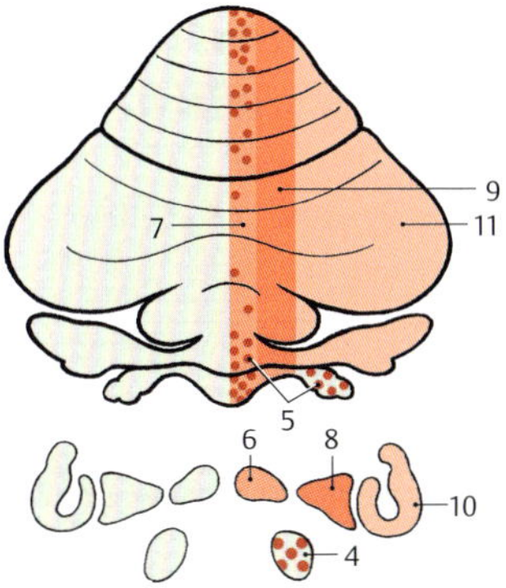

B Projection du cortex cérébelleux sur les noyaux cérébelleux et sur les noyaux vestibulaires (d'après Jansen et Brodal)

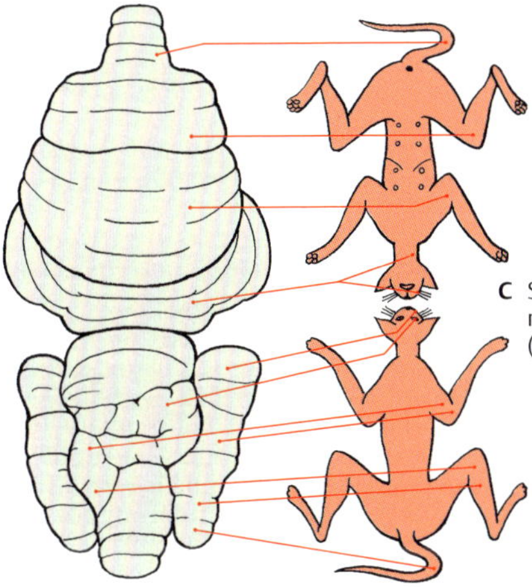

C Somatotopie du cortex cérébelleux, réactions motrices chez le chat (d'après Hampson, Harrison et Woolsey)

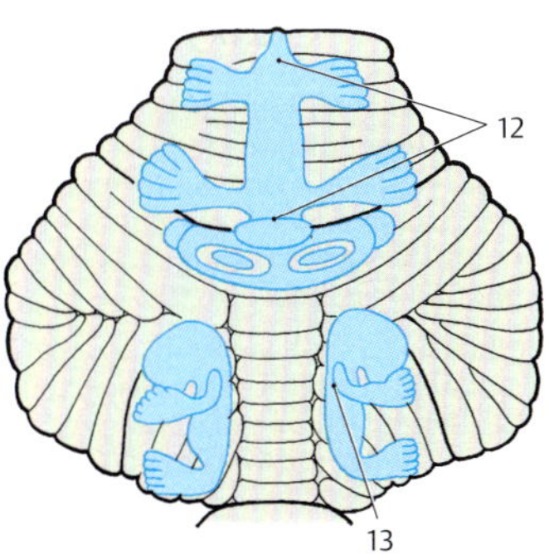

D Somatotopie du cortex cérébelleux, « potentiels évoqués » par des stimulations tactiles (d'après Snider)

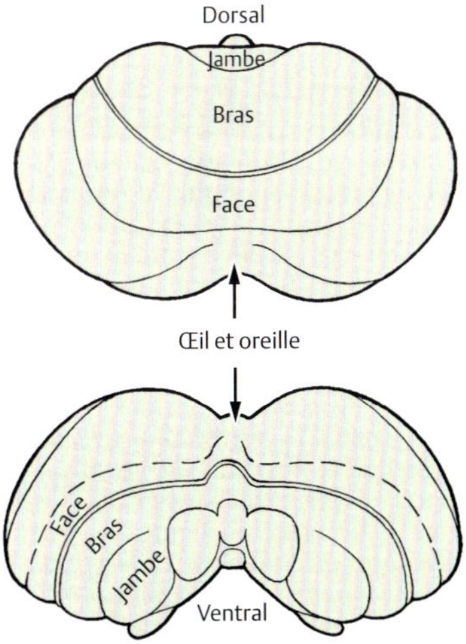

E Somatotopie hypothétique du cortex cérébelleux humain (d'après Hampson, Harrison et Woolsey)

Voies cérébelleuses

Pédoncule cérébelleux inférieur (*corps restiforme*) (A-C)

Le **pédoncule cérébelleux inférieur** contient les systèmes de fibres suivants : **tractus spino-cérébelleux dorsal ou postérieur** (Flechsig) (**A1**) et **tractus cunéo-cérébelleux** (**A2**).

Les fibres naissent des cellules de la *colonne de Clarke* (noyau dorsal de la moelle) (**A3**), dans laquelle se terminent les fibres afférentes de la sensibilité proprioceptive (fuseaux neuro-musculaires, récepteurs tendineux) (*voir* p. 316, 318). La région innervée par le tractus spino-cérébelleux dorsal est limitée aux membres inférieurs et à la partie inférieure du tronc. Ses fibres se terminent, par l'intermédiaire de fibres moussues, dans le vermis et la partie intermédiaire du lobe ventral ou antérieur ainsi que dans la pyramide. Les fibres correspondant aux membres thoraciques ou supérieurs et à la partie haute du tronc convergent dans le *noyau cunéiforme latéral* (Von Monakow) (**A4**), et cheminent dans le tractus cunéo-cérébelleux qui rejoint les mêmes régions du cervelet. Le tractus spino-cérébelleux ventral ou antérieur atteint le cervelet par le pédoncule cérébelleux supérieur (bras conjonctival) (*voir* p. 166 B).

Tractus vestibulo-cérébelleux (**B**). Le cervelet reçoit des fibres vestibulaires primaires et secondaires. Les fibres vestibulaires primaires (**B5**) viennent du *ganglion vestibulaire* (**B6**) (principalement des conduits semi-circulaires) et atteignent le cortex cérébelleux sans faire relais. Les fibres vestibulaires secondaires (**B7**) font synapse dans les *noyaux vestibulaires* (**B8**). Toutes les fibres se terminent dans le nodule, le flocculus (**B9**), le noyau fastigial (**B10**) et partiellement dans l'uvule. La voie vestibulo-cérébelleuse contient aussi des fibres cérébellofuges (tractus cérébello-vestibulaire), qui naissent des régions décrites mais aussi du vermis du lobe ventral. Une partie de ces fibres font synapse dans le noyau vestibulaire latéral et constituent le tractus vestibulo-spinal (*voir* p. 386 A9) qui rejoint la moelle spinale.

Tractus olivo-cérébelleux (**A**). L'olive inférieure (**A11**), qui peut être considérée comme un noyau cérébelleux déplacé ventralement, envoie toutes ses fibres au cervelet. Avec ses noyaux accessoires, l'olive reçoit des fibres ascendantes de la moelle spinale (*tractus spino-olivaire*) (**A12**), des fibres venant du cortex cérébral et des noyaux extrapyramidaux (*tractus tegmental central, voir* p. 144). Les fibres font relais dans les différentes parties de l'olive avec les fibres du tractus olivo-cérébelleux (**A13**) croisant la ligne médiane et rejoignant l'hémisphère cérébelleux controlatéral. Les fibres du complexe olivaire se terminent dans le cortex cérébelleux en constituant des fibres grimpantes. Les fibres issues des noyaux accessoires (terminaison des fibres spino-olivaires) se terminent dans le vermis et dans la zone intermédiaire du lobe ventral ; les fibres de l'olive (terminaison des fibres corticales et du tractus tegmental central) se terminent sur le cortex des hémisphères cérébelleux.

Tractus réticulo-cérébelleux, tractus trigémino-cérébelleux et **tractus arcuato-cérébelleux** (**C**). Le *noyau réticulaire latéral* (**C14**) reçoit des fibres sensitives extéroceptives qui montent avec les tractus spino-thalamiques. Les fibres post-synaptiques constituent le *tractus réticulo-cérébelleux* (**C15**), qui chemine dans le pédoncule cérébelleux homolatéral vers le vermis et l'hémisphère cérébelleux. Le tractus trigémino-cérébelleux (**C16**) véhicule des influx des régions de la face vers le cervelet via les noyaux trigéminaux (**C17**). Les fibres du *tractus arcuato-cérébelleux* (**C18**) viennent du noyau arqué (**C19**) et cheminent dans le plancher du quatrième ventricule où elles forment les stries médullaires. Elles croisent la ligne médiane ou restent homolatérales et se terminent dans le flocculus.

L'existence du *faisceau unciné*, tractus cérébello-spinal, qui prend son origine dans le noyau fastigial controlatéral, n'a pas été clairement démontrée chez l'homme.

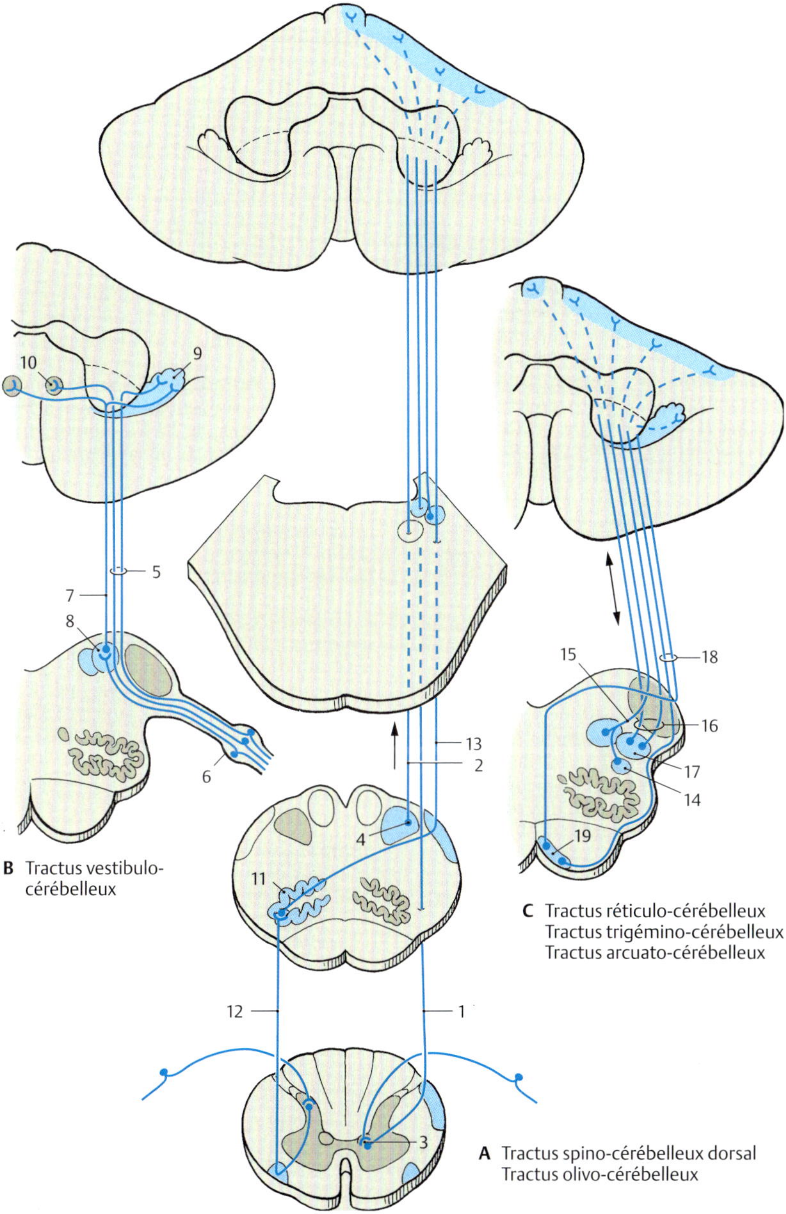

B Tractus vestibulo-cérébelleux

C Tractus réticulo-cérébelleux
Tractus trigémino-cérébelleux
Tractus arcuato-cérébelleux

A Tractus spino-cérébelleux dorsal
Tractus olivo-cérébelleux

Pédoncule cérébelleux moyen (*bras du pont*) (A)

Le cortex des lobes frontal et temporal envoie des fibres vers le pont. Elles forment, avec le tractus pyramidal, les *pédoncules cérébraux* (**A1**), dont elles occupent les parties latérale et médiale ; latéralement le *tractus temporo-pontique* (ou de Türck) (**A2**) et médialement le *tractus fronto-pontique* (ou d'Arnold) (**A3**). Les fibres (premier neurone) se terminent au niveau des noyaux pontiques (**A4**). Les fibres venant des noyaux pontiques (deuxième neurone) croisent la ligne médiane : tractus ponto-cérébelleux, et forment le **pédoncule cérébelleux moyen**. Les fibres se terminent, par l'intermédiaire de fibres moussues, pour une grande partie dans l'hémisphère cérébelleux controlatéral et pour une petite partie bilatéralement dans la partie moyenne du vermis.

Pédoncule cérébelleux supérieur (*bras conjonctival*) (B)

La plus grande partie des fibres efférentes du cervelet chemine dans le pédoncule cérébelleux supérieur. Le seul tractus afférent qui le traverse est le *tractus spino-cérébelleux* ventral ou antérieur. Les fibres efférentes du pédoncule cérébelleux supérieur pénètrent dans le tegmentum mésencéphalique au niveau des collicules inférieurs et croisent la ligne médiane en formant la **décussation des pédoncules cérébelleux supérieurs** (de Wernekinck) (**B5**) ; elles se divisent ensuite en une partie descendante (**B6**) et une partie ascendante (**B7**). Les fibres descendantes viennent du noyau fastigial (**B8**) et du noyau globuleux (**B9**). Elles se terminent dans les noyaux médiaux de la formation réticulaire (**B10**) du pont et de la moelle allongée où elles font synapse pour constituer le *tractus réticulo-spinal*. Les influx cérébelleux atteignent la moelle spinale par deux voies : le *tractus réticulo-spinal* et le *tractus vestibulo-spinal*, par l'intermédiaire desquelles ils influencent les motoneurones de la corne ventrale de la moelle spinale.

Les fibres de la partie ascendante, plus importante, viennent surtout du noyau denté (**B11**) et partiellement du noyau emboliforme. Elles se terminent : 1) dans le noyau rouge (**B12**), dans son voisinage et dans différents noyaux du tegmentum mésencéphalique (noyau d'Edinger-Westphal, noyau oculo-moteur accessoire, noyau de Darkschewitsch, etc.) par lesquels le cervelet est connecté au système extrapyramidal ; 2) dans le thalamus dorsal (**B13**), où les influx sont transmis au cortex cérébral, surtout au cortex moteur.

Ces deux voies sont à l'origine d'un important circuit neuronal : les influx cérébelleux influencent le cortex cérébral via le pédoncule cérébelleux supérieur et le thalamus. Le cortex influence à son tour le cervelet par l'intermédiaire des systèmes cortico-ponto-cérébelleux et cortico-olivo-cérébelleux. Ainsi, le cortex moteur et le cervelet se contrôlent mutuellement.

Tractus spino-cérébelleux ventral ou antérieur (de Gowers) (**B14**). Ces fibres prennent naissance dans la corne dorsale où les fibres issues principalement des récepteurs tendineux font synapse. Les fibres post-synaptiques croisent ou ne croisent pas la ligne médiane. Elles n'entrent pas dans le pédoncule cérébelleux inférieur mais remontent jusqu'au bord supérieur du pont puis elles se recourbent et pénètrent dans le pédoncule cérébelleux supérieur (**C**). Elles se terminent par l'intermédiaire de fibres moussues, dans le vermis et dans la zone intermédiaire du lobe ventral et de l'uvule.

Remarques cliniques. La signification du cervelet devient évidente pour la coordination motrice lors d'une *intoxication alcoolique aiguë*. Il existe une ataxie avec démarche mal assurée, jambes écartées et titubante. Les mouvements dirigés, p. ex. la manoeuvre doigt au nez, sont altérés (dysmétrie). Les troubles de la coordination motrice peuvent cependant ne pas provenir du cervelet, mais peuvent p. ex. concerner les afférences spino-cérébelleuses ou l'organe vestibulaire.

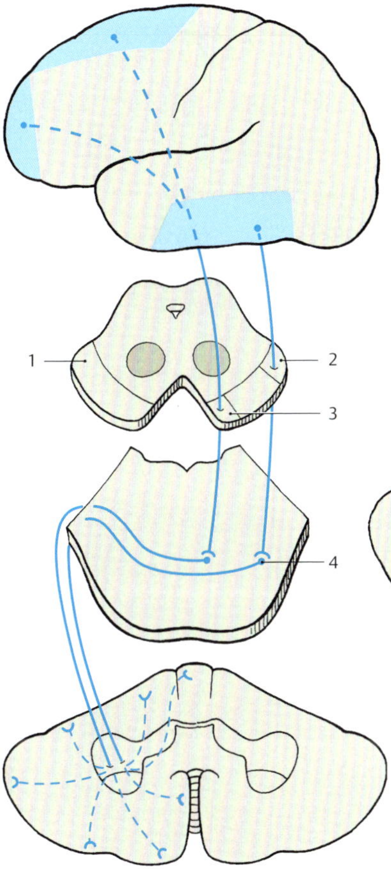

A Tractus cortico-pontique
Tractus ponto-cérébelleux

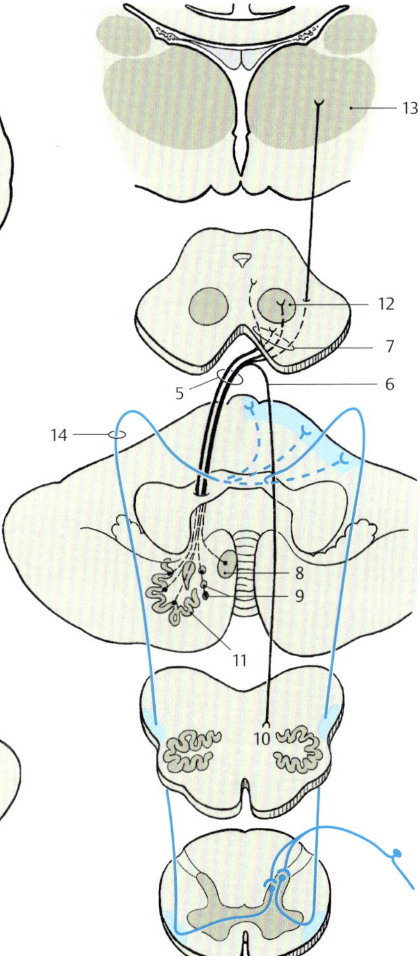

B Tractus cérébello-réticulaire
Tractus cérébello-rubral
Tractus cérébello-thalamique
Tractus spino-cérébelleux ventral

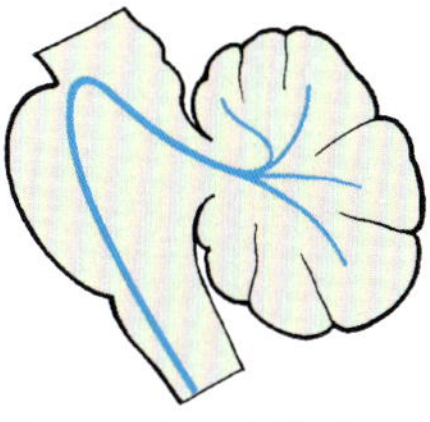

C Tractus spino-cérébelleux ventral

Diencéphale

Développement du prosencéphale (A-E)

L'encéphale et la moelle spinale se développent à partir du tube neural, dont la partie antérieure (région du futur encéphale) donne les *vésicules rhombencéphalique* (**A1**), *mésencéphalique* (**A2**), *diencéphalique* (**A3**) et *télencéphalique* (**A4**). Les parois latérales de ces vésicules s'épaississent et forment le parenchyme cérébral où se différencient les cellules nerveuses et leurs prolongements. Ce processus de développement débute dans la vésicule rhombencéphalique et s'étend aux vésicules mésencéphalique et diencéphalique. Le développement de la vésicule télencéphalique commence beaucoup plus tard. Dans ce dernier territoire, deux vésicules à paroi mince se forment latéralement. On peut ainsi distinguer trois parties au télencéphale : les deux *vésicules hémisphériques* symétriques (**A5**) et une partie médiane (**A6**), qui constitue la paroi antérieure du troisième ventricule (lame terminale).

Les vésicules télencéphaliques recouvrent de plus en plus la partie diencéphalique. Leur croissance, surtout caudale, déplace la *limite télo-diencéphalique* (séparation entre le diencéphale et le télencéphale). Initialement frontale (**A7**), elle se verticalise de plus en plus (**A8**) et constitue finalement la limite latérale (**A9**) du diencéphale. Celui-ci disparaît entre les deux hémisphères cérébraux et ne possède presque plus de paroi externe. Les parties de l'encéphale, le mésencéphale, le diencéphale (rouge) et le télencéphale (jaune), initialement l'une derrière l'autre, se trouvent à la fin du développement cérébral télescopées l'une dans l'autre.

Limite télo-diencéphalique (B-E)

À la surface du cerveau, seul le plancher du diencéphale apparaît et forme à la base du cerveau (*voir* p. 12 A) le *chiasma*, le *tuber cinereum* et les corps mamillaires. Le toit du diencéphale ne devient visible que si, par une coupe horizontale (**B**), on enlève le corps calleux. On voit alors le toit du troisième ventricule et les deux thalami. L'ensemble de ce territoire est recouvert de tissu conjonctif parcouru par des vaisseaux, la *toile choroïdienne* (**D10**), dont l'ablation entraîne l'ouverture du troisième ventricule (**C**). Au-dessus du troisième ventricule et à la paroi hemisphérique médiale, la substance nerveuse est très mince et refoulée dans la cavité ventriculaire par des boucles vasculaires (*voir* p. 284 A). Ces lacis vasculaires se trouvant dans le ventricule forment les *plexus choroïdes* (**D11**) (production de liquide cérébro-spinal). Si on enlève la toile choroïdienne et les plexus choroïdes, on enlève en même temps les minces parois cérébrales et il persiste leur ligne d'insertion, le *ténia choroïdien* (**C12**). Jusqu'à cette ligne d'insertion, la paroi supérieure du *thalamus* est libre (**C13**). Latéralement, elle est encore recouverte par la mince paroi hémisphérique. La zone comprise entre le ténia choroïdien et la veine thalamo-striée (**C-E14**) est appelée **lamina affixa** (**C-D15**). Celle-ci s'accole à la paroi dorsale du thalamus et y est fusionnée dans le cerveau mature (**E16**). Sur une vue supérieure, la veine thalamo-striée (**C-E14**), située entre le thalamus et le noyau caudé (**C-E17**), marque la limite entre le diencéphale et le télencéphale.

B, C, E18 Fornix.
B, C19 Glande pinéale.
C20 Lame tectale.
C21 Habenula.
D22 Fissure télo-diencéphalique.
B, C, E23 Corps calleux.

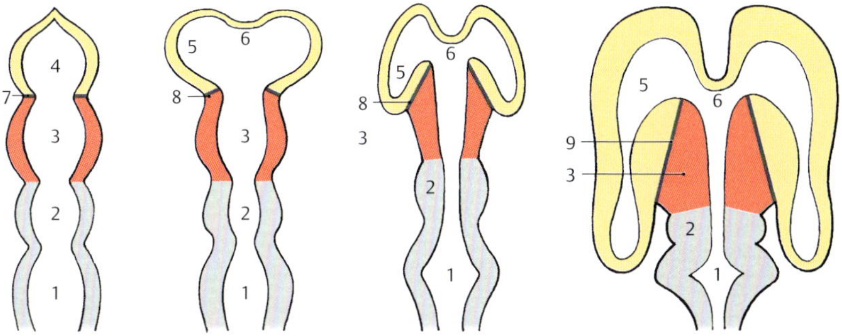

A Développement du diencéphale (d'après Schwalbe)

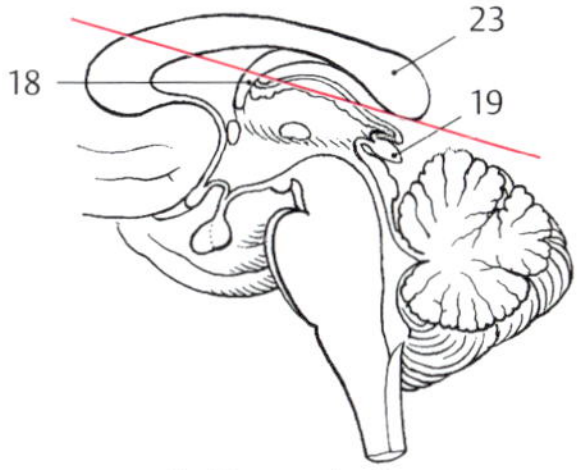

B Coupe de C

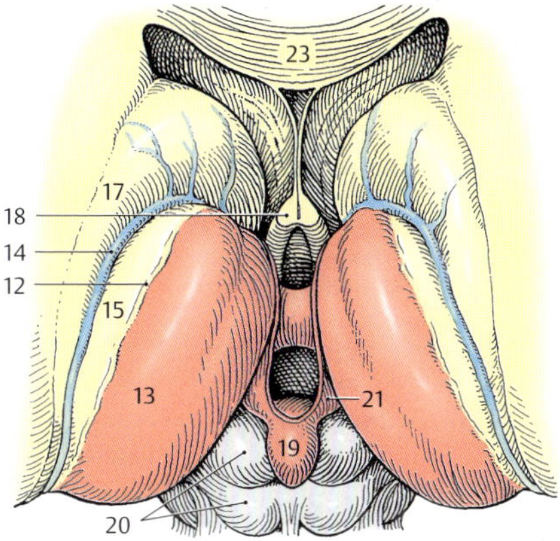

C Diencéphale vue supérieure, coupe horizontale après ablation du corps calleux, du fornix et des plexus choroïdes

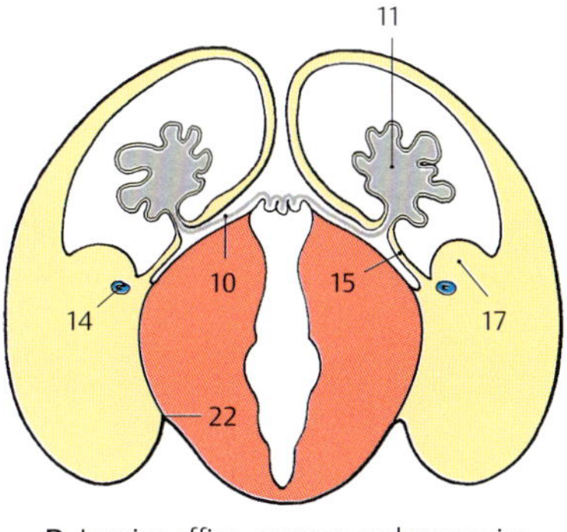

D Lamina affixa, cerveau embryonnaire, coupe frontale

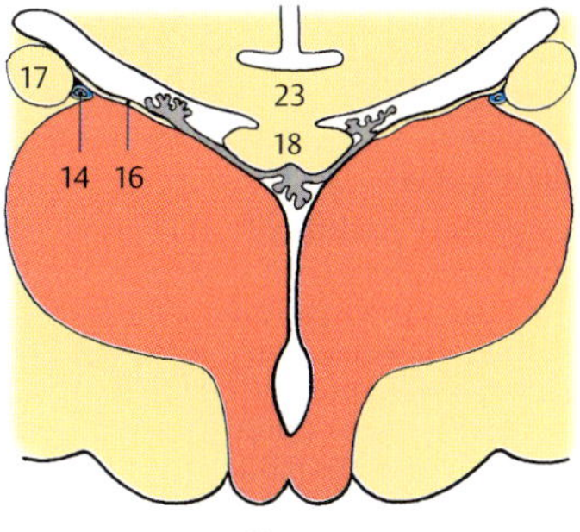

E Lamina affixa, cerveau mature, coupe frontale

Organisation

Subdivision (A-D)

Le diencéphale est divisé en quatre étages superposés :
- l'*épithalamus* (**A-C1**) ;
- le *thalamus dorsal* (**A-C2**) ;
- le *subthalamus* (**A-C3**) ;
- l'*hypothalamus* (**A-C4**).

Dans le cerveau embryonnaire, cette disposition simple, en étages, est encore bien visible. Lors du développement, elle se modifie considérablement par la croissance différente des diverses régions. C'est surtout l'augmentation considérable du volume du thalamus dorsal et l'extension de l'hypothalamus dans la région du tuber cinereum qui déterminent l'architecture du diencéphale adulte.

L'**épithalamus** (*voir* p. 176) se compose des habénulas, relais unissant les centres olfactifs au tronc cérébral, et de l'*épiphyse* ou glande pinéale. L'épithalamus (**B1**), initialement dorsal, est déplacé médialement par l'augmentation du volume du thalamus, et n'apparaît finalement plus que comme une annexe de ce dernier (**C1**).

Le **thalamus dorsal** (*voir* p. 178) est l'endroit de terminaison des voies sensitives et sensorielles (sensibilité cutanée, gustation, tractus optique, auditif et vestibulaire). Il est connecté au cortex cérébral par des fibres efférentes et afférentes.

Le **subthalamus** (*voir* p. 192) est le prolongement du tegmentum mésencéphalique. Il contient des noyaux du système moteur extrapyramidal [zona incerta, noyau subthalamique, globus pallidus] et peut être considéré comme la zone motrice du diencéphale.

Le **globus pallidus** (**C-D5**) est un dérivé du diencéphale qui, pendant le développement, se trouve isolé des autres parties du diencéphale par la pénétration des fibres de la capsule interne (**C-D6**). Il paraît ainsi déplacé vers le télencéphale. Seule une petite partie du pallidum reste médiale par rapport au diencéphale ; il s'agit du noyau entopédonculaire. Comme élément du système extrapyramidal, le globus pallidus devrait être assimilé à une partie du subthalamus.

L'**hypothalamus** (*voir* p. 194) forme l'étage inférieur et le plancher du diencéphale, d'où s'évagine la neurohypophyse (**A7**). Il est le centre de régulation suprême du système nerveux végétatif.

Coupe au niveau du chiasma optique (D)

Une coupe à travers la paroi rostrale ou antérieure du troisième ventricule intéresse des parties du diencéphale et du télencéphale. Ventralement se trouve le *chiasma optique* (**D8**), carrefour des nerfs optiques. Au-dessus s'ouvre une évagination rostrale du troisième ventricule, le *récessus préoptique* (**D9**). Latéralement à la capsule interne se trouve le *globus pallidus* (**D5**). Toutes les autres structures appartiennent au télencéphale : les deux *ventricules latéraux* (**D10**), le *septum pellucidum* (**D11**) entourant la *cavité du septum pellucidum* (**D12**), le *noyau caudé* (**D13**), le *putamen* (**C-D14**) et la base de l'*aire olfactive* (**D15**) (substance perforée antérieure). Le *corps calleux* (**D16**) et la *commissure antérieure* (**D17**) relient les deux hémisphères. D'autres systèmes de fibres, le *fornix* (**D18**) et la *strie olfactive latérale* (**D19**), sont également sectionnés.

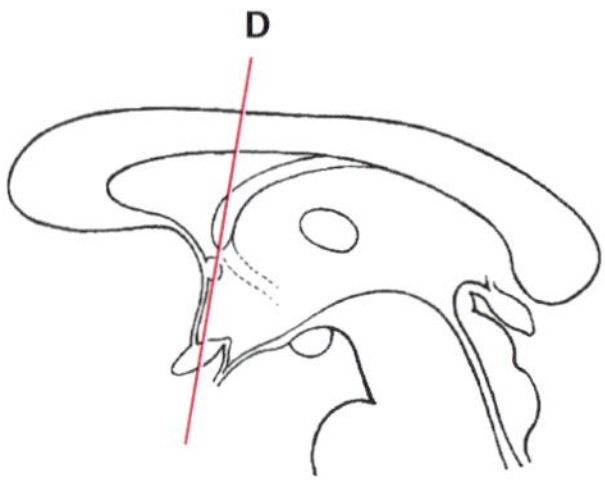

Niveau de coupe

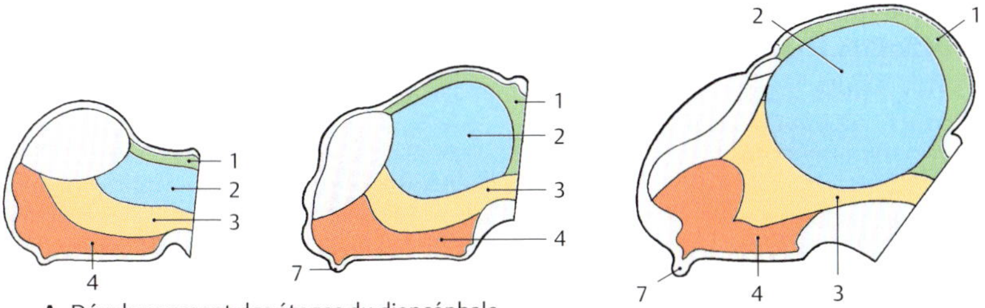

A Développement des étages du diencéphale

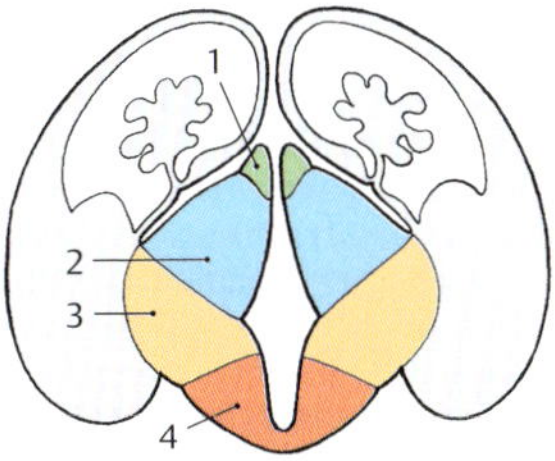

B Architecture du diencéphale dans le cerveau embryonnaire

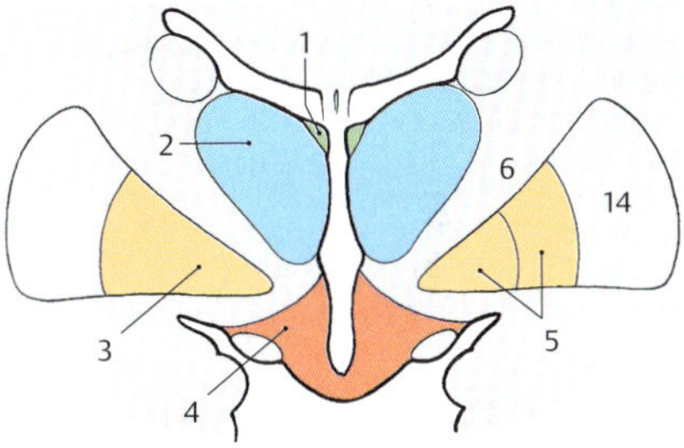

C Architecture du diencéphale chez l'adulte

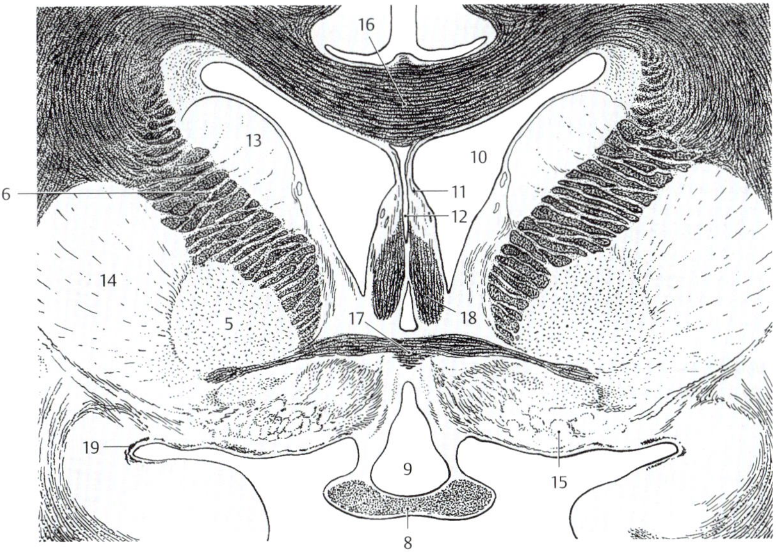

D Coupe frontale passant par la paroi rostrale du troisième ventricule (d'après Villiger et Ludwig)

Coupe passant par le tuber cinereum (A)

La coupe passe légèrement en arrière du foramen interventriculaire (*Monro*). Le ventricule latéral et le troisième ventricule sont séparés par l'insertion fine des *plexus choroïdes* (**A1**). De ceux-ci jusqu'à la *veine thalamostriée* (**A-B2**) s'étend la *lamina affixa* (**A-B3**). Elle recouvre la paroi dorsale du **thalamus** (**A4**), dont on voit uniquement les noyaux antérieurs. Ventro-latéralement à celui-ci, séparé par la *capsule interne* (**A-B5**), se trouve le **globus pallidus** (**A-B6**). Il est divisé en deux parties, le *pallidum interne* (**A7**) et le *pallidum externe* (**A8**). Il se distingue du *putamen* (**A-B9**) par sa haute teneur en myéline. À son bord basal et à sa pointe émergent le *faisceau lenticulaire* (champ H2 de Forel) et l'*anse lenticulaire* (**A10**). Cette dernière décrit autour de la pointe médiale du pallidum un arc dorsal. La partie ventrale du diencéphale est formée par l'hypothalamus [*tuber cinereum* (**A11**) et *infundibulum* (**A12**)] et elle est très peu myélinisée par rapport au *tractus optique* (**A-B13**).

Des deux côtés, le diencéphale est entouré par le télencéphale, sans que l'on puisse distinguer une limite nette. Les noyaux télencéphaliques les plus proches sont le *putamen* (**A-B9**) et le *noyau caudé* (**A-B14**). Ventralement au globus pallidus se trouve un noyau télencéphalique, le **noyau basal** (de Meynert, substance innominée) (**A15**). Il reçoit des fibres du mésencéphale. Ses grandes cellules nerveuses cholinergiques se projettent de façon diffuse sur l'ensemble du néocortex. Le *fornix* (**A-B16**), par sa forme arquée, est sectionné deux fois (*voir* p. 234 C).

Coupe au niveau des corps mamillaires (B)

La coupe montre les deux thalami, dont l'augmentation de volume conduit à une adhérence sur la ligne médiane, l'*adhérence interthalamique* (**B17**). Le thalamus est subdivisé par des lames de fibres myéliniques, les lames médullaires thalamiques, en plusieurs groupes de noyaux. Dorsalement se trouve le *groupe nucléaire antérieur* (**B18**), ventralement le *groupe nucléaire médial* (**B19**), qui médialement est bordé par plusieurs petits noyaux paraventriculaires (**B20**) et est séparé latéralement par la *lame médullaire interne* (**B21**) du *groupe nucléaire latéral* (**B22**). Leur division en une aire dorsale et une aire ventrale est moins marquée. L'ensemble du complexe est entouré d'un noyau mince, le *noyau réticulaire thalamique* (**B23**), qui est séparé par la *lame médullaire externe* (**B24**) du complexe nucléaire latéral.

Ventralement au thalamus se trouve le **subthalamus** avec la *zona incerta* (**B25**) et le noyau subthalamique (corps de Luys) (**B26**). La zona incerta est limitée par deux lames de substance blanche, dorsalement par le *champ H1 de Forel* (faisceau thalamique) (**B27**) et ventralement par le *champ H2 de Forel* (faisceau lenticulaire) (**B28**). En dessous du noyau subthalamique, on voit le pôle rostral de la substance noire (**B29**). Les **corps mamillaires** (**B30**) forment le plancher du diencéphale. Le faisceau mamillo-thalamique (faisceau de Vicq d'Azyr) (**B31**) monte du corps mamillaire au thalamus.

AB32 Corps calleux.
A33 Corps amygdaloïde (amygdale).
B34 Hippocampe.
A35 Commissure antérieure.
B36 Strie médullaire (*voir* p. 176 A2).

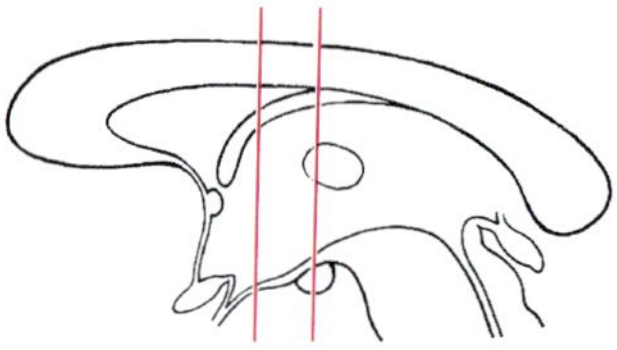

Niveaux de coupe

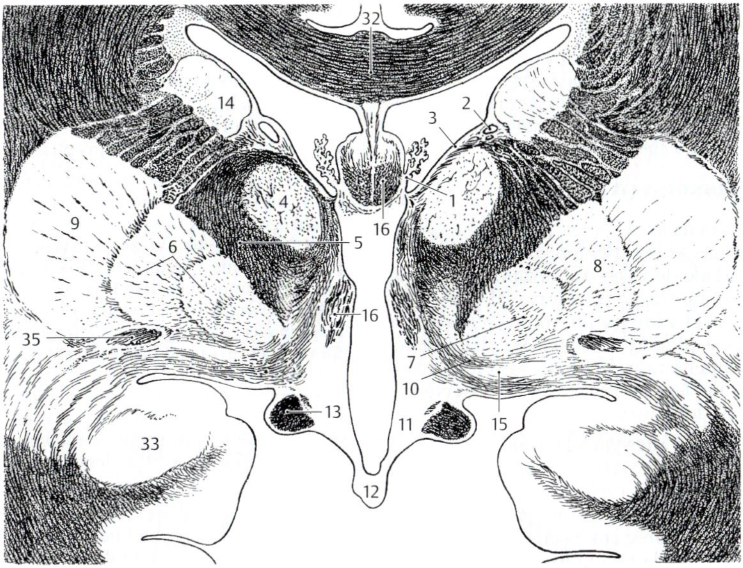

A Coupe passant par le diencéphale au niveau du tuber cinereum (d'après Villiger et Ludwig)

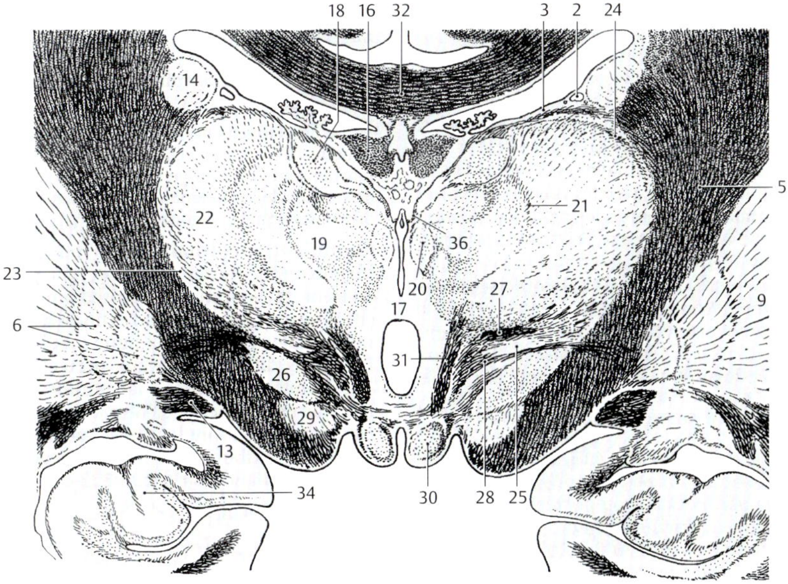

B Coupe passant par le diencéphale au niveau des corps mamillaires (d'après Villiger et Ludwig)

Thalamus dorsal (A-D)

Les thalami dorsaux sont deux grands complexes nucléaires de forme ovale. Leurs faces médiales forment les parois du troisième ventricule, leurs faces latérales bordent la capsule interne. Ils s'étendent des foramina interventriculaires (Monro) jusqu'à la lame tectale dans le mésencéphale.

Les deux thalami sont le lieu de terminaison de la plupart des *voies sensorielles*, qui aboutissent pratiquement toutes dans le thalamus controlatéral. Des faisceaux de fibres relient aussi le thalamus au cervelet, au globus pallidus, au striatum et à l'hypothalamus.

Le thalamus (**A1**) est relié au cortex cérébral par les **radiations thalamiques** (**A2-4**). Les fibres traversent obliquement la capsule interne jusqu'au cortex cérébral. Des faisceaux plus développés constituent le **pédoncule antérieur du thalamus** (**A2**) (allant au lobe frontal), le **pédoncule supérieur** (**A3**) (allant au lobe pariétal), le **pédoncule postérieur** (**A4**) (allant au lobe occipital) et le **pédoncule inférieur** (allant au lobe temporal).

Les nombreuses connexions montrent que le thalamus occupe une position centrale. Il est impliqué dans la plupart des systèmes de façon directe ou indirecte. Il ne représente pas une unité, mais un complexe divisé en groupes nucléaires d'architecture différente.

On distingue deux sortes de noyaux thalamiques en fonction de leurs connexions : les noyaux ayant des connexions avec le cortex cérébral, ou **noyaux thalamiques spécifiques**, forment le *palliothalamus* ; les noyaux qui n'ont pas de connexions avec le cortex cérébral, mais avec le tronc cérébral, ou **noyaux thalamiques aspécifiques**, forment le *truncothalamus*.

Remarques cliniques. Les troubles de la motricité et les états douloureux pouvant être traités par la chirurgie stéréotaxique au niveau du thalamus justifient la connaissance pratique de son architecture élémentaire.

Palliothalamus (B-D)

Les **noyaux thalamiques spécifiques** (dépendant du cortex cérébral) sont divisés en groupes nucléaires (territoires) :

- groupe nucléaire antérieur, **noyaux antérieurs** (vert) (**B-D5**) ;
- groupe nucléaire médial, **noyaux médiaux** (rouge) (**B-D6**) ;
- groupe nucléaire latéral, **noyaux ventro-latéraux** (bleu) (**C-D7**), qui sont divisés en un groupe latéral, noyaux latéraux, et en un groupe ventral, noyaux ventraux ;
- **corps géniculé latéral** (**B-C8**) ;
- **corps géniculé médial** (**B-C9**) ;
- **pulvinar** (**B-C10**) ;
- **noyau réticulaire** (**D11**).

Les groupes nucléaires sont séparés par des lames de fibres : la **lame médullaire interne** (**D12**) entre le groupe nucléaire médial, le groupe latéral et le groupe antérieur, et la **lame médullaire externe** (**D13**) entre le groupe latéral et le noyau réticulaire thalamique, entourant le thalamus sur sa face latérale.

Le noyau réticulaire et les noyaux aspécifiques, à l'exception du *noyau centromédian* (**B14**), ont été laissés de côté sur la reconstruction des territoires des noyaux. Le territoire antérieur est formé par les noyaux antérieurs (**B5**) auxquels se joignent caudalement les noyaux médiaux (**B6**). Dans le territoire latéral, on distingue dorsalement le *noyau latéro-dorsal* (**C15**) et le *noyau latéral postérieur* (**C16**), et ventralement les noyaux ventraux : le *noyau ventral antérieur* (**C17**), le *noyau ventral latéral* (**C18**) et le *noyau ventral postérieur* (**C19**).

B-C20 Noyau dorsal superficiel.
B21 Foramen interventriculaire (Monro).
C22 Commissure antérieure.
C23 Chiasma.
C24 Corps mamillaire.
C25 Tractus optique.
A26 Section du corps calleux.

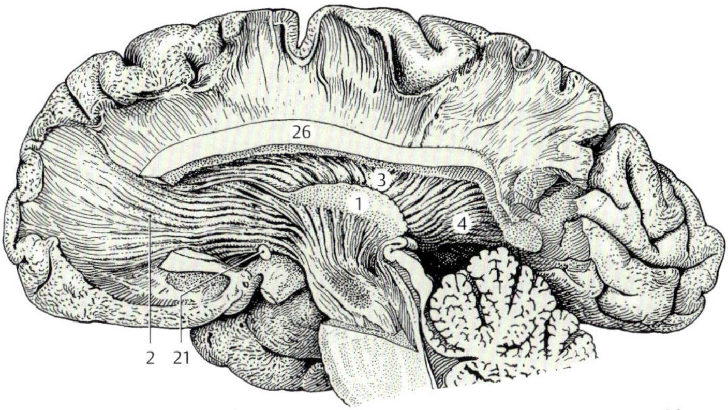

A Pédoncules thalamiques, dissection des fibres (d'après Ludwig et Klingler)

B, C Reconstruction des territoires thalamiques

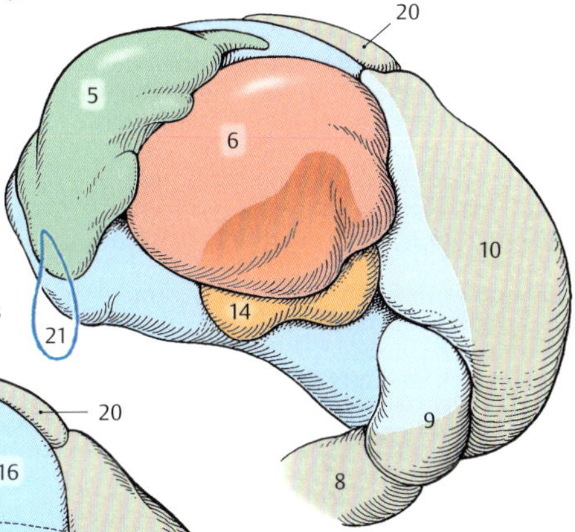

B Vue médiale

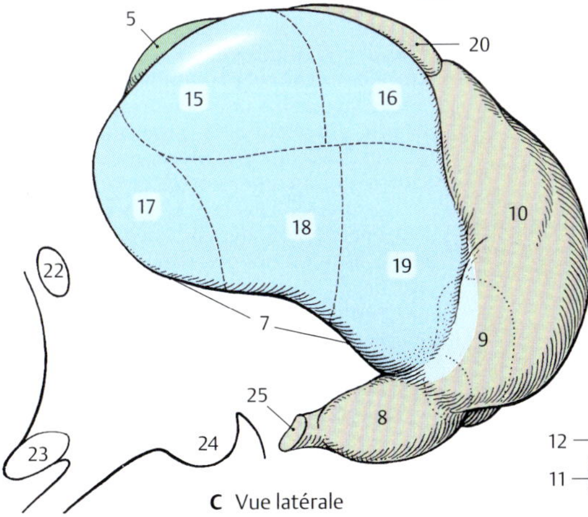

C Vue latérale

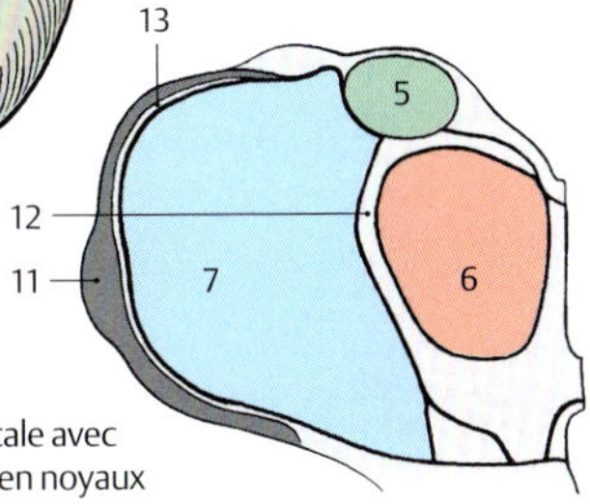

D Coupe frontale avec subdivision en noyaux

Palliothalamus (A) (*suite*)

Chaque groupe nucléaire est connecté à un territoire de projection au niveau des aires corticales. On parle ainsi de **noyaux thalamiques spécifiques**. Dans ce système, les noyaux se projettent sur les aires corticales et inversement les aires corticales sur les noyaux thalamiques correspondants. On a ainsi un circuit neuronal comportant une voie thalamo-corticale et une voie cortico-thalamique. Les neurones des noyaux thalamiques transmettent au cortex les excitations et sont influencés en retour par les aires corticales. Ainsi, on ne peut pas déterminer la fonction d'une aire corticale sans connaître la fonction du noyau thalamique correspondant, et inversement.

La lésion des axones des neurones des noyaux thalamiques induit une dégénérescence rétrograde. La destruction d'aires corticales limitées entraîne par conséquent l'apoptose des noyaux thalamiques correspondants. Les aires de projection thalamiques des gyri cérébraux peuvent être déterminées par cette méthode. Les **noyaux antérieurs** (**A1**) sont connectés au *gyrus cingulaire* (**A2**), les **noyaux médiaux** (**A3**) au *cortex du lobe frontal* (**A4**). Les **noyaux latéraux** (**A5**) projettent sur la *partie dorsale et médiale du lobe pariétal* (**A6**) ; le noyau dorso-latéral est en partie associé avec la portion rétrospléniale du gyrus cingulaire. Parmi les noyaux ventraux, le **noyau ventral antérieur** (**A7**) est connecté à l'*aire prémotrice* (**A8**), le **noyau ventral latéral** (**A9**) à la *région motrice précentrale* (**A10**) et le **noyau ventral postérieur** (**A11**) à la *région sensitive post-centrale* (**A12**). Le **pulvinar** (**A13**) se projette sur des *gyri des lobes pariétal et temporal* (**A14**) et sur le *cunéus* (**A15**). Le **noyau géniculé latéral** (**A16**) est connecté par les radiations optiques à l'*aire striée* (**A17**) et le **noyau géniculé médial** (**A18**) par la voie auditive aux *gyri temporaux transverses de Heschl* (**A19**).

Truncothalamus (B, C)

Les noyaux truncothalamiques sont connectés au *tronc cérébral*, à des *noyaux du diencéphale* et au *corps strié*. Ils n'ont en revanche pas de connexions anatomiquement prouvées avec le cortex cérébral. Ils ne sont pas modifiés par des lésions corticales même complètes ; ils sont *indépendants du cortex*. On distingue deux groupes :

- les **noyaux de la région thalamique centrale** (noyaux médians) (**B20**) qui sont de petits groupes de cellules le long de la paroi du troisième ventricule ;
- les **noyaux intralaminaires** (**B21**) qui sont inclus dans la lame médullaire interne. Le plus grand d'entre eux est le **noyau centromédian** (**B22**).

La stimulation électrique de ces noyaux n'entraîne pas d'excitation des différentes aires corticales, mais une variation de l'activité électrique de l'ensemble du cortex. Pour cette raison, on les appelle **noyaux aspécifiques**. Les voies par lesquelles ils influencent le cortex ne sont pas connues. Des voies ascendantes provenant de la formation réticulaire se terminent dans les noyaux intralaminaires (système activateur ascendant, *voir* p. 146).

La **subdivision thalamique d'après Hassler** (**C**) se différencie de l'organisation usuelle surtout par la subdivision du complexe nucléaire latéro-ventral. Le noyau le plus antérieur est le *noyau latéropolaire* (**C23**). Puis, suit une division en un étage dorsal et un étage ventral, séparés par un étage central. Les trois étages se divisent en une partie orale, intermédiaire et caudale, afin qu'on obtienne dorsalement un *noyau dorsal oral ou antérieur* (**C24**), un *noyau dorsal intermédiaire* (**C25**) et un *noyau dorsal caudal* (**C26**) et ventralement un *noyau ventral oral* (**C27**), un *noyau ventral intermédiaire* (**C28**) et un *noyau ventral caudal* (**C29**).

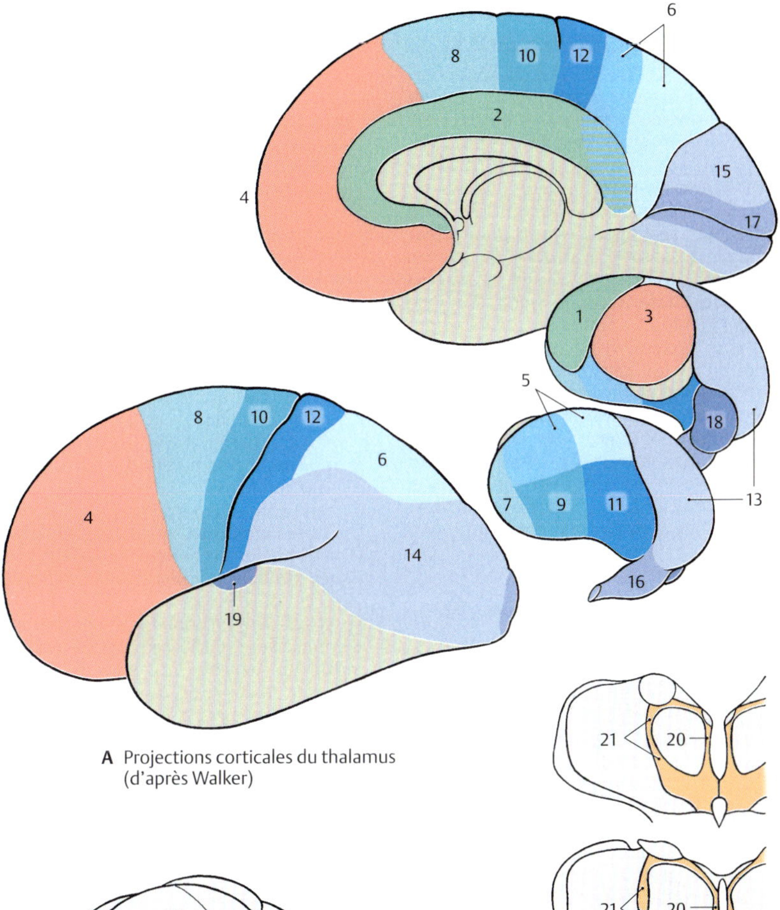

A Projections corticales du thalamus (d'après Walker)

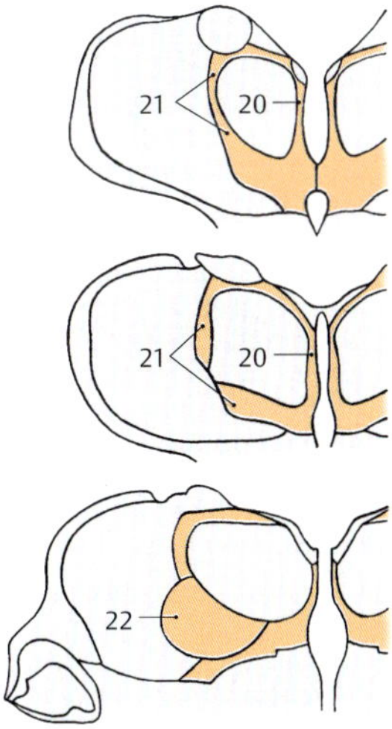

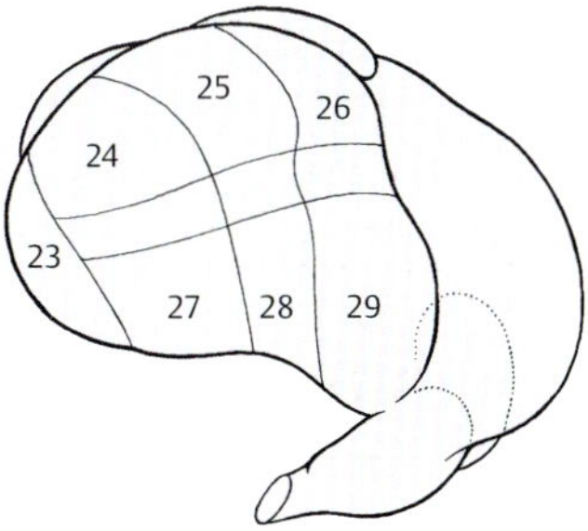

C Subdivision des noyaux (d'après Hassler)

B Noyaux truncothalamiques

Groupe nucléaire antérieur (A)

Le groupe nucléaire antérieur (territoire antérieur) (**A1**) est formé d'un noyau central et de plusieurs petits noyaux. Tous les noyaux ont des connexions bidirectionnelles avec le **gyrus cingulaire**, gyrus limbique (**A2**), qui se trouve sur la face médiale de l'hémisphère, directement au-dessus du corps calleux. Des fibres essentiellement afférentes atteignent le noyau antérieur à partir du corps mamillaire (**A3**) par un faisceau fortement myélinisé, le **tractus mamillo-thalamique** (faisceau de Vicq d'Azyr) (**A4**). Des fibres du fornix se terminent également au niveau du noyau antérieur. Il est considéré comme un relais dans le système limbique (*voir* p. 336). Sa signification fonctionnelle exacte reste cependant obscure. Des stimulations électriques entraînent des réactions végétatives (variations de la pression artérielle et de la fréquence respiratoire), qui s'expliquent par ses connexions avec l'hypothalamus.

Groupe nucléaire médial (B)

Le groupe nucléaire médial (territoire médial) (**B5**) est composé d'un noyau médial magnocellulaire, d'un noyau latéral parvocellulaire et d'un noyau caudal. Tous ces noyaux se projettent sur le **lobe frontal** et notamment sur les *gyri prémoteur, polaire* et *orbitaire* (**B6**). Un faisceau de fibres afférentes issu du **globus pallidus** (**B7**) et du *noyau basal de Meynert* (substance innominée) (*voir* p. 174 A15) atteint le groupe nucléaire médial par le pédoncule thalamique inférieur. Le territoire médial magnocellulaire reçoit des afférences hypothalamiques (**B8**) (région préoptique et tuber cinereum) et du corps amygdaloïde. Le territoire latéral parvocellulaire reçoit des fibres provenant des noyaux ventraux du thalamus.

Des influx viscéraux et somatiques semblent gagner le complexe nucléaire médial par les voies provenant de l'hypothalamus et des noyaux ventraux. Ils sont intégrés à ce niveau et gagnent le lobe frontal par le pédoncule thalamique antérieur. Cette voie permet de prendre conscience de la *condition affective* de base qui est influencée surtout par des stimulations inconscientes de la sphère viscérale et somatique.

Remarques cliniques. Des patients présentant un état d'excitation important ont subi une section des voies thalamocorticales (leucotomie préfrontale) entraînant une sédation, mais aussi un état d'indifférence et une perte de personnalité. La destruction stéréotaxique du groupe nucléaire médial entraîne des résultats similaires.

Noyau centro-médian (C)

Le noyau centro-médian (centre médian de Luys) (**C9**) est le *plus volumineux des noyaux truncothalamiques*. Il appartient aux noyaux intralaminaires qui enveloppent le groupe nucléaire médial. Il se divise en un territoire ventro-caudal parvocellulaire et un territoire dorso-oral magnocellulaire. Les fibres afférentes qui l'atteignent par le pédoncule cérébelleux supérieur sont issues du *noyau emboliforme cérébelleux* (**C10**). À côté de ces fibres croisées, il reçoit aussi des fibres homolatérales de la *formation réticulaire* (**C11**). Les fibres issues du **pallidum interne** (**C12**) passent dans le faisceau lenticulaire (champ H2 de Forel) et gagnent ce noyau. Des fibres issues du gyrus précentral (aire 4) s'y terminent aussi. Des faisceaux efférents relient le territoire magnocellulaire au **noyau caudé** (**C13**) et le territoire parvocellulaire au **putamen** (**C14**). Cette voie établit une liaison entre le cervelet et le striatum.

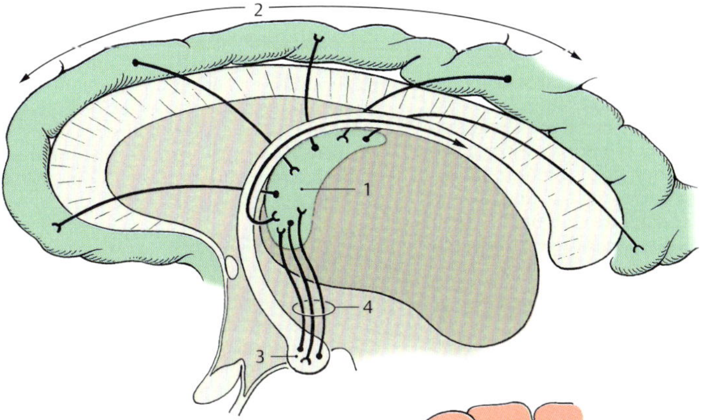

A Connexions du territoire antérieur (noyaux thalamiques antérieurs)

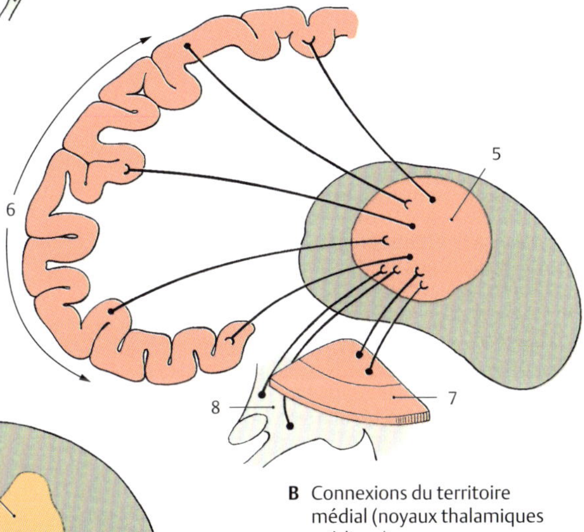

B Connexions du territoire médial (noyaux thalamiques médiaux)

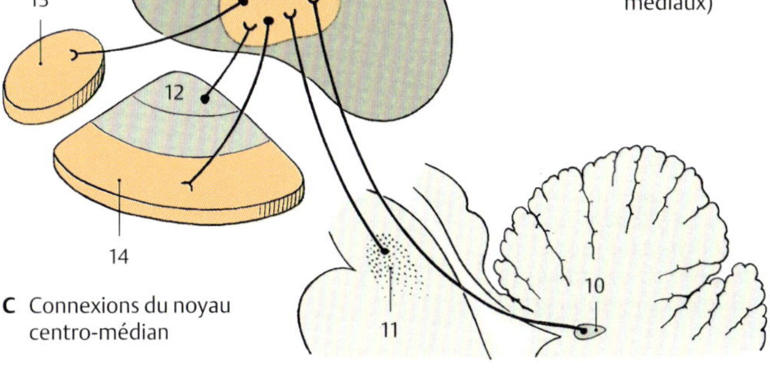

C Connexions du noyau centro-médian

Groupe nucléaire latéral (A)

Les noyaux latéraux forment l'étage dorsal du complexe nucléaire latéro-ventral. Les deux noyaux latéraux, le **noyau latéro-dorsal** (**A1**) et le **noyau latéral postérieur** (**A2**), n'ont pas d'afférences extra-thalamiques, mais sont uniquement connectés à d'autres noyaux thalamiques et sont ainsi considérés comme des *noyaux d'intégration*. Ils envoient leurs fibres efférentes au lobe pariétal (**A3**).

Groupe nucléaire ventral (A, B)

Noyau ventral antérieur (VA) (**A4**). Il reçoit ses afférences surtout du pallidum interne (**A5**) [venant probablement du noyau caudé (**A6**)] et des noyaux thalamiques aspécifiques. D'autres afférences semblent être issues de la substance noire, du noyau interstitiel de Cajal et de la formation réticulaire. Le noyau projette sur le cortex prémoteur (**A7**), mais il n'est qu'en partie dépendant du cortex, car lors d'une lésion corticale, seule la moitié de ses neurones est détruite. Le noyau ventral antérieur est intégré dans le système activateur ascendant ; la stimulation du territoire nucléaire entraîne une variation de l'activité électrique corticale.

Noyau ventral latéral (VL) (**A-B8**). Le système afférent le plus important du noyau est formé par les fibres du pédoncule cérébelleux supérieur controlatéral (**A9**). La partie antérieure du noyau ventral latéral reçoit des fibres issues du globus pallidus (faisceau thalamique) (**A10**). Les fibres efférentes (**A11**) vont au gyrus précentral (**A12**). Il existe une disposition somatotopique au niveau du système du noyau ventral latéral : les fibres de la région nucléaire latérale vont à la région représentant le membre pelvien ou inférieur au niveau du gyrus précentral, les aires nucléaires suivantes vont à la région du tronc et du membre thoracique ou supérieur et l'aire nucléaire médiale à la région de la tête (**B8**). Les noyaux thalamiques et les territoires corticaux montrent ainsi une division topographique correspondante. Des informations venant du cervelet (posture, coordination, tonus musculaire) atteignent, par cette voie, le cortex moteur, via le noyau ventral latéral ; le cervelet influence ainsi la motricité volontaire. Un territoire caudal étroit du noyau forme le *noyau ventral intermédiaire* (**B13**), où se termine le faisceau tegmental dorso-latéral de Forel, issu des noyaux vestibulaires homolatéraux (orientation homolatérale de la tête et du regard).

Noyau ventral postérieur (VP) (**A14**). Le noyau est le lieu de terminaison des voies sensitives secondaires croisées (**A15**). Le lemnisque médial (*voir* p. 140 B), provenant des noyaux des cordons postérieurs, se projette au niveau de la partie latérale du noyau, le **noyau ventral postéro-latéral** (VPL) (**B16**). Les fibres du noyau gracile sont latérales et les fibres du noyau cunéiforme sont médiales. Ainsi, on obtient une division somatotopique du noyau, qui est également démontrée électrophysiologiquement ; le membre inférieur est représenté latéralement et plus médialement le tronc et le membre supérieur. Les fibres trigéminales secondaires, lemnisque trigéminal, se terminent dans la partie médiale du noyau, le **noyau ventral postéromédial** (VPM) (**B17**). Elles conduisent les fibres sensitives de la tête et de la cavité orale, complétant un homonculus hémicorporel controlatéral. Les fibres secondaires de la voie gustative (*voir* p. 332) se terminent dans la partie la plus médiale. Les fibres trigéminales de la sensibilité protopathique (*voir aussi* p. 328), le tractus spino-thalamique et les fibres de la douleur, se terminent probablement dans les territoires basaux de ce noyau bilatéralement. Les fibres efférentes du noyau (**A18**) se dirigent vers le cortex sensitif post-central (*voir* p. 252), dont la disposition somatotopique est due à la division topographique du noyau ventral postérieur et à sa projection sur le cortex.

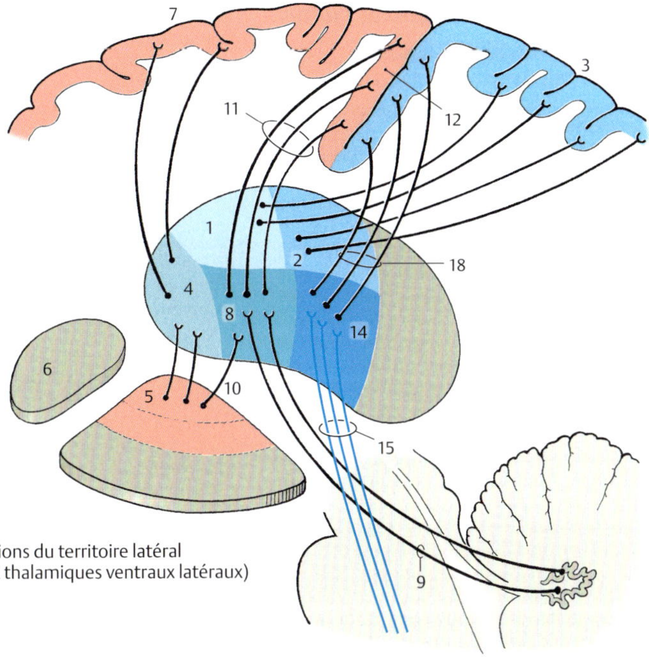

A Connexions du territoire latéral (noyaux thalamiques ventraux latéraux)

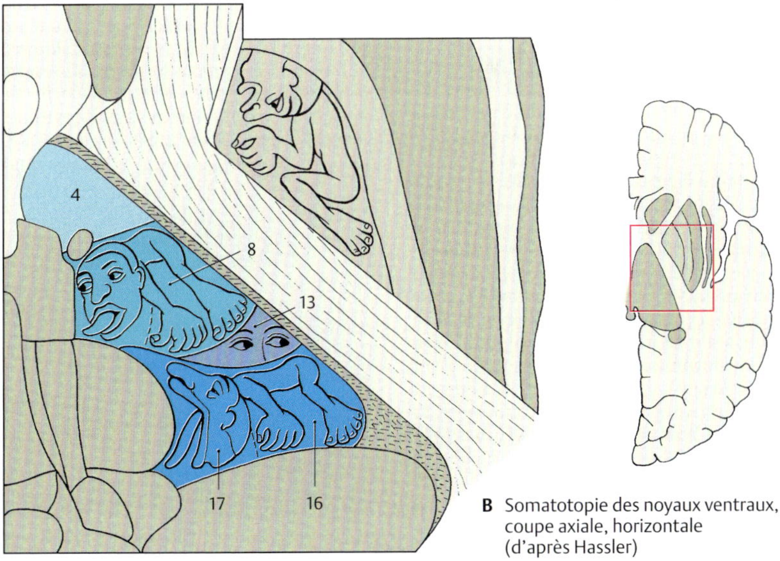

B Somatotopie des noyaux ventraux, coupe axiale, horizontale (d'après Hassler)

Groupe nucléaire ventral (*suite*)

Topographie fonctionnelle des noyaux ventraux (A, B)

La connaissance de la subdivision fonctionnelle de ces noyaux a permis de supprimer des douleurs importantes par lésion stéréotaxique du *noyau ventral postérieur*, sans modifier la sensibilité tactile. Une destruction stéréotaxique du *noyau ventral latéral* peut supprimer des troubles moteurs (hyperkinésie) sans produire de paralysie concomitante. Les stimulations de contrôle lors de la stéréotaxie ont donné des renseignements sur la représentation des différentes régions du corps. Comme le montre le schéma de stimulation (symboles rouges) (**A**), le schéma corporel a une direction oblique de la région dorso-latérale (membre inférieur |, membre supérieur –) à la région médio-basale (région de la tête, cercles). Lors des contrôles de stimulation du noyau ventral latéral (symboles orange) (**B**), on observe l'émission involontaire de sons (cercles pleins) ou des phrases éruptives (cercles vides), selon une dominance thalamique (dominance du thalamus gauche chez le droitier) conforme à la dominance hémisphérique (*voir* p. 264).

Corps géniculé latéral (C)

Le noyau (**C1**) se trouve un peu à part dans la partie ventrocaudale du thalamus et forme une structure relativement indépendante. Il présente six couches qui sont séparées par les fibres du **tractus optique**. Dans chacun des deux corps géniculés se terminent des fibres optiques homo- et controlatérales dans un ordre déterminé (*voir* p. 258 A). Le corps géniculé latéral gauche reçoit les afférences de la moitié temporale de la rétine de l'œil gauche et de la moitié nasale de la rétine de l'œil droit ; le corps géniculé latéral droit reçoit les afférences de la moitié temporale de la rétine de l'œil droit et de la moitié nasale de la rétine de l'œil gauche (*voir* p. 358). Les fibres de la *macula*, région de l'acuité visuelle maximale, se terminent dans une zone moyenne cunéiforme, qui s'étend à travers toutes les couches (*voir* p. 190 A9).

Les cellules nerveuses du corps géniculé latéral envoient leurs prolongements au cortex visuel, l'**aire striée** (**C2**) qui se trouve à la face médiale du lobe occipital (radiations optiques).

Corps géniculé médial (D)

Ce noyau (**D3**) est le *relais diencéphalique des voies auditives*. Il forme une saillie en dedans du corps géniculé latéral. Les fibres afférentes constituent le **bras du collicule inférieur** (**D4**) uni au collicule inférieur homolatéral. Quelques fibres de la voie auditive viennent du noyau du corps trapézoïde et des noyaux cochléaires homolatéraux, la majorité des fibres cependant viennent des noyaux cochléaires controlatéraux. Les fibres efférentes du corps géniculé médial se dirigent vers les **gyri temporaux transverses** (**D5**) **de Heschl** (*voir* p. 254 C1) du lobe temporal.

Pulvinar

Le pulvinar (*voir* p. 178 BC10) occupe le tiers caudal du thalamus et peut être divisé en plusieurs noyaux. Son rôle fonctionnel reste obscur. Comme il ne reçoit aucune afférence extrathalamique, il peut être considéré comme un *noyau d'intégration*. Il reçoit des fibres afférentes du corps géniculé latéral, des collatérales des fibres optiques et probablement aussi des fibres du corps géniculé médial.

Des connexions bidirectionnelles existent entre le pulvinar, le cortex du lobe pariétal et la partie dorsale du lobe temporal. Le pulvinar n'est pas seulement intégré dans le système optique et auditif, mais il est aussi connecté aux régions corticales impliquées dans le langage et la pensée symbolique (*voir* p. 252).

Remarques cliniques. Une lésion (ou une stimulation électrique du pulvinar) entraîne, chez l'homme, des troubles du langage.

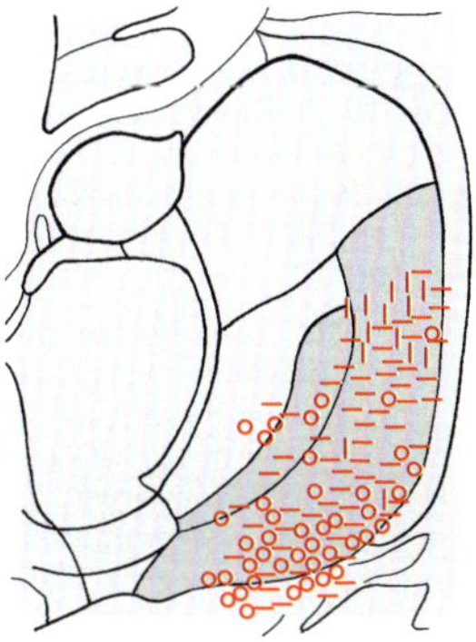

A Effets moteurs des stimulations du noyau ventral latéral (d'après Schaltenbrand, Spuler, Wahren et Rümler)

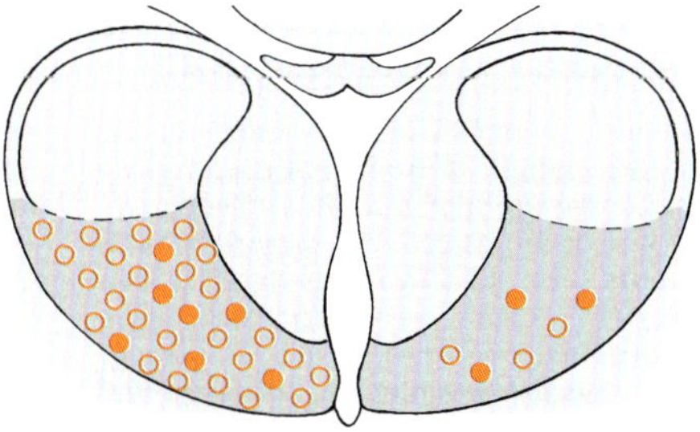

B Production de phrases et de phonèmes par stimulation du noyau ventral latéral (d'après Schaltenbrand, Spuler, Wahren et Rümler)

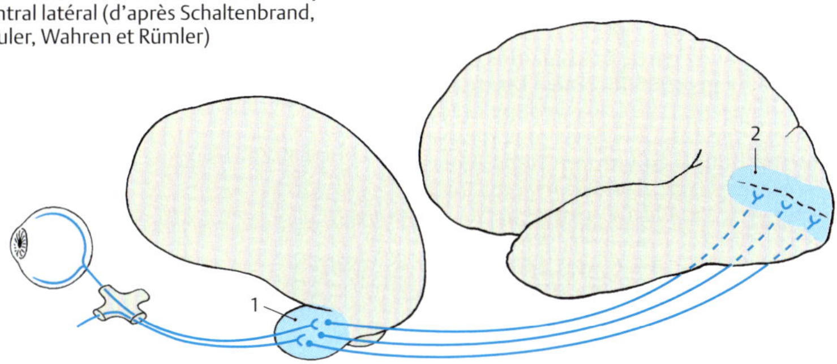

C Connexions du corps géniculé latéral

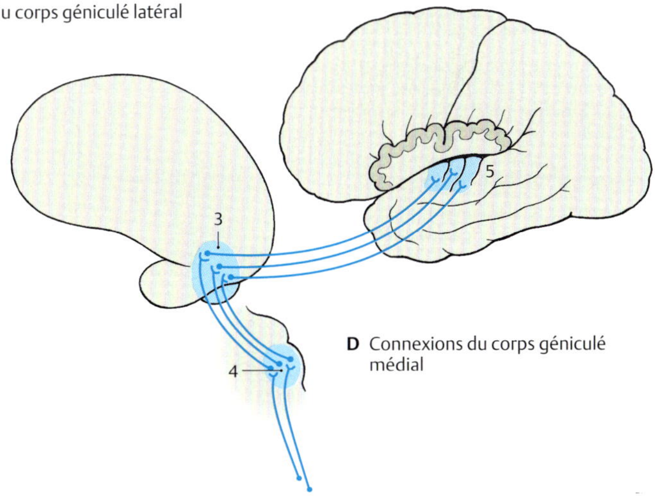

D Connexions du corps géniculé médial

Coupe frontale au niveau du thalamus antérieur (A-C)

Les groupes nucléaires antérieur et médial se distinguent nettement du complexe nucléaire latéral par la coloration pauvre et fine de leur myéline. Les **noyaux antérieurs** (vert) (**A-C1**), situés dorsalement, se développent vers le foramen interventriculaire (Monro) (**A-B2**) et forment l'éminence thalamique. Le **groupe médial** (rouge) est enveloppé par la *lame médullaire interne* (**B3**) et par les noyaux intralaminaires (**C4**) qui le séparent du groupe latéral. On y distingue une partie interne magnocellulaire (**A-C5**) et une partie externe parvocellulaire (**A-C6**), plus périphérique.

La plus grande partie du thalamus est formée par le **groupe nucléaire latéro-ventral** (bleu) qui entoure le groupe médial comme une coquille. Il est plus riche en myéline dont la coloration (**B**) permet de distinguer des territoires dorsal et ventral. Le territoire nucléaire ventral a, par rapport au territoire nucléaire dorsal (noyau latéral dorsal) (**A-C7**), des fibres myéliniques plus importantes et de plus gros calibre. On distingue sur la vue d'ensemble une division en régions interne et externe. Le *noyau ventral latéral* est sectionné sur la coupe. Dans sa partie médiale (**A-C8**), se terminent des fibres du mésencéphale. Latéralement, la partie orale ou antérieure du noyau est sectionnée (**A-C9**), les fibres du pédoncule cérébelleux supérieur s'y terminent. Ses projections sur le gyrus précentral (aire 4) présentent une organisation somatotopique.

La face latérale du thalamus est constituée par le **noyau réticulaire thalamique** (**A-C10**). Celui-ci forme une mince couche cellulaire qui entoure latéralement l'ensemble du thalamus et s'étend du pôle antérieur, où il est le plus large, au pulvinar et au corps géniculé latéral. Il est séparé du groupe nucléaire latéral par une lame fibreuse myélinisée, la *lame médullaire externe* (**B11**). Les relations entre le cortex et le noyau réticulaire sont différentes en fonction des parties du noyau : le cortex frontal est en relation avec le territoire antérieur du noyau, le cortex temporal avec le territoire moyen et le cortex occipital avec le territoire caudal. La signification fonctionnelle du noyau est inconnue. Ses cellules nerveuses envoient de nombreuses collatérales aux autres noyaux thalamiques.

Les connexions entre les noyaux thalamiques et les différents territoires corticaux peuvent être montrées par la destruction expérimentale de régions corticales ou par la section de leurs fibres. Les neurones des noyaux concernés subissent une dégénérescence rétrograde par suite de la section de leur axone. La dégénérescence des neurones du noyau réticulaire n'est pas rétrograde, mais s'effectue au travers des neurones. Ceci signifie que la cellule ne meurt pas par suite de la section de son axone, mais par la destruction des fibres afférentes qui s'y terminent. Ainsi, il semble que le cortex projette sur le noyau réticulaire, mais celui-ci ne s'y projette pas.

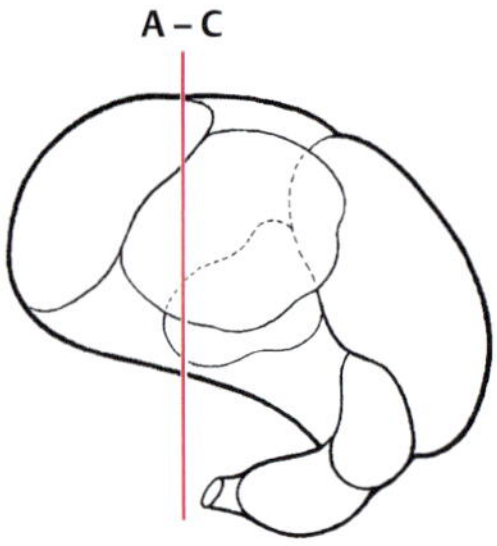

Niveau de coupe

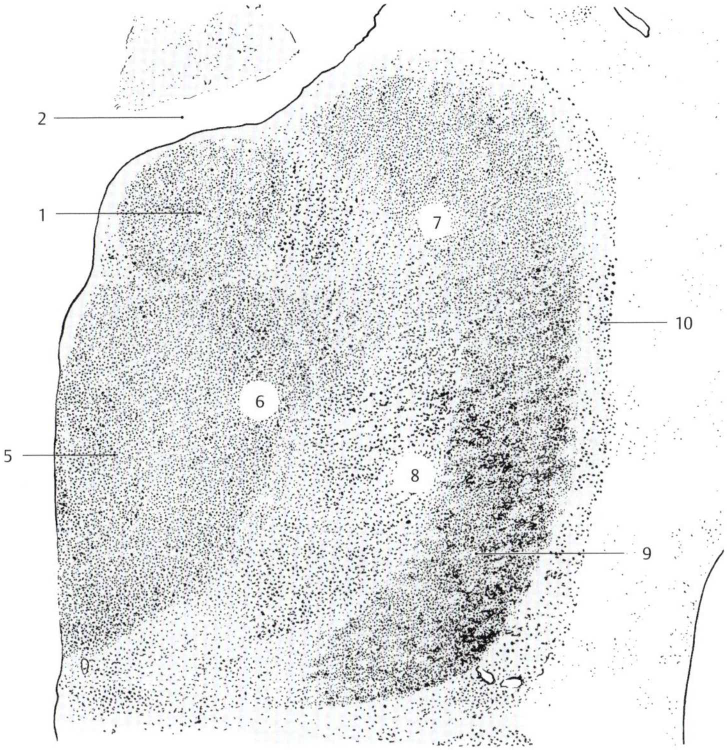

A Coloration cellulaire (de Nissl)

A – C Coupe frontale du thalamus antérieur (demi-schématique)

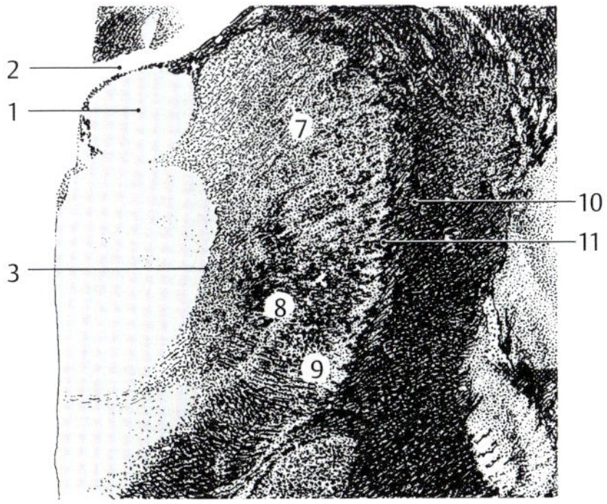

B Coloration des gaines de myéline

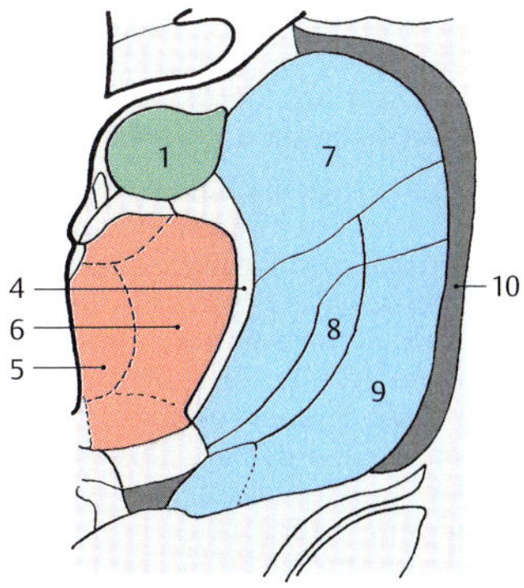

C Subdivision nucléaire (d'après Hassler)

Coupe frontale au niveau du thalamus postérieur (A-C)

À ce niveau, la coupe a intéressé les **groupes nucléaires médial** (rouge) (**A-C1**) et **latéro-ventral** (bleu) (**A-C2**). Ce sont les parties les plus caudales des noyaux médiaux. Dorsalement, ils sont séparés du *noyau dorsal superficiel* (**A-C3**) par une mince lame myélinique. Latéralement, ils sont entourés par la lame médullaire interne et les noyaux intralaminaires. Ces parties truncothalamiques atteignent ici, avec le *noyau centro-médian* (**A-C4**), une extension particulièrement importante.

Les territoires antérieurs du **pulvinar** (**A-C5**) se glissent dorsalement entre les groupes nucléaires médial et latéral. La région orale du pulvinar se projette sur les gyri supérieurs du lobe temporal et semble recevoir des fibres du lemnisque latéral et ainsi former un noyau d'intégration du système auditif.

Dans la région latéro-ventrale, on a sectionné le *noyau ventral postérieur* (**A-C6**) où pénètrent le *lemnisque médial*, le tractus spino-thalamique et les fibres trigéminales secondaires. La partie externe, où se terminent les fibres des membres et du tronc, est plus riche en fibres myéliniques et moins riche en cellules que la partie interne, où se terminent les fibres de la tête. Celle-ci se caractérise par une densité cellulaire plus importante et par la finesse des fibres myéliniques. Elle entoure le noyau central ventralement et latéralement et apparaît, après coloration de la myéline, avec une forme semi-lunaire, d'où son nom de *noyau semi-lunaire* (**B7**).

Le **corps géniculé latéral** (**A-C8**) est situé un peu à part de l'ensemble du complexe thalamique, au niveau de la face ventrale du diencéphale. Il présente une dépression dans sa portion basale et forme dans sa partie latérale un tubercule. Il a une stratification marquée avec six couches cellulaires et cinq lames fibreuses interposées. Ces fibres sont formées par le *tractus optique*, qui se répartit de façon précise et se termine sur les différentes couches cellulaires (*voir* p. 258 A). Les quatre couches supérieures sont parvocellulaires et les deux couches inférieures sont magnocellulaires. Les fibres de la rétine de l'œil homolatéral se terminent au niveau de la deuxième, de la troisième et de la cinquième couches et les fibres de l'œil controlatéral (fibres optiques croisées) se terminent au niveau de la première, de la quatrième et de la sixième couches. Les fibres de la macula, zone d'acuité visuelle maximum, se terminent dans une région moyenne cunéiforme (**A9**). Si la macula est détruite, on observe dans ce territoire une dégénérescence transneuronale des cellules du corps géniculé. Le corps géniculé latéral est entouré d'une capsule épaisse de fibres myéliniques. Il s'agit des fibres des *radiations optiques* qui passent dorsalement et latéralement (*voir* p. 260 C).

Médialement au corps géniculé latéral, la partie caudale du *corps géniculé médial* (**A-C10**) est sectionnée. Le *noyau réticulaire* (**A-C11**) forme la capsule latérale. Il s'étend ventralement et entoure aussi le corps géniculé latéral.

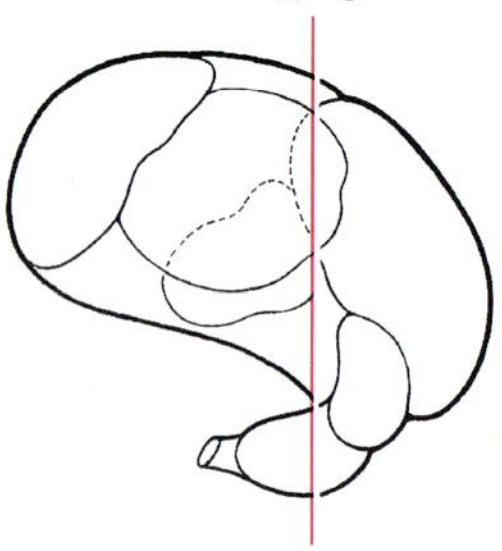

Niveau de coupe

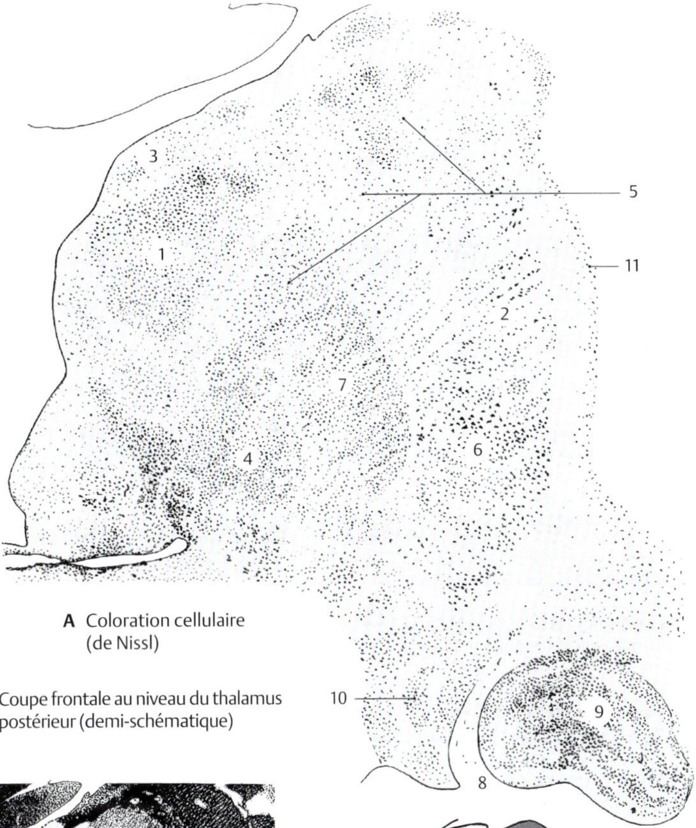

A Coloration cellulaire (de Nissl)

A – C Coupe frontale au niveau du thalamus postérieur (demi-schématique)

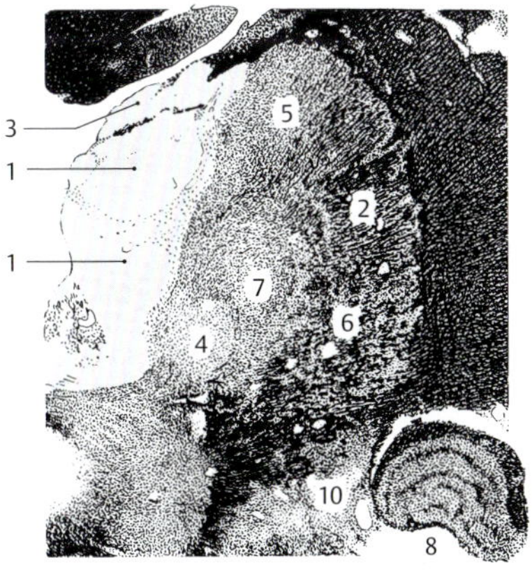

B Coloration des gaines de myéline

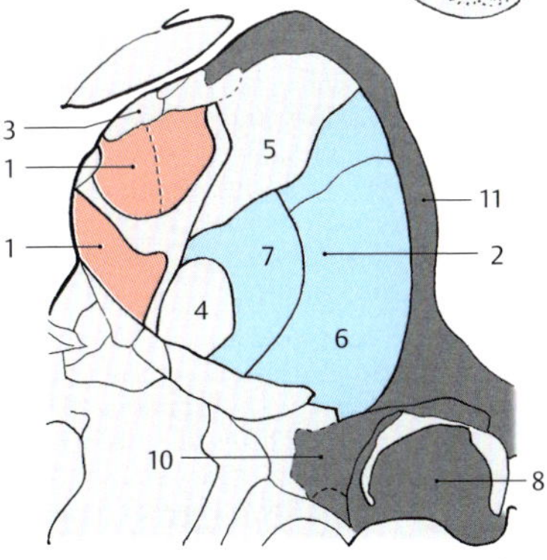

C Subdivision nucléaire (d'après Hassler)

Subthalamus

Division (A)

La **zona incerta** (**A1**) (*voir* p. 174 B25), située entre le *champ H1 de Forel* (**A2**) et le *champ H2 de Forel* (**A3**) (*voir* p. 174 B27, B28), est un relais pour les fibres descendantes du globus pallidus.

Le **noyau subthalamique** (corps de Luys) (**A4**) (*voir* p. 174 B26), entre le champ H2 de Forel et la *capsule interne* (**A5**), a des connexions étroites avec le pallidum (**A6**) : des fibres afférentes viennent du pallidum externe et des fibres efférentes se terminent dans le pallidum interne. Des faisceaux bidirectionnels vont au tegmentum, au noyau subthalamique controlatéral et au globus pallidus (commissure supramamillaire).

Remarques cliniques. Une lésion du noyau subthalamique est à l'origine, chez l'homme, de mouvements involontaires qui se transforment lors de crise en mouvements balistiques du bras ou de l'ensemble de l'hémicorps controlatéral (*hémibalisme*). Chez le singe, la destruction du noyau subthalamique induit la même symptomatologie.

Le **globus pallidus** (**A6**) (*voir* p. 174 AB6) est divisé en une partie externe et une partie interne par une lamelle de fibres myéliniques. Les deux parties sont en connexion étroite entre elles ainsi qu'avec le *putamen* (**A7**) et le *noyau caudé* (**A8**). Des connexions bidirectionnelles le lient au *noyau subthalamique* (**A4**) : les *fibres subthalamo-pallidales* (**A9**) se terminent sur le globus pallidus interne et les *fibres pallido-subthalamiques* (**A10**) prennent leur origine dans le globus pallidus externe. Des *fibres nigropallidales* (**A11**) vont de la substance noire (**A12**) au globus pallidus interne.

Le **faisceau lenticulaire** (**A13**) naît au bord dorsal du globus pallidus interne et forme ventralement par rapport à la zona incerta le *champ H2 de Forel*. L'**anse lenticulaire** (**A14**) (*voir* p. 174 A10) se forme au niveau de la partie ventrale du globus pallidus interne et traverse la capsule interne en formant un arc. Le faisceau et l'anse lenticulaire s'unissent pour former le **faisceau thalamique** (**A15**), constituant le *champ H1 de Forel* et se dirigeant vers le thalamus (noyau ventral antérieur ; noyau ventral latéral ; noyau médial). Des fibres du globus pallidus interne forment le faisceau pallido-tegmental (**A16**) et gagnent le tegmentum du mésencéphale.

Remarques cliniques. Contrairement à l'opinion ancienne d'après laquelle la *maladie de Parkinson* était l'expression d'une lésion du pallidum, la destruction du pallidum n'entraîne pas de troubles moteurs. Une destruction unilatérale du pallidum chez des patients atteints de la maladie de Parkinson réduit les tremblements et supprime la raideur musculaire du côté opposé. La destruction bilatérale entraîne des troubles psychiques (diminution des capacités cérébrales : excitation, fatigue et troubles de la concentration).

Résultats des expériences de stimulation au niveau du subthalamus (B)

Lors de stimulations électriques, on observe une *augmentation du tonus musculaire*, une augmentation de l'*excitabilité des réflexes* et une amélioration des *mouvements déclenchés par le cortex*.

À partir de certains territoires, on peut déclencher des *mouvements automatiques*. Comme les faisceaux de fibres transitant dans cette région peuvent aussi être concernés, les effets obtenus n'informent pas sur la fonction des différents noyaux. La flexion de la tête (↓) est obtenue par la stimulation de la commissure postérieure (fibres du noyau interstitiel), l'extension de la tête (↑) par la stimulation de la région médiale prérubrique. Les mouvements rotatoires et circulaires (↻) répondent aux fibres du pédoncule cérébelleux supérieur. Les mouvements homoversifs (←) correspondent à la stimulation du faisceau tegmental dorso-latéral (voie vestibulo-thalamique). L'aire des mouvements controversifs (→) correspond à la zona incerta.

B17 Fornix.
B18 Tractus mamillothalamique.

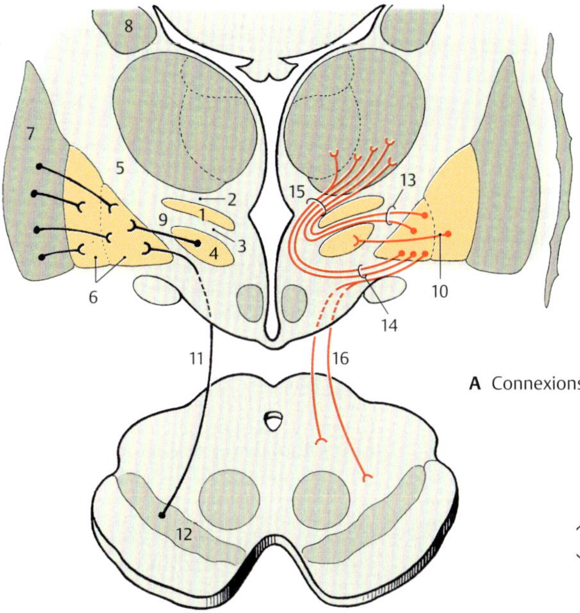

A Connexions du subthalamus

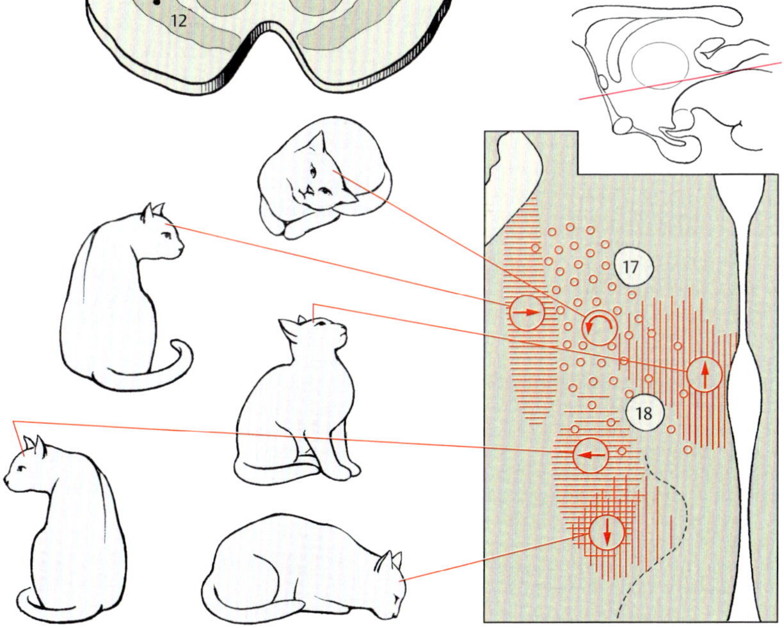

B Réactions motrices lors de stimulations du subthalamus et du tegmentum mésencéphalique, coupe horizontale du diencéphale du chat (d'après Hess)

Hypothalamus

L'hypothalamus forme l'étage le plus bas et le plancher du diencéphale avec le chiasma optique, le *tuber cinereum* en forme d'entonnoir pour donner l'infundibulum (pédoncule hypophysaire) et les corps mamillaires. Il représente la région centrale de régulation des fonctions végétatives et n'influence pas seulement le système nerveux végétatif, mais aussi, par ses connexions hypophysaires, le système endocrinien, et coordonne les deux. On divise l'hypothalamus en deux parties : l'*hypothalamus pauvre en myéline* et l'*hypothalamus riche en myéline*.

Hypothalamus pauvre en myéline (A-C)

Il comprend la *région préoptique* en avant du chiasma, le *tuber cinereum*, l'*aire latérale* dorso-latérale au tuber (**A1**) et l'*aire dorso-caudale* (**B2**) au-dessus des corps mamillaires. L'hypothalamus pauvre en myéline est la région cérébrale la plus riche en neurones peptidergiques. Les différents neuropeptides (lulibérine, cholécystokinine, thyrolibérine) sont localisés dans des cellules dispersées dans les groupes cellulaires périventriculaires (somatostatine) et en composition variable dans les aires nucléaires. Une grande partie des connexions de l'hypothalamus sont peptidergiques, de même que quelques voies de projections longues.

La **région préoptique** (**C3**) s'étend de la commissure antérieure (**C4**) au chiasma optique (**C5**). Elle constitue un champ parvocellulaire, qui entoure le récessus préoptique, évagination rostrale du troisième ventricule. La région contient des neurones GABAergiques et peptidergiques (galanine). Deux gros noyaux magnocellulaires s'y rattachent caudalement : le **noyau supra-optique** (**A-C6**) et le **noyau paraventriculaire** (**A-C7**). Le noyau supra-optique est accolé au tractus optique (**A8**). Ses cellules contiennent principalement de la vasopressine, et en moindre quantité de l'ocytocine. Le noyau paraventriculaire est situé à proximité de la paroi du troisième ventricule, séparé uniquement de l'épithélium épendymaire (couche unicellulaire de la paroi du système ventriculaire, *voir* p. 286) par une couche de fibres gliales, et s'étend comme une mince bande, oblique en haut, jusqu'à la région de la zona incerta. Ses cellules nerveuses peptidergiques contiennent principalement de l'ocytocine, mais aussi de la vasopressine et des peptides (corticolibérine, neurotensine, cholecystokinine et d'autres neuropeptides).

Le noyau principal du **tuber cinereum** (**A9**) est le **noyau ventro-médial** (**A-C10**), arrondi, qui en occupe la plus grande partie. Il comprend des neurones de taille moyenne, parmi lesquels de nombreuses cellules peptidergiques (surtout neurotensine) et il est entouré d'une fine capsule composée des fibres du faisceau pallido-hypothalamique. Le **noyau dorso-médial** (**A-C11**) est moins développé et contient de petites cellules nerveuses. Le **noyau infundibulaire** appelé actuellement souvent noyau arqué (**A-C12**), parvocellullaire, est situé à l'origine de l'infundibulum. Ses cellules entourent le récessus infundibulaire à la manière d'un anneau, et vont directement à l'épendyme. Les cellules de ce noyau contiennent surtout du GnRH (*gonadotropin-releasing hormone*), du GHRH (*growth hormone releasing hormone*) et du neuropeptide Y (NPY).

Hypothalamus riche en myéline (B-C)

Le **corps mamillaire** (**B-C13**) forme une structure arrondie dans la partie caudale de l'hypothalamus. Il s'agit d'une région riche en myéline entourée d'une épaisse capsule myélinique. Cette capsule est formée par les voies fibreuses afférentes et efférentes : médialement par des fibres du *faisceau mamillo-thalamique* (Vicq d'Azyr) et du *faisceau mamillo-tegmental* (Gudden), latéralement par des fibres du fornix.

Le corps mamillaire se divise en un noyau médial et un noyau latéral. Le *noyau médial* (**B14**), volumineux, comporte des petites cellules nerveuses. Il a une forme arrondie bien visible à la base du cerveau. Le *noyau latéral* (**B15**) recouvre la partie dorso-latérale du noyau médial. Le corps mamillaire est entouré de l'hypothalamus pauvre en myéline : le *noyau prémamillaire* (**C16**) et le *noyau tubéro-mamillaire* (**B17**).

A-C18 Fornix.

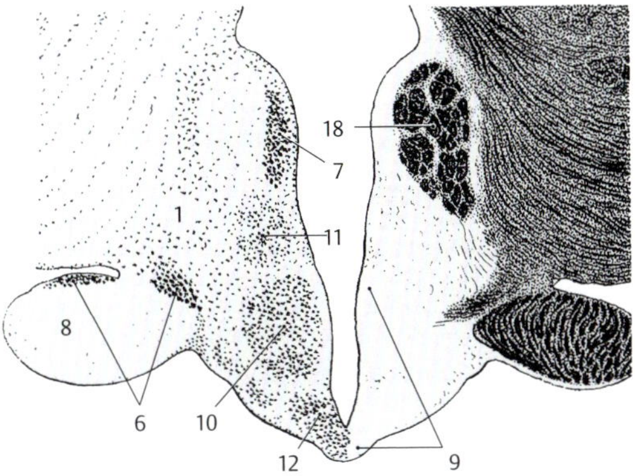

A Coupe frontale passant par le tuber cinereum (hypothalamus pauvre en myéline)

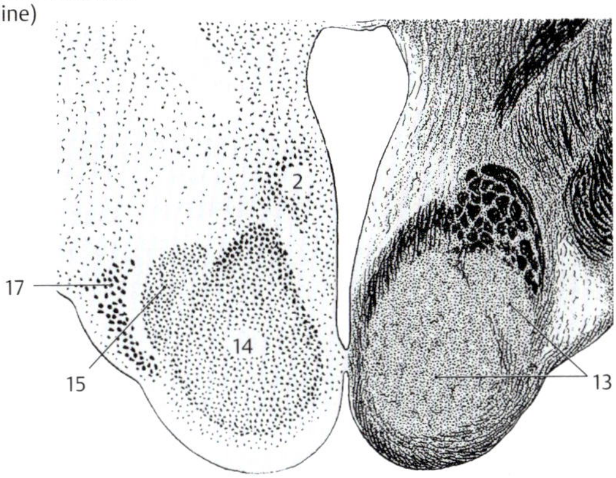

B Coupe frontale passant par le corps mamillaire (hypothalamus riche en myéline)

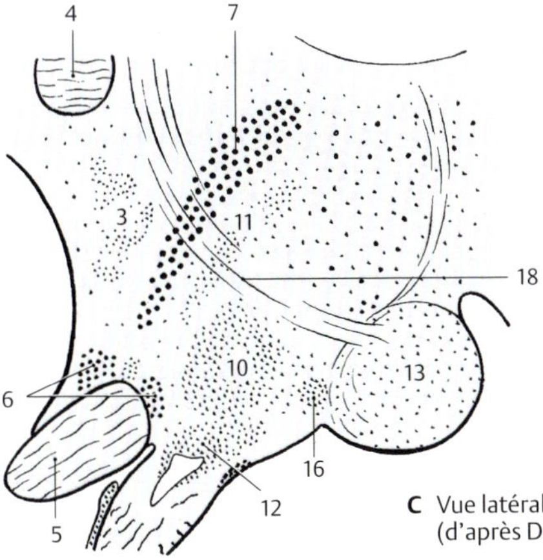

C Vue latérale de l'hypothalamus (d'après Diepen)

Vascularisation (A)

L'étroite relation entre le système nerveux et le système endocrinien trouve son expression dans la vascularisation très riche de certains noyaux hypothalamiques. Le *noyau supra-optique* (**A1**) et le *noyau paraventriculaire* (**A2**) sont environ six fois plus vascularisés que le reste de la substance grise. Leurs neurones ont un contact étroit avec les capillaires, qu'ils peuvent même parfois entourer (osmorécepteur central).

Connexions de l'hypothalamus pauvre en myéline (B)

L'hypothalamus reçoit un grand nombre d'influx olfactifs, gustatifs, viscéro-sensibles et somato-sensibles. Il s'agit surtout de systèmes lâches et divergents, presque tous bidirectionnels. Voici les plus importants :

Le **faisceau télencéphalique médial**, fibres olfacto-hypothalamo-tegmentales (**B3**), relie presque tous les noyaux hypothalamiques aux centres olfactifs et à la formation réticulaire du mésencéphale. Le faisceau contient beaucoup de fibres peptidergiques [VIP (peptide intestinal vaso-actif), encéphaline, somatostatine].

La **strie terminale** (**B4**), par un trajet arciforme le long du noyau caudé, relie le *corps amygdaloïde* (**B5**) (*voir* p. 228 et 230) à la *région préoptique* (**B6**) et au *noyau ventro-médial* (**B7**). Elle est riche en fibres peptidergiques.

Les fibres du **fornix** (**B8**) (*voir* p. 234 B15, C) dérivent des cellules pyramidales de l'hippocampe (**B9**) et du subiculum (*voir* p. 234 A12) et se terminent au niveau du corps mamillaire (**B10**). Une grande partie des fibres du fornix sont glutamatergiques. Au niveau de la commissure antérieure, des fibres se détachent du fornix pour se distribuer à la région préoptique et aux *noyaux du tuber* (**B7**).

Le **faisceau longitudinal dorsal** (*voir* p. 144 B) (**B11**) est la partie la plus importante du système de fibres périventriculaires. Ses fibres forment, en pénétrant dans le mésencéphale, un faisceau individualisé qui relie l'hypothalamus aux noyaux du tronc cérébral.

Connexions thalamiques et pallidales. Les noyaux hypothalamiques sont reliés par des fibres péri-ventriculaires au *noyau médial du thalamus* (**B12**), dont les fibres projettent au niveau du cortex frontal. Ainsi se forme une connexion indirecte entre l'hypothalamus et le cortex frontal. Le *faisceau pallido-hypothalamique* relie le globus pallidus aux noyaux du tuber (noyau ventro-médial).

Commissures. Dans le territoire de l'hypothalamus, les commissures ne contiennent pratiquement pas de fibres issues des noyaux hypothalamiques. Des fibres mésencéphaliques et pontiques croisent la ligne médiane dans la commissure supra-optique dorsale (Ganser) et dans la commissure supra-optique ventrale (Gudden) ; des fibres issues des noyaux subthalamiques croisent la ligne médiane dans la commissure supramamillaire.

Connexions de l'hypothalamus riche en myéline (C)

Les voies afférentes du corps mamillaire (**C10**) sont formées surtout par le **fornix** (**C8**), dont la majeure partie des fibres se terminent sur le corps mamillaire, et le **pédoncule du corps mamillaire** (**C13**). Ce dernier, issu des noyaux du tegmentum mésencéphalique, semble aussi contenir des fibres gustatives, vestibulaires et des fibres du lemnisque médial.

Les voies efférentes sont représentées par le **tractus mamillo-thalamique** (Vicq d'Azyr) (**C14**) (*voir* p. 174 B31), qui monte au *noyau antérieur du thalamus* (**C15**). La projection de ce noyau sur le gyrus cingulaire établit une connexion entre l'hypothalamus et le cortex limbique. Le **faisceau mamillo-tegmental** (**C16**) se termine au niveau des noyaux du tegmentum mésencéphalique. Toutes ces voies contiennent de nombreuses fibres peptidergiques.

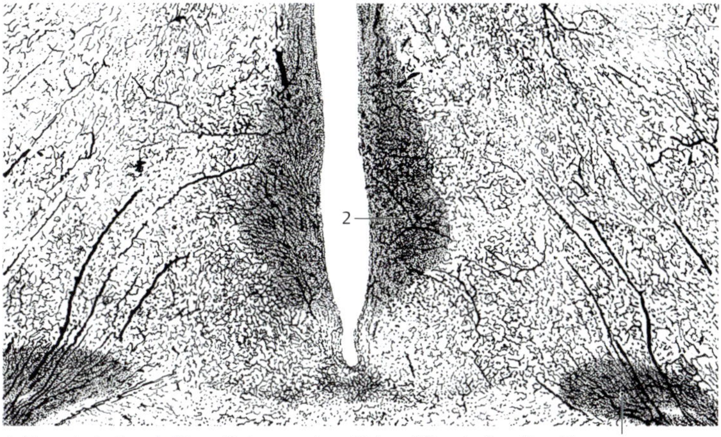

A Vascularisation de l'hypothalamus, singe Rhésus (d'après Engelhardt)

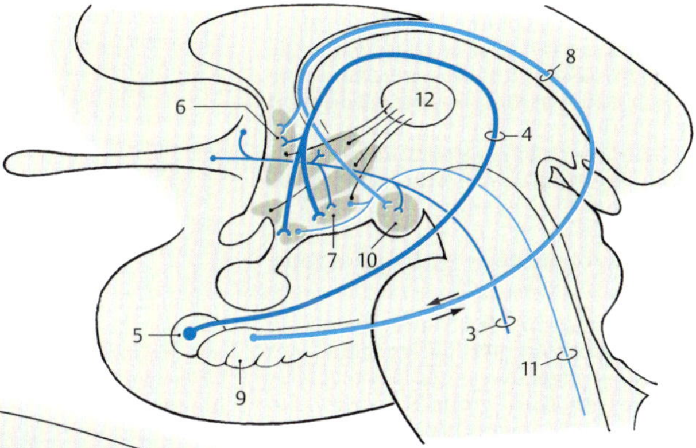

B Connexions de l'hypothalamus pauvre en myéline

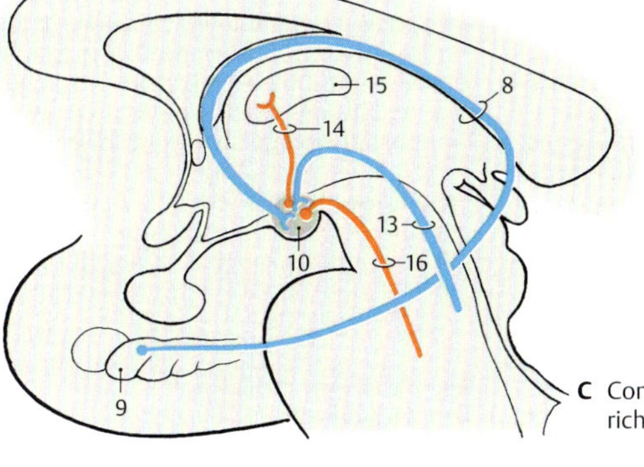

C Connexions de l'hypothalamus riche en myéline

Topographie fonctionnelle de l'hypothalamus (A-F)

Les centres de l'hypothalamus influencent tous les processus importants pour le maintien de la constance du *milieu intérieur* et régulent les performances des organes en fonction des charges corporelles ; la chaleur corporelle, la réserve d'eau, le taux d'électrolytes, l'activité cardiaque, la circulation et la respiration, le métabolisme, le rythme nycthéméral sont contrôlés par eux.

Ils contrôlent les fonctions vitales telles que l'alimentation, le transit gastro-intestinal et la défécation, la consommation de liquides et la miction, de même que des processus orientés vers la préservation de l'espèce, comme la reproduction et la sexualité. Les activités vitales sont déclenchées par des besoins corporels qui sont vécus comme la faim, la soif et la libido. Les instincts de conservation de l'organisme sont accompagnés d'une composante affective importante : sentiment de plaisir ou de déplaisir, joie, peur ou colère. Lors de la réalisation de ces émotions, les stimulations hypothalamiques jouent un rôle important.

Zone dynamogène et trophotrope (A, B)

Des stimulations électriques au niveau de l'hypothalamus déclenchent des réactions végétatives, qui peuvent être divisées en deux groupes : celles qui sont impliquées dans la **régénération** et le métabolisme (**A**) (marquées par des symboles bleus : myosis ◊, diminution de la fréquence respiratoire ∼, chute de la tension artérielle ∪, miction ⌇, défécation ⁝) et celles qui sont impliquées dans l'accomplissement et l'augmentation de performances dans les **relations avec l'environnement** (marquées par des symboles rouges : mydriase ○, augmentation de la fréquence respiratoire ≁, augmentation de la tension artérielle ∩). La sommation des stimulations dans différentes régions permet de reconnaître une **zone dynamogène** et **ergotrope** (**B1**) située dorso-caudalement et latéralement en relation avec l'accomplissement et l'augmentation de la performance, et une **zone trophotrope** (**B2**) favorisant la régénération située en position ventro-orale. Les deux zones correspondent à la division du système nerveux périphérique en système sympathique et parasympathique (système sympathique : dynamogène ; système parasympathique : trophotrope) (*voir* p. 294). Des contrôles de stimulations au niveau de l'hypothalamus dorsal chez l'homme (**C**) donnent les mêmes résultats : mydriase (**C3**), augmentation de la tension artérielle (**C4**), augmentation de la fréquence respiratoire (**C5**).

Expériences de stimulation et de destruction (D-F)

Ces expériences montrent l'importance des zones décrites dans la régulation de certains processus : la destruction du tuber dans le territoire du noyau infundibulaire (**D6**) entraîne une *atrophie des gonades* chez des animaux juvéniles. Des lésions entre le chiasma et le tuber entraînent en revanche une *maturité sexuelle* prématurée chez des rates infantiles. Les phases de chaleur et le comportement sexuel sont influencés par des lésions de l'hypothalamus. Des lésions de l'hypothalamus caudal entre le tuber et le noyau prémamillaire (**E7**) entraînent une *adipsie* (absence de consommation spontanée de liquides). Des lésions plus dorsales entraînent une *aphagie* (absence de consommation de nourriture) ; en revanche, des stimulations (**F8**) entraînent une *hyperphagie* (consommation excessive de nourriture). L'hypothalamus antérieur comporte, à la hauteur du chiasma, un territoire qui contrôle la *température corporelle*. Des stimulations à proximité du fornix provoquent des réactions de colère et un comportement agressif (*zone périfornicale*).

Remarques cliniques. Chez l'homme, des processus pathologiques au niveau de l'hypothalamus entraînent des changements semblables (*maturité sexuelle précoce, boulimie, anorexie*).

A9 Pédoncule hypophysaire.
B10 Hypophyse.
B11 Corps mamillaire.

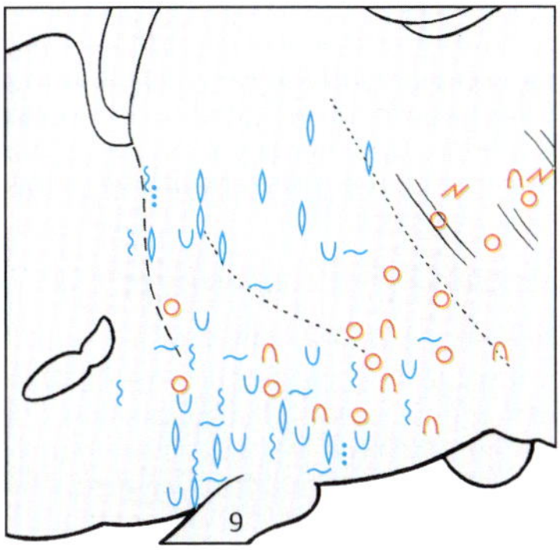

A Zone trophotrope et ergotrope, diencéphale du chat, carte de stimulations sur une coupe longitudinale (d'après Hess)

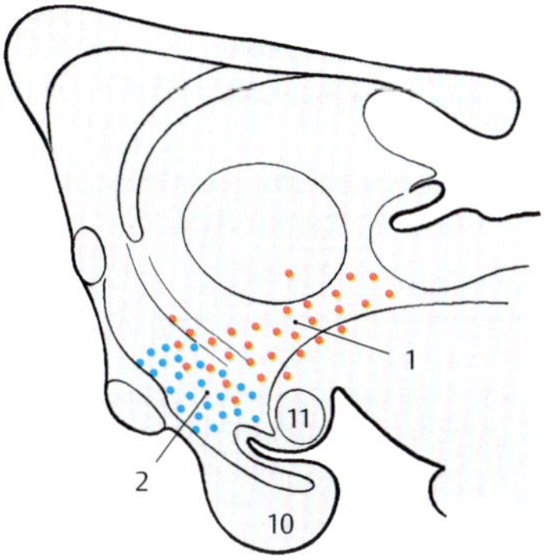

B Zone trophotrope et ergotrope chez le chat, coupe longitudinale

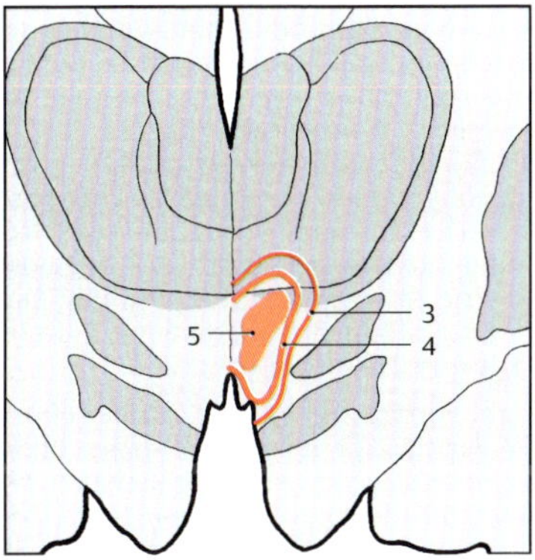

C Effets de stimulations au niveau de l'hypothalamus caudal chez l'homme, coupe frontale (d'après Sano, Yoshioka, Ogishiwa *et al.*)

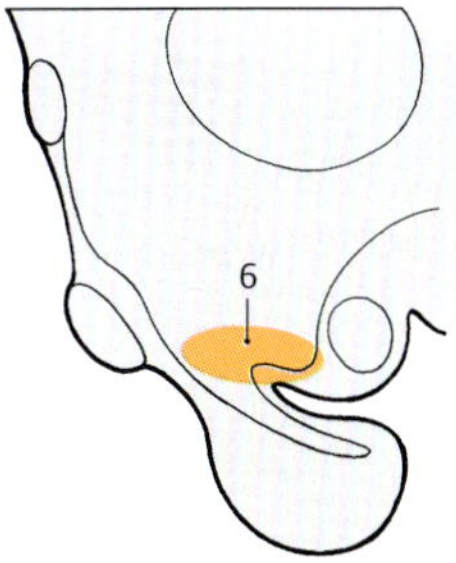

D Région gonadotrope chez le chat et le lapin (d'après Spatz, Bustamante et Weisschedel)

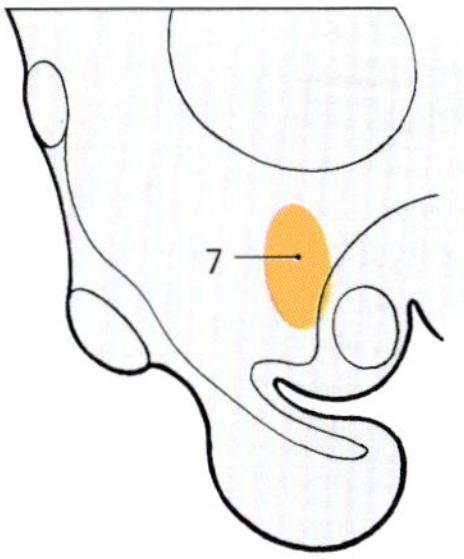

E Adipsie, expérience de lésion chez le rat (d'après Stevenson)

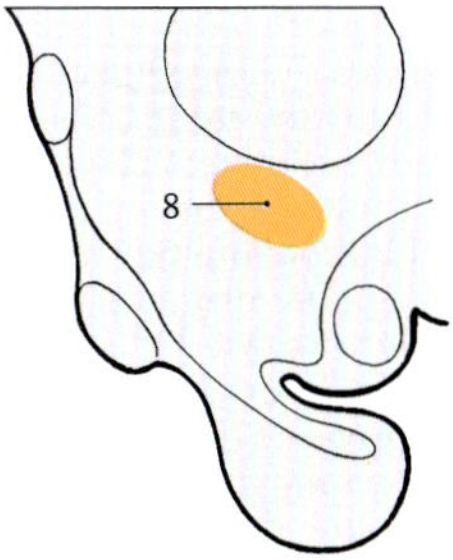

F Hyperphagie, expérience de stimulation chez le chat (d'après Brügge)

Hypothalamus et hypophyse

Développement et division de l'hypophyse (A, B)

L'**hypophyse** (*voir* Tome 2) est constituée de deux parties : l'**adénohypophyse** (lobe antérieur) (**A-B1**), formée à partir d'une évagination de la poche de Rathke, et la **neurohypophyse** (lobe postérieur) (**A-B2**), correspondant à une évagination du plancher du diencéphale. L'adénohypophyse est une glande endocrine, la neurohypophyse est une partie du cerveau qui contient des fibres nerveuses, un réseau capillaire et des cellules gliales particulières, les pituicytes. Au niveau de la zone de contact des deux parties de l'hypophyse, le système nerveux et le système endocrino-vasculaire sont étroitement intriqués.

Infundibulum (A-D)

Le tuber cinereum se rétrécit vers le bas pour former l'**infundibulum** (**A3**) (entonnoir ou pédoncule hypophysaire) et le **récessus infundibulaire** (**A4**). Le début de l'infundibulum en forme d'entonnoir, territoire dans lequel existe un contact entre le système nerveux et le système endocrinien (zone neurohormonale), est encore appelé **éminence médiane du tuber**. L'adénohypophyse s'étend par une mince couche tissulaire jusqu'au tuber et recouvre la face antérieure de l'infundibulum (**partie infundibulaire de l'adénohypophyse**) (**A5**). Quelques îlots tissulaires recouvrent aussi sa face postérieure. On peut distinguer une partie proximale, qui fait suite au tuber (infundibulum, partie infundibulaire de l'adénohypophyse), et une partie distale, située au niveau de la selle turcique [adénohypophyse avec la **partie intermédiaire** (**A6**), **cavité de l'hypophyse** (**A7**) et neurohypophyse]. La *face de contact proximale* est d'une importance majeure dans l'intrication du système nerveux et du système endocrinien. À ce niveau, la couche de *fibres gliales* (**A8**), qui recouvre par ailleurs le reste de la surface du cerveau, manque, et permet la pénétration de *vaisseaux spéciaux* (**C**) depuis l'adénohypophyse dans l'infundibulum. Ils forment des boucles vasculaires comportant une branche afférente et une branche efférente, qui prend un aspect tortueux ou spiralé (**D**).

Vaisseaux de l'hypophyse (E)

La vascularisation de l'hypophyse assure le couplage de la partie nerveuse et de la partie endocrino-vasculaire. Les vaisseaux afférents, l'**artère hypophysaire supérieure** (**E9**) et l'**artère hypophysaire inférieure** (**E10**), viennent de l'artère carotide interne. Les deux artères hypophysaires supérieures forment un anneau autour de la partie proximale de l'infundibulum. À partir de ce dernier, de petites artères traversent la couche adénohypophysaire jusque dans l'infundibulum, où elles se divisent en **vaisseaux spéciaux** (**E11**). Les parties efférentes de ces derniers se collectent en **vaisseaux portes** (**E12**), qui alimentent le réseau capillaire de l'adénohypophyse. Les **artères trabéculaires** (**E13**) gagnent l'adénohypophyse et alimentent, en montant caudalement, la partie distale de l'infundibulum. Du réseau capillaire de l'adénohypophyse, le sang gagne ensuite les veines.

Les deux artères hypophysaires inférieures vascularisent la neurohypophyse. Elles constituent avec quelques branches, dans le territoire de la partie intermédiaire, des vaisseaux spéciaux (**E14**), dont le sang gagne aussi, par de courts vaisseaux portes, le réseau capillaire de l'adénohypophyse.

L'adénohypophyse ne reçoit aucun affluent artériel direct. Le sang artériel vient de l'infundibulum et de la neurohypophyse par l'intermédiaire des vaisseaux portes, atteint l'adénohypophyse et ensuite gagne le système veineux (**E15**).

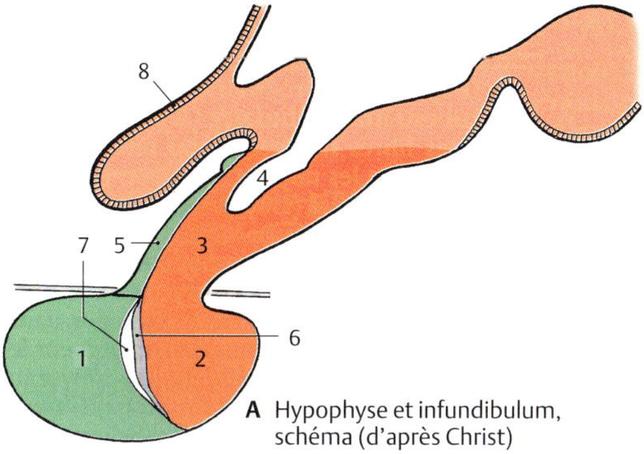

A Hypophyse et infundibulum, schéma (d'après Christ)

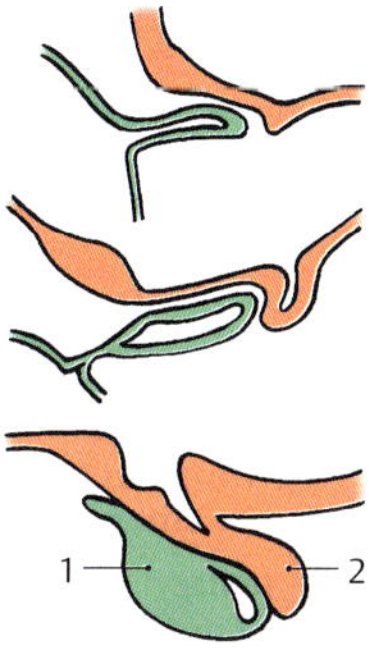

B Développement

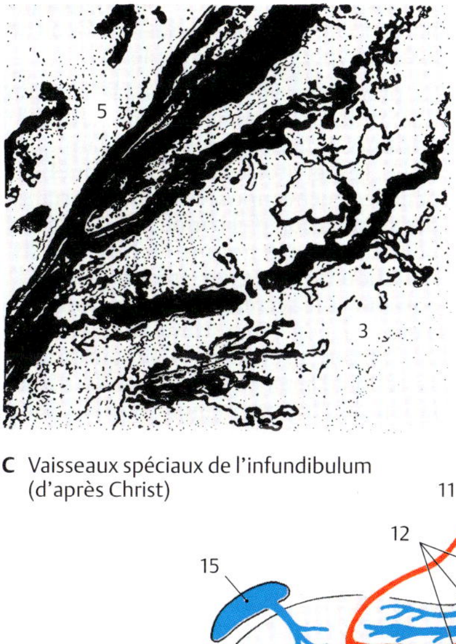

C Vaisseaux spéciaux de l'infundibulum (d'après Christ)

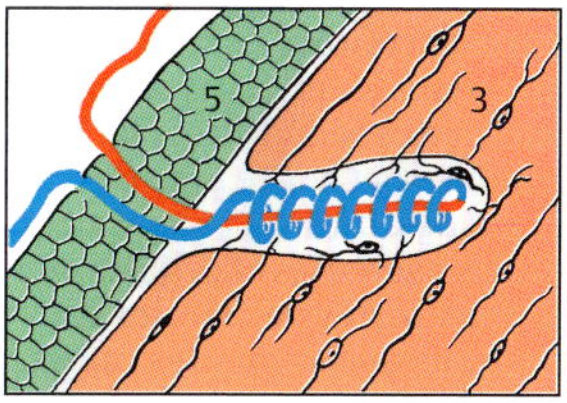

D Vaisseaux spéciaux, schéma (d'après Sloper)

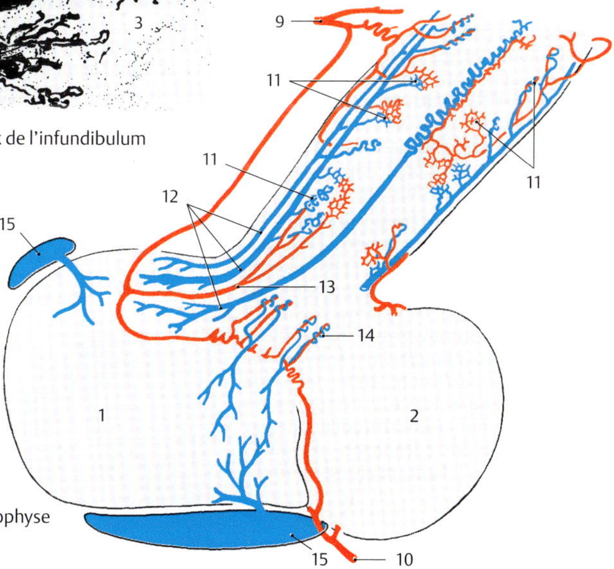

E Vaisseaux de l'hypophyse (d'après Xuereb, Prichard et Daniel)

Système neuro-endocrine (*suite*)

Système hypothalamo-hypophysaire (A-D)

La deuxième connexion, le système hypothalamo-hypophysaire, **tractus supra-optico-hypophysaire** et **para-ventriculo-hypophysaire** (**D**), prend son origine au niveau du *noyau supra-optique* (**D1**) et au niveau du *noyau paraventriculaire* (**D2**). Les fibres traversent le pédoncule hypophysaire et le lobe postérieur de l'hypophyse et se terminent au niveau des capillaires. Par cette voie, les hormones qui sont formées dans les neurones des deux noyaux hypothalamiques gagnent les terminaisons axonales et de là la circulation. La *stimulation électrique* de la région du noyau supra-optique (**C3**) entraîne une sécrétion importante d'*hormone antidiurétique* (vasopressine) ; la stimulation de la région du noyau paraventriculaire (**C4**) entraîne une sécrétion importante d'*ocytocine*. Dans ce système, les neurones sécrètent des substances non stimulantes, qui au niveau d'une glande endocrine ont pour effet la sécrétion d'hormones (comme les hormones glandotropes ou *releasing factors* du système tubéro-infundibulaire), en revanche elles produisent elles-mêmes des hormones qui agissent directement au niveau de l'organe cible (hormones d'effet). Les substances de transport, auxquelles les hormones sont liées lors de leur traversée axonale, peuvent être mises en évidence histologiquement. Il s'agit de substances Gomori-positives, qui entraînent souvent des renflements de l'axone (**corps de Herring**) (**B5**).

En microscopie électronique, les substances neurosécrétoires sont visibles au niveau des axones et au niveau des renflements comme des grains, qui sont beaucoup plus grands que les vésicules synaptiques. Les axones forment des terminaisons coniques (**A-D6**) au niveau des capillaires de la neuro-hypophyse, qui à coté de ces volumineux grains contiennent aussi des vésicules synaptiques claires. Au niveau des lieux de connexion entre les terminaisons axonales et les capillaires, la couche gliale est absente, alors qu'elle forme la frontière entre le tissu ectodermique et mésodermique dans le système nerveux central et entoure tous les vaisseaux (*voir* p. 44). La sécrétion de la neurosubstance dans la circulation se fait à ce niveau. Il existe également des synapses (**A7**) au niveau des terminaisons coniques des cellules neurosécrétoires. Leur origine est inconnue, elles influencent probablement la sécrétion.

On suppose que la **régulation de la neurosécrétion** ne se fait pas seulement par des contacts synaptiques, mais aussi par voie sanguine. L'importante vascularisation des noyaux hypothalamiques et la présence de capillaires endocellulaires plaident pour cette hypothèse. Ainsi, il existe une voie de contrôle rétrograde de la réponse humorale et donc un circuit de régulation pour le contrôle de la production hormonale et de la sécrétion, qui comporte une partie neuronale (tractus supra-optico-hypophysaire) et une partie humorale (voie sanguine).

C-D8 Chiasma.
C-D9 Corps mamillaire.

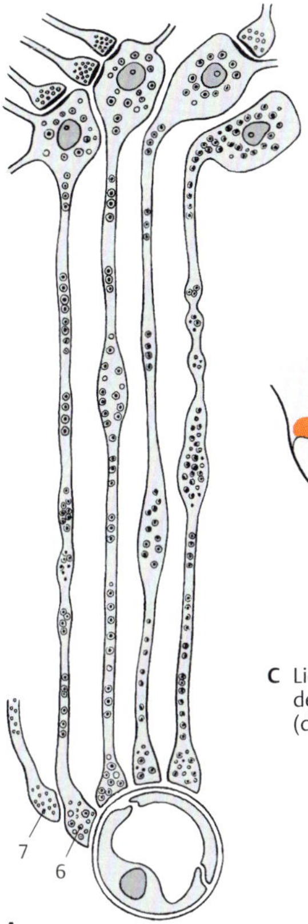

A
Tractus supra-optico-hypophysaire, schéma en microscopie électronique (d'après Bargmann)

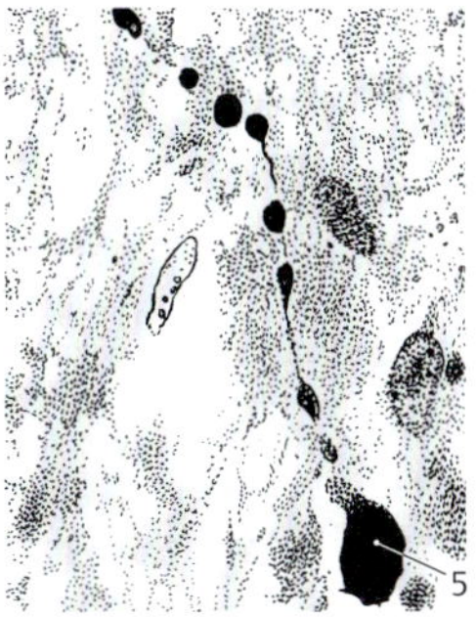

B Corps de Herring (d'après Hild)

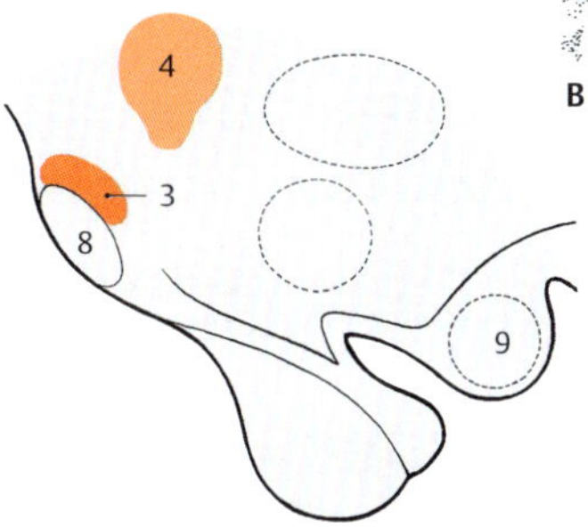

C Lieux de stimulation, où sont déclenchées des sécrétions hormonales (d'après Harris)

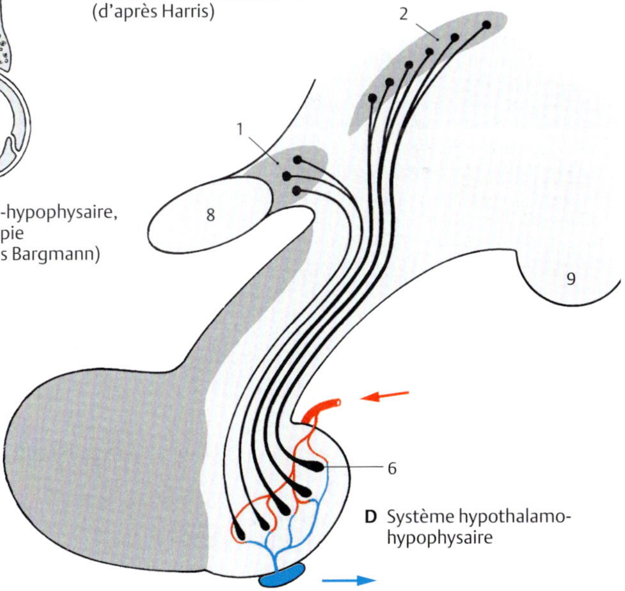

D Système hypothalamo-hypophysaire

Télencéphale

Vue d'ensemble

Division des hémisphères (A, B)

L'architecture du télencéphale en quatre parties est la plus évidente au niveau des vésicules hémisphériques embryonnaires (**A**), dont certaines ont un développement précoce (parties anciennes) et d'autres, en revanche, un développement tardif (parties nouvelles). Ces quatre parties sont le *paléopallium*, le *striatum*, le *néopallium* et l'*archipallium*.

Le **pallium, manteau cérébral,** est la paroi des hémisphères. Il est désigné ainsi car il recouvre le diencéphale et le tronc cérébral et les enveloppe à la manière d'un manteau.

Le **paléopallium** (bleu) (**A-B1**) est la partie la plus ancienne des hémisphères. Il forme leur plancher et correspond au cortex olfactif ou rhinencéphale, au sens restreint du terme, avec le *bulbe olfactif* (**A2**) et le **paléocortex** adjacent (*voir* p. 226 *et suivantes*). Au-dessus du paléopallium se développe le **striatum** (jaune-brun, *voir* p. 238) (**A-B3**), qui est également une partie de la paroi hémisphérique, bien qu'il ne soit pas visible à la surface externe de l'hémisphère.

La plus grande partie est formée par le **néopallium** (jaune). Le **néocortex** (*voir* p. 242 *et suivantes*) (**A-B4**), situé à sa paroi externe, se développe très tardivement. Ventralement, il comprend une région de transition avec le paléocortex, qui se trouve au-dessus du striatum : l'**insula** (*voir* p. 240) (**B14**).

La paroi hémisphérique médiale est formée par l'**archipallium** (rouge) (**A-B5**) : une partie ancienne avec son ruban cortical, l'**archicortex** (*voir* p. 232 *et suivantes*), qui plus tard s'enroule pour former la corne d'Ammon.

Les relations dans le cerveau adulte sont déterminées par le développement important du néocortex, qui a refoulé le paléocortex et le cortex transitionnel de l'insula en profondeur. L'archicortex est déplacé caudalement et ne forme qu'une mince couche à la superficie du corps calleux (**B5**).

Rotation des hémisphères (C-E)

Pendant le développement, les vésicules hémisphériques ne s'étendent pas régulièrement dans tous les sens mais s'étendent surtout en direction caudale et basale. Ainsi se forme le lobe temporal, qui finalement se recourbe en direction orale ou antérieure. On a ainsi une rotation (**C**), qui s'observe aussi mais de façon moindre au niveau du lobe frontal. L'axe, autour duquel la vésicule hémisphérique effectue sa rotation, est la région de l'insula, qui, comme le *putamen* (**E6**) situé en dessous, ne participe pas à ce mouvement. D'autres structures de l'hémisphère suivent cette rotation et ont une forme arquée dans le cerveau adulte. Le *ventricule latéral* (**D7**) avec sa corne antérieure et sa corne inférieure présente cette même forme. La partie la plus externe du striatum, le *noyau caudé* (**E8**), est aussi intéressée par cette rotation et suit la courbe du ventricule latéral. La partie principale de l'archipallium, l'*hippocampe* (**F9**), migre basalement de sa position dorsale initiale et est alors située dans le lobe temporal. Le vestige de l'archipallium situé à la superficie du corps calleux, l'*indusium gris* (**F10**), et le *fornix* (**F11**) montrent l'extension arciforme de l'archipallium. Le *corps calleux* (**F12**) s'étend aussi caudalement, mais il ne suit pas complètement la rotation, en raison de son développement tardif à la fin de ce processus.

D13 Troisième ventricule.

A, B Subdivision des hémisphères

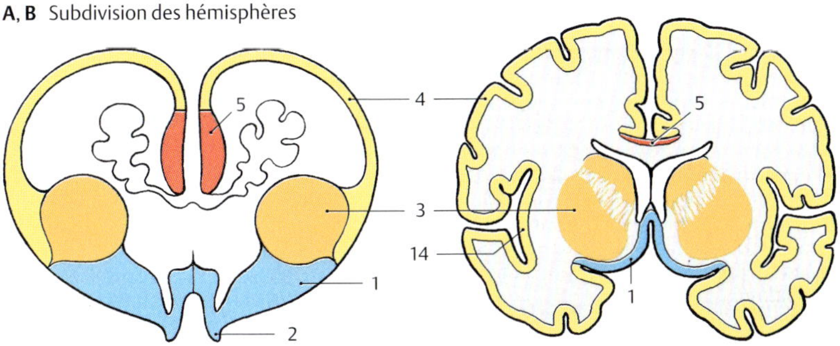

A Cerveau embryonnaire

B Cerveau adulte

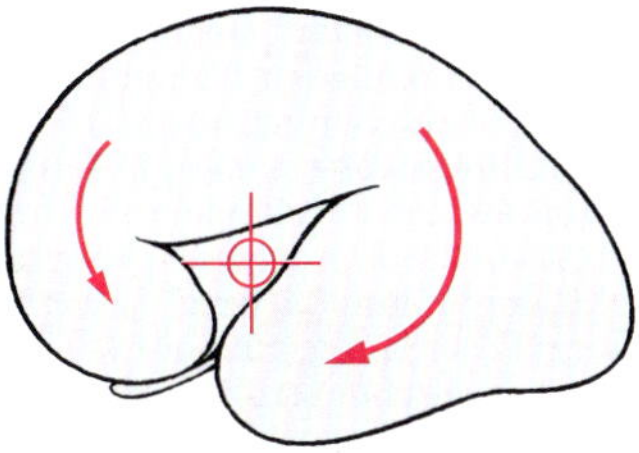

C Rotation des hémisphères (d'après Chr. Jakob et Spatz)

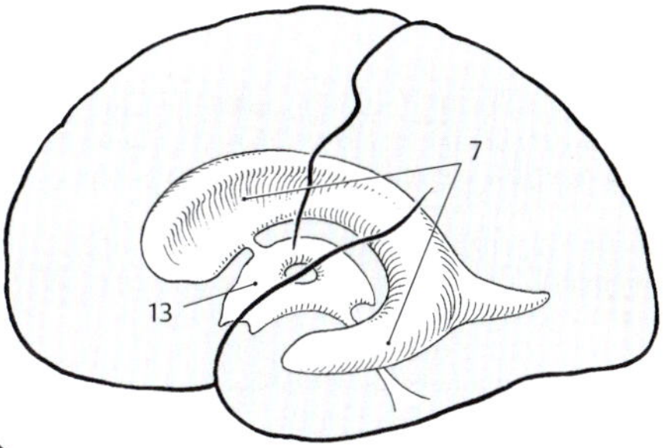

D Ventricules

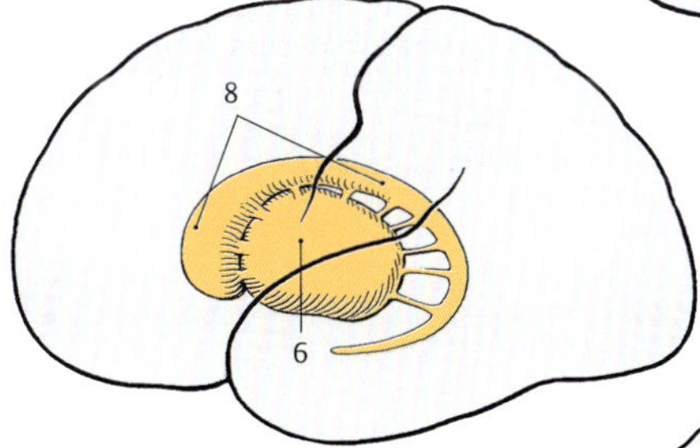

E Noyau caudé et putamen

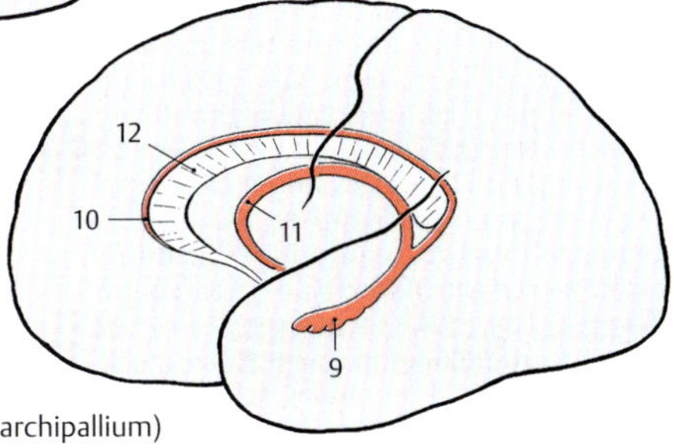

F Hippocampe (archipallium)

Évolution (A-D)

Au cours de l'évolution chez les primates, le télencéphale a un comportement semblable à celui du développement embryonnaire humain : il se développe tardivement et recouvre les autres parties de l'encéphale. Ainsi, le cervelet (**A1**) des mammifères primitifs (hérisson) se trouve complètement libre et est de plus en plus recouvert par les hémisphères télencéphaliques chez les primates.

Le **paléopallium** (cerveau olfactif, bleu) (**A-C2**), avec le *bulbe olfactif* (**A-C3**) et le *lobe piriforme* (**A-C4**), forme chez les mammifères primitifs (**A**) la plus grande partie des hémisphères. L'**archipallium** (rouge) (**A-D5**) a ici encore sa position dorsale d'origine, à l'intérieur au-dessus du diencéphale. Les deux parties hémisphériques anciennes sont recouvertes au cours de l'évolution par le **néopallium** (jaune) (**A-D6**). Chez les lémuriens (**C**), le paléopallium a encore une taille considérable. Chez l'homme (**D**), il est refoulé en profondeur à la base du cerveau et n'est plus visible sur une vue latérale de celui-ci. L'hippocampe (archipallium), situé au-dessus du diencéphale chez le hérisson, a une position basale (**D5**) chez l'homme et fait partie intégrante du lobe temporal. Seul un étroit vestige persiste au-dessus du corps calleux (l'indusium gris).

Le changement de position correspond en grande partie à la rotation des hémisphères lors du développement embryonnaire et entraîne aussi le développement du lobe temporal (**B-D7**). Il manque encore dans le cerveau du hérisson, mais il est visible comme une extension ventrale dans le cerveau de tupaja (écureuil des arbres), le plus primitif des primates (**B**). Chez les lémuriens (**C**), il existe un lobe temporal oblique caudalement qui se recourbe finalement en une direction orale chez l'homme. Des sillons et des gyri se développent au niveau du néopallium. Le néopallium des mammifères primitifs est lisse (*cerveau lissencéphale*). Des reliefs des gyri apparaissent uniquement chez les mammifères supérieurs (*cerveau gyrencéphale*). Le développement des sillons et des gyri augmente fortement la surface du cortex. Uniquement un tiers de la surface corticale répond à la superficie des hémisphères ; deux tiers occupent la profondeur des sillons.

Dans le néocortex, on distingue deux sortes de territoires corticaux :

- les **aires** primaires **d'origine** (rouge clair) et **de terminaison** (vert) des voies longues, et entre elles ;
- les **aires** secondaires **d'association** (jaune).

Le territoire d'origine des voies motrices, le *cortex moteur* (**A-D8**), forme chez le hérisson l'ensemble du lobe frontal. Un territoire d'association apparaît pour la première fois chez le tupaja et gagne chez l'homme une extension extraordinaire (**B-D9**). Caudalement au cortex moteur se trouve la région de terminaison de la voie de la sensibilité, le *cortex sensitif* (**A-D10**). Chez l'homme, le développement des territoires associatifs provoque un déplacement de la plus grande partie du *cortex visuel* (**A-D11**) sur la face médiale de l'hémisphère. La région de terminaison de la voie auditive, le *cortex auditif ou acoustique* (**CD12**), se trouve, déplacé par l'extension des territoires d'association temporaux, en profondeur du sillon latéral ou sillon de Sylvius. Les aires d'association s'agrandissent beaucoup plus durant l'évolution que les aires primaires et forment, chez l'homme, la majeure partie du néocortex.

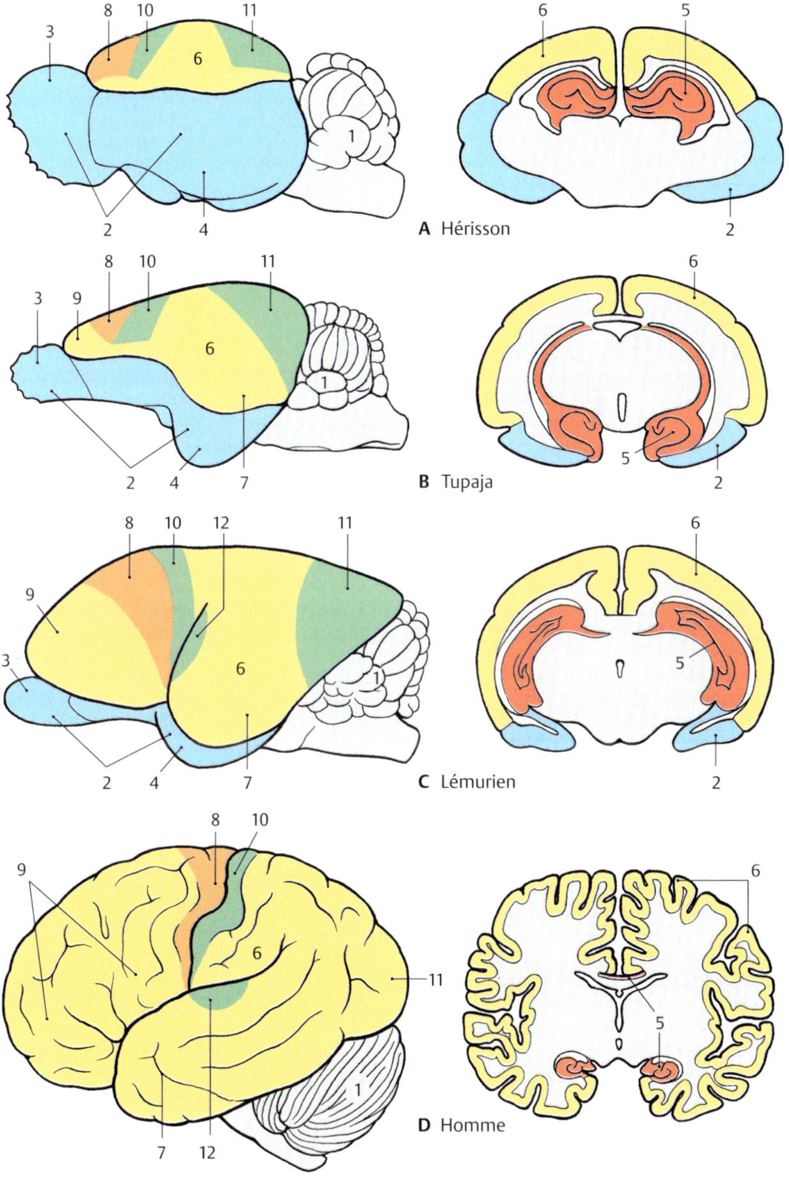

A – D Évolution du télencéphale (d'après Edinger, Elliot Smith et Le Gros-Clark)

Formation des couches du cortex (A-C)

Un élément caractéristique du cortex cérébral, mais aussi cérébelleux, est leur constitution en couches cellulaires et fibrillaires. Cette stratification n'est pas seulement une particularité de la partie phylogénétiquement la plus récente du cortex, le néocortex (*voir* p. 242), mais est déjà présente dans des parties du cortex phylogénétiquement plus anciennes comme l'archicortex (hippocampe).

Les couches du cortex cérébral sont formées selon un **principe « interne-externe »** (« *inside-out* »). Cela signifie que les neurones des couches corticales profondes sont formés en premier (p. ex. les grandes cellules pyramidales de la cinquième couche du cortex cérébral) (**A1**), suivis des neurones des couches superficielles (**A2**, **A3**). Comme tous les neurones sont formés à proximité du ventricule (**A4**), les neurones des couches superficielles doivent suivre un trajet migratoire plus long que ceux des couches profondes formés précocement. Les 1ers neurones apparus dans la **zone ventriculaire** forment d'abord la **précouche** qui se subdivise plus tard en **zone marginale** (**A5**) et en **subcouche** avec des neurones de subcouche (**A6**). Les cellules de formation précoce de la zone marginale sont des **cellules de Cajal-Retzius** (**A7**), à disposition horizontale, qui synthétisent la glycoprotéine **reéline** et la libèrent à la matrice extracellulaire de la zone marginale (ombre brune en **A5**).

La reéline est importante pour le développement des longs prolongements des **cellules gliales radiales**. Ces **fibres radiales** (**A8**) s'étendent depuis la zone ventriculaire jusqu'à la pie-mère superficielle et servent de guide aux neurones migrants. En plus, ce sont des cellules précurseurs de neurones. Il a pu être démontré qu'en l'absence de reéline ces fibres radiales sont notablement raccourcies. En conséquence, il pourrait s'ensuivre une entrave à la migration des neurones. Par ailleurs il y a des éléments indiquant que la reéline agit comme un signal d'arrêt sur la migration des neurones. Après que la subcouche et la zone marginale se sont séparées de la précouche, les neurones corticaux les plus précoces migrent dans l'espace intermédiaire entre ces deux zones, et y forment la **couche corticale**. Ils s'arrêtent avant d'atteindre la zone marginale (signal d'arrêt de la reéline). Avec l'épaisseur croissante du cortex, les fibres radiales accroissent leur étendue, et servent ainsi de guide plus long pour les neurones migrant ultérieurement. Ainsi, ces neurones formés plus tardivement (**A2**, **A3**) peuvent migrer plus loin que ceux formés précocement (**A1**), avant d'atteindre la zone marginale et y être arrêtés par la reéline dans la matrice extracellulaire. D'après ce modèle s'explique aussi la formation de la stratification « interne-externe » du cortex cérébral.

De récentes expérimentations ont montré qu'au cours du développement précoce, la migration des neurones en direction de la surface du cortex pouvait aussi se faire sans guide glial par translocation (**B**). Des neurones migrant plus tardivement « rampent » le long des fibres gliales radiales (locomotion) (**C**).

Récemment furent aussi découverts les récepteurs de reéline, qui apparaissent aux neurones ainsi qu'aux cellules gliales radiales. Il s'agit des récepteurs de l'*apolipoprotéine 2* et de la *lipoprotéine de très faible densité* (*very low density lipoproteinreceptor*). L'activation des récepteurs par la reéline est transmise à des molécules du squelette cellulaire par la molécule adaptatrice intracellulaire « Disabled-1 ». La phosphorylation de « Disabled-1 » aboutit au détachement des neurones migrants de la fibre radiale, et correspond ainsi à l'expression de la réaction d'arrêt de la reéline. S'il manque de la reéline comme chez une mutante naturelle, la souris-reéline, il se produit de graves perturbations de la formation des couches corticales.

Remarques cliniques. Chez l'homme également, des perturbations de la migration neuronale, p. ex. lors de défauts sur le parcours de la reéline, peuvent aboutir à de graves troubles du développement du cortex cérébral, se manifestant souvent par de l'épilepsie. Ainsi, dans l'hippocampe de patients épileptiques, on trouve une baisse de la régulation de la reéline et des troubles caractéristiques de la migration neuronale.

A9 Surface corticale avec pie-mère.

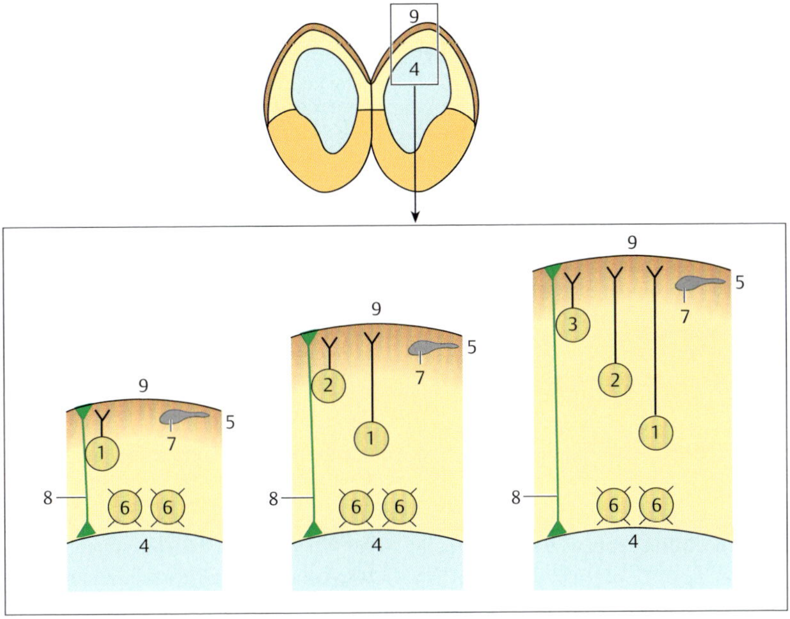

A Formation de la stratification interne-externe du cortex

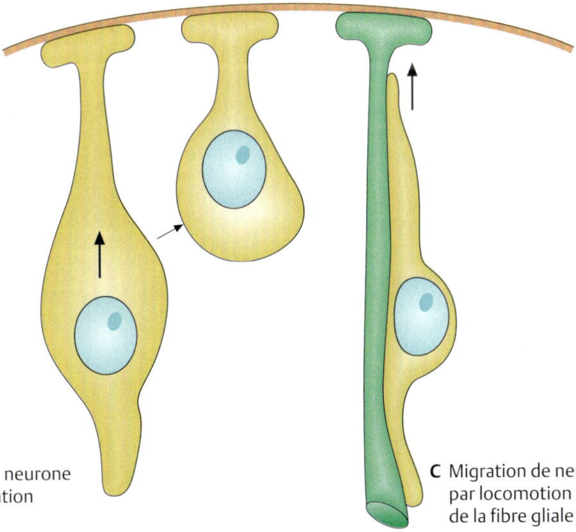

B Migration de neurone par translocation

C Migration de neurone par locomotion le long de la fibre gliale radiale

Lobes du cerveau (A-C)

L'hémisphère est divisé en quatre **lobes cérébraux** :
- **lobe frontal** (rouge) (*voir* p. 248) ;
- **lobe pariétal** (bleu clair) (*voir* p. 252) ;
- **lobe temporal** (bleu foncé) (*voir* p. 254) ;
- **lobe occipital** (violet) (*voir* p. 256).

La surface hémisphérique comporte des **sillons** et des **gyri**. On distingue des sillons primaires, secondaires et tertiaires. Les sillons primaires apparaissant en premier et se développent de façon identique dans tous les cerveaux (sillon central, sillon calcarin). Les sillons secondaires varient et les sillons tertiaires, apparaissant en dernier, sont très irréguliers et sont différents dans chaque cerveau. Ainsi, la surface de chaque cerveau a un relief propre qui, comme les traits du visage, est l'expression de l'individualité.

Le **lobe frontal** s'étend du pôle frontal (**A-C1**) au **sillon central** (**A2**), qui avec le sillon précentral (**A3**) délimite le **gyrus précentral** (**A4**). Celui-ci forme avec le **gyrus post-central** (**A5**) la **région centrale**. Elle s'étend au-delà du bord de l'hémisphère, du *pallium* (**A-B6**) au niveau du *gyrus paracentral* (**B7**). Le lobe frontal comprend trois gyri majeurs : le *gyrus frontal supérieur* (**A8**), le *gyrus frontal moyen* (**A9**) et le *gyrus frontal inférieur* (**A10**), qui sont séparés par le sillon frontal supérieur (**A11**) et le sillon frontal inférieur (**A12**). Le gyrus frontal inférieur peut être divisé en trois parties, qui sont limitées par le sillon latéral de Sylvius (**A-C13**) : la partie operculaire (**A14**), la partie triangulaire (**A15**) et la partie orbitaire (**A16**).

Le **lobe pariétal** fait suite au lobe frontal avec le *gyrus post-central* (**A5**), qui est limité caudalement par le sillon post-central (**A17**). Suivent le *lobule pariétal supérieur* (**A18**) et le *lobule pariétal inférieur* (**A19**), qui sont séparés par le sillon intrapariétal (**A20**). Le *gyrus supramarginal* (**A21**) est situé à l'extrémité du sillon latéral avec ventralement le **gyrus angulaire** (**A22**). La face médiale est formée par le *précunéus* (**B23**).

Le **lobe temporal** (**A-C24**) comporte trois gyri : le *gyrus temporal supérieur* (**A-25**), le *gyrus temporal moyen* (**A26**) et le *gyrus temporal inférieur* (**A-C27**), qui sont séparés par le sillon temporal supérieur (**A28**) et le sillon temporal inférieur (**A29**). Les *gyri temporaux transverses de Heschl*, à la face dorsale du lobe temporal, sont situés dans la profondeur du sillon latéral (*voir* p. 254 C). Au niveau de la face médiale, on distingue le *gyrus parahippocampal* (**B-C30**), qui se poursuit oralement, en avant par l'uncus (**B-C31**), et caudalement, en arrière par le gyrus lingual (**B-C32**). Il est séparé par le sillon collatéral (**B-C33**) du *gyrus occipito-temporal médial* (**B-C34**). Ventralement se trouve le *gyrus occipito-temporal latéral* (**B-C35**), délimité par le sillon occipito-temporal (**B-C36**).

Le **lobe occipital** (pôle occipital) (**A-C37**) est traversé par le sillon occipital transverse (**A38**) et le profond **sillon calcarin** (**B39**). Ce dernier délimite avec le sillon pariéto-occipital (**B40**) le cunéus (**B41**).

Le **gyrus cingulaire**, gyrus limbique (vert) (**B42**), entoure le *corps calleux* (**B43**). Il est séparé caudalement du *gyrus dentatus* (**B45**) par le sillon de l'hippocampe (**B44**) et se termine en avant dans le gyrus paraterminal (**B46**) et dans l'aire subcalleuse ou para-olfactive (**B47**). Isthme du gyrus cingulaire (**B48**).

Base du cerveau : la face basale du lobe frontal est recouverte par le *gyrus orbitaire* (**C49**). Le long du bord du pallium s'étend le *gyrus droit* (**C50**), délimité latéralement par le sillon olfactif (**C51**) dans lequel se trouve le *bulbe olfactif* (**C52**) et le *tractus olfactif*. Le tractus se divise en deux stries olfactives qui entourent la substance perforée antérieure (aire olfactive) (**C53**).

C54 Sillon de l'hippocampe.
C55 Fissure longitudinale du cerveau.

Télencéphale

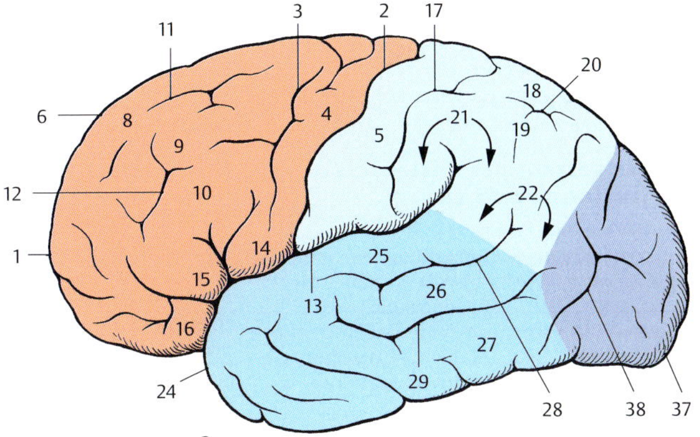

A Vue latérale de l'hémisphère

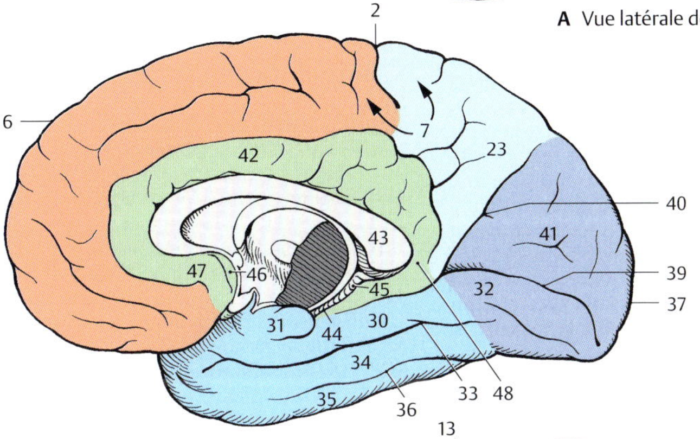

B Vue médiale de l'hémisphère

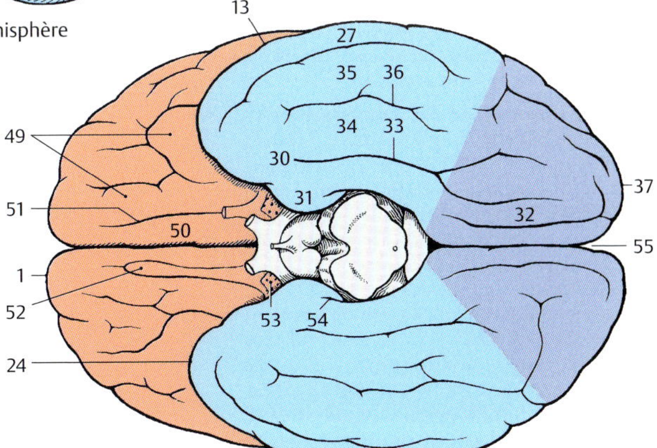

C Vue basale de l'hémisphère

Coupes du télencéphale

Coupes frontales (A, B)

On a représenté chaque fois la face postérieure de la coupe.

Coupe passant par l'émergence du tractus olfactif (A)

Sur la coupe des deux hémisphères, séparés par la fissure longitudinale cérébrale (**A-B1**), on peut distinguer la substance grise : cortex et noyaux, de la masse myélinique de la substance blanche. Le corps calleux (**A-B2**) relie les deux hémisphères. Au-dessus du corps calleux apparaît le gyrus cingulaire (**A-B3**).

Sur la face latérale, le sillon latéral (**A-B4**) s'enfonce profondément, avec dorsalement le lobe frontal formé par : le *gyrus frontal supérieur* (**A-B5**), le *gyrus frontal moyen* (**A-B6**) et le *gyrus frontal inférieur* (**A-B7**). Ils sont séparés par le sillon frontal supérieur (**A-B8**) et le sillon frontal inférieur (**A-B9**). Ventralement au sillon latéral se situe le lobe temporal avec le *gyrus temporal supérieur* (**A-B10**), le *gyrus temporal moyen* (**A-B11**) et le *gyrus temporal inférieur* (**A-B12**). Les gyri temporaux sont séparés par le sillon temporal supérieur (**A-B13**) et le sillon temporal inférieur (**A-B14**). En profondeur, le sillon latéral s'élargit en *fosse latérale ou sylvienne* (**A-B15**), à la face interne de laquelle est située l'insula. Le cortex insulaire s'étend basalement presque jusqu'à l'émergence du *tractus olfactif* (**A16**). Il représente une zone de transition entre le paléocortex et le néocortex.

Dans la profondeur des hémisphères se trouve le *corps strié*, qui est divisé par la *capsule interne* (**A-B17**) en *noyau caudé* (**A-B18**) et *putamen* (**A-B19**). La *corne antérieure* (**A-B20**) du ventricule latéral est sectionnée. Sa paroi latérale est formée par le noyau caudé et sa paroi médiale par *le septum pellucidum* (**A-B21**), qui contient une cavité, la cavité du septum pellucidum (**A-B22**). À la face latérale du putamen se trouve une mince bande de substance grise, le *claustrum* (**A-B23**). Il est séparé du putamen par la capsule externe (**A-B24**) et du cortex insulaire par la capsule extrême (**A-B25**).

Coupe passant par la commissure antérieure (B)

Les parties moyennes des lobes frontal et temporal sont sectionnées. La fosse latérale est fermée, et l'insula est recouverte par les opercules frontal (**A-B26**) et temporal (**A-B27**). La partie ventrale des deux hémisphères est reliée par la *commissure antérieure* (**B28**) où se croisent des fibres du paléocortex et du néocortex temporal. Le globus pallidus (**B29**) (diencéphalique) est situé au-dessus de la commissure et près de la ligne médiane le *septum pellucidum* (**A-B21**), notamment sa partie ventrale large qui contient les noyaux du septum (aussi nommés pédoncule du septum pellucidum). La face médio-basale des hémisphères est recouverte par le *paléocortex*, le cortex olfactif (**B30**).

Claustrum (**A-B23**). Il faisait autrefois partie avec le corps strié des noyaux de la base ; ou bien il était considéré comme une partie corticale supplémentaire de l'insula. D'après des études phylogénétiques et d'anatomie comparée, il s'agirait plutôt de groupes cellulaires du paléocortex, qui ont été déplacés lors du développement. Le claustrum, avec sa base large, se prolonge dans des territoires paléocorticaux (dans le cortex prépiriforme et le noyau latéral du corps amygdaloïde). Des fibres nerveuses amyéliniques provenant du cortex des lobes pariétal, temporal et occipital semblent se terminer, avec somatotopie, dans le claustrum. La fonction du claustrum est peu connue.

B31 Chiasma optique.

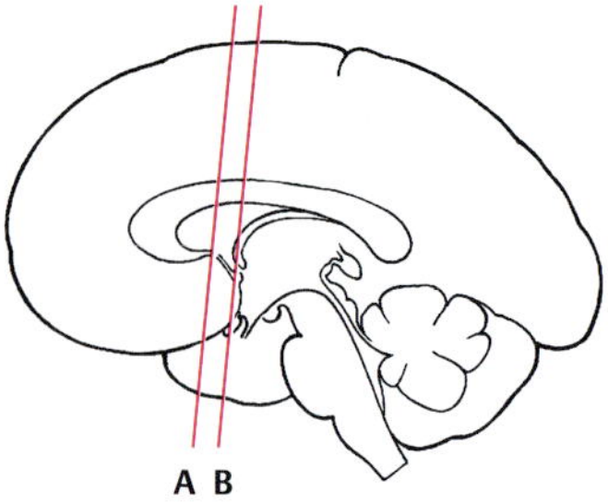

Plans de coupe

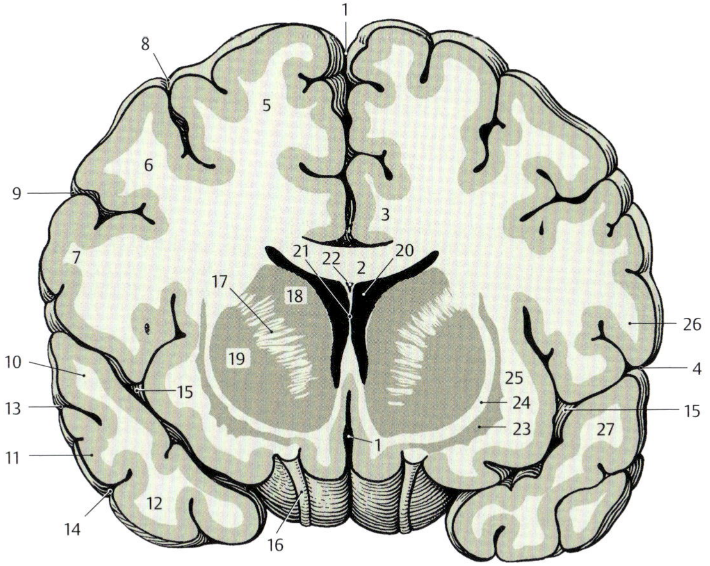

A Coupe frontale passant par l'émergence du tractus olfactif

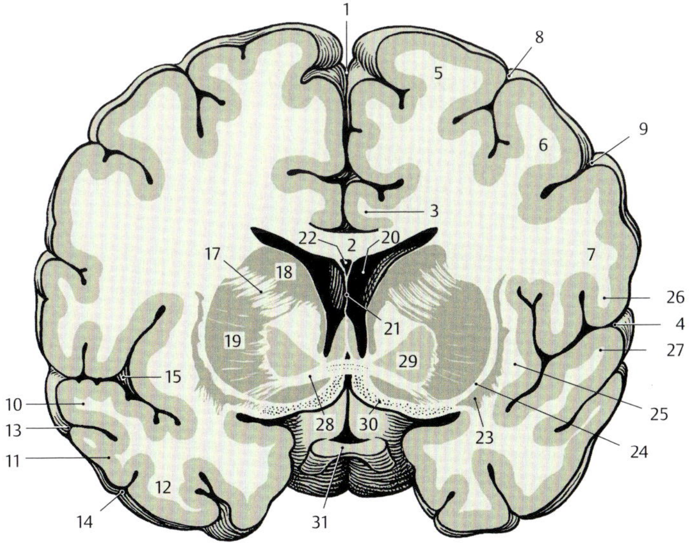

B Coupe frontale passant par la commissure antérieure

Coupe passant par le corps amygdaloïde (A)

À ce niveau, la coupe a sectionné le **sillon central** (**A-B1**) qui a un trajet oblique de dorso-caudal à ventro-oral (de haut en bas et d'arrière en avant). Il est sectionné relativement en avant, de sorte que le lobe frontal en position dorsale par rapport à lui a une plus grande représentation sur la coupe, que le lobe pariétal situé ventralement. Le **gyrus précentral** (**A-B2**) est situé au-dessus de lui et le **gyrus post-central** (**A-B3**) en-dessous. Le **corps amygdaloïde** (**A4**) apparaît dans la profondeur du lobe temporal. Il s'étend à la face médiale du lobe temporal jusqu'à la surface, de sorte qu'il peut être considéré en partie comme cortex et en partie comme noyau, ou mieux encore comme une formation de transition entre ces deux structures. Comme non seulement le cortex péri-amygdalien, mais aussi la moitié cortico-médiale appartiennent aux centres olfactifs primaires, on peut compter le corps amygdaloïde, malgré son caractère nucléaire, comme faisant partie du paléocortex. Au-dessus de lui se termine la base large du *claustrum* (**A-B5**).

Entre les deux hémisphères, se trouve le diencéphale avec le *thalamus* (**A-B6**), le *globus pallidus* (**A-B7**) et l'*hypothalamus* (**A8**). Le corps strié avec le *putamen* (**A-B9**) et le *noyau caudé* (**A-B10**) bordent latéralement les noyaux du diencéphale. En-dessous du *corps calleux* (**A-B11**), le volumineux faisceau de fibres du *fornix* (**A-B12**) est sectionné. Ensuite, on peut voir la *fissure longitudinale du cerveau* (**A-B13**), le *sillon latéral* (**A-B14**), la *fosse latérale* (**A-B15**), le *tractus optique* (**A16**) et l'*infundibulum* (**A17**).

Coupe passant par l'hippocampe (B)

Sur les coupes plus caudales, le corps amygdaloïde a disparu, et l'on voit apparaître au niveau de la partie médiale du lobe temporal l'**hippocampe** (**B18**), la partie la plus importante de l'archicortex. Il s'agit d'une formation corticale qui est enroulée en dedans et qui bombe dans la corne inférieure du ventricule latéral (**B23**). La *fosse latérale* (**B15**) est sectionnée dans sa partie caudale. Ici la paroi interne de l'opercule temporal montre des gyri bien formés, sectionnés obliquement, les **gyri temporaux transverses** de Heschl (**B19**), avec le cortex auditif. Dans la partie ventrale du diencéphale, on peut voir le *corps subthalamique* (**B20**), les *corps mamillaires* (**B21**) et la *substance noire* (**B22**), qui appartient déjà au mésencéphale.

Les noyaux de la base. Les complexes nucléaires gris situés dans la profondeur des hémisphères sont désignés comme les noyaux de la base. Certains auteurs n'y incluent que le striatum et le pallidum, d'autres y associent aussi le corps amygdaloïde et le claustrum, et certains même le thalamus. Comme ce terme de noyaux de la base est vague et mal défini, il n'est pas employé dans cet exposé. Les anciens anatomistes groupent le pallidum et le putamen sous le terme de noyau lenticulaire (que l'on retrouve encore dans le terme d'anse ou faisceau lenticulaire). Le terme de « noyau lenticulaire » n'est plus employé.

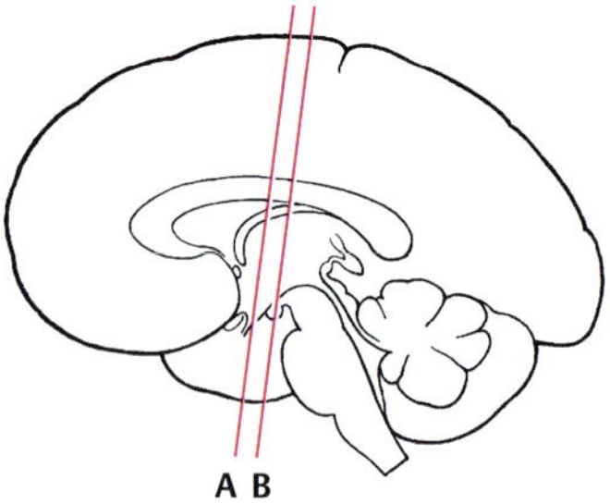

Plans de coupe

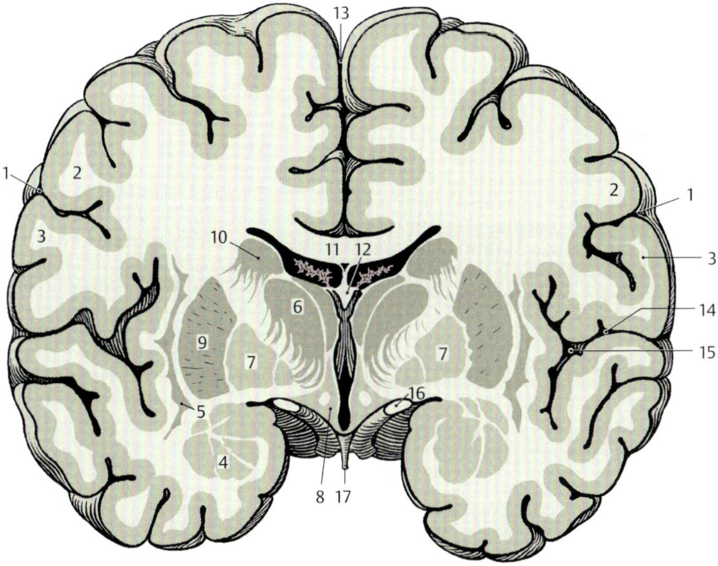

A Coupe frontale passant par le corps amygdaloïde

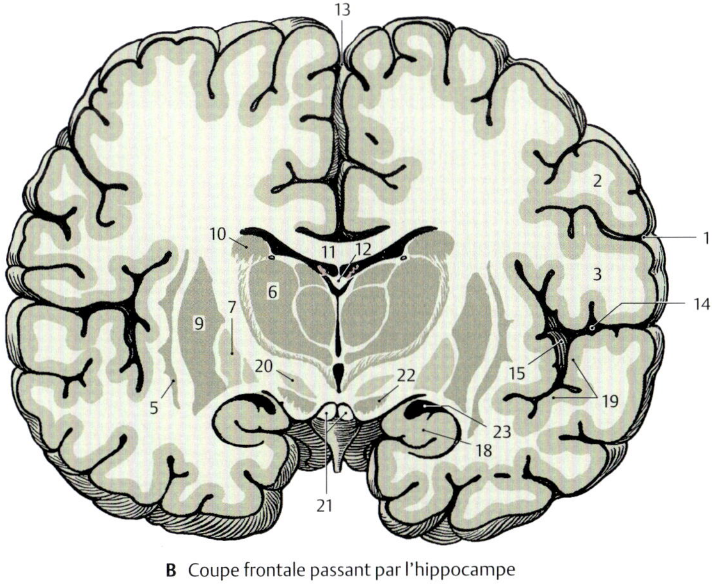

B Coupe frontale passant par l'hippocampe

Coupe au niveau du mésencéphale et du pont (A)

La partie caudale de la *fosse latérale* (**A1**) est ouverte à la paroi latérale de l'hémisphère. Le *lobe pariétal* (**A2**) est situé dorsalement au sillon latéral et le lobe temporal ventralement. Dans la profondeur du sillon latéral, les *gyri temporaux transverses* (**A3**) (*voir* p. 254 C1) sont sectionnés obliquement. Le cortex de l'insula est situé à la base de la fosse latérale, immédiatement superficiel aux parties caudales du *claustrum* (**A4**) et du *putamen* (**A5**). Le *noyau caudé* (**A6**) est visible sur la paroi latérale du ventricule latéral (**A7**). À la face médiale du lobe temporal est enroulé le cortex de la *corne d'Ammon* (**A9**), recouvert par le *gyrus parahippocampal* (**A8**). Au-dessus des plexus choroïdes, le corps calleux (**A10**) et le fornix (**A11**) sont sectionnés.

Entre les deux hémisphères se situe le territoire de transition du diencéphale et du mésencéphale. Les territoires nucléaires caudaux du thalamus (**A12**) sont sectionnés. Le *corps géniculé latéral* (**A13**) est isolé du complexe principal ; le *noyau habénulaire* (**A14**) est situé médialement dans la paroi ventriculaire. La coupe est orientée selon l'axe de Forel (*voir* p. 4 B), de sorte que le télencéphale et le diencéphale sont sectionnés frontalement. Les structures du mésencéphale et du pont (axe de Meynert, *voir* p. 4 B) sont en revanche sectionnées obliquement. L'aqueduc du mésencéphale (**A15**) est situé dorsalement avec en-dessous la *décussation des pédoncules cérébelleux supérieurs* (**A16**). Des deux côtés descend une mince bande de cellules sombres, la *substance noire* (**A17**). Latéralement à elle, les *pédoncules cérébraux* (**A18**) sont sectionnés. Leur masse de fibres peut être suivie lors de son trajet de la capsule interne au pont (**A19**).

Coupe au niveau du splénium du corps calleux (B)

Sur cette coupe, la partie dorsale de l'hémisphère appartient aux lobes pariétaux, la partie ventrale aux lobes temporaux, qui à ce niveau se poursuivent par les lobes occipitaux. La limite entre les lobes pariétaux et temporaux se trouve dans la région du *gyrus angulaire* (**B20**). Le sillon latéral et la fosse latérale ne sont plus concernés. La section du corps calleux au niveau du *splénium* (**B21**) (*voir* p. 222 A6 et p. 262 E14) est notable par sa largeur. Le *gyrus cingulaire* (**B22**) est en position dorsale et ventrale par rapport au corps calleux ; il contourne le splénium en prenant une forme arquée. Ventralement, il est adjacent au *gyrus parahippocampal* (**B23**). Ni l'hippocampe, ni le sillon calcarin ne sont concernés. La coupe se situe donc en arrière de l'hippocampe et en avant de la scissure calcarine. Les ventricules latéraux sont remarquablement larges : ils sont constitués par la partie antérieure des cornes postérieures au niveau de la transition avec les cornes inférieures et les parties centrales (*comparer* p. 283 BC7-9).

La face inférieure des hémisphères est adjacente au cervelet. La moelle allongée est visible au centre et, sur cette coupe oblique, on peut voir le quatrième ventricule (**B24**), les olives (**B25**) et les pyramides (**B26**).

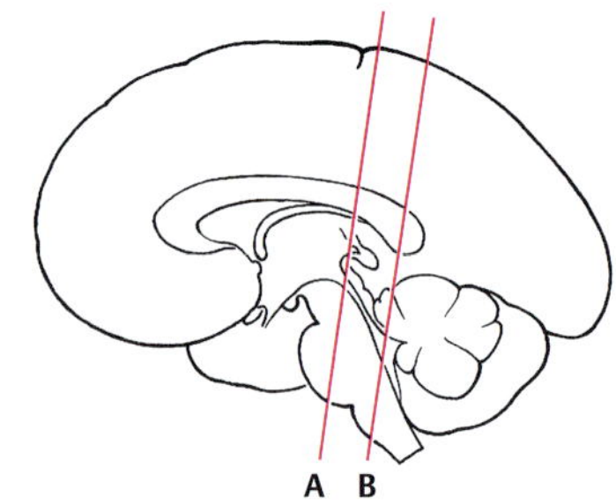

Plans de coupe

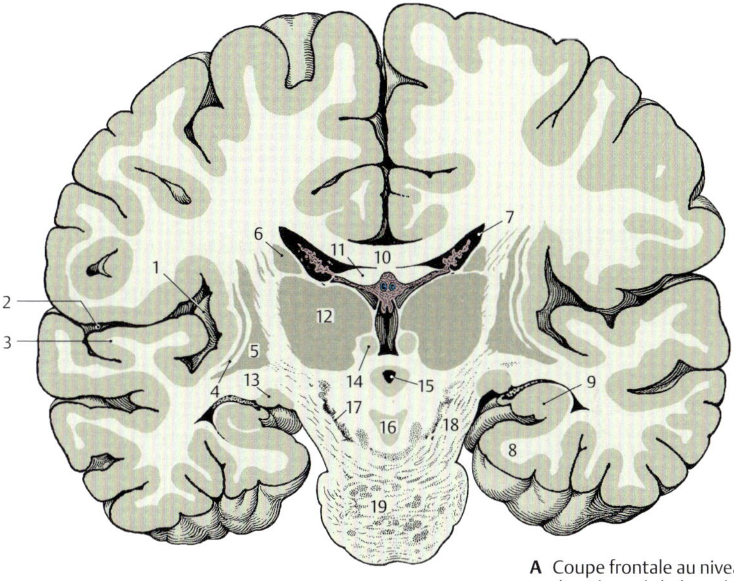

A Coupe frontale au niveau du mésencéphale et du pont

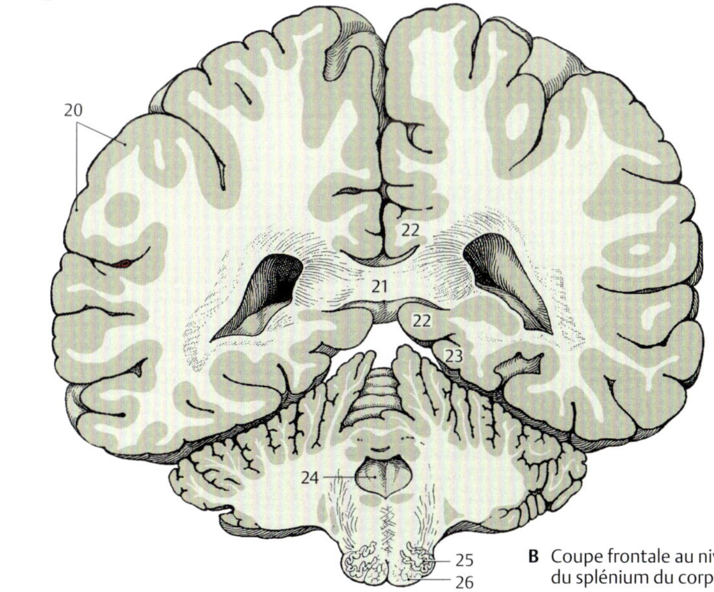

B Coupe frontale au niveau du splénium du corps calleux

Coupes horizontales

Face supérieure du corps calleux et ventricules latéraux (A)

Une coupe horizontale du cerveau a été pratiquée au-dessus du corps calleux et, par ablation de la partie profonde de la substance blanche, la face supérieure du corps calleux et les ventricules latéraux deviennent visibles. En haut, le lobe frontal est sectionné (**A1**), le lobe temporal latéralement (**A2**) et en bas le lobe occipital (**A3**). La face dorsale du corps calleux (**A4**) appartient à la partie libre de la surface du cerveau, recouverte par la pie-mère et l'arachnoïde. En profondeur, elle est recouverte par les gyri de la paroi médiale hémisphérique. Rostralement, la face supérieure du corps calleux se dirige ventralement et forme l'*arc du genou du corps calleux* (**A5**) (*voir* p. 262 E11) ; caudalement, elle constitue l'arrondi du *splénium du corps calleux* (**A6**) (*voir* p. 262 E14). Quatre tractus de fibres blanches parcourent le corps calleux : sur chaque moitié du corps calleux il y a une strie longitudinale latérale (**A7**) et une strie longitudinale médiale de Lancisi (**A8**) (*comparer* p. 232). Elles véhiculent des fibres nerveuses qui vont de l'hippocampe à l'aire subcalleuse. Entre les deux stries longitudinales se trouve une couche fine de substance grise, qui contient une mince bande de cellules nerveuses, l'*indusium gris*. Il s'agit ici d'une bande d'archicortex, qui par suite du développement important du corps calleux (*voir* p. 6) et du déplacement de l'archicortex dans la corne inférieure du ventricule latéral (*comparer* p. 208), a subi une atrophie.

Les cornes antérieures (**A9**) des ventricules latéraux (*voir* p. 282) sont ouvertes dans les territoires des lobes frontaux et les cornes postérieures (**A10**) dans les régions des lobes occipitaux. Le plancher de la corne inférieure est formé par la protrusion de l'*hippocampe* (**A11**). La partie centrale et la corne inférieure du ventricule latéral contiennent les *plexus choroïdes* (**A12**) (*voir* p. 284).

Exposition du toit du diencéphale (B)

Il s'agit d'une coupe horizontale oblique pratiquée sous le corps calleux avec ablation de l'ensemble du corps calleux. Par l'ouverture des deux ventricules latéraux, on peut voir la face dorsale du *noyau caudé* (**B13**) et médialement la face dorsale adjacente du *thalamus* (**B14**). Appartenant au diencéphale, la *glande pinéale* (**B15**) et connectée à elle les deux *habénulas* (**B16**) sont visibles. Entre les têtes des deux noyaux caudés, les deux *fornix* (**B17**) sont sectionnés dans leur trajet rostral, colonnes du fornix. Le *septum pellucidum* (**B18**) s'étend des colonnes du fornix au corps calleux.

La paroi hémisphérique latérale contient une couche de substance blanche particulièrement étendue, le centre semi-ovale (**B19**), situé entre le cortex et le ventricule. Dans celui-ci entre le sillon central (**B20**) qui sépare le lobe frontal (*en haut sur l'illustration*) du lobe pariétal (*en bas sur l'illustration*). Le *gyrus précentral* (**B21**) et le *gyrus post-central* (**B22**) peuvent être suivis à partir du sillon central.

Dans la *fissure longitudinale du cerveau* (**A-B23**), on peut distinguer le *cervelet* (**B24**) caudalement. La partie caudale de l'hémisphère est formée par le lobe occipital qui contient l'**aire striée** (**B25**) correspondant au cortex visuel. Elle occupe surtout le **sillon calcarin** (**B26**), à la face médiale du lobe occipital, et ne s'étend qu'un peu sur le pôle occipital. Déjà macroscopiquement, elle peut être distinguée du reste du cortex par une strie blanche, la **strie de Gennari** (**B27**), qui sépare le cortex en deux bandes grises. La strie de Gennari est une large bande de fibres nerveuses myéliniques, qui correspond dans le reste du néocortex à la strie de Baillarger plus étroite (*comparer* p. 242 A16, p. 256).

B28 Tectum mésencéphalique.

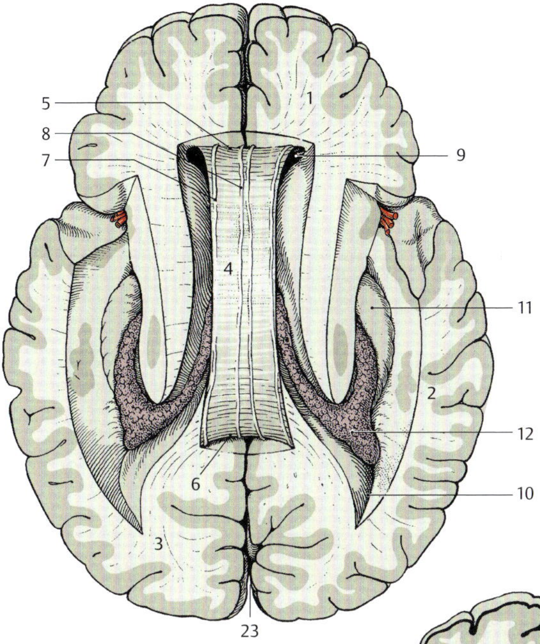

A Coupe horizontale avec la face dorsale ou supérieure du corps calleux

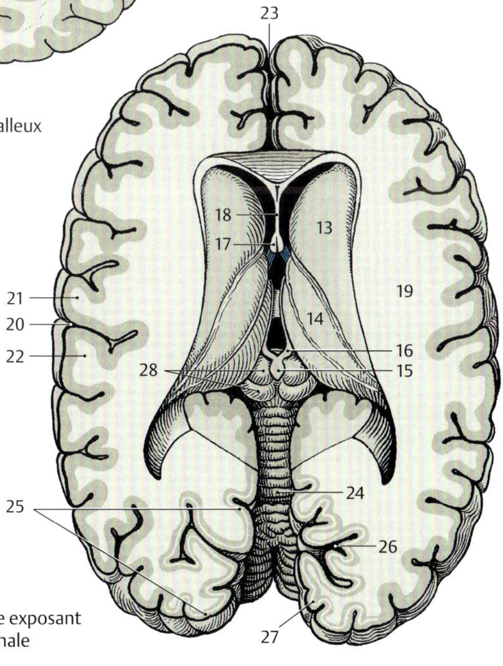

B Coupe horizontale exposant le toit du diencéphale

Coupe horizontale au niveau du striatum (A)

Cette coupe ouvre la *fosse latérale cérébrale* (**A-B1**) dans toute sa longueur. Le *sillon latéral* (**A2**) est situé relativement oralement, en avant avec l'*opercule frontal* (**A-B3**), et caudalement l'*opercule temporal* (**A-B4**) plus allongé. Les structures profondes du télencéphale, le *claustrum* (**A-B5**) et le *putamen* (**A-B6**), subissent aussi l'élongation longitudinale. Les structures en arc sont sectionnées deux fois : le *corps calleux* (**A7**) est visible en avant avec sa partie orale, le genou du corps calleux, et caudalement avec sa partie terminale, le splénium. Le noyau caudé est aussi sectionné deux fois : oralement la *tête du noyau caudé* (**A-B8**) et en arrière la *queue du noyau caudé* (**A-B9**) latérale à la section du *thalamus* (**A-B10**). Le thalamus est séparé du *globus pallidus* (**A-B11**) par la capsule interne, qui sur des coupes horizontales a la forme d'un crochet avec le bras antérieur (**A12**) et le bras postérieur (**A13**). Le ventricule latéral est aussi ouvert deux fois : dans la région du lobe frontal au niveau de sa *corne antérieure* (**A14**) et caudalement au niveau de la transition dans la *corne postérieure* (**A15**). Les deux cornes antérieures sont séparées par le septum pellucidum (**A16**), qui est tendu entre le corps calleux et le fornix (**A17**).

On peut aussi voir les lobes frontaux (**A-B18**), les lobes temporaux (**A19**), les lobes occipitaux (**A20**), la fissure longitudinale du cerveau (**A-B21**) et l'aire striée (cortex visuel) (**A22**).

Coupe horizontale au niveau de la commissure antérieure (B)

Alors que le lobe frontal et le lobe temporal sont encore visibles dans toute leur étendue sur la coupe, le lobe occipital est uniquement sectionné dans sa partie antérieure à la transition avec le lobe temporal. La face dorsale du cervelet (**B23**) apparaît entre les deux hémisphères sous forme de cône. La corne antérieure du ventricule latéral et le corps calleux ne sont plus sectionnés. En revanche, la *commissure antérieure* (**B24**) qui relie les deux hémisphères est visible. Les deux *colonnes du fornix* (**B25**), qui sur la coupe supérieure sont très rapprochées l'une de l'autre, se sont écartées au niveau de la commissure antérieure. Pour la capsule interne, seul le *bras postérieur* (**B13**) a la largeur habituelle, le *bras antérieur* (**B12**) est uniquement représenté par quelques fibres. Ainsi, la *tête du noyau caudé* (**B8**) n'est plus séparée du putamen (**B6**), de sorte que le striatum représente un complexe nucléaire homogène. Dans la région du lobe temporal, la bande corticale enroulée de la corne d'Ammon (**B26**), surplombée par le *gyrus parahippocampal*, est visible (**B27**).

B28 Tectum mésencéphalique.

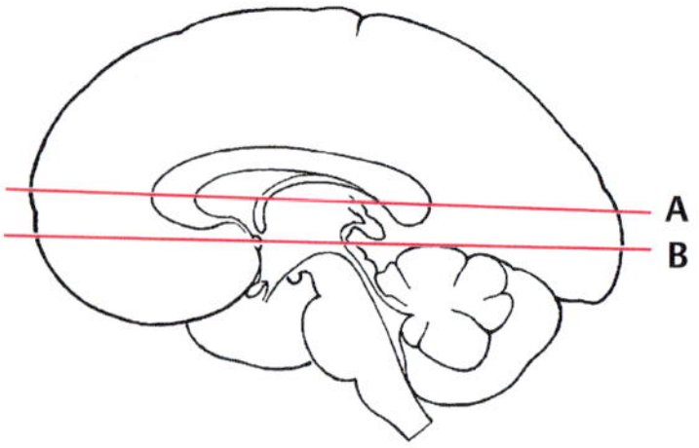

Plans de coupe

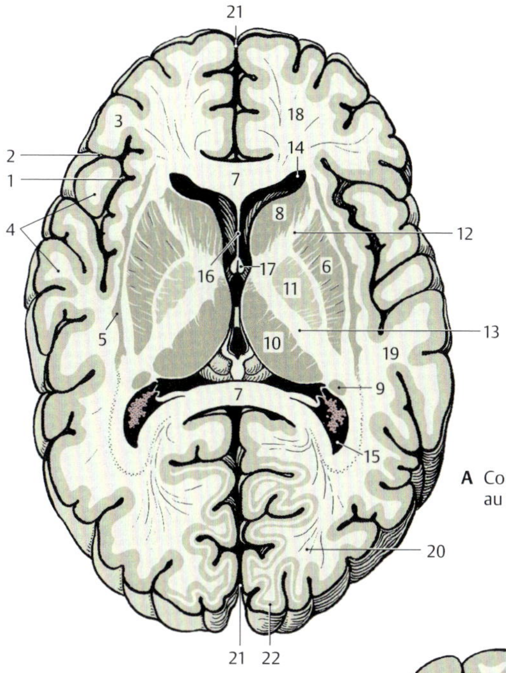

A Coupe horizontale au niveau du striatum

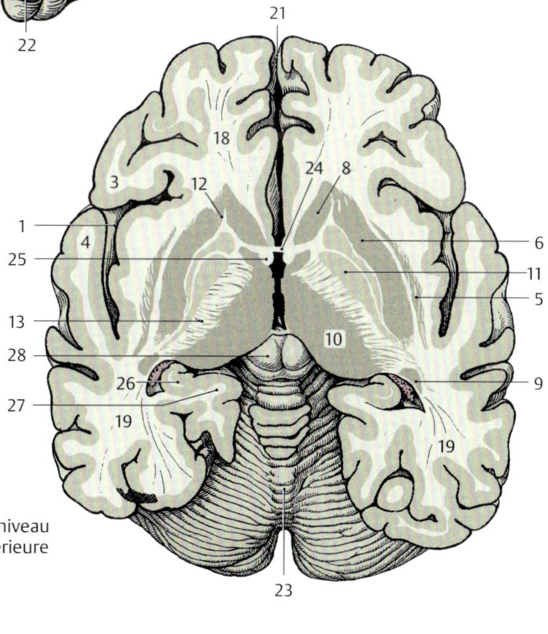

B Coupe horizontale au niveau de la commissure antérieure

Paléocortex et corps amygdaloïde

Paléocortex (A-D)

Division (A, B)

Le paléocortex (bleu) est le territoire cortical le plus ancien du télencéphale. Il forme avec le bulbe olfactif et le tractus olfactif, le cortex olfactif, ou **rhinencéphale**. Chez les mammifères primitifs (hérisson) (**A**), il représente la majeure partie du télencéphale. Le volumineux *bulbe olfactif* (**A1**) a une situation rostrale à laquelle fait suite le *tubercule olfactif* (**A2**) représentant le cortex olfactif. Le reste de la base du cerveau est formé par le *lobe piriforme* (**A3**) et par l'*uncus* (**A4**). Le lobe piriforme contient différents territoires corticaux : latéralement la *région prépiriforme* (**A5**), médialement la *bandelette diagonale de Broca* (**A6**) et caudalement la *région péri-amygdalienne* (**A7**). La partie caudale du lobe piriforme est formée par la *région entorhinale* (**A8**), une région de passage (orange) entre l'archicortex (rouge) et le néocortex. Médialement, on voit une partie de l'hippocampe, l'uncus, recouvert par le *gyrus dentatus* (**A9**).

Chez l'homme (**B**), l'extension importante du néocortex a refoulé le paléocortex en profondeur, où il ne forme encore qu'une petite partie de la base du cerveau. L'étroit *bulbe olfactif* (**B10**) est relié au cortex olfactif par le *tractus olfactif* (**B11**). Au niveau du *trigone olfactif* (**B12**), les fibres du tractus olfactif se séparent en deux (parfois trois ou plus) faisceaux : la *strie olfactive médiale* (**B13**) et la *strie olfactive latérale* (**B14**). Elles entourent le tubercule olfactif, qui chez l'homme est devenu profond (substance perforée antérieure) (**B15**). Elle est limitée caudalement par la *bandelette diagonale de Broca* (**B16**), qui véhicule des fibres afférentes au bulbe olfactif.

Par la rotation de l'hémisphère, les autres régions du lobe piriforme de l'homme ont été déplacées surtout au niveau de la face médiale du lobe temporal, où elles forment le *gyrus ambiens* (**B17**) et le *gyrus semi-lunaire* (**B18**). Le gyrus ambiens est occupé par le *cortex prépiriforme* (**B19**) et le gyrus semi-lunaire par le *cortex péri-amygdalien* (**B20**). L'*uncus* (**B21**) se projette ventro-caudalement avec la terminaison superficielle du gyrus dentatus, la bandelette de Giacomini. Il se termine dans le *gyrus parahippocampal* (**B22**), qui est recouvert par le *cortex entorhinal* (**B23**).

Bulbe olfactif (C)

Chez l'homme, qui appartient aux mammifères microsmatiques, le bulbe olfactif est atrophié. Les mammifères, dont l'olfaction est bien développée (macrosmatiques), ont un bulbe volumineux avec une architecture compliquée (*voir* p. 210 AB3). Chez l'homme, on peut distinguer au bulbe olfactif une couche glomérulaire (**C24**), une couche mitrale (**C25**) et une couche granulaire (**C26**). Dans la couche glomérulaire, les cellules mitrales ont des contacts synaptiques avec les terminaisons des nerfs olfactifs (*voir* p. 230 A). Les axones des cellules mitrales traversent le tractus olfactif pour aller aux centres primaires de l'olfaction. Le tractus olfactif contient dans toute sa longueur un ensemble discontinu de cellules nerveuses de taille moyenne, le noyau olfactif antérieur. Les axones se connectent aux fibres du tractus olfactif et croisent en partie la ligne médiane pour aller au bulbe olfactif controlatéral.

Substance perforée antérieure (D)

La substance perforée antérieure, caractérisée par l'entrée de nombreux vaisseaux, comporte à sa surface une couche irrégulière de petites pyramides, la *couche pyramidale* (**D28**) et en profondeur, la *couche multiforme* (**D29**) constituée de groupes isolés de cellules sombres, les *îlots de Callea* (**D30**). Le bulbe olfactif, le tractus olfactif et la substance perforée antérieure contiennent un grand nombre de cellules nerveuses peptidergiques (corticolibérine, encéphaline entre autres).

D31 Noyau de la bandelette diagonale.
D32 Fissure longitudinale du cerveau.
D33 Ventricule latéral.
D34 Gyrus paraterminal.

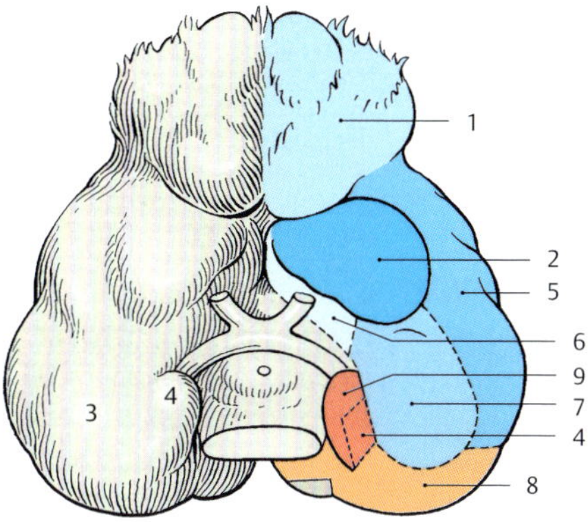

A Base du cerveau chez le hérisson (d'après Stephan)

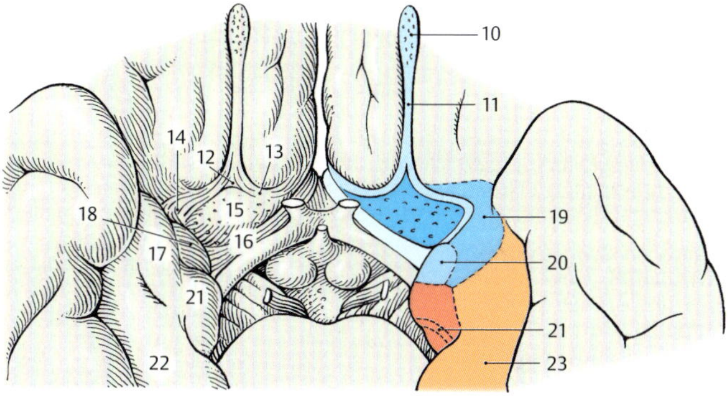

B Base du cerveau chez l'homme

C Bulbe olfactif, coupe frontale

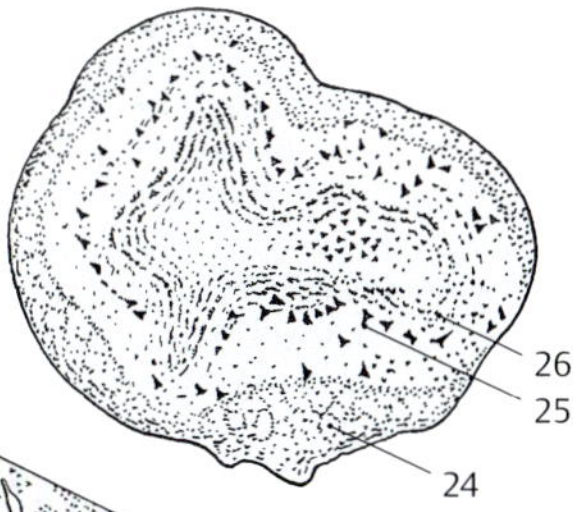

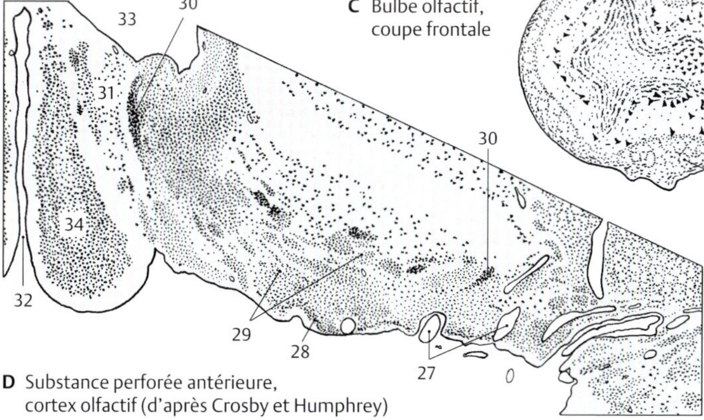

D Substance perforée antérieure, cortex olfactif (d'après Crosby et Humphrey)

Corps amygdaloïde (A-E)

Le corps amygdaloïde, **amygdale**, est situé au niveau de la face médiale du lobe temporal (**B**). Il est formé d'une partie corticale, le noyau cortical, et d'une partie nucléaire plus profonde ; il est considéré comme une formation de transition entre cortex et noyau. Au-dessus du complexe nucléaire se trouve le *cortex péri-amygdalien* (**A1**).

Subdivision nucléaire (A-D)

Le complexe est divisé en plusieurs noyaux : le *noyau cortical* (**A2**) en superficie, le *noyau central* (**A3**), le *noyau basal* (**C-D4**), où on distingue une partie médiale parvocellulaire (**A5**) et une partie latérale magnocellulaire (**A6**), et un *noyau latéral* (**A7**). L'appartenance du noyau médial (**A8**) au complexe amygdaloïde est incertaine. Le corps amygdaloïde est riche en neurones peptidergiques. Dans le noyau central, il y a surtout de l'encéphaline et de la corticolibérine et dans le noyau latéral du VIP.

On divise les noyaux en deux groupes : le **groupe corticomédial** (noyau cortical, noyau central), phylogénétiquement ancien, et le **groupe basolatéral** (noyau basal, noyau latéral), phylogénétiquement plus récent. Le groupe corticomédial reçoit des fibres du bulbe olfactif, et est aussi le territoire d'origine de la strie terminale. Le groupe basolatéral a des connexions avec le cortex prépiriforme et le cortex entorhinal. Des enregistrements électrophysiologiques ont montré que seul le groupe corticomédial reçoit des influx olfactifs alors que le groupe basolatéral reçoit des influx visuels et auditifs.

Division fonctionnelle (C-E)

Les stimulations électriques du noyau et de ses régions de voisinage entraînent des *réactions végétatives et émotionnelles.* La colère (▪) ou la réaction de fuite (□) avec des réactions végétatives correspondantes (mydriase, élévation de la pression artérielle, accélération de la fréquence cardiaque et respiratoire) peuvent être déclenchées dans le territoire d'origine des fibres de la strie terminale (**C**). La stimulation d'autres régions induit une *réaction d'attention* avec déviation de la tête. Les stimulations peuvent également déclencher la *mastication* (○), le *léchage* (●) ou une *sécrétion de salive* (▲) (**D**). Elles peuvent aussi provoquer une augmentation de la prise de nourriture, de la sécrétion gastrique, et une augmentation de la motilité intestinale ou la boulimie. L'hypersexualité peut apparaître après stimulation, mais aussi après destruction du groupe basolatéral. La *miction* (△) ou défécation peuvent aussi être déclenchées.

L'arrangement topique des résultats de stimulation est difficile, parce que beaucoup de fibres traversent le complexe nucléaire et parce que les effets des stimulations ne viennent pas seulement du lieu de stimulation, mais aussi des faisceaux de fibres provenant d'autres noyaux. Récemment, on a inclus la partie médiale du noyau basal comme partie du groupe nucléaire corticomédial et on essaie de corréler les deux groupes nucléaires à certains types de comportement : le groupe corticomédial (**E9**) semblerait avoir un effet favorisant sur le *comportement agressif*, la *sexualité* et la *boulimie* entre autres, tandis que le groupe nucléaire latéral (**E10**) semblerait avoir un effet modérateur.

Remarques cliniques. Par des stimulations du corps amygdaloïde chez l'homme (méthode diagnostique lors du traitement d'épilepsies graves), on peut déclencher la colère ou la peur, mais aussi des sentiments de calme et de détente. Les patients peuvent se sentir comme « transformés » ou comme « étant dans un autre monde ». La réaction est surtout influencée par le stade émotionnel au moment de la stimulation.

A-E11 Tractus optique.
A12 Hypothalamus.
A13 Claustrum.

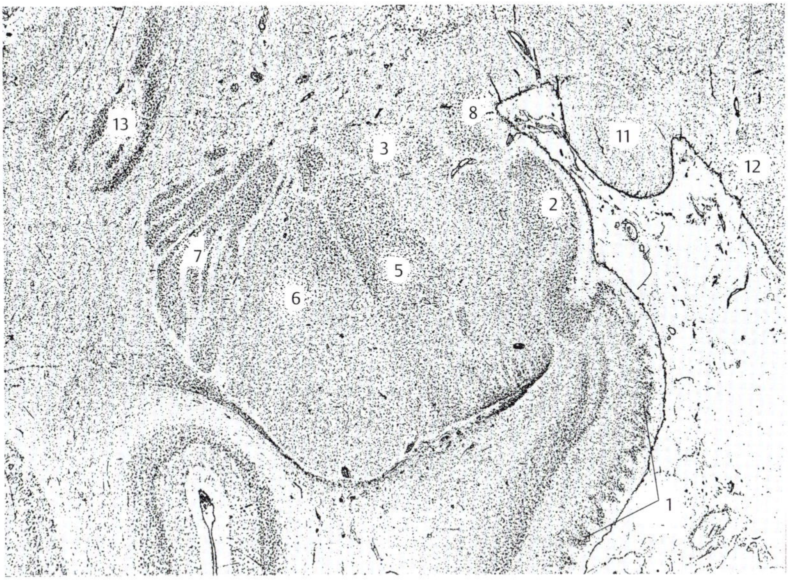

A Division du corps amygdaloïde, coupe frontale, en partie schématique

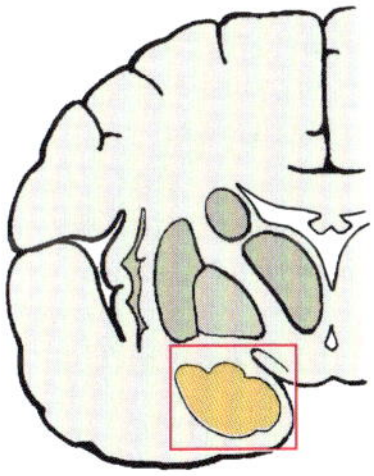

B Lieu de la coupe

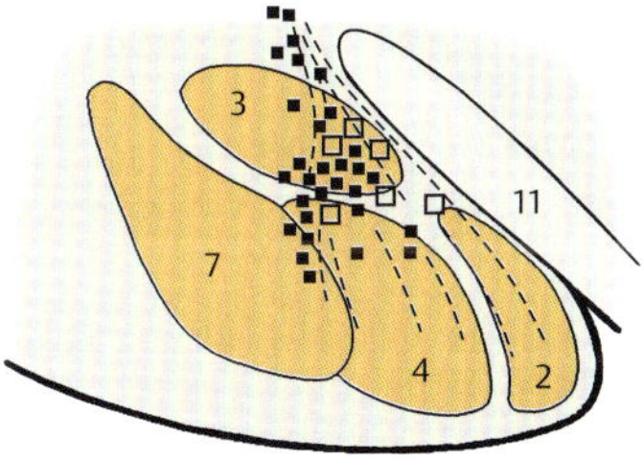

C Réaction de menace et de fuite, expérience de stimulation chez le chat (d'après de Molina et Hunsperger)

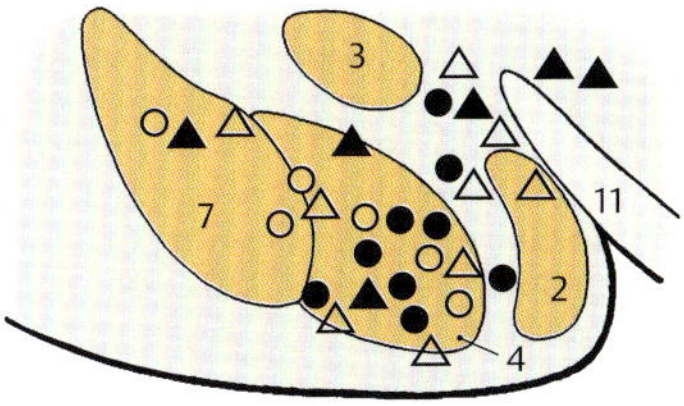

D Réaction végétative, expérience de stimulation chez le chat (d'après Ursin et Kaada)

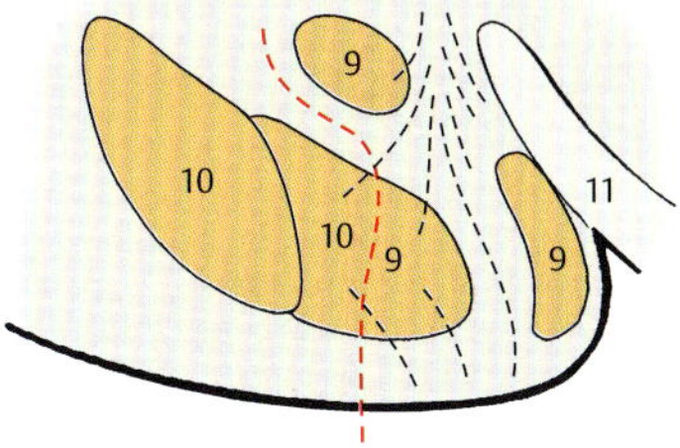

E Division fonctionnelle (d'après Koikegami)

Connexions (A-C)

Bulbe olfactif (A)

Les faisceaux d'axones des cellules olfactives (**A1**) (*voir* p. 334 C) passent en tant que *neurones olfactifs* (premier neurone) au travers des orifices de la lame criblée (**A2**) et se rendent au bulbe olfactif (**A3**). Ils s'y terminent au niveau des dendrites des **cellules mitrales** (**A4**), avec lesquelles ils forment des *glomérules* (**A5**). Dans le système glomérulaire, un grand nombre de cellules sensorielles contactent une cellule mitrale. D'autres formes de cellules, des cellules granulaires et des cellules à panache, appartiennent à l'appareil d'intégration du bulbe olfactif. Les axones des cellules mitrales (deuxième neurone) vont par le **tractus olfactif** (**A6**) aux centres olfactifs primaires. Le long du tractus olfactif se trouvent dispersées des cellules nerveuses de taille moyenne, le **noyau olfactif antérieur** (**A-C7**), sur lesquelles se terminent les axones ou les collatérales des cellules mitrales. Quelques prolongements des neurones vont via la commissure antérieure au bulbe olfactif controlatéral, où ils forment la *strie olfactive médiale* (**B8**).

Strie olfactive latérale (B)

Toutes les fibres des cellules mitrales vont par la strie olfactive latérale aux centres olfactifs primaires : la *substance perforée antérieure*, aire olfactive (**B9**), la *région prépiriforme* (**B10**) et la *région péri-amygdalienne* (**B11**) comprenant le noyau cortical du corps amygdaloïde. La région prépiriforme et la région péri-amygdalienne semblent former le véritable cortex olfactif pour la perception consciente des stimuli olfactifs. La strie olfactive médiale semble contenir des fibres allant du cortex olfactif au bulbe.

Du cortex olfactif, des systèmes de fibres (influx olfactifs pour la recherche de nourriture, la prise de nourriture et le comportement sexuel) vont à la région entorhinale (**B12**), au complexe nucléaire basolatéral du corps amygdaloïde (**B13**), aux parties antérieure et latérale de l'hypothalamus (**B14**) et au noyau magnocellulaire du noyau médial du thalamus (**B15**). Les fibres allant aux noyaux habénulaires (**B16**) (*voir* p. 176, 222 A) forment une connexion avec les centres du tronc cérébral. Ces voies d'association n'appartiennent plus au système olfactif.

Corps amygdaloïde (B)

Le groupe nucléaire basolatéral reçoit des fibres du cortex prémoteur, frontopolaire et temporal, de la partie magnocellulaire du noyau médial du thalamus et des noyaux thalamiques aspécifiques. Le système le plus important de fibres efférentes du corps amygdaloïde est la **strie terminale** (**B17**). Elle a un trajet arciforme dans le sillon entre le noyau caudé et le thalamus jusqu'à la commissure antérieure. Elle est en dessous de la veine thalamostriée (*voir* p. 170, 336 C14, p. 174 AB2). Ses fibres se terminent dans les *noyaux du septum* (**B18**), dans la *région préoptique* (**B19**) et dans les noyaux de l'*hypothalamus*. Des faisceaux de fibres vont de la strie terminale à la strie médullaire (**B20**) et aux noyaux habénulaires. D'autres faisceaux efférents de la partie basolatérale du corps amygdaloïde, les **fibres amygdalofuges** ventrales (**B21**), vont au cortex entorhinal, à l'hypothalamus et au noyau médial du thalamus, à partir duquel d'autres connexions vont au lobe frontal. La strie terminale est riche en fibres peptidergiques.

Commissure antérieure (C)

Dans la **partie antérieure** de la commissure, des fibres du tractus olfactif (noyau olfactif antérieur) (**C7**) et des fibres du cortex olfactif (**C9**) croisent pour aller du côté controlatéral. Chez l'homme, cette partie antérieure est peu développée. La partie principale est formée par la **partie postérieure,** où se croisent des fibres du cortex temporal (**C22**), surtout du cortex du gyrus temporal moyen. La partie postérieure contient aussi des fibres croisées du corps amygdaloïde (**C13**) et de la strie terminale (**C17**).

B23 Chiasma optique.

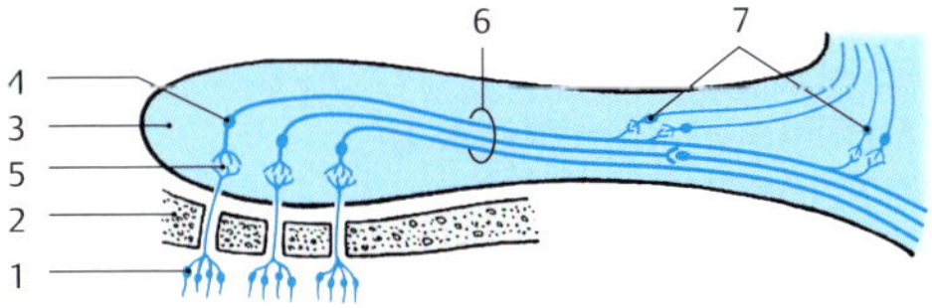

A Bulbe olfactif

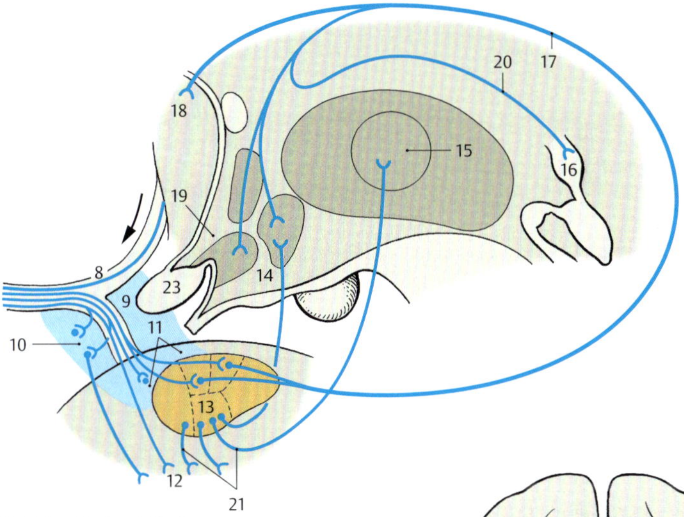

B Strie olfactive latérale

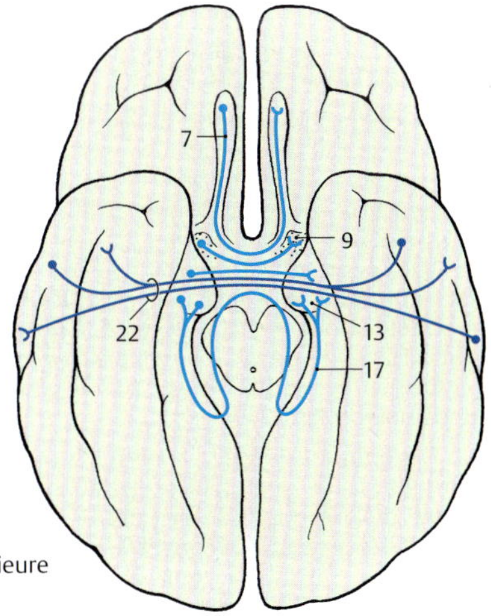

C Commissure antérieure

Archicortex

Division et signification fonctionnelle (A-D)

L'**hippocampe** (**A1**) est la partie principale de l'archicortex. Il est situé en profondeur à la face médiale du lobe temporal et est recouvert, dans sa majeure partie, par le gyrus parahippocampal. Lors de la préparation (**A**), on a enlevé l'hémisphère gauche (coupe au niveau du corps calleux) (**A2**) et on a laissé uniquement l'hippocampe gauche. Il est visible comme une patte avec des griffes, des *digitations*. Le lobe temporal de l'hémisphère droit, situé en arrière plan, montre la situation de l'hippocampe dans le lobe temporal. La formation hippocampale s'étend jusqu'à la terminaison caudale du corps calleux où elle est réduite à une mince couche de substance grise, l'**indusium gris** (**A3**), qui chemine à la superficie du corps calleux, jusqu'à sa terminaison rostrale dans la région de la *commissure antérieure* (**A4**). Des deux côtés passent deux minces faisceaux de fibres, la **strie longitudinale latérale** et la **strie longitudinale médiale** de Lancisi (*voir* p. 222 A7 et A8). La face dorsale de l'hippocampe comporte un épais faisceau de fibres, la **fimbria de l'hippocampe** (**A-D5**), qui s'en détache au-dessous du corps calleux et constitue le **fornix** (**A6**) dont le trajet arciforme se termine sur le *corps mamillaire* (**A7**).

Sur la coupe horizontale passant par le lobe temporal, la *corne inférieure* (**B8**) et la *corne postérieure* (**B9**) du ventricule latéral sont ouvertes et l'évagination de l'hippocampe dans le ventricule est visible. Médialement et à la paroi externe du lobe temporal, se trouve la *fimbria* (**B-C5**) avec au-dessous d'elle le **gyrus dentatus** (**B-C10**), séparé du *gyrus parahippocampal*, ou aire entorhinale (**B-C11**), par le *sillon hippocampal* (**B-C12**).

Sur des coupes frontales, le cortex hippocampal forme une bande enroulée, la **corne d'Ammon**, qui fait saillie dans le ventricule et est recouverte par une couche de fibres, l'**alvéus de l'hippocampe** (**C13**). La morphologie de la corne d'Ammon est très variable en fonction du niveau de coupe (**D**).

L'hippocampe, qui dans le passé était intégré au cortex olfactif, n'a pas de connexion avec l'olfaction. Chez les reptiles qui n'ont pas de néocortex, il est l'organe d'intégration suprême du télencéphale. Des enregistrements électriques de l'hippocampe des mammifères montrent qu'il reçoit des influx optiques, auditifs, tactiles, viscéraux et très peu d'influx olfactifs. Il s'agit d'un *organe d'intégration*, qui influence par ses connexions avec l'hypothalamus, les noyaux du septum et le gyrus cingulaire *les phénomènes endocriniens, viscéraux et émotionnels*. En dehors de cela, l'hippocampe joue un rôle déterminant dans les processus d'apprentissage et de mémoire.

Remarques cliniques. L'ablation bilatérale de l'hippocampe chez l'homme (traitement d'*épilepsies* graves) entraîne une perte de la mémorisation. Les anciens souvenirs restent, en revanche les choses nouvelles peuvent uniquement être mémorisées pour quelques secondes. Un tel type de mémoire peut rester pendant des années. Les neurones de l'hippocampe ont un seuil de stimulation très bas pour des décharges paroxystiques. C'est pourquoi on attribue à l'hippocampe une importance particulière, dans les *absences* et des *pertes de mémoire au cours des crises épileptiques*.

C14 Tractus optique.
C15 Plexus choroïde.

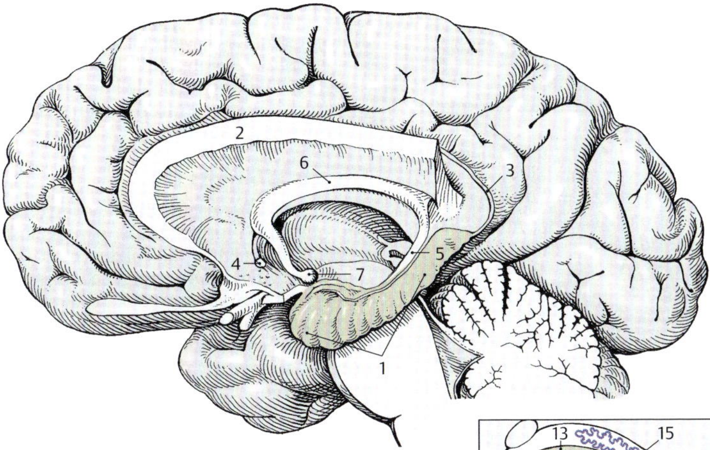

A Hippocampe après ablation du reste de l'hémisphère gauche (d'après Ludwig et Klingler)

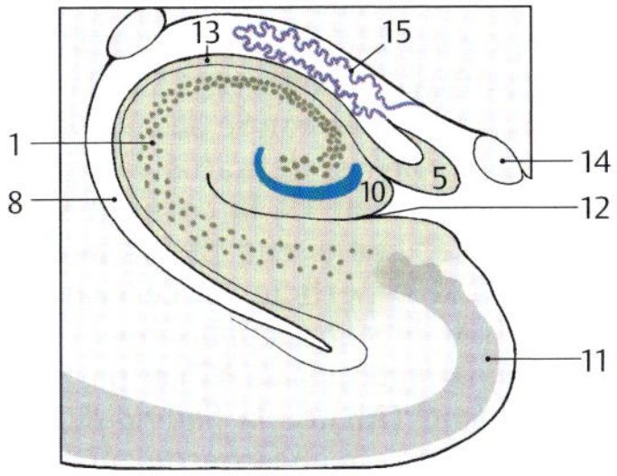

C Coupe frontale passant par l'hippocampe, corne d'Ammon (schéma)

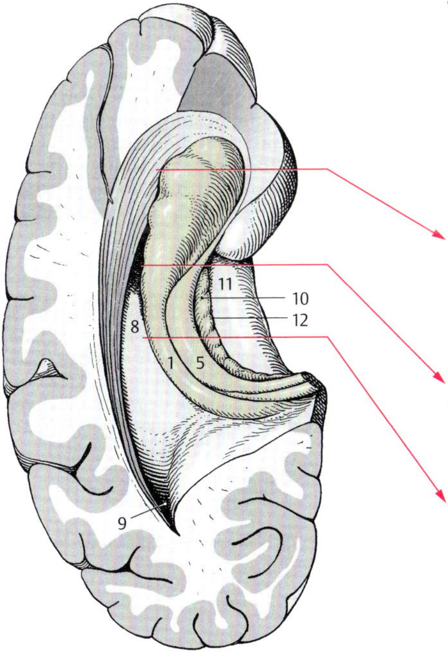

B Hippocampe, vue supérieure (d'après Sobotta)

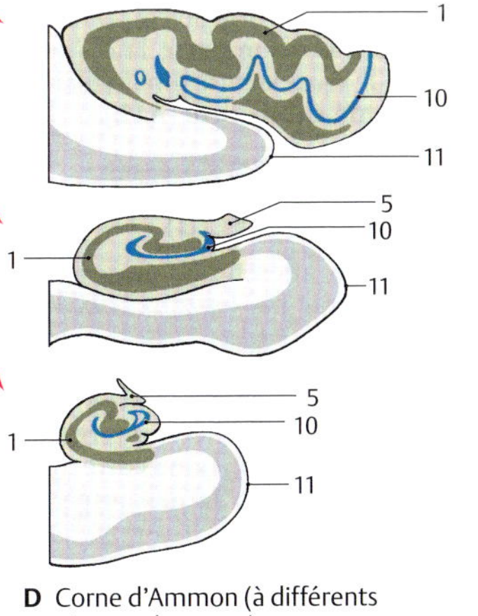

D Corne d'Ammon (à différents niveaux de coupe)

Cortex de l'hippocampe (A, B)

L'architecture de l'archicortex est plus simple que celle du néocortex, de sorte que ses connexions neuronales sont plus faciles à décrire. Le cortex de l'hippocampe fait partie des secteurs du cerveau où des neurones inhibiteurs et excitateurs ont pu être identifiés par l'histologie et l'électrophysiologie.

Les *champs CA1* (**A1**), *CA2* (**A2**) et *CA3* (**A3**) montrent des différences dans l'organisation et les connexions des fibres. Les fibres afférentes gagnent la corne d'Ammon surtout par le **tractus perforant** (**A4**) et peu par l'alvéus de l'hippocampe. Elles se terminent au niveau des dendrites des **cellules pyramidales** (**A-B5**). Une grande partie des fibres (**A-B6**) gagnent les cellules granulaires (**A-B22**) du gyrus dentatus (zone bleue en A), dont les axones se comportent comme les *fibres moussues* (**A-B7**) et ont aussi des contacts synaptiques avec les dendrites des cellules pyramidales. Les fibres moussues gagnent uniquement le champ CA3. Elles manquent dans les champs CA1 et CA2.

Les cellules pyramidales sont les éléments efférents, dont les axones se réunissent dans l'**alvéus de l'hippocampe** (**A-B8**) et quittent le cortex par la **fimbria de l'hippocampe** (**A9**). Des axones des cellules pyramidales de CA3 partent des collatérales rétrogrades (collatérales de Schaffer) (**A-B10**), qui forment des synapses avec les dendrites des cellules pyramidales de CA1. Les fibres efférentes qui gagnent le septum viennent de CA3 ; les fibres pour le corps mamillaire et le noyau antérieur du thalamus sont issues de CA1. La majeure partie des fibres efférentes de l'hippocampe gagnent, en revanche, le subiculum.

Couches de l'hippocampe. La corne d'Ammon est formée des couches suivantes : en dedans l'*alvéus* (**A-B8**) avec les fibres efférentes ; en dessous le *stratum oriens* (**B11**) avec les **cellules en corbeille** (**B12**), dont les axones se ramifient et remplissent la couche pyramidale d'un entrelacement dense de fibres (**B13**). Les fibres enveloppent les corps des cellules pyramidales et ont avec eux des contacts synaptiques (synapses axo-somatiques). Les cellules en corbeille sont des neurones inhibiteurs, qui sont excités par des collatérales axonales des cellules pyramidales et qui après une décharge d'une cellule pyramidale entraînent une inhibition des cellules pyramidales voisines. Les cellules pyramidales forment la *couche pyramidale* (**B14**). Leurs sommets sont dirigés vers la couche suivante ou *couche radiée* (**B15**), leurs bases vers le *stratum oriens*. Elles envoient un arbre dendritique dense dans les deux directions. La longue dendrite apicale atteint avec ses ramifications la *couche lacuno-moléculaire* (**B16**). Dans le champ CA3, il existe aussi un *stratum lucidum* (**B20**), où cheminent les fibres moussues.

Les **fibres afférentes**, issues de territoires différents, cheminent dans différentes couches. Une grande partie des fibres commissurales de l'hippocampe controlatéral gagnent le *stratum oriens* (**B11**) et la couche radiée (**B15**). Les fibres de la région entorhinale (**B5**) gagnent la *couche lacuno-moléculaire* (**B16**) et ont des contacts avec les ramifications les plus externes des dendrites apicales (**B17**). Les collatérales de Schaffer (**B10**) ont des contacts synaptiques avec les parties distales des dendrites apicales des cellules pyramidales de CA1, et les fibres moussues (**B7**) avec les parties proximales des cellules pyramidales de CA3. Les dendrites des cellules granulaires du gyrus dentatus sont innervées d'une façon semblable : en dehors se terminent des fibres afférentes entorhinales (**B6**), tandis que les fibres commissurales se terminent au niveau des parties dendritiques proximales. En dehors des cellules principales : des cellules pyramidales et des cellules granulaires, les fibres afférentes de l'hippocampe ont aussi des contacts synaptiques avec des interneurones inhibiteurs GABAergiques (inhibition antérieure des neurones principaux, *voir* p. 35 C). À côté des cellules en corbeille (**B12**), qui forment des synapses axo-somatiques, on a aussi trouvé des cellules GABAergiques, qui forment des contacts au niveau du segment initial de l'axone (cellules axo-axonales ou cellules en chandelier) (**B18**) ou au niveau des dendrites des cellules principales (**B19**). En fonction du trajet des fibres et des examens électrophysiologiques, on peut déterminer le trajet de l'excitation dans l'hippocampe : des afférences glutamatergiques entorhinales activent les cellules granulaires, qui à travers les fibres moussues activent les cellules pyramidales de CA3. Celles-ci activent alors les cellules pyramidales de CA1 par les collatérales de Schaffer (excitation trisynaptique de l'hippocampe).

B21 Hile du gyrus dentatus.
B23 Couche moléculaire du gyrus dentatus.

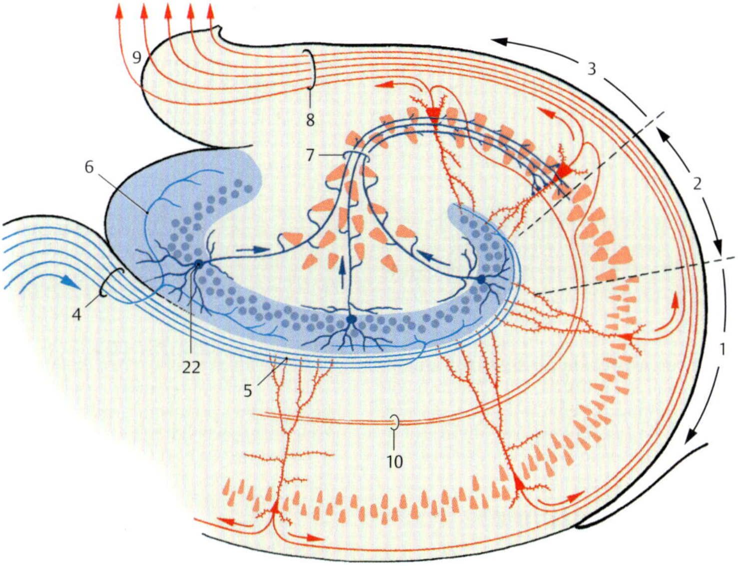

A Organisation de l'hippocampe (d'après Cajal)

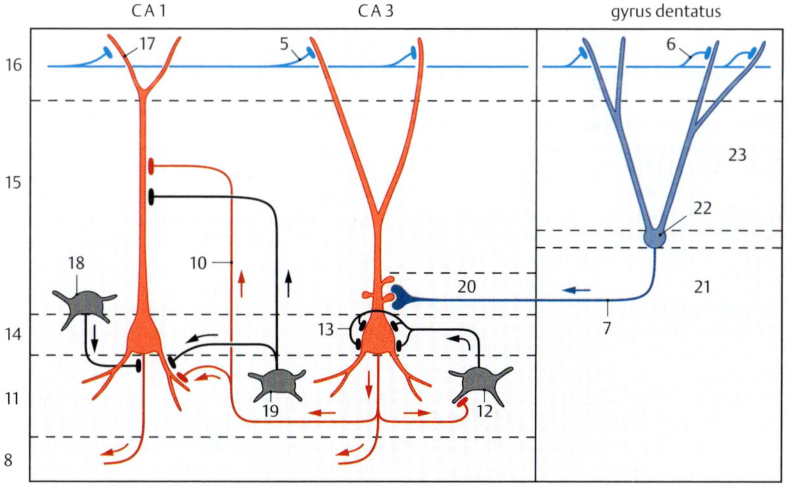

B Connexion des neurones de l'hippocampe

Télencéphale

Corps strié (A-D)

Le corps strié est le *lieu d'intégration suprême du système moteur extrapyramidal* (*voir* p. 314). Il forme un grand complexe gris dans la profondeur de l'hémisphère, qui est divisé en deux parties par la capsule interne (**A-B-D1**) : le **noyau caudé** (**A-B-D2**) et le **putamen** (**A-B-D3**) (*voir* p. 216 AB18 et AB19, p. 218 AB9 et AB10). Le noyau caudé comporte la volumineuse **tête du noyau caudé** (**A4**), le **corps du noyau caudé** (**A5**) et la **queue du noyau caudé** (**A6**). La représentation immunohistochimique des transmetteurs révèle une structure en taches de mosaïque formée par les territoires de terminaison de différentes voies de fibres. Elles forment un système de champs en relation les uns avec les autres (*striosomes*), qui se distinguent du reste du tissu par leurs teneurs en transmetteurs spécifiques.

Tractus afférents (B-D)

Fibres corticostriées (**B8**). Des fibres de toutes les aires du néocortex gagnent le corps strié. Il s'agit d'axones de cellules pyramidales de taille moyenne et petite, de la 5e couche (*comparer* p. 218 et p. 242). En revanche, il n'existe pas de connexion de fibres entre le striatum et le cortex. Il existe une organisation topique (**C**) au niveau de la projection corticostriée : le lobe frontal se projette sur la tête du noyau caudé (rouge), suivi par les lobes pariétal (bleu clair), occipital (violet) et temporal (bleu foncé) (*comparer* p. 215). La projection de la région précentrale motrice laisse apparaître au niveau du putamen un schéma corporel (**D**) : tête (rouge), membre thoracique ou supérieur (rouge clair) et membre pelvien ou inférieur (rayé). Une projection somatotopique de la région post-centrale sensitive est visible dans le territoire dorsolatéral du noyau caudé. Les fibres de la région centrale sont les seules qui croisent, en partie au-dessus du corps calleux, pour gagner le striatum controlatéral (**B9**).

Fibres centrostriées (**B10**). Les faisceaux de fibres, qui vont du noyau centromédian du thalamus au striatum, naissent pour le noyau caudé dans sa partie dorsale et pour le putamen dans sa partie ventrale. Par ces fibres, des influx du cervelet et de la formation réticulaire du mésencéphale gagnent le striatum.

Fibres nigrostriées (**B11**). Les fibres nigrostriées peuvent être suivies en microscopie à fluorescence jusque dans le striatum. Ce sont des fibres de neurones dopaminergiques qui croisent la capsule interne en groupe. Elles traversent le globus pallidus pour aller au striatum sans relais (*voir* p. 136 B16).

Faisceaux de fibres sérotoninergiques des noyaux du raphé.

Tractus efférents (B)

Les fibres efférentes vont au globus pallidus. Les fibres du noyau caudé se terminent dans les parties dorsales des deux parties du pallidum (**B12**) et les fibres du putamen dans les parties ventrales (**B13**). Là, elles sont déviées sur des systèmes pallidofuges : les faisceaux pallido-subthalamiques, l'anse lenticulaire, le faisceau lenticulaire et les faisceaux pallido-tegmentaux (*voir* p. 192 A16).

Fibres strionigrales (**B14**). Des fibres du noyau caudé se terminent dans la partie antérieure de la substance noire et les fibres du putamen dans la partie postérieure (*voir* p. 136 B12, B14).

Signification fonctionnelle

L'ordre topique du système de fibres corticostriées et sa structure en mosaïque montrent que le corps strié est divisé en beaucoup de secteurs fonctionnels différents. Il reçoit des excitations du cortex frontal, des aires corticales visuelles, auditives et sensitives et de leurs aires d'association. Ces régions semblent influencer le système moteur par le striatum (« intégration sensorimotrice », « fonction cognitive » du striatum). Il n'a pas de contrôle direct sur les processus élémentaires au sein du système moteur (sa destruction n'entraîne pas de défaillance motrice significative). Il agit comme appareil d'intégration supérieur influençant le comportement de l'individu.

A7 Corps amygdaloïde.

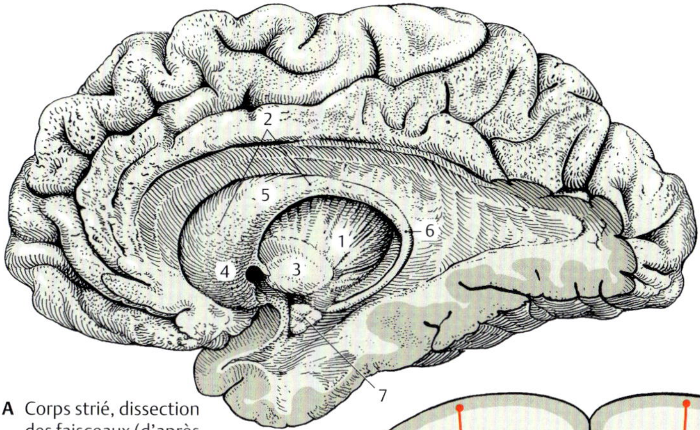

A Corps strié, dissection des faisceaux (d'après Ludwig et Klingler)

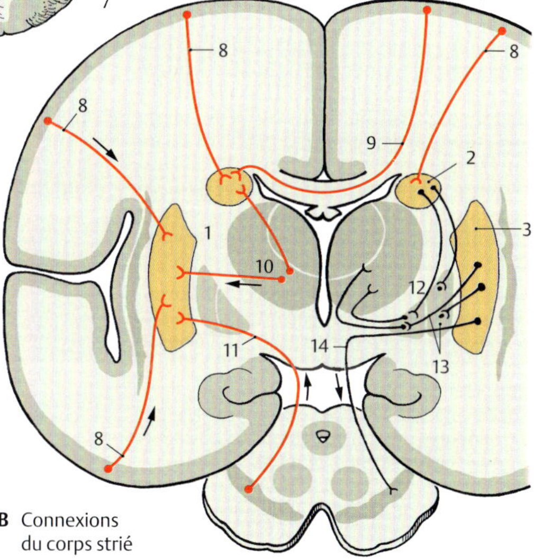

B Connexions du corps strié

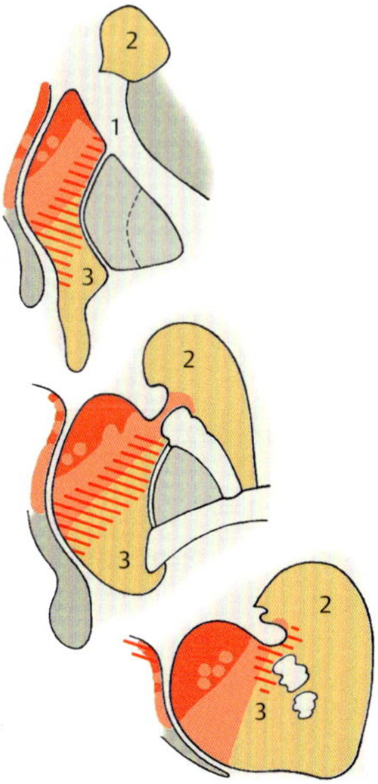

D Projection de la région précentrale sur le putamen chez le singe (d'après Künzle)

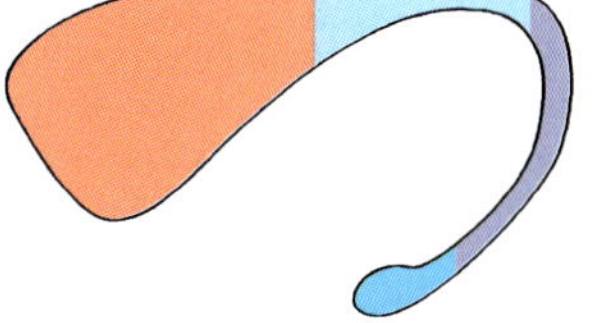

C Projection du cortex sur le noyau caudé chez le singe (d'après Kemp et Powell)

Insula (A-D)

On désigne par **insula** un territoire à la surface latérale de l'hémisphère, qui pendant le développement a une croissance ralentie et se retrouve recouvert par les territoires voisins de l'hémisphère ayant une croissance plus rapide. Les régions de l'hémisphère, qui recouvrent l'insula, sont désignées par le terme **opercule** (couvercle). En fonction les lobes voisins, on distingue l'**opercule frontal** (**A1**), l'**opercule pariétal** (**A2**) et l'**opercule temporal** (**A3**). Les opercules sont réclinés sur la figure **A**, afin de montrer l'insula. Normalement, les opercules ne sont séparés que par une fente étroite, le **sillon latéral du cerveau**, ou sillon de Sylvius (*voir* p. 10 A4), qui s'élargit en **fosse latérale** (*voir* p. 218 AB15) au-dessus de l'insula. L'insula a une forme grossièrement triangulaire, limitée sur ses trois côtés par le **sillon circulaire de l'insula** (**A4**). Le *sillon central de l'insula* (**A5**) divise l'insula en une partie orale ou antérieure et une partie caudale ou postérieure. Au niveau du pôle inférieur, le **seuil de l'insula** (**A6**), le cortex insulaire se continue avec le cortex olfactif, le *paléocortex*.

Le cortex insulaire représente une forme de *transition entre le paléocortex et le néocortex*. Le pôle inférieur de l'insula est occupé par le **cortex prépiriforme** (**B7**) (bleu) appartenant au paléocortex. La partie supérieure de l'insula est recouverte par l'isocortex (néocortex, *comparer* p. 242 et p. 246) (**B8**) (jaune) avec ses six couches habituelles. Entre les deux se trouve une région de transition, le **mésocortex** (pro-isocortex, *comparer* p. 242 et p. 246) (**B9**) (rayé) qui possède, en opposition au paléocortex, une stratification en six couches. En comparaison avec le néocortex, ces couches sont peu développées. La cinquième couche (**C10**), caractéristique du mésocortex, est bien visible en tant que bande étroite et sombre à l'intérieur du cortex. Elle comprend des cellules pyramidales étroites, rangées « en palissades » denses, qu'on ne trouve que dans le cortex du gyrus cingulaire.

Résultats des expériences de stimulation (**D**). La stimulation du cortex de l'insula, très difficile en raison de sa localisation cachée, a été réalisée chez l'homme lors du traitement chirurgical d'épilepsies graves. Il en résultait : un péristaltisme gastrique augmenté (+) ou diminué (–). Certains points de stimulation ont provoqué des nausées et des vomissements (●) tandis que d'autres points ont entraîné des sensations dans l'abdomen supérieur et dans la région de l'estomac (✕) ou dans l'abdomen inférieur (○). À certains points de stimulation, on notait des sensations gustatives (▲). Même si la carte de stimulation ne donne pas de division topique des effets, les résultats évoquent néanmoins une fonction viscéro-sensible et viscéro-motrice du cortex insulaire. Lors d'expériences chez le singe, il a été possible de produire des sécrétions de salive ainsi que des réactions motrices de la musculature de la face et des membres. Chez l'homme, l'ablation chirurgicale de la région insulaire n'entraîne pas de perte fonctionnelle.

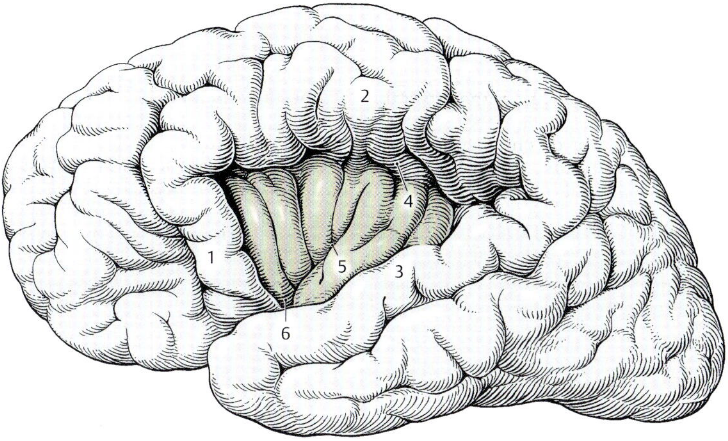

A Insula, opercules réclinés (d'après Retzius)

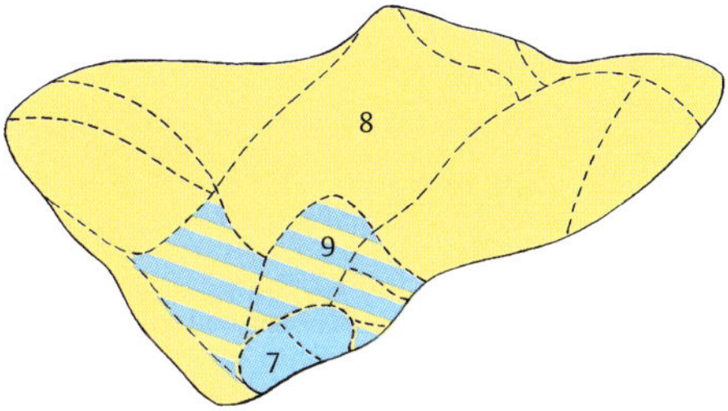

B Aires corticales de l'insula (d'après Brockhaus)

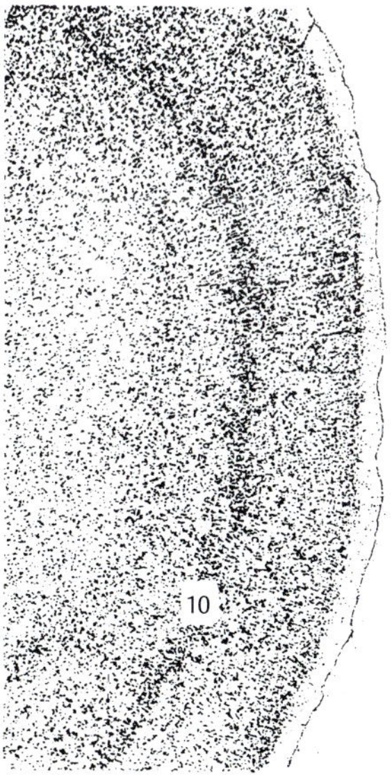

C Mésocortex

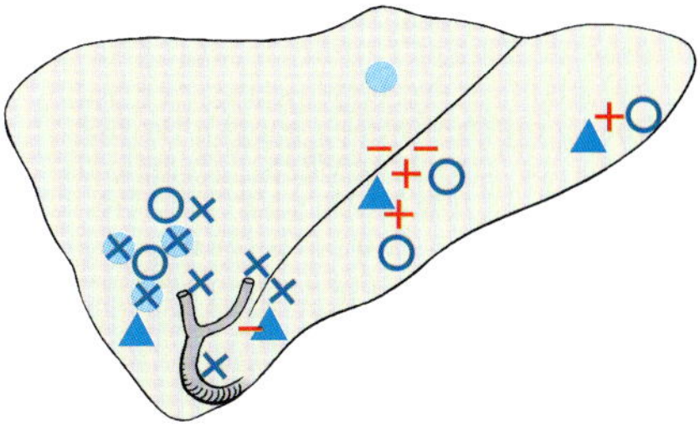

D Carte des stimulations du cortex insulaire chez l'homme (d'après Penfield et Faulk)

Néocortex (A-D)

Couches corticales (A-C)

Le néocortex (isocortex) comporte *six couches*, qui sont parallèles à la superficie de l'hémisphère. La division en couches apparaît à l'imprégnation à l'argent (**A1**), à la coloration cellulaire de Nissl (**A2**), à la coloration des gaines de myéline (**A3**) et à la coloration des pigments (**B**). Les couches se différencient par les formes, tailles et nombre de neurones et par la densité variable des fibres nerveuses myélinisées.

La **coloration cellulaire** (**A2**) fait apparaître les couches externes suivantes :
- la **couche moléculaire** (I) (**A4**), pauvre en cellules ;
- la **couche granulaire externe** ou corpusculaire (II) (**A5**) avec une grande densité en petites cellules granulaires ;
- la **couche des cellules pyramidales** ou **pyramidale externe** (**A6**) (III) contenant surtout des cellules pyramidales de taille moyenne ;
- la **couche granulaire interne** (IV) (**A7**) avec une grande densité de petites cellules granulaires ;
- la **couche ganglionnaire** ou **pyramidale interne** (V) (**A8**) caractérisée par sa teneur en grandes cellules pyramidales ;
- la **couche des cellules polymorphes** ou multiforme (VI) (**A9**) complète la stratification et contient des cellules de taille différente de faible densité.

L'**imprégnation à l'argent** (**A1**), qui montre les neurones avec leurs prolongements (*voir* p. 18), permet d'identifier les cellules granulaires de la couche II comme de petites cellules pyramidales et des cellules étoilées, tandis que les cellules granulaires de la couche IV sont surtout des cellules étoilées. La cellule pyramidale (**C**) est le neurone caractéristique du néocortex. Son axone (**C10**) prend son origine au niveau de la base, au bord de laquelle se bifurquent les dendrites basales (**C11**). Une longue dendrite puissante, la **dendrite apicale** (**C12**), monte à la surface corticale. Les dendrites sont recouvertes de milliers d'épines, où se trouvent des synapses.

La **coloration de la myéline** (**A3**) permet de distinguer, par la densité différente des fibres tangentielles, les couches suivantes :
- la *couche tangentielle* (**A13**) ;
- la *couche dysfibreuse* (**A14**) ;
- la *couche suprastriée* (**A15**) ;
- la *strie externe de Baillarger* (**A16**) très dense et la *strie interne de Baillarger* (**A17**). La strie externe est formée par la bifurcation des fibres afférentes des cellules pyramidales et la strie interne par les collatérales axonales ;
- la *couche infrastriée* (**A18**) complète les couches ;
- il existe en outre, une subdivision verticale formée par les *faisceaux des fibres radiées* (**A19**).

Coloration des pigments (**B**). Les différents neurones ont une pigmentation diverse. La différence de pigmentation entraîne une division caractéristique du cortex, le plus souvent avec deux stries pauvres en pigment, qui correspondent généralement aux deux stries de Baillarger.

Colonnes verticales (D)

Les unités fonctionnelles élémentaires du néocortex sont des colonnes de cellules verticales traversant toutes les couches corticales et qui ont un diamètre de 200-300 µm. Des examens électrophysiologiques ont montré que dans les territoires de projection corticaux périphériques, chaque colonne cellulaire est connectée à un territoire périphérique de cellules sensorielles. La stimulation du champ périphérique entraîne une réponse de l'ensemble de la colonne.

Des fibres relient les colonnes corticales entre elles (**D**) : les fibres d'une colonne (**D20**) vont soit aux colonnes de l'hémisphère homolatéral (fibres d'association, *comparer* p. 262), soit via le corps calleux aux colonnes de localisation symétrique de l'hémisphère controlatéral (fibres commissurales, *comparer* p. 262). Les bifurcations d'une fibre se terminent sur des colonnes différentes (**D21**). On estime que le néocortex est formé de 4 millions de colonnes.

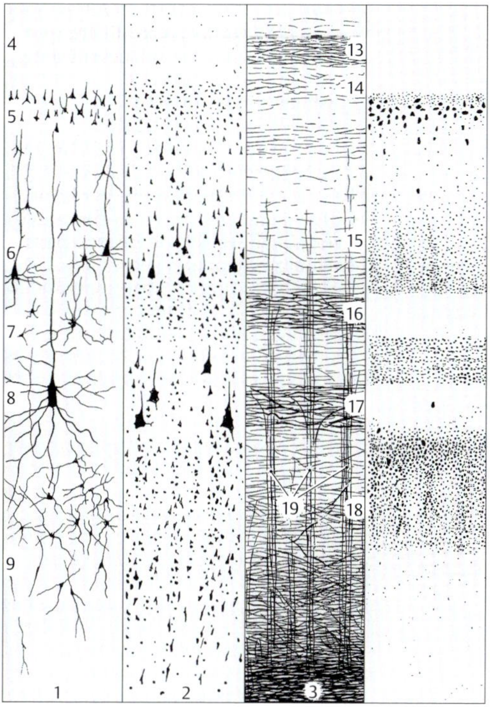

A Couches du néocortex : 1 imprégnation argent, 2 coloration cellulaire, 3 coloration de la gaine de myéline (d'après Brodmann)

B Coloration par pigments

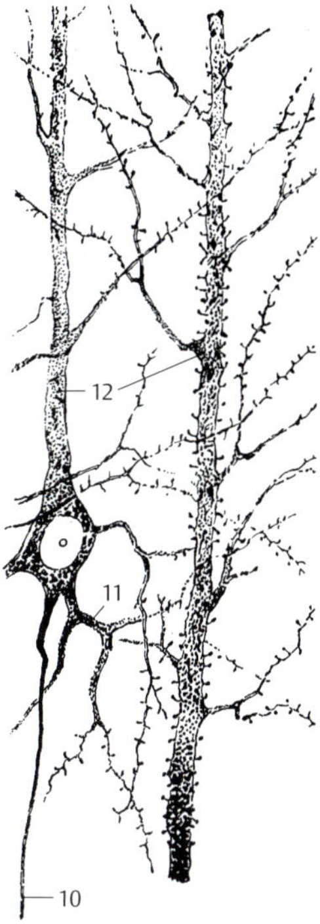

C Cellules pyramidales et dendrites apicales (d'après Cajal)

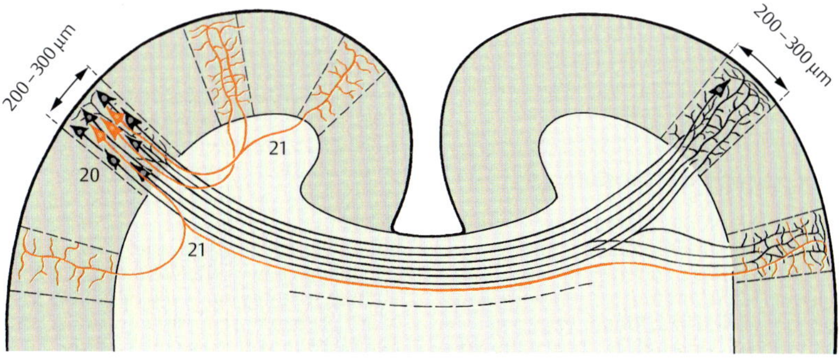

D Connexions de colonnes verticales dans le néocortex (Szentágothai d'après Goldman et Nauta)

Formes cellulaires du néocortex (A)

En principe, on distingue des **neurones de projection à longs axones** (*cellules pyramidales* excitatrices glutaminergiques) et des **interneurones à courts axones** (*interneurones* inhibiteurs GABAergiques).

La *cellule pyramidale* (**A1**) est caractérisée par une dendrite apicale (**A2**), qui monte jusqu'à la couche moléculaire et s'y divise, mais aussi par ses nombreuses dendrites basales (**A3**). Son axone donne de nombreuses collatérales rétrogrades (**A4**). La couche moléculaire (I), pauvre en cellules, contient des *cellules de Cajal-Retzius* (**A5**) avec des axones à trajet tangentiel. Les différentes sortes de cellules granulaires et étoilées sont surtout des interneurones, qu'on trouve à des densités différentes dans toutes les couches. À ce groupe appartiennent les *cellules de Martinotti* (**A6**), dont les axones montent verticalement et se divisent dans différentes couches du cortex et vont jusqu'à la couche moléculaire. De longs axones montants et descendants se trouvent aux cellules avec deux arbres dendritiques orientés verticalement, les *cellules à double bouquet dendritique de Cajal* (**A7**) (surtout dans les couches II, III et IV). Dans certaines cellules étoilées, l'axone se divise en bouquets après un court trajet (**A8**), ou encore elles se divisent et se terminent par des entrelacements en corbeille (*cellules en corbeille*) (**A9**) au niveau des cellules pyramidales voisines. Les bifurcations axonales peuvent avoir un trajet horizontal et se terminer au niveau de cellules pyramidales éloignées (**A10**). Par la mise en évidence de GABA au niveau des synapses des cellules en corbeilles, leur fonction inhibitrice est assurée.

Le concept de module (B)

Les résultats d'examens histologiques et électrophysiologiques permettent de dresser des modèles où les cellules décrites sont organisées en formation fonctionnelle. Les colonnes verticales sont assimilées à des modules, c'est-à-dire à des groupes d'éléments qui forment une unité fonctionnelle.

Les **éléments efférents** des colonnes sont les *cellules pyramidales* (**B11**). Leurs axones vont soit à d'autres colonnes corticales où leurs bifurcations terminales se terminent au niveau des épines des autres cellules pyramidales, soit aux formations de neurones sous-corticaux. Les nombreuses collatérales axonales (**A4**) se terminent aux cellules pyramidales de colonnes voisines.

On distingue deux sortes de **fibres afférentes** : les fibres d'association d'autres colonnes (*voir* p. 242 D) et les fibres sensorielles spécifiques des champs sensoriels périphériques. Les **fibres d'association** (**B12**) donnent des collatérales pour toutes les couches et se terminent au niveau des épines des cellules pyramidales. Elles montent jusqu'à la couche moléculaire, où elles se divisent en fibres horizontales. Celles-ci ont des contacts synaptiques avec les dendrites apicales dans une périphérie de 3 mm. Les stimulations qu'elles transmettent vont loin au-delà des colonnes, mais restent faibles à cause du nombre limité de contacts synaptiques. Les **fibres spécifiques** (**B13**) se terminent dans la couche IV au niveau des interneurones (**B14**), surtout au niveau des cellules à double bouquet dendritique (**B15**). Leurs axones montent verticalement le long des dendrites apicales des cellules pyramidales et forment avec les épines des chaînes de synapses (**B16**). Cette série de synapses provoque une importante transmission des influx. Les *cellules en corbeille* (**B17**), interneurones inhibiteurs, envoient des axones aux cellules pyramidales des colonnes voisines et les inhibent. De cette façon, la stimulation est limitée. Les cellules en corbeille sont activées par des collatérales rétrogrades des cellules pyramidales excitatrices. Les axones des cellules de Martinotti (**B18**) montent jusqu'à la couche moléculaire et s'y divisent.

Le nombre de neurones d'une colonne est estimé à 2500, dont environ 100 cellules pyramidales. Il faut ici tenir compte qu'une colonne verticale n'est pas une formation histologique bien délimitée. Il ne s'agit probablement pas d'une unité morphologique constante, mais d'une unité fonctionnelle qui, suivant la stimulation reçue, se construit ou se réduit.

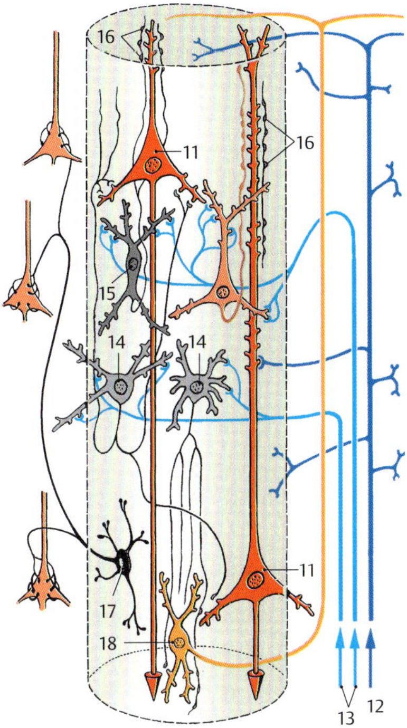

B Modèle simplifié d'une colonne (d'après Szentágothai)

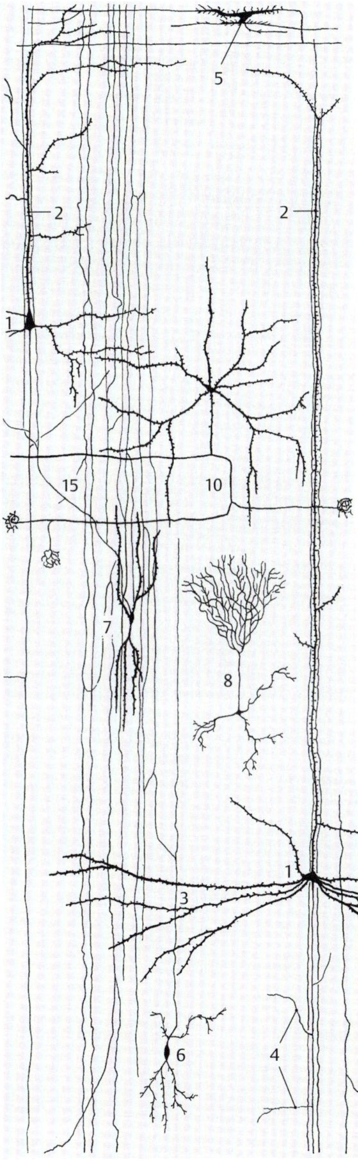
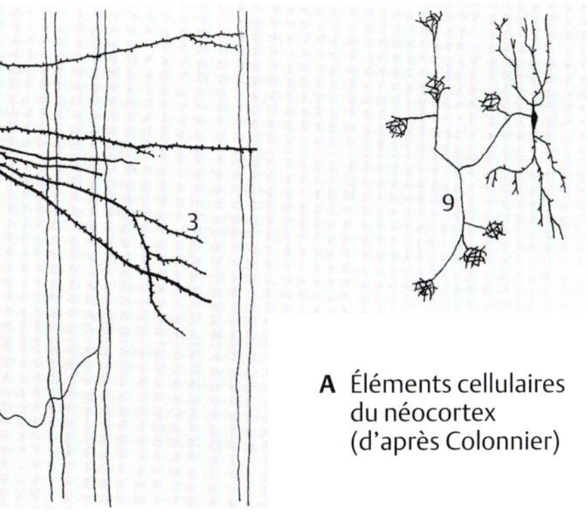

A Éléments cellulaires du néocortex (d'après Colonnier)

Aires corticales (A, B)

Toutes les régions du néocortex subissent la même évolution : à la surface de l'hémisphère se forme d'abord une couche cellulaire épaisse, la plaque corticale, qui se subdivise ensuite en six couches. À cause de ce développement uniforme, le néocortex est aussi appelé cortex *isogénique* ou *homogénique*, ou encore de façon plus simple, **isocortex**.

Chez l'adulte le néocortex est néanmoins le siège de variantes considérables dans certaines régions, de sorte qu'on peut y distinguer des zones de structures différentes, les **aires corticales**. Dans les différentes aires, la morphologie des diverses couches peut être très variable : large ou étroite, de densité cellulaire importante ou faible. Les cellules peuvent avoir des tailles différentes ou un type cellulaire peut être prédominant. La délimitation de certaines aires d'après ces critères est appelée **architectonie**. En fonction de la méthode de coloration utilisée (*voir* p. 242), on parle de *cytoarchitectonie*, de *myéloarchitectonie* ou d'*architectonie pigmentaire*. À la surface de l'hémisphère, on peut reconstruire, comme une carte géographique, une carte des aires corticales. La carte cytoarchitectonique des aires corticales (**AB**), dressée par Korbinian Brodmann, a été maintes fois vérifiée et est actuellement universellement reconnue.

Types de cortex. Le développement important des couches granulaires est un caractère particulier des **aires de projection** (zone de terminaison des voies sensorielles ascendantes). Aussi bien dans le cortex sensitif (aire 3) que dans le cortex auditif (aires 41 et 42, gyri temporaux transverses), les couches granulaires (couches II et IV) sont particulièrement larges et riches en cellules, alors que les couches pyramidales se réduisent. On parle d'un *koniocortex* (du grec : sable, grains de sable). Dans le cortex visuel (aire 17, aire striée), il y a un dédoublement de la couche IV (*voir* p. 257 A). Ces aires corticales sensitives sont, en tant que territoire de terminaison des projections afférentes, au service de processus d'assimilation associatifs, où des neurones de connexion à axones courts jouent un rôle important. Inversement, dans le **cortex moteur** (aires 4 et 6), les couches granulaires sont raréfiées au profit des cellules pyramidales (*cortex agranulaire*). Les cellules pyramidales sont des neurones de projection à longs axones, qui forment par exemple, avec leurs axones dans le cortex moteur, le tractus cortico-spinal (voie pyramidale).

Formations marginales. Partout où l'isocortex touche à l'archicortex ou au paléocortex, sa structure se simplifie. Ces formations de transition, de structure plus primitive, sont appelées **pro-isocortex**. Le cortex du *gyrus cingulaire*, le *cortex rétrosplénial* (autour de l'extrémité postérieure du corps calleux) et des *régions du cortex insulaire* font partie du pro-isocortex. Le pro-isocortex est phylogénétiquement plus ancien que le néocortex.

Le paléocortex et l'archicortex sont également entourés d'une zone marginale, qui dans sa structure se rapproche du néocortex. Ces zones sont appelées **péri-archicortex** ou **péri-paléocortex**. Le cortex entorhinal adjacent à l'hippocampe appartient au péri-archicortex.

Allocortex. On oppose souvent l'isocortex à l'allocortex. Par ce terme, on désigne ensemble le paléocortex et l'archicortex. Comme ces deux parties constituent des régions cérébrales différentes quant à leur origine, leur structure et leur fonction, un tel regroupement n'est pas fondé. Le seul élément commun est leur structure différente de l'isocortex. Leur architecture simple (il manque, p. ex., la division en six couches du néocortex) ne permet pas de parler de régions primitives. Il s'agit de structures phylogénétiquement anciennes, hautement spécialisées.

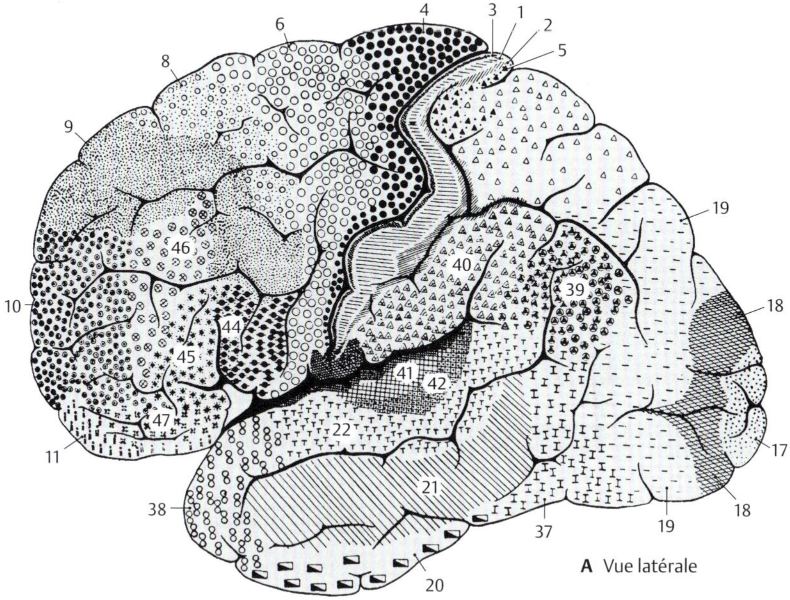

A Vue latérale

A, B Aires corticales de l'hémisphère (d'après Brodmann)

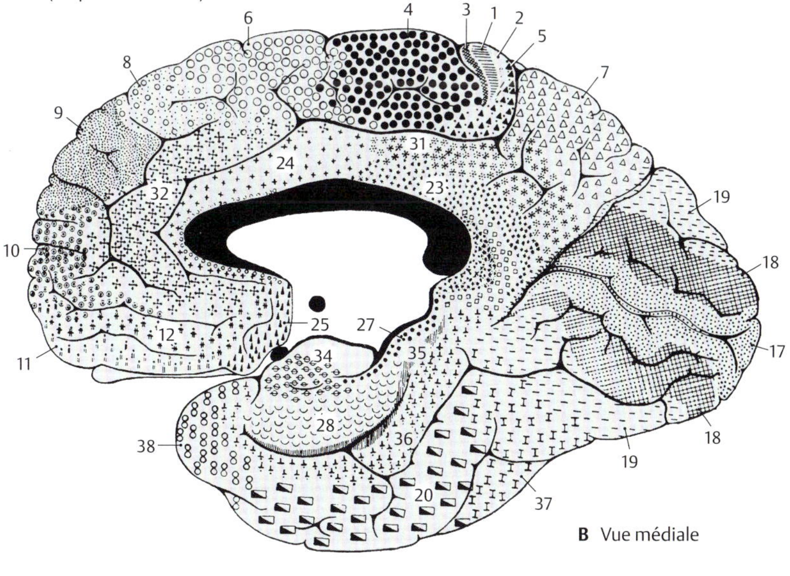

B Vue médiale

Lobe frontal (A-C)

On distingue la région précentrale (véritable cortex moteur) et les régions corticales prémotrice, polaire et orbitaire (basale).

Cortex agranulaire (A-C)

Le cortex de la **région précentrale** (aires 4 et 6) (**C**) est caractérisé par une réduction ou une perte des *couches granulaires* et par le développement important des *couches pyramidales.* La largeur particulière du cortex et sa transition floue avec la substance blanche sont aussi caractéristiques. Ces caractéristiques sont particulièrement marquées au niveau du cortex de l'aire 4 (**A**), dont la couche V contient dans certaines régions (▲) des **cellules pyramidales géantes de Betz** (**A1**). Celles-ci possèdent les axones les plus puissants et les plus longs, allant jusqu'à la moelle sacrale.

La figure **B** montre le cortex de l'aire prémotrice (aire 9) à titre de comparaison. Ce cortex n'est pas seulement plus étroit, mais mieux séparé de la substance blanche par une couche VI accentuée, et il possède aussi des couches granulaires (II et IV) bien développées.

Le cortex agranulaire (aires 4 et 6) représente la *région d'origine essentielle de la voie pyramidale* et est le prototype du **cortex moteur**. Des fibres afférentes s'y terminent aussi et, lors d'une stimulation de la peau au niveau du biceps et du triceps, on entraîne au niveau de la région précentrale des potentiels électriques. Il s'agit sans doute de systèmes afférents pour le contrôle et la régulation fine de la motricité. Inversement, on peut déclencher des réactions motrices, par stimulation plus importante de différents points de la région post-centrale (**C**) (cortex somatosensoriel, bleu), du lobe pariétal et de la région frontale prémotrice. Par correspondance, il y a des cellules pyramidales à longs axones dans la couche V de ces aires (△). Les physiologistes parlent d'une région motri-sensitive, Ms I (surtout motrice) et d'une *région sensori-motrice*, Sm I (surtout sensitive). Ces résultats ne changent en revanche rien au fait fondamental que le cortex précentral représente le cortex moteur et le cortex post-central le cortex somato-sensoriel (tactile et sensitif).

Cortex granulaire

Le **cortex prémoteur polaire et orbitaire** (basal) a des couches granulaires bien développées (**B**).

Remarques cliniques. Une lésion du cortex granulaire frontal entraîne d'importants troubles de la personnalité. Les capacités intellectuelles formelles sont peu touchées, mais il existe un déficit considérable de l'initiative, de l'ambition, de la concentration et du jugement. Les patients montrent une euphorie puérile, ne s'intéressent qu'aux banalités de la vie quotidienne et sont incapables de planifier leur avenir.
Des changements semblables ont été notés lors de *leucotomies préfrontales.* Il s'agit de la section chirurgicale des fibres frontales, qui a été utilisée pour traiter les états d'agitation des fous furieux et d'algies extrêmes (ce traitement est dépassé par l'emploi de psychotropes). Cela induisait un apaisement et une indifférence des patients. On a observé une modification dans la sphère émotionnelle : les patients éprouvent encore des douleurs, mais ne les caractérisent plus comme dérangeantes. Les patients, qui auparavant avaient des douleurs insupportables, y sont indifférents. Des changements fondamentaux du caractère apparaissent après une *lésion du cortex orbitaire* (*néocortex basal*). Chez des sujets jusqu'alors instruits et cultivés, on observe une perte du sens de la convenance, du tact et de la pudeur, ce qui peut aboutir à de graves délits sociaux.

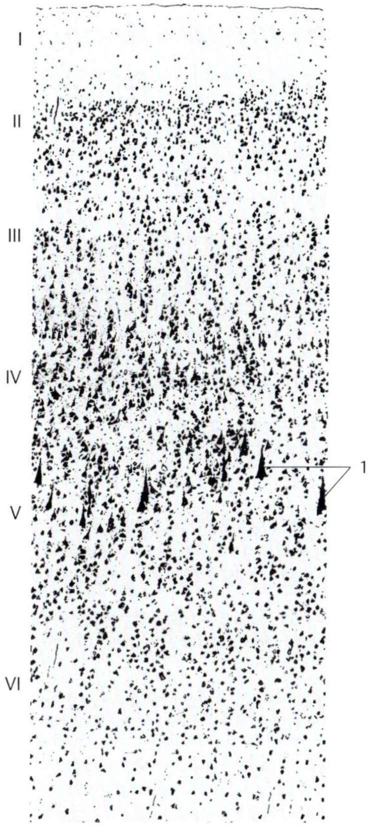

A Aire 4, cortex moteur

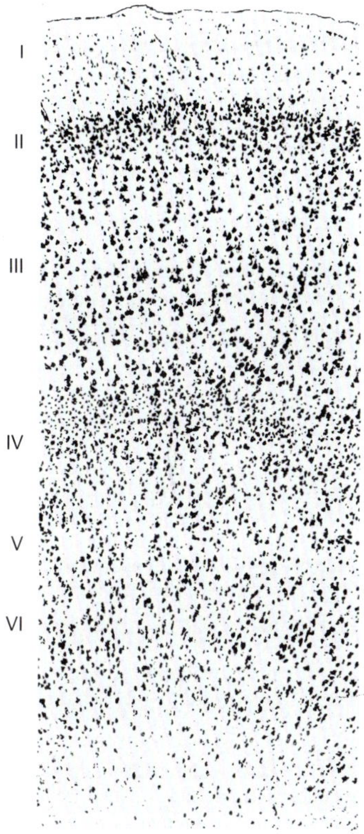

B Aire 9

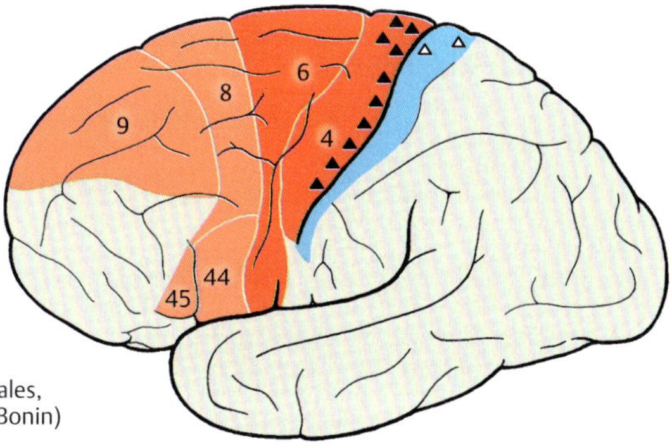

C Aires corticales précentrales, aires 4 et 6 (d'après von Bonin)

Somatotopie de la région précentrale (A, B)

Les stimulations électriques de certaines zones corticales de la région précentrale (**A, B1**) induisent des contractions musculaires dans différentes régions du corps. On peut en déduire une division somatotopique, où la région céphalique est située au-dessus du sillon latéral avec, en dessous, le pharynx (**A2**), la langue (**A3**) et les lèvres. Dorsalement suivent la main, le membre thoracique ou supérieur, le tronc et le membre pelvien ou inférieur, dont la zone de représentation s'étend au-delà du bord supérieur jusqu'à la face médiale. On a ainsi un *homunculus*, dont la tête est tournée vers le bas. Les aires correspondantes aux différentes parties du corps sont de taille variable : les parties du corps dont la musculature exécute les mouvements les plus différenciés sont représentées par des aires particulièrement importantes. Le territoire le plus grand est occupé par les doigts et la main, le plus petit par le tronc.

Chaque hémicorps est représenté sur l'hémisphère controlatéral : l'hémicorps gauche sur l'hémisphère droit et l'hémicorps droit sur l'hémisphère gauche. Une stimulation unilatérale entraîne une réaction *bilatérale* des muscles de la mastication, du larynx, du pharynx et en partie des muscles du tronc. Les muscles de la face et des extrémités réagissent uniquement de façon *controlatérale*. La représentation des membres est telle que leurs parties distales se projettent dans la profondeur du sillon central et leurs parties proximales plus rostralement sur le gyrus précentral (**B1**).

Aires motrices supplémentaires (B)

Il existe encore deux aires motrices supplémentaires en dehors de la région précentrale (Ms I). La *deuxième aire motri-sensitive*, Ms II (**B4**), est sur la face médiale de l'hémisphère au-dessus du gyrus cingulaire et occupe le territoire des aires 4 et 6. Une représentation somatotopique est démontrée chez le singe, mais pas chez l'homme. La *deuxième aire sensitivo-motrice*, Sm II (**B5**), qui est plus une région sensitive tactile que motrice, est au-dessus du sillon latéral et correspond approximativement à l'aire 40. La signification fonctionnelle de ces aires à l'intérieur de l'ensemble du système moteur n'est pas encore connue.

Aire oculo-motrice frontale (C)

Des mouvements oculaires conjugués peuvent être déclenchés par stimulation électrique de la région précentrale et surtout de l'aire 8. Elle est le centre visuel frontal pour la commande des mouvements oculaires volontaires. Généralement, sa stimulation entraîne la déviation du regard du côté opposé, pouvant s'accompagner, en même temps, d'une déviation de la tête. Les fibres de l'aire 8 ne se terminent pas directement sur les noyaux oculo-moteurs. Leurs fibres font probablement relais au niveau du noyau interstitiel (de Cajal).

Aire motrice du langage (aire de Broca) (D)

Une lésion dans le territoire du gyrus frontal inférieur (aires 44 et 45) de l'hémisphère dominant (*voir* p. 264) entraîne une **aphasie motrice**. Les patients ne sont plus capables de construire des mots et de les articuler, alors que la musculature de la phonation (lèvres, langue, larynx) n'est pas paralysée. La compréhension du langage est conservée.

On ne peut sûrement pas localiser avec certitude la faculté du langage dans une région corticale circonscrite (centre du langage). Le langage est l'une des performances cérébrales les plus remarquables qui fait intervenir de larges territoires du cortex. Sans doute, l'aire de Broca est un relais déterminant à l'intérieur du système neuronal complexe du langage (*aphasie sensorielle*, *voir* p. 264).

Représentation fonctionnelle de l'activité motrice par IRM fonctionnelle

L'imagerie (*voir* p. 266) permet de suivre la répartition fonctionnelle de différentes régions cérébrales lors d'activités motrices (**E**). La figure concerne une IRM fonctionnelle où les résultats sont projetés sur un modèle de surface cérébrale. Les sujets devaient effectuer un mouvement déterminé. La figure montre une moyenne de 30 sujets (les aires claires montrent un niveau d'activation élevé).

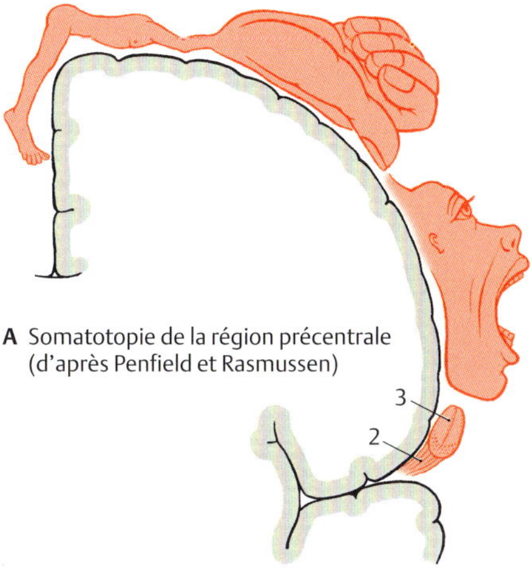

A Somatotopie de la région précentrale (d'après Penfield et Rasmussen)

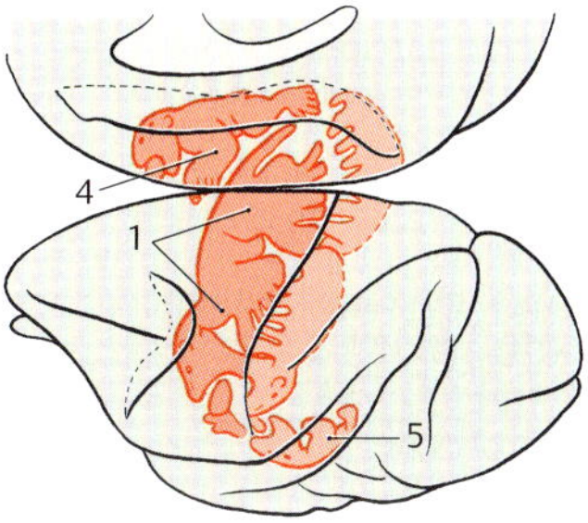

B Aires motrices chez le singe (d'après Woolsey)

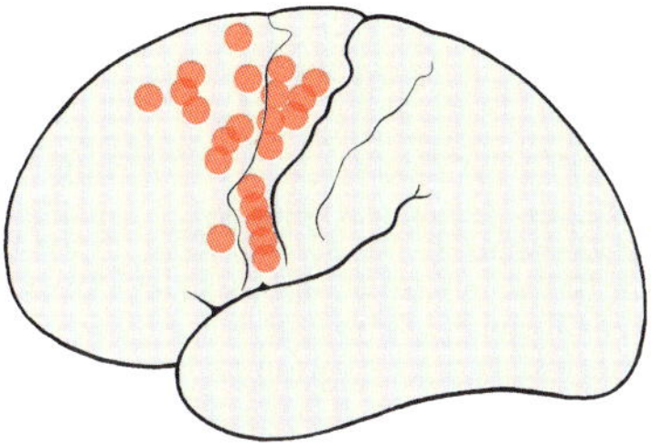

C Aires oculo-motrices frontales (d'après Penfield)

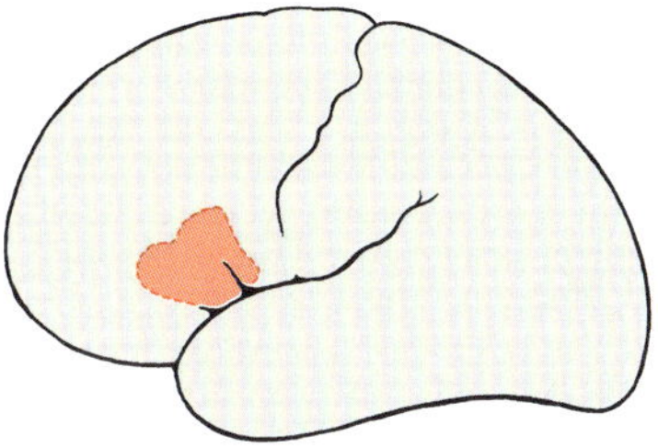

D Centre moteur du langage (Broca)

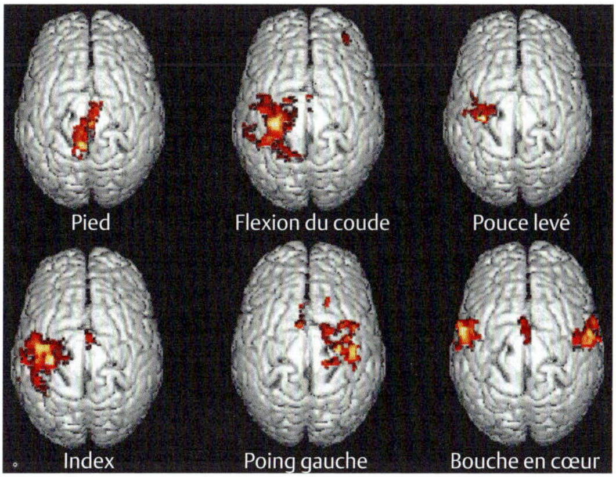

E Représentation corticale par IRM fonctionnelle chez des sujets sains (d'après Bähr M, Frotscher M. Neurologisch-Topische Diagnostik. Thieme, 2009)

Lobe pariétal (A-C)

Région post-centrale (A-C)

Le gyrus antérieur du lobe pariétal, le *gyrus post-central*, est le lieu de terminaison des voies sensitives, le **cortex somato-sensitif**. Ce sont les aires 3, 1 et 2 : l'aire 3 est sur la face antérieure du gyrus et en profondeur du sillon central, l'aire 1 forme une mince bande qui longe le sommet du gyrus et l'aire 2 en occupe la surface postérieure (*voir* p. 247 A).

Le cortex de l'aire 3 (**A**) adjacent au cortex moteur est très aminci et tranche nettement avec la substance blanche. Les couches pyramidales (III et V) sont peu développées et pauvres en cellules, les couches granulaires (II et IV) sont très élargies. Ce cortex appartient au *koniocortex* (*voir* p. 246). La figure **B** permet la comparaison avec le cortex de l'aire 40 qui recouvre le *gyrus supramarginal* et qui peut être considéré comme le prototype du cortex pariétal. Ici, les couches granulaires ainsi que les couches pyramidales sont bien développées et les stries radiées, qui traversent toutes les couches, sont particulièrement bien visibles.

Le cortex somato-sensitif reçoit ses fibres afférentes du noyau ventral postérieur du thalamus dans un ordre somatotopique. Il reçoit une représentation des parties du corps controlatérales au niveau de zones corticales déterminées : au-dessus du sillon latéral se dispose la région du pharynx et de la cavité orale ou buccale (**C1**), au-dessus de celle-ci la région de la face, du membre thoracique ou supérieur, du tronc et du membre pelvien ou inférieur. La région du membre inférieur déborde le bord supérieur sur la face médiale, où elle se termine par la représentation de la vessie, du colon et des organes génitaux (**C2**). Les territoires cutanés de la sensibilité différenciée, comme la main et la face, sont représentés par des aires corticales particulièrement grandes. Les zones de projection des parties distales des membres sont en général plus grandes que celles des parties proximales.

Des observations cliniques et électrophysiologiques ont montré que la *sensibilité superficielle de la peau* est représentée dans l'aire 3, et la *sensibilité profonde* (surtout des influx des récepteurs articulaires) dans l'aire 2. Dans l'aire 2, la position et les mouvements des membres sont enregistrés en permanence.

Rôle fonctionnel du cortex pariétal

Il a été déterminé par des déficits psychiques apparaissant lors de lésions du lobe pariétal.

Remarques cliniques. Différentes formes de l'*agnosie* peuvent se manifester. Les sensations sont reconnues, mais les objets dans leur signification et leur caractéristique ne le sont pas. Ces troubles peuvent concerner des perceptions tactiles, optiques ou acoustiques. On peut avoir des troubles de la pensée symbolique, si le lobe pariétal (gyrus angulaire) de l'hémisphère dominant est concerné : une perte de la signification des lettres et des chiffres rendant lire, écrire, compter et calculer impossible.

On observe aussi des troubles du *schéma corporel*. Ils peuvent se manifester par l'incapacité de différencier la droite et la gauche. Il se peut aussi que les propres membres paralysés ou non soient considérés comme des objets étrangers, p. ex. le propre membre supérieur comme une lourde barre de fer écrasant le thorax. Le trouble peut concerner l'ensemble de l'hémicorps que l'on considère comme une autre personne, « mon frère » (*hémi-dépersonnalisation*).

Le cortex pariétal, situé entre le cortex tactile et le cortex optique et connecté aux deux par d'étroites connexions nerveuses, semble avoir une signification particulière dans la genèse de la perception tridimensionnelle de l'espace. Lors d'une lésion du lobe pariétal, cette conception peut être affectée.

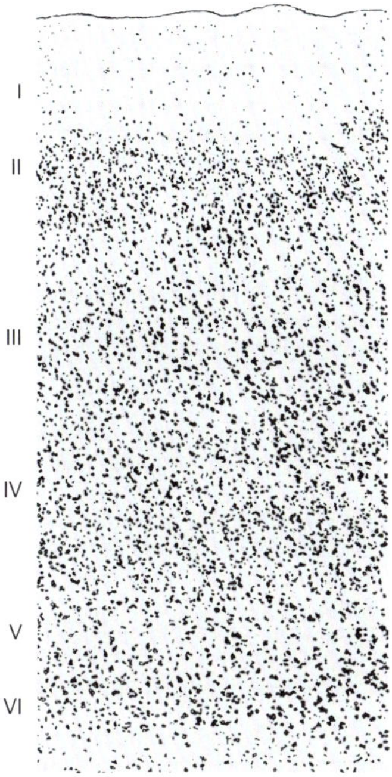

A Aire 3, cortex sensitif

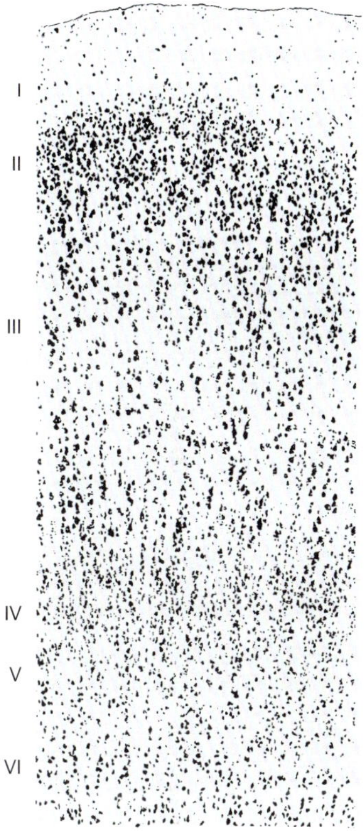

B Aire 40

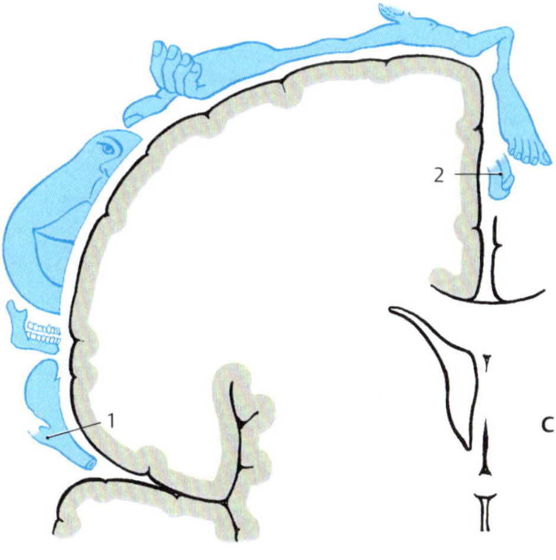

C Représentation somatotopique de la région post-centrale (d'après Penfield et Rasmussen)

Lobe temporal (A-C)

Aire auditive (A-C)

Le gyrus principal, à la face latérale du lobe temporal, adopte surtout une direction longitudinale. À l'opposé, au niveau de la face dorsale, on remarque deux gyri à trajet oblique, les **gyri temporaux transverses**, les *gyri de Heschl* (**C1**). Ils sont situés dans la profondeur du sillon latéral et sont uniquement visibles après ablation de l'opercule pariétal qui les recouvre. Dans le cortex du gyrus antérieur se terminent les *radiations auditives* (*voir* p. 384), qui ont leur origine dans le corps géniculé médial. Le cortex des deux gyri transverses, correspondant à l'aire 41 (**A**) et à l'aire 42, est le *cortex auditif*. Il appartient, comme toutes les aires corticales réceptrices, au *koniocortex*. La couche granulaire externe (II) et surtout la couche granulaire interne (IV) sont riches en cellules et très élargies. Les couches pyramidales (III et V) en revanche sont peu développées et ne contiennent que des petites cellules pyramidales. La figure **B** permet la comparaison avec le cortex de l'aire 21 (**B**) qui recouvre le *gyrus temporal moyen*. Il s'agit d'un cortex temporal typique avec des couches granulaires marquées, des couches pyramidales larges et une striation radiée bien visible.

Par des stimulations électriques dans le territoire de l'aire 22, près des gyri transverses, on peut déclencher des illusions acoustiques, comme des bourdonnements, des sifflements ou des sonneries. Le cortex auditif est organisé en fonction de la fréquence des sons (*subdivision tonotopique, voir* p. 384). On suppose que le cortex auditif de l'homme enregistre les fréquences les plus hautes médialement et les fréquences les plus basses latéralement.

Rôle fonctionnel du cortex temporal

La stimulation électrique du reste du lobe temporal (réalisée lors d'interventions chirurgicales pour l'épilepsie du lobe temporal) provoque des *hallucinations*, faisant revivre au patient des fragments de son passé. Les patients entendent des voix de personnes connues pendant leur jeunesse. Ils revivent des épisodes de leur propre passé. Il s'agit surtout d'hallucinations auditives, moins souvent d'hallucinations visuelles.

Lors de la stimulation du lobe temporal, on peut aussi avoir des *erreurs d'interprétation* de la situation présente. Ainsi de nouvelles impressions peuvent être considérées comme connues (*impression de déjà vu*). Les objets de l'environnement peuvent s'éloigner ou se rapprocher. Tout l'environnement peut prendre un caractère lugubre ou menaçant.

De tels phénomènes ne se manifestent que lors de stimulations du lobe temporal et ne peuvent pas être déclenchés par la stimulation d'autres régions du cortex. On suppose que *le cortex temporal a une signification particulière dans la disponibilité consciente et inconsciente* de son passé et des évènements vécus. Ce n'est que si les expériences faites dans le passé sont présentes en permanence que l'on peut juger correctement de nouvelles impressions et les interpréter. Sans cette faculté, on ne pourrait pas s'orienter dans l'environnement. Le cortex temporal est aussi nommé *cortex interprétatif*.

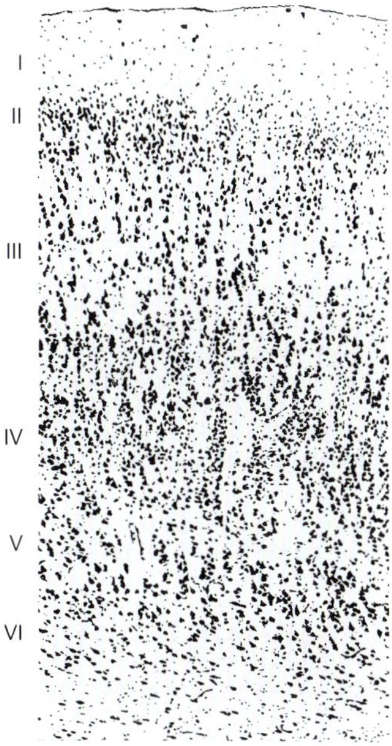

A Aire 41, cortex auditif

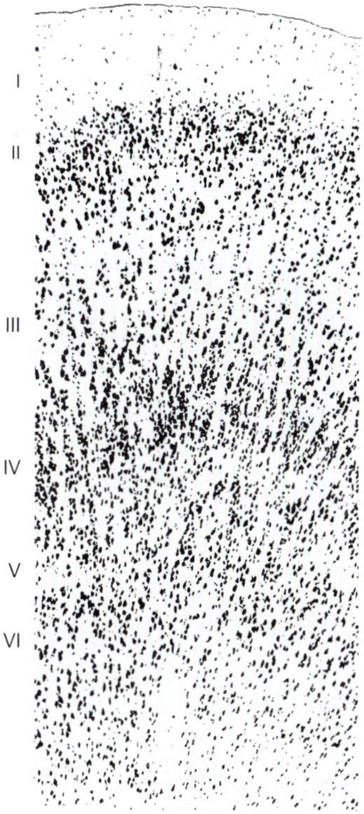

B Aire 21

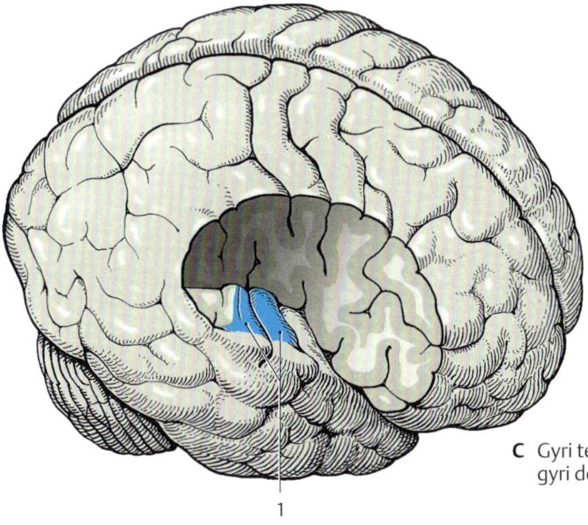

C Gyri temporaux transverses, gyri de Heschl

Lobe occipital (A-C)

La face médiale du lobe occipital est traversée par le **sillon calcarin** (**BC1**) à trajet horizontal, dont l'expression profonde correspond à un bourrelet au niveau de la paroi ventriculaire, le **calcar avis** (**B2**). Les coupes frontales du lobe occipital mettent en évidence une plaque fibreuse, le **tapetum** (**B3**), à l'intérieur de la substance blanche. Il s'agit ici de fibres commissurales du corps calleux, qui traversent le splénium et se terminent en éventail dans le lobe occipital (forceps occipital, *forceps majeur, comparer* p. 262 F16).

Cortex visuel (aire striée)

L'aire 17 (**A-C4**) est le lieu de *terminaison des radiations optiques*. Le cortex se situe sur la face médiale du lobe occipital et déborde un peu sur la convexité uniquement au niveau du pôle. Il recouvre le sillon calcarin et s'étend encore sur ses lèvres dorsale et ventrale. L'aire 17 est entourée par l'aire 18 (**A5**) (moitié gauche de l'image ; la flèche montre la limite entre les aires 17 et 18) et par l'aire 19, qui sont toutes les deux des *aires d'association visuelles.*

Le cortex de l'aire 17, comme tous les territoires corticaux récepteurs, est caractérisé par une réduction des couches pyramidales et par un important développement des couches granulaires. Le cortex est très mince et se différencie de la substance blanche par une couche VI riche en cellules. La couche granulaire interne (IV) est divisée par une zone pauvre en cellules (IVb), qui correspond à la *strie de Gennari* (**B6**) dans la substance blanche. Dans cette zone pauvre en cellules, se situent de grandes cellules qui se remarquent facilement, les cellules stellaires géantes ou *cellules de Meynert.* Les deux couches riches en cellules de la couche granulaire interne (IVa et IVc) contiennent des cellules granuleuses très petites. Elles appartiennent aux couches ayant la plus grande densité cellulaire de tout le cortex. L'aire 18 a une couche granulaire uniforme avec de grandes cellules granuleuses, et l'aire 19 forme une transition avec le cortex pariétal et le cortex temporal.

Organisation fonctionnelle du cortex visuel

Des études électrophysiologiques menées au niveau du cortex visuel d'animaux expérimentaux ont permis de distinguer deux groupes principaux de neurones dans l'aire striée : des *cellules simples* et des *cellules complexes.* Une **cellule simple** reçoit des stimuli d'un groupe cellulaire de la rétine. Elle réagit le plus à de fins traits de lumière, à des bandes foncées sur fond clair ou des frontières clair-obscures en ligne droite. L'orientation des bandes est déterminante : certaines cellules réagissent uniquement à des bandes lumineuses horizontales, d'autres à des bandes verticales ou obliques.

Les **cellules complexes** réagissent aussi à des bandes lumineuses avec une orientation particulière. Si une cellule simple est seulement stimulée par son champ réceptif, une cellule complexe répond à des bandes lumineuses en mouvement, qui migrent par la rétine : chaque cellule complexe est stimulée par un nombre important de cellules simples. On suppose que les axones de nombreuses cellules simples se terminent au niveau d'une cellule complexe. Les couches granulaires internes sont presque uniquement composées de cellules simples. Les cellules complexes sont surtout dans la couche granulaire externe. Dans les aires 18 et 19, plus de la moitié des neurones sont des cellules complexes ou **hypercomplexes**. On pense qu'elles ont une signification particulière dans la *perception des formes.*

Lors d'une stimulation électrique du cortex visuel, on perçoit des étincelles ou des éclairs. Lors de la stimulation des aires 18 et 19, on voit aussi des figures et des formes. On peut observer en plus des mouvements oculogyres (**centre oculo-moteur occipital**). Les mouvements oculaires déclenchés par le lobe occipital sont uniquement des réflexes, à l'opposé des mouvements volontaires qui sont déclenchés par le *centre oculo-moteur frontal* (*voir* p. 250 C).

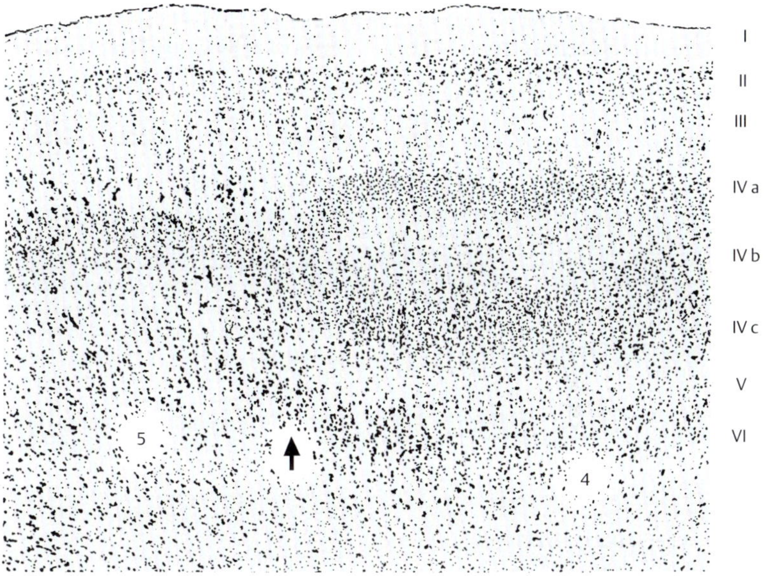

A Aires 18 et 17 (d'après Brodmann)

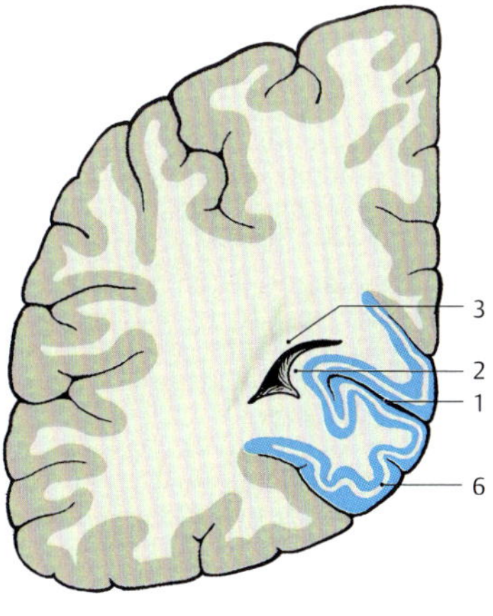

B Lobe occipital, coupe frontale

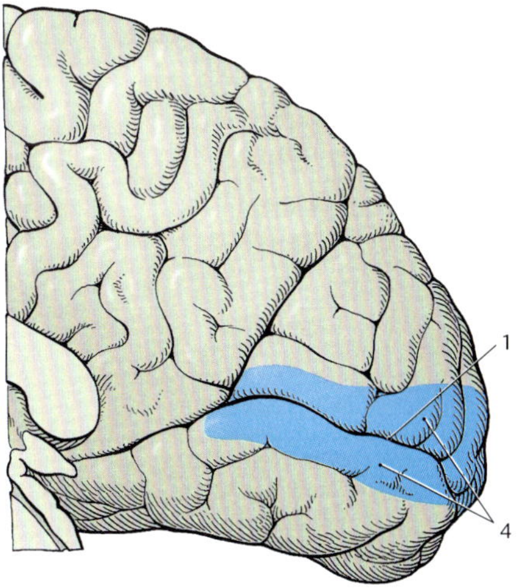

C Coupe sagittale médiane avec l'aire 17

Organisation fonctionnelle du cortex visuel *(suite)*

Division en colonnes du cortex visuel (A, B). Dans le cortex visuel, il existe à côté de l'architecture des couches cellulaires une division fonctionnelle en colonnes, qui s'étendent verticalement par rapport aux couches cellulaires à travers toute la largeur du cortex, et ont un diamètre de 0,3 à 0,5 mm. Chaque colonne est connectée à un territoire déterminé de la rétine. Lors de la stimulation des cellules sensorielles d'un tel territoire, tous les neurones de la colonne concernée réagissent. Chaque colonne est connectée à un champ périphérique dans l'une des deux rétines. Dans le cortex visuel (**A1**) se rangent alternativement une colonne pour la rétine droite et une colonne pour la rétine gauche (*colonnes de dominance oculaire*). Les réponses des deux rétines sont donc séparées dans l'ensemble de la voie visuelle.

Le **corps géniculé latéral** reçoit les fibres nerveuses de deux champs rétiniens correspondants : dans le corps géniculé latéral gauche (**A2**) se terminent les fibres des moitiés gauches des champs rétiniens (moitiés droites des champs visuels), dans le corps géniculé latéral droit se terminent les fibres des moitiés droites des champs rétiniens (moitiés gauches des champs visuels). Les fibres des territoires correspondants des deux moitiés des champs rétiniens se terminent dans des couches cellulaires différentes du corps géniculé latéral : les fibres non croisées (**A3**) de la rétine homolatérale vont à la 2e, 3e et 5e couches, les fibres croisées (**A4**) de la rétine controlatérale vont à la 1re, 4e et 6e couches. Les neurones, où se terminent des fibres optiques de deux points correspondants de la rétine, se trouvent sur une ligne (*colonne de projection*) qui traverse toutes les couches cellulaires. Leurs axones projettent via la radiation optique (**A5**) sur le cortex visuel. Chaque fibre du corps géniculé latéral semble beaucoup se ramifier et se terminer au niveau de milliers de cellules étoilées de la couche IV. Les fibres qui transmettent la stimulation de la rétine homolatérale vont à d'autres colonnes que celles véhiculant la stimulation de la rétine controlatérale.

La **division du cortex visuel en colonnes verticales** peut être visualisée quand on donne à des animaux du ^{14}C-désoxyglucose radioactif marqué et quand on détermine la répartition différente de la substance par autoradiographie. Les neurones excités ont un métabolisme augmenté et absorbent rapidement le ^{14}C-désoxyglucose, contrairement aux cellules au repos.

Le cortex visuel d'un animal (singe Rhésus), dont les yeux sont grandement ouverts, montre un aspect en rayures de la substance qui correspond aux couches cellulaires connues (**B6**). Les couches I, II, III et V ont une teneur pauvre en glucose, la couche VI a une teneur plus importante et la couche IV la plus importante. Si les deux yeux de l'animal sont fermés, on n'observe pas de différence des couches, mais une concentration identique dans l'ensemble du cortex (**B7**). Si un œil de l'animal est fermé et l'autre ouvert, on observe une formation en colonnes perpendiculaire aux couches laminaires et produite par l'alternance de colonnes foncées et claires (**B8**). Les colonnes claires, où les neurones n'absorbent pas de nouveau glucose, représentent la rétine de l'œil fermé. Les colonnes sombres, avec du nouveau ^{14}C-désoxyglucose, reçoivent en revanche des stimulations de la rétine de l'œil ouvert. On remarque ainsi la couche IV à cause de sa couleur noire. Dans un petit territoire, les colonnes manquent (**B9**). Ici les régions mono-oculaires de la rétine, le bord le plus externe de la rétine et la tâche aveugle sont représentés.

À côté des colonnes de dominance oculaire, on peut mettre en évidence des populations cellulaires d'organisation périodique, qui réagissent de façon caractéristique à l'orientation en bandes dans le champ visuel (*colonnes d'orientation*). Avec la coloration des coupes par l'enzyme cytochromoxydase, elles sont parallèles à la surface corticale et on a pu mettre en évidence des tâches (« blobs ») d'organisation périodique représentant des neurones, qui répondent via un œil à des stimulations de couleurs (*colonnes de couleurs*).

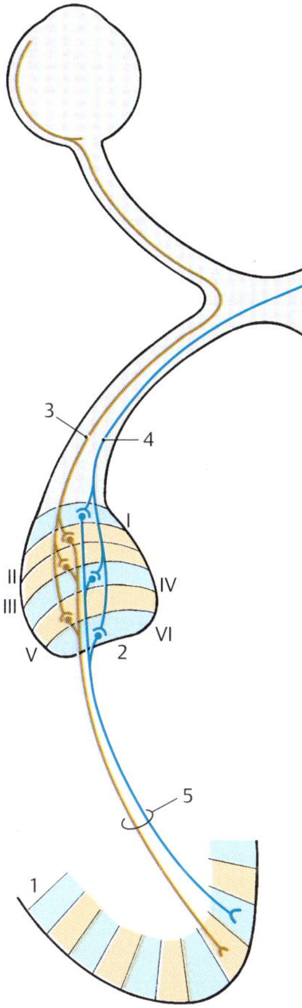

A Connexions nerveuses entre le corps géniculé latéral et le cortex visuel (d'après WB Spatz)

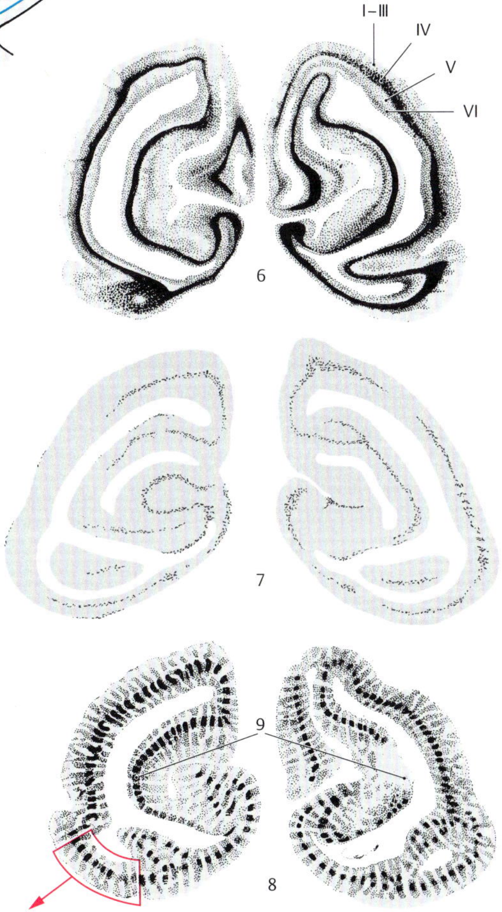

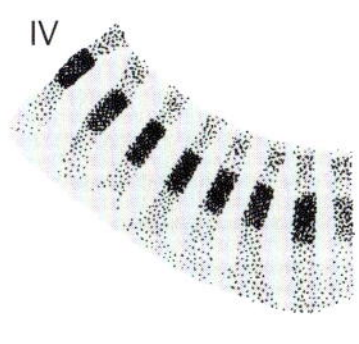

B Colonnes fonctionnelles du cortex visuel (d'après Kennedy, Des Rosiers, Sakurada, Shinohara, Reivich, Jehle et Sokoloff)

Fibres de la substance blanche (A-C)

Entre le cortex cérébral et les noyaux gris, situés dans la profondeur, se trouve une couche importante de **substance blanche**. Il s'agit ici de masses de fibres, qui soit partent des neurones du cortex, soit vont au cortex et se terminent au niveau de neurones corticaux. On distingue trois types de systèmes de fibres :

- les fibres de projection ;
- les fibres d'association ;
- les fibres commissurales.

Les *fibres de projection* unissent le cortex et les centres subcorticaux, soit en tant que systèmes ascendants qui se terminent dans le cortex, soit en tant que systèmes descendants partant du cortex et se dirigeant vers des centres plus profonds et plus bas situés. Les *fibres d'association* forment des connexions entre les différentes régions corticales du même hémisphère. Les *fibres commissurales* connectent finalement le cortex des deux hémisphères. Elles ne sont rien d'autre que des fibres d'association interhémisphériques.

Fibres de projection

Les voies descendantes partant des différents territoires corticaux se réunissent en éventail, afin de former la capsule interne. Les fibres ascendantes traversent la capsule interne et s'écartent en éventail. De cette façon, les fibres ascendantes et descendantes forment une sorte de couronne rayonnante sous le cortex, que l'on désigne par **corona radiata** (**A1**).

La **capsule interne** (**A2, B**) forme, sur des coupes horizontales, un angle avec le **bras antérieur** (**B3**), qui est délimité par la tête du noyau caudé (**B4**), le globus pallidus (**B5**) et le putamen (**B6**), et un angle avec le **bras postérieur** (**B7**), délimité par le thalamus (**B8**), le globus pallidus et le putamen (*comparer* p. 224 A). Entre les deux bras se trouve le **genou de la capsule interne** (**B9**). Les différentes voies fibreuses traversent la capsule interne dans des régions déterminées. Le bras antérieur est traversé par la *voie fronto-pontique* (**B10**) (traits rouges) et le *pédoncule antérieur du thalamus* (**B11**) (traits bleus). Dans la région du genou de la capsule interne se trouvent les fibres cortico-nucléaires pour l'innervation des noyaux. Les fibres du *tractus cortico-spinal* (points rouges) traversent le bras postérieur suivant une organisation somatotopique : membre supérieur ou thoracique, tronc, membre inférieur ou pelvien. La même partie est traversée par des fibres thalamo-corticales qui rejoignent l'aire 4 et par les fibres cortico-rubriques et cortico-tegmentales issues de l'aire 6. La partie caudale du bras postérieur est occupée par des fibres du *pédoncule dorsal du thalamus* (points bleus) (**B12**), qui vont à la région post-centrale. L'extrémité caudale est traversée obliquement par des fibres du *pédoncule postérieur du thalamus* (**B13**) (points bleus clairs) et du *tractus temporo-pontique* (points rouges clairs) (**B14**).

Les voies de projection les plus importantes sont représentées par les **radiations optiques** et les **radiations auditives**. Les fibres des radiations auditives prennent leur origine dans le corps géniculé médial, cheminent au-dessus de lui et croisent la capsule interne au niveau du bord inférieur du putamen. Dans la substance blanche du lobe temporal, elles montent presque verticalement jusqu'aux gyri temporaux transverses de Heschl (*voir* p. 254, 384). Les radiations optiques prennent leur origine dans le corps géniculé latéral. Leurs fibres se répartissent en éventail dans une large lame myélinisée (**A15**) et vont dans le lobe temporal, où elles forment le genou temporal (**C16**) de la voie visuelle. Elles s'enroulent autour de la corne inférieure du ventricule latéral et vont à travers la substance blanche du lobe occipital au sillon calcarin (**C17**).

A18 Corps calleux.
A19 Pédoncules cérébraux.

Télencéphale

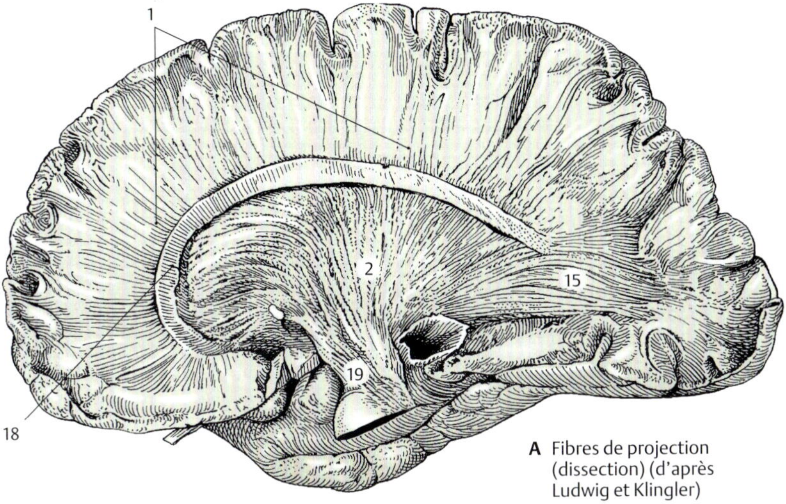

A Fibres de projection (dissection) (d'après Ludwig et Klingler)

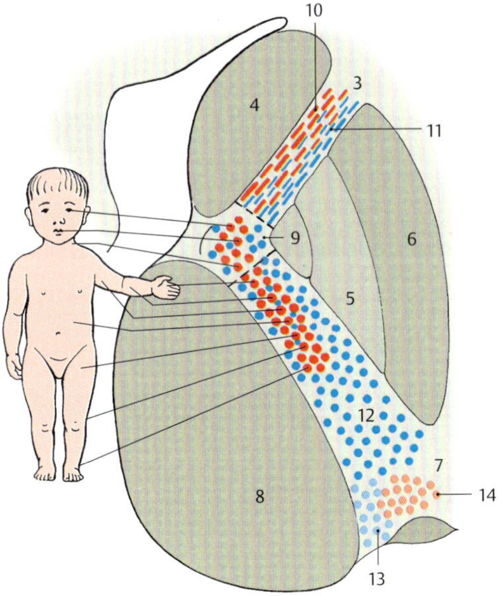

B Somatotopie de la capsule interne

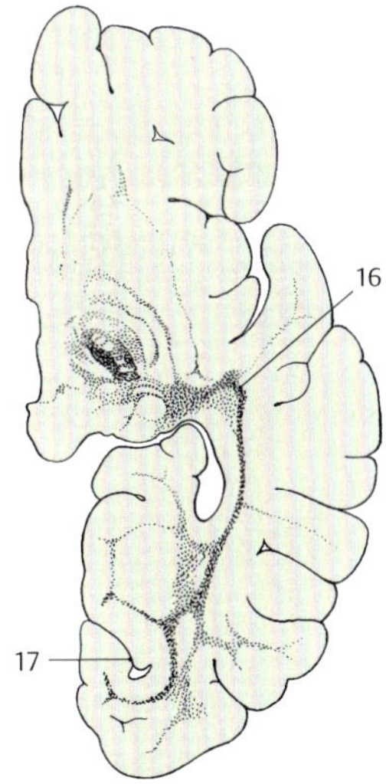

C Radiations optiques au cours de la maturation de la myéline (d'après Flechsig)

Fibres d'association (A-D)

Les fibres d'association qui unissent les différents territoires corticaux ont des longueurs très variables. On distingue, pour simplifier, des fibres d'association courtes et des fibres d'association longues.

Les **fibres d'association courtes**, fibres arquées (**B**), établissent des connexions à l'intérieur d'un même lobe cérébral (**B1**) ou d'un gyrus à l'autre (**B2**). Les fibres les plus courtes connectent directement des territoires corticaux adjacents. Elles pénètrent, après un court trajet dans la substance blanche, de nouveau dans le cortex. On les nomme les *fibres en U*. La couche des fibres en U se trouve directement en dessous du cortex.

Les **fibres d'association longues** connectent les différents lobes cérébraux et forment des faisceaux individualisés, qui peuvent être mis en évidence macroscopiquement. Le **cingulum** (**D3**) est un système important de fibres de longueur variable, situé sous le gyrus cingulaire dont il suit tout le trajet. Les fibres longues vont de la région parolfactive et du rostrum du corps calleux à la région entorhinale. Le *faisceau occipito-frontal supérieur* (**C-D4**) est situé dorso-latéralement au noyau caudé, en dessous des radiations du corps calleux. Ses fibres connectent le lobe frontal aux lobes temporal et occipital. Une partie des fibres gagne la région de l'insula, une autre partie connecte le lobe frontal au noyau caudé. Le *faisceau longitudinal supérieur* (**A-C-D5**), dorso-latéral au putamen, est un faisceau d'association puissant entre le lobe frontal et le lobe occipital envoyant des fibres aux lobes pariétal et temporal. À travers la partie ventrale de la capsule extrême, passe le *faisceau occipito-frontal inférieur* (**A-C-D6**) du lobe frontal au lobe occipital. Entre les lobes occipital et temporal s'étend le *faisceau longitudinal inférieur* (**C7**). Le *faisceau unciné* (**A-C8**) unit le cortex temporal au cortex frontal. La partie ventrale forme une connexion entre le cortex entorhinal et le cortex orbitaire du lobe frontal. Il existe d'autres faisceaux, tels que le *faisceau occipital vertical* (**A-C9**) et le *faisceau orbito-frontal* (**C10**).

Fibres commissurales (E, F)

Les *fibres d'association interhémisphériques* traversent le corps calleux, la commissure antérieure (*voir* p. 230 C) et la commissure du fornix (*voir* p. 234 C25) pour gagner l'hémisphère controlatéral. La commissure la plus importante du néocortex est le **corps calleux** (**E**). Sa partie orale ou antérieure fortement incurvée est le *genou du corps calleux* (**E11**), avec le bec ou *rostrum* (**E12**) qui se termine en pointe. Il se poursuit par une partie moyenne, le *tronc* (**E13**), et une partie terminale épaissie, le bourrelet ou *splénium du corps calleux* (**E14**). Les fibres du corps calleux s'étendent dans la substance blanche des deux hémisphères et forment la radiation du corps calleux. Les fibres en U, qui traversent le genou du corps calleux et connectent les deux lobes frontaux, sont appelées *forceps mineur* (**F15**) ; celles qui traversent le splénium et qui connectent les deux lobes occipitaux sont nommées *forceps majeur* (**F16**) (« petite pince » et « grande pince »).

On distingue des fibres interhémisphériques homotopes et hétérotopes. Les **fibres homotopes** connectent les mêmes territoires corticaux des deux hémisphères, les **fibres hétérotopes** des aires différentes. La grande majorité des fibres du corps calleux est de nature homotope. Toutes les aires ne sont pas connectées de la même façon avec la région correspondante de l'hémisphère controlatéral. Par exemple, les deux régions somato-sensorielles représentant les mains et les pieds n'ont pas de connexion interhémisphérique ; de même, les deux cortex visuels ne sont pas interconnectés. Des connexions nerveuses très puissantes existent en revanche entre les deux aires 18, correspondant à des champs d'intégration optique.

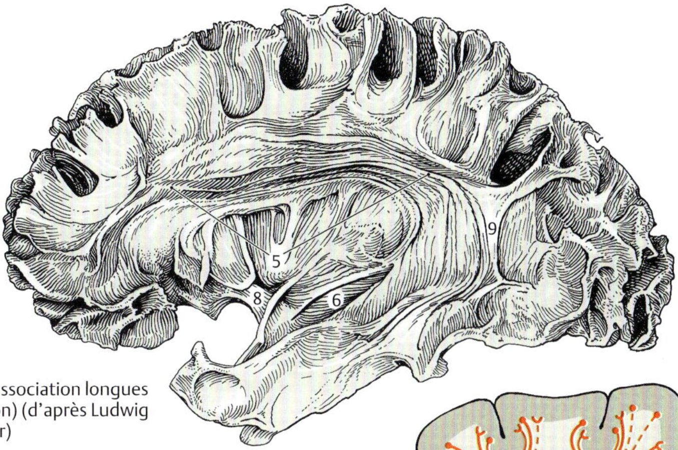

A Fibres d'association longues (dissection) (d'après Ludwig et Klingler)

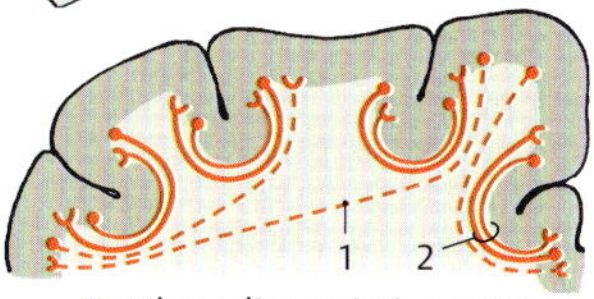

B Fibres d'association courtes

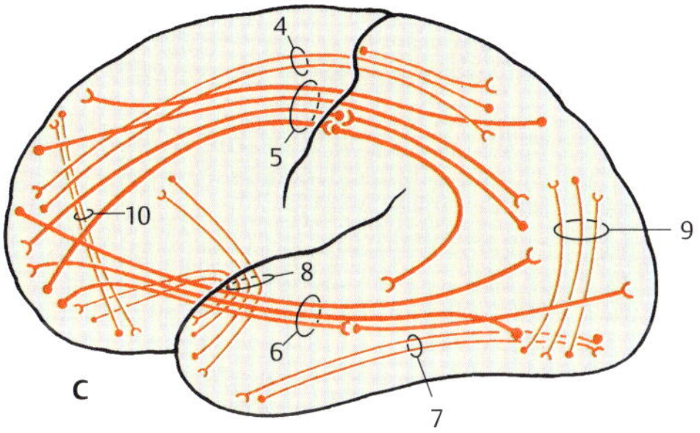

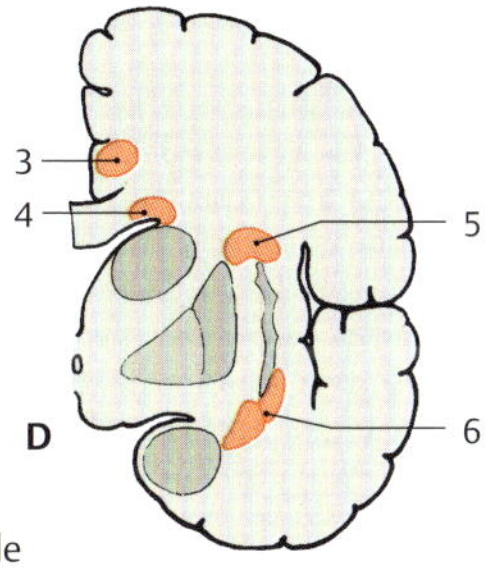

C, D Fibres d'association longues, vue latérale et coupe frontale

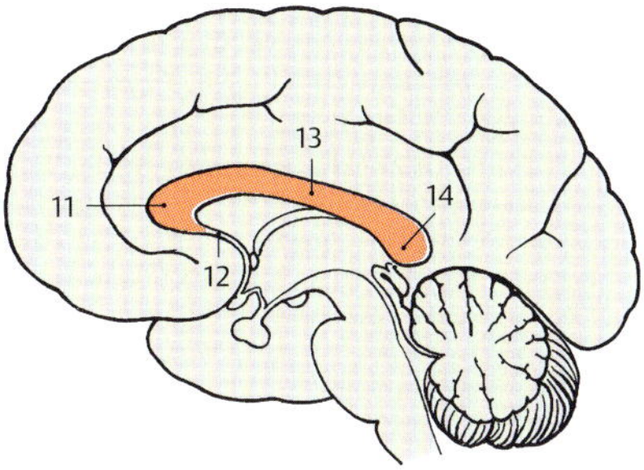

E Fibres commissurales, corps calleux

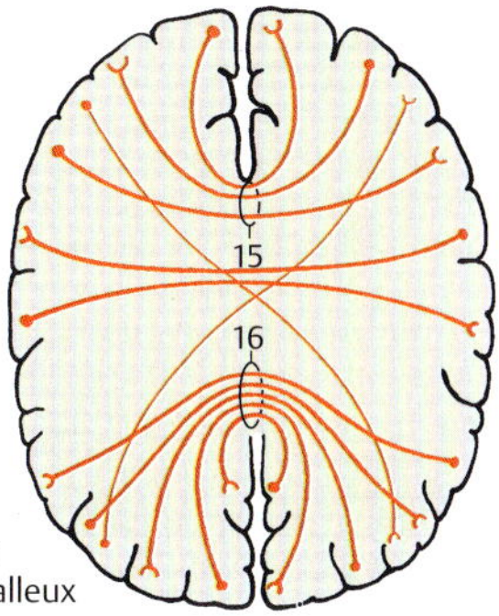

F Radiations du corps calleux

Asymétrie hémisphérique (A, B)

La *conscience* est liée au cortex. Seules les stimulations sensorielles qui atteignent le cortex deviennent conscientes.

Seul l'homme possède la faculté du langage, qui : en tant que langage intérieur est le substrat de la pensée, en tant que langage parlé est la base de la communication et en tant qu'écriture transmet des informations depuis des millénaires. Elle est chez chaque individu liée à l'intégrité de certaines aires corticales, qui en règle générale ne se trouvent que dans un hémisphère. Celui-ci est l'**hémisphère dominant** et est chez les droitiers généralement à gauche. Chez le gaucher, il peut s'agir de l'hémisphère droit, de l'hémisphère gauche ou encore des deux hémisphères. Le fait d'être *droitier* ou *gaucher* n'est pas une indication sûre de la dominance de l'hémisphère controlatéral.

La région postérieure du gyrus temporal supérieur de l'hémisphère dominant comporte le **centre du langage de Wernicke** (**A1**). Sa lésion entraîne des troubles de la compréhension des mots (*aphasie sensorielle*). Il s'agit ici d'un *territoire d'intégration*, qui est indispensable à la disponibilité permanente des mots appris et à l'interprétation du langage entendu et parlé. Les patients avec aphasie sensorielle s'expriment avec une suite de mots sans aucun sens, et le langage de leur entourage est pour eux comme une langue étrangère hermétique et incompréhensible. Une lésion du *gyrus angulaire* (**A2**), qui est adjacent au *gyrus supramarginal* (**A3**) (*comparer* p. 214 A21), entraîne l'incapacité d'écrire (*agraphie*) et l'incapacité de lire (*alexie*). La stimulation des régions voisines (**A5**), surtout du gyrus temporal moyen, entraîne une perturbation de la parole spontanée et de l'écriture. L'aire de Broca pour la coordination motrice de la parole (**A4**) se trouve dans le gyrus frontal inférieur (*voir* p. 250 D).

Lors d'une lésion de l'hémisphère droit (hémisphère non dominant), l'orientation visuo-spatiale ou la compréhension musicale (*amusie*) peut être perturbée. En cas de conservation de la parole, la mélodie du langage et sa tonalité émotionnelle sont affectées. On a souvent attribué aux deux hémisphères deux sortes de pensée : logique, rationnelle et analytique pour l'hémisphère gauche dominant et en revanche globale synthétique et intuitive pour l'hémisphère droit. Ces généralisations sont en bonne partie des spéculations.

Section du corps calleux (*split brain*). Après une section du corps calleux, on n'a pas de modification de la personnalité ou de l'intelligence. Les patients mènent une vie quotidienne normale. Ce n'est qu'avec des examens approfondis des systèmes tactile et visuel que l'on peut mettre en évidence des déficits (**B**).

La sensibilité tactile de la main gauche est enregistrée dans l'hémisphère droit, celle de la main droite dans l'hémisphère gauche (chez les droitiers dans l'hémisphère dominant du langage). Les stimuli optiques, qui atteignent les deux hémirétines gauches, sont dirigés dans l'hémisphère gauche, et les stimuli des deux hémirétines droites dans l'hémisphère droit (*voir* p. 258). L'examen montre maintenant que les droitiers avec une section du corps calleux, ne peuvent lire qu'avec leurs hémirétines gauches. Les objets, qui sont perçus par les hémirétines droites, ne peuvent pas être désignés verbalement. Ils peuvent en revanche, par des mouvements des mains, décrire l'utilité de l'objet. Le même phénomène s'observe si on met des objets, cachés à la vue, dans la main gauche des patients. Ils ne peuvent pas les nommer verbalement, mais uniquement montrer par des gestes leur utilité. Lors de la perception par la main droite ou par les hémirétines gauches, l'objet peut tout de suite être nommé.

Des mouvements d'un membre ne peuvent pas être imités par le membre controlatéral, parce que l'hémisphère correspondant n'a pas été informé des influx envoyés par l'hémisphère controlatéral.

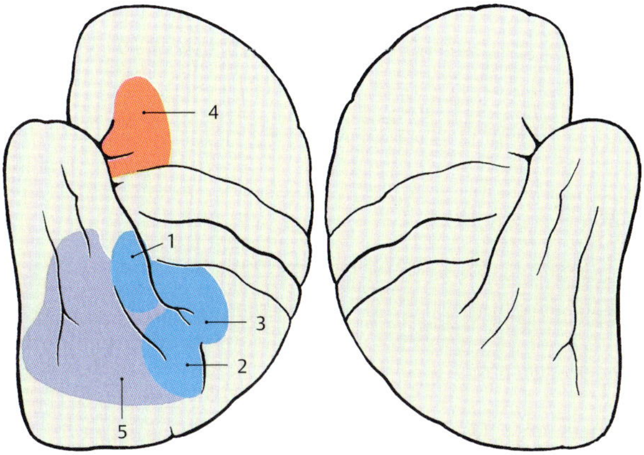

A Région du langage et de l'écriture chez le droitier

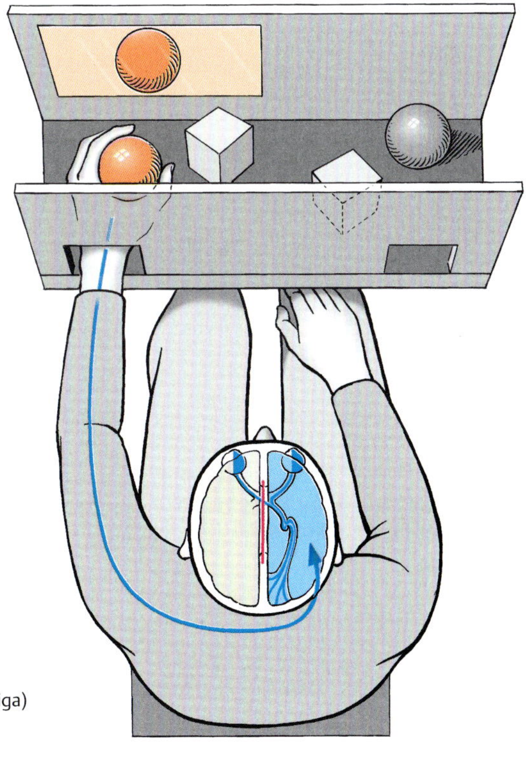

B Expérience de *split brain*
(d'après Sperry et Gazzaniga)

Imagerie (A, B)

L'évolution des techniques pour le diagnostic clinique a connu pendant ces 20 dernières années un développement phénoménal. Les techniques les plus importantes pour la description du système nerveux central sont actuellement :

- les *procédés de projection par rayons X avec des produits de contraste* pour la description des vaisseaux et du système ventriculaire ;
- la *tomographie par émission de rayons X* (TDM) ;
- l'*imagerie par résonance magnétique* (IRM) (*voir* p. 268).

Les procédés conventionnels avec les rayons X sont surtout utilisés pour la description ou la représentation des structures osseuses ; l'échographie est peu appropriée pour l'étude du système nerveux central parce que les ultrasons ne traversent pas les os du crâne chez l'adulte. En revanche, les examens échographiques pour le diagnostic en période néonatale sont d'une grande importance. À côté des procédés de représentation purement anatomique, il y a la possibilité, lors de l'injection de nucléides radioactifs appropriés, de représenter des paramètres fonctionnels ; les techniques de la médecine nucléaire, la *single photon emission computed tomography* (SPECT) et la tomographie par émission de positons (TEP) (*voir* p. 268), peuvent être utilisées pour déterminer la perfusion et l'activité métabolique ainsi que pour le marquage des différents systèmes de récepteurs. Dans les paragraphes suivants, certains domaines d'application de ces techniques seront expliqués.

Radiographies avec injection de produits de contraste (A)

À partir d'une source de rayons X, des rayons X gagnent le corps et le traversent. Les structures absorbantes (surtout les os) sont visualisées sous forme d'opacités à l'écran. Celui-ci comprend une couche photosensible ou une étendue constante d'arrangements de récepteurs digitaux. Pour la *représentation de vaisseaux sanguins*, on injecte au patient entre deux clichés un produit de contraste dans les vaisseaux. Par la soustraction des images, avant et après l'injection du produit de contraste, on élimine les structures osseuses qui ne changent pas. L'image de soustraction ainsi réalisée montre sélectivement les vaisseaux injectés de produit de contraste. L'injection du produit de contraste se passe généralement par sélection des vaisseaux, en introduisant un cathéter approprié dans le système vasculaire. Les images obtenues (**A**) montrent une représentation sélective en haute résolution des vaisseaux concernés. Cette **angiographie digitale par soustraction** (ADS) représente, par l'introduction du cathéter artériel, une contrainte non négligeable pour le patient. L'ADS veineuse, pour laquelle le produit de contraste est injecté dans une veine du bras, donne à cause de la répartition du produit de contraste dans le volume sanguin des images moins contrastées et donne une opacification aspécifique de tous les vaisseaux. Elle n'est de ce fait pas appliquée en pratique.

Le même principe est aussi appliqué pour la **myélographie**, lorsque le produit de contraste est injecté, après ponction du canal vertébral, directement dans le liquide cérébro-spinal.

Tomodensitométrie (scanner) (B)

Avec le **scanner** (TDM), les images sont également obtenues avec l'aide de rayons X. Le principe de représentation n'est pas une technique de projection des images sous forme d'opacités. En revanche, les projections successives sont représentées, selon une géométrie définie par le faisceau de rayons X, sous forme de coupes minces. Après mesure des profils d'absorption sous différents angles de projection (représentation **B**, surfaces rouges, vertes et bleues), on peut calculer, avec l'aide de la **projection rétrograde** filtrée (*back-projection*), une image bidimensionnelle de la couche parcourue par les rayons X. On utilise comme détecteurs uniquement des photocellules digitales à très haute sensibilité. Elles sont suffisantes pour montrer des structures molles à côté des structures osseuses.

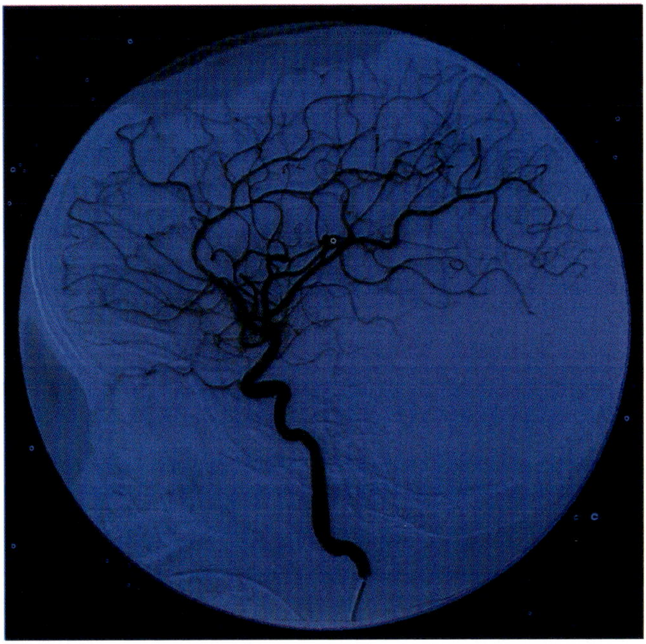

A Angiographie par soustraction digitale, représentation sélective de l'artère carotide interne, vue latérale (M. Orszagh, service de radiodiagnostic, université de Freiburg)

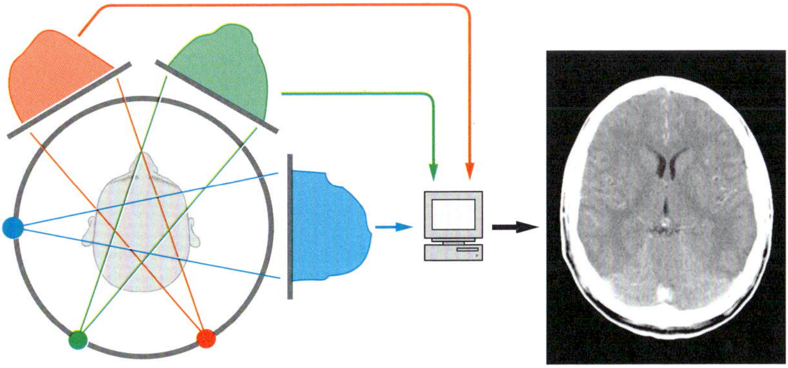

B Principe de la tomodensitométrie par mesure des profils d'absorption des rayons X et reconstruction d'image par ordinateur (surfaces rouges, vertes et bleues) (TDM de J. Laubenberger, service de radiodiagnostic, université de Freiburg)

Tomodensitométrie (scanner) (*suite*)

Le champ d'application principal du scanner dans le système nerveux central est l'examen de patients pour *traumatismes crâniens*. En effet, le scanner, à côté de la représentation extrêmement précise des déplacements osseux, est aussi très sensible pour le diagnostic d'hémorragies. En dehors de celles-ci, toutes sortes de processus expansifs peuvent être examinés à cause de la très haute précision de la représentation anatomique. Toutefois, de tels examens sont de plus en plus réalisés par l'imagerie résonance magnétique en raison de sa plus grande sensibilité.

Imagerie par résonance magnétique (A, B)

Le principe de l'imagerie par résonance magnétique (IRM) repose sur les caractéristiques magnétiques des noyaux atomiques (surtout des noyaux d'hydrogène dans l'eau libre et liée) dans le corps. L'IRM ne permet pas seulement une représentation dans l'espace des structures anatomiques, mais un contraste variable en fonction de la constitution tissulaire. Les images des illustrations **A** et **B** sont issues de la même coupe anatomique et démontrent la grande flexibilité du contraste de l'IRM. À cause de la dépendance considérable de l'émission de signal selon la composition tissulaire, l'IRM est une méthode hautement sensible pour la *représentation de changements pathologiques des tissus*. Pour la mesure du signal de la résonance magnétique, on utilise des ondes radio dans une gamme de fréquences d'environ 10-100 MHz, qui d'après les connaissances actuelles n'entraînent pas d'effets secondaires nocifs pour l'organisme. En comparaison avec le scanner, l'IRM présente l'avantage que la géométrie des images ne soit pas fonction du système de l'émetteur-récepteur et ainsi les plans de coupe peuvent être choisis à volonté. La résolution spatiale de l'IRM est, pour un examen de routine avec des coupes épaisses d'environ 5 mm, de l'ordre de 0,7-1 mm. L'enregistrement de 16 à 20 coupes parallèles traversant la tête nécessite, d'après la séquence de mesure utilisée, de quelques secondes à quelques minutes. Les images d'une seule coupe peuvent être enregistrées en 60-100 ms.

TEP et SPECT (C, D)

Ces deux techniques nucléaires d'enregistrement sont fondées sur la détection de l'irradiation de nucléotides radioactifs, injectés avant l'examen. Lors de la **single photon emission computed tomography** (SPECT), on utilise des sources de rayons γ. La détection des radiations produites s'effectue à l'aide de photocellules comme pour le scanner. La géométrie des radiations détectées n'est pas déterminée par l'arrangement émetteur-récepteur, mais par la détection de l'intensité et de la direction des rayons γ. Ceci entraîne par opposition au scanner, une plus mauvaise résolution spatiale (environ 1 cm). Des images de haute résolution anatomique ne peuvent pas être obtenues, mais la SPECT peut être utilisée pour la *détermination de la circulation sanguine cérébrale* en fonction de la cinétique temporelle des signaux détectés.

Pour la **tomographie par émission de positons** (TEP), on utilise des rayons β. La désintégration de ces radio-isotopes émet des positons dont l'annihilation après collision avec un électron présent dans le corps libère 2 photons dans des directions opposées (**C**). La géométrie du rayon, par enregistrement de la mesure de la coïncidence des 2 photons γ dans l'anneau de détection, peut être beaucoup mieux définie que pour le SPECT. La résolution spatiale du TEP est de 2-4 mm, ce qui reste inférieur, par rapport au scanner et à l'IRM. Par l'intégration de radio-isotopes adaptés dans la molécule biologiquement active, on peut avec le TEP, faire des *mesures de perfusion* mais aussi des *examens du métabolisme* (**D**) ou représenter sélectivement des *systèmes de récepteurs* (par exemple des récepteurs de la dopamine).

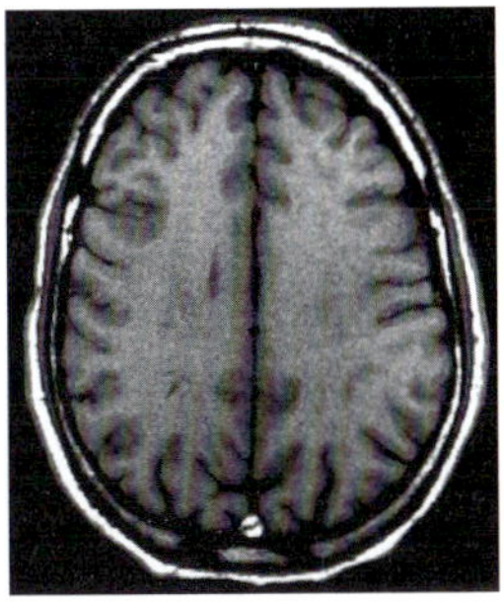

A Séquence T1

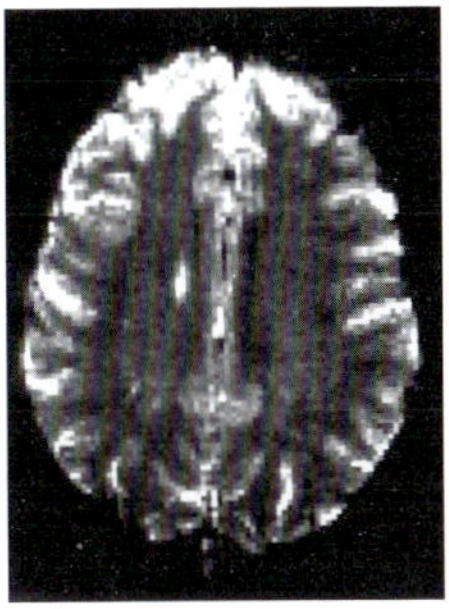

B Séquence T2

A, B IRM, images de la tête au-dessus des ventricules

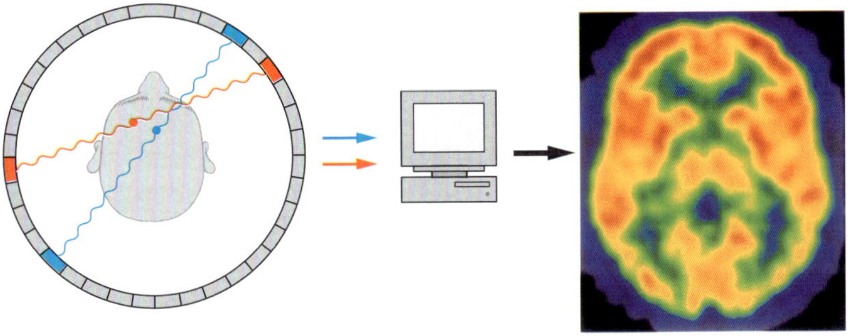

C Principe de la tomographie par émission de positons : détection des photons émis dans des directions opposées, lors de la désintégration des radio-isotopes (cliché de TEP de F. Jüngling, service de médecine nucléaire, université de Freiburg)

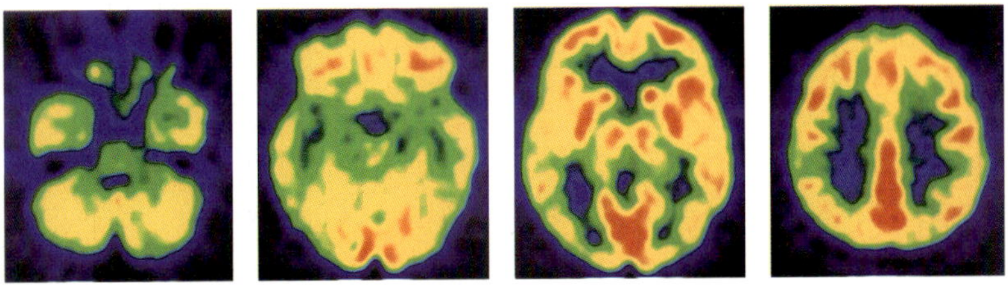

D Images TEP de quatre coupes parallèles (intensité du métabolisme du glucose dans le cerveau)

Système vasculaire et système liquidien

Artère carotide interne (A-C)

On distingue à l'**artère carotide interne** (**C1**) une *partie cervicale* (partie située dans le cou entre la bifurcation carotidienne et la base du crâne), une *partie pétreuse* (dans le canal carotidien de la partie pétreuse de l'os temporal), une *partie caverneuse* (dans le sinus caverneux, *voir* p. 104 A7) *et une partie cérébrale*. Dans la partie caverneuse et la partie cérébrale, l'artère a un trajet en forme de S (*siphon carotidien*) (**C2**). Dans la partie caverneuse se détachent l'*artère hypophysaire inférieure* (*voir* p. 200 E10) et des petites branches destinées à la dure-mère, au IVe et au Ve nerfs crâniens. Après la naissance de l'*artère hypophysaire supérieure* (*voir* p. 200 E9), de l'*artère ophtalmique* et de l'*artère choroïdienne antérieure* dans la partie cérébrale, l'artère carotide interne se divise en deux grandes branches terminales, l'*artère cérébrale antérieure* et l'*artère cérébrale moyenne*.

L'**artère cérébrale antérieure** (**B-C3**), après avoir donné l'artère communicante antérieure, se dirige vers la fissure longitudinale du cerveau. La partie de l'artère située après la naissance de l'artère communicante antérieure (*artère péricalleuse*) (**B-C4**) chemine sur le rostrum et le genou du corps calleux (**B5**), à la face médiale de l'hémisphère, le long de la face dorsale du corps calleux jusqu'au sillon pariéto-occipital. De cette artère partent des branches vers la face basale du lobe frontal (*artère fronto-basale médiale*) (**B6**). D'autres rameaux s'étalent sur la face médiale de l'hémisphère : ce sont les *rameaux frontaux* (**B-C7**), l'*artère callosomarginale* (**B-C8**) et l'*artère paracentrale* (**B9**), laquelle vascularise la région motrice du membre inférieur.

L'**artère cérébrale moyenne** (**A-C10**) se dirige en dehors vers le fond de la fosse latérale et se divise ici en plusieurs groupes de branches. L'artère est divisée en trois segments : une *partie sphénoïdale*, de laquelle partent les *artères centrales* (fines branches pour le striatum, le thalamus et la capsule interne), une *partie insulaire* avec les courtes *artères insulaires* (**C11**) pour le cortex insulaire, l'*artère fronto-basale latérale* (**A12**) et les *artères temporales* (**A13**) pour le cortex du lobe temporal ; et en dernier, la *partie terminale*, formée par les longues branches destinées au cortex de la région centrale et du lobe pariétal (**A-C14**). La division et le trajet des différentes artères sont sujets à de grandes variations.

L'**artère cérébrale postérieure** (**B-C15**) est embryologiquement une branche de l'artère carotide interne. Chez l'adulte, elle est cependant relativement plus caudale. Puisqu'elle n'est reliée à l'artère carotide interne que par la fine artère communicante postérieure, elle reçoit la plus grande partie de son apport sanguin des artères vertébrales et c'est pour cela qu'on attribue cette artère à leur territoire vasculaire. Celui-ci correspond aux étages sous-tentoriels de l'encéphale (tronc cérébral et cervelet) et, dans la région sus-tentorielle, au lobe occipital, à la partie basale du lobe temporal et aux secteurs caudaux du striatum et du thalamus (tente du cervelet, *voir* p. 290 B5). Toutes les parties de l'encéphale situées plus en avant sont vascularisées par l'artère carotide interne.

L'artère cérébrale postérieure se ramifie à la face médiale du lobe occipital et à la face basale du lobe temporal. Elle donne l'artère choroïdienne postérieure pour le plexus choroïde du IIIe ventricule et de fines branches pour le striatum et le thalamus. Artère ophtalmique (**C16**).

Angiographie carotidienne (phase artérielle). La fig. **C** reproduit le schéma d'une angiographie carotidienne. À des fins diagnostiques, un produit de contraste est injecté dans l'artère carotide interne, lequel s'écoule en quelques secondes dans tout le territoire vasculaire de l'artère. Un cliché radiographique pris immédiatement après visualise l'arbre vasculaire artériel. Lors de l'examen de clichés artériographiques, il faut tenir compte du fait que tous les vaisseaux sont représentés sur un même plan (*comparer* p. 266 A)

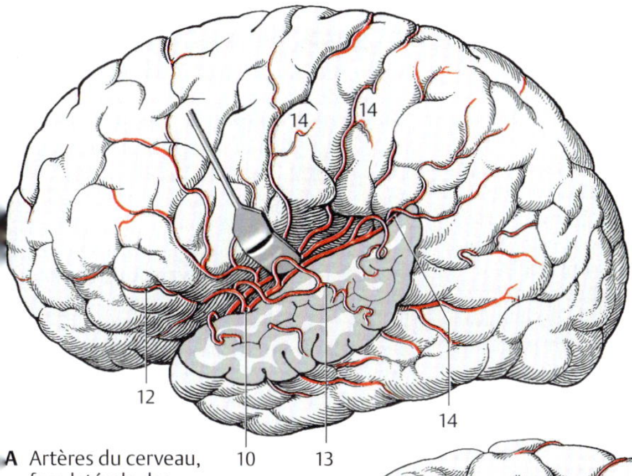

A Artères du cerveau, face latérale des hémisphères

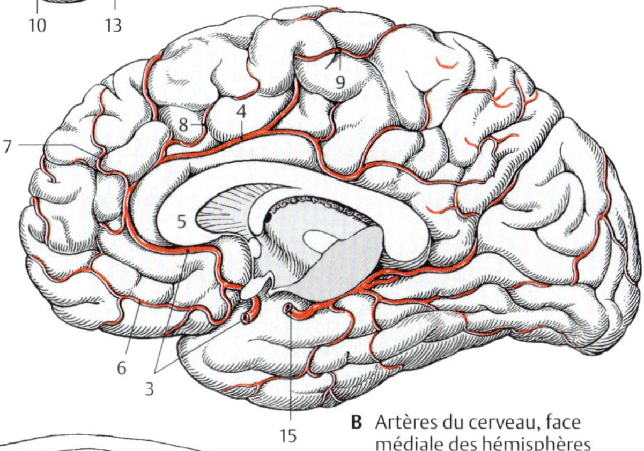

B Artères du cerveau, face médiale des hémisphères

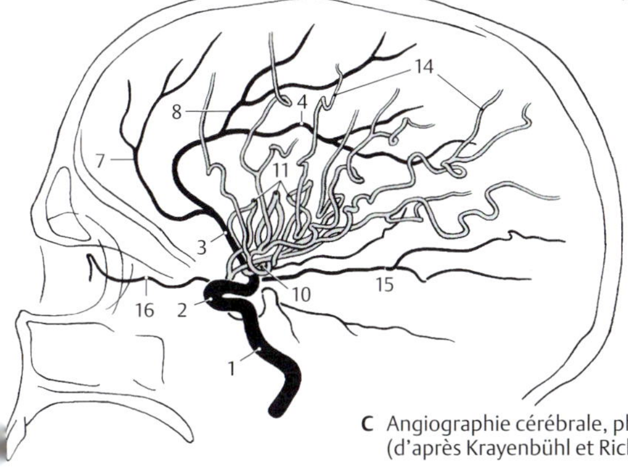

C Angiographie cérébrale, phase artérielle (d'après Krayenbühl et Richter)

Territoires vasculaires (A-D)

Artère cérébrale antérieure (A, B)

Les courtes branches centrales de l'**artère cérébrale antérieure** (**A-B1**) s'étendent vers le chiasma, vers le septum pellucidum, vers le rostrum et le genou du corps calleux ; l'artère centrale longue, A. récurrente de Heubner, quant à elle, s'étend vers la partie médiale de la tête du noyau caudé et vers le bras antérieur de la capsule interne. Les branches corticales vascularisent la partie médiale de la base du lobe frontal ainsi que le bulbe olfactif, la face médiale du cortex frontal et pariétal et le corps calleux jusqu'au splénium. Le territoire vasculaire de l'artère s'étend au-delà du bord supérieur du cerveau, sur les replis dorsaux de la convexité.

Artère cérébrale moyenne (A, B)

Les rameaux striés de l'**artère cérébrale moyenne** (**A-B2**) se terminent dans le pallidum, dans certaines parties du thalamus, dans le genou et dans certains segments du bras antérieur de la capsule interne. Les branches efférentes des artères insulaires se divisent dans le cortex insulaire et dans le claustrum et atteignent la capsule externe. Le territoire vasculaire des rameaux corticaux comprend la face latérale des lobes frontal, pariétal et temporal, ainsi qu'une grande partie de la région centrale et du pôle temporal. Ces branches ne vascularisent pas seulement le cortex, mais aussi la substance blanche jusqu'au ventricule latéral, y compris la partie moyenne des voies visuelles.

Artère cérébrale postérieure (A, B)

L'**artère cérébrale postérieure** (**A-B3**) émet de fines et courtes branches qui vascularisent les pédoncules cérébraux, le pulvinar, les corps géniculés, la lame tectale et le splénium du corps calleux. Le territoire vasculaire cortical prend en charge la partie basale du lobe temporal ainsi que le lobe occipital avec le cortex visuel (aire striée) lequel, dans la zone du pôle occipital, peut également être atteint par les branches inférieures de l'artère cérébrale moyenne.

Vascularisation des noyaux di- et télencéphaliques (C, D)

La tête du noyau caudé, le putamen et la capsule interne sont vascularisés par l'artère de Heubner et par les *rameaux striés* (**D4**) de l'artère cérébrale moyenne (**D5**). L'*artère choroïdienne antérieure* (**C6**) participe de manière très variable à la vascularisation des structures profondes. Ses branches ne vont pas uniquement à l'hippocampe et au corps amygdaloïde, mais aussi à des parties du pallidum et du thalamus. La partie rostrale du thalamus reçoit une branche issue de l'artère communicante postérieure (**C7**), le rameau thalamique (**C8**). Les segments moyen et caudal du thalamus sont vascularisés par l'artère basilaire (**C9**), de laquelle peuvent partir des branches directes (**C10**) vers le thalamus. D'autres fines branches thalamiques se détachent de l'artère choroïdienne postérieure (**C11**) et de l'artère cérébrale postérieure (**C12**).

Vascularisation. Les gros vaisseaux cérébraux longent sans exception la surface du cerveau. Ils donnent de petites artères et artérioles qui pénètrent perpendiculairement dans la substance cérébrale et s'y divisent. Le réseau capillaire est très dense dans la substance grise et nettement plus lâche dans la substance blanche.

Remarques cliniques. Lors de l'occlusion brutale d'une artère par un caillot sanguin, une bulle d'air ou une goutte de graisse dans la circulation sanguine (*embolie*), ou comme conséquence d'une hémorragie intracrânienne, le parenchyme cérébral du territoire artériel concerné va involuer. En fonction de la localisation, un infarctus cérébral va avoir des conséquences neurologiques (p. ex. paralysies, troubles de la parole). Les anastomoses entre les territoires vasculaires ne suffisent pas, lors d'une occlusion brutale, à assurer une suppléance correcte par un autre territoire. L'*artère cérébrale moyenne* et ses branches sont le plus souvent touchées. Dans ce cas, ce ne sont pas seulement les tissus cellulaires du cortex cérébral dans le territoire de l'artère cérébrale moyenne qui sont touchés. La défaillance des *rameaux striés* (**D4**), dont le trajet est presque vertical ascendant, concerne également la capsule interne traversée en un territoire étroit par de nombreuses fibres de projection.

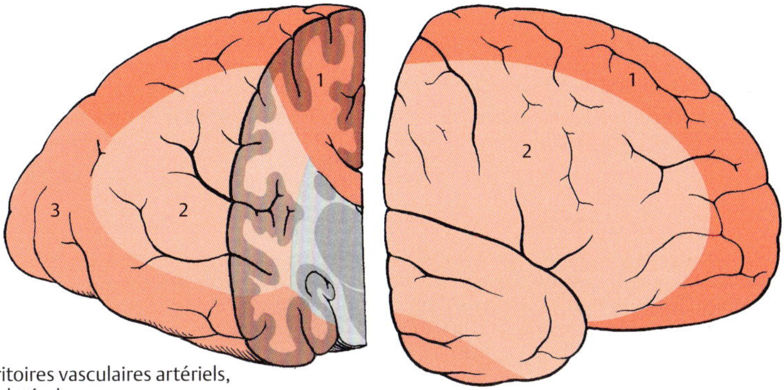

A Territoires vasculaires artériels, vue latérale

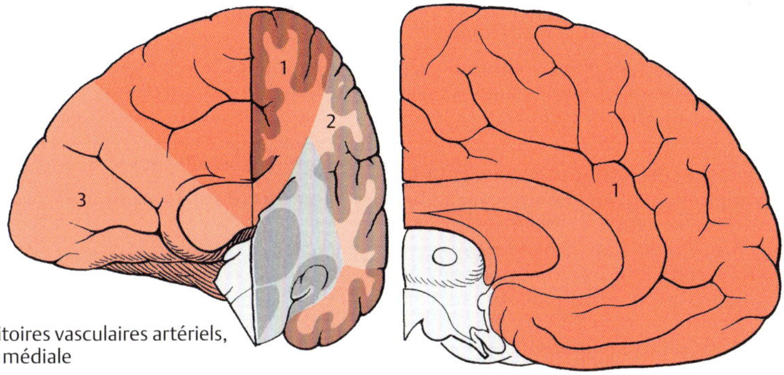

B Territoires vasculaires artériels, vue médiale

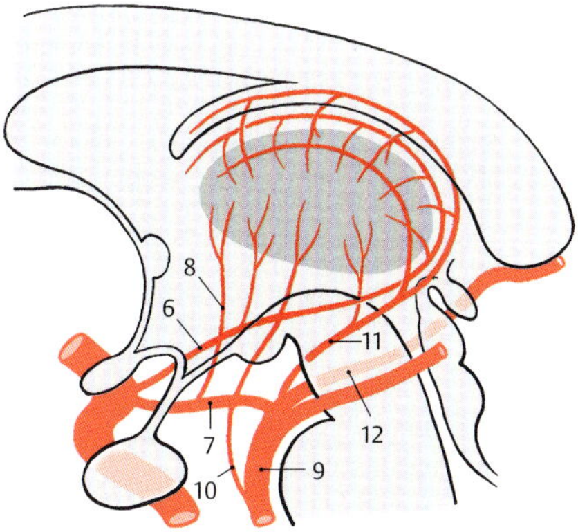

C Vascularisation artérielle du thalamus (d'après Van den Bergh et Van der Eeken)

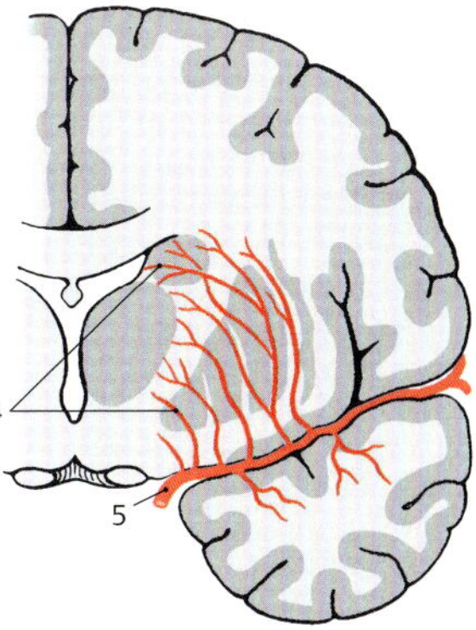

D Vascularisation artérielle du corps strié

Veines (A-C)

Les plus grosses veines sont situées à la surface du cerveau dans l'espace subarachnoïdien ; quelques veines profondes passent sous l'épendyme. Les veines cérébrales ne possèdent pas de valves. Leur trajet et leur territoire de drainage sont le siège de nombreuses variantes. Il n'est pas rare de trouver, à la place d'une grosse veine connue, plusieurs petits vaisseaux. Les veines de l'encéphale sont divisées en deux groupes : les **veines superficielles** qui se drainent dans les sinus de la dure-mère (*voir* Tome 2) et les **veines profondes**, qui délivrent leur sang dans la grande veine cérébrale de Galien.

Veines cérébrales superficielles

On distingue un **groupe veineux supérieur**, les veines cérébrales supérieures, et un **groupe veineux inférieur**, les veines cérébrales inférieures.

Les **veines cérébrales supérieures** (**A-C1**), au nombre de 10 à 15 environ, recueillent le sang provenant des lobes frontal et pariétal et le conduisent dans le *sinus sagittal supérieur* (**B-C2**). Elles cheminent dans l'espace subarachnoïdien et aboutissent dans les *lacunes latérales* (**B-C3**), évaginations du sinus sagittal supérieur. Au cours de leur trajet, elles doivent traverser durant un court segment l'espace subdural. Ces veines à parois fines peuvent facilement se rompre lors d'un traumatisme crânien et saigner dans l'espace sub- ou sous-dural (*hématome sous-dural*). L'abouchement des veines dans le sinus sagittal supérieur est singulièrement oblique, allant même à l'encontre du courant sanguin du sinus.

Les **veines cérébrales inférieures** recueillent le sang du lobe temporal et de la région basale du lobe occipital et aboutissent dans le sinus transverse et le sinus pétreux supérieur. La plus grande et la plus constante de ces veines est la *veine cérébrale moyenne superficielle* (**A-C4**), siégeant dans le sillon latéral et souvent constituée de plusieurs troncs veineux. Elle draine vers le sinus caverneux (*voir* p. 104 A7) le sang de la plus grande partie de la face latérale de l'hémisphère.

Les veines cérébrales supérieures et inférieures ne sont reliées entre elles que par quelques anastomoses. La plus importante est la *veine anastomotique supérieure de Trolard* (**A-C5**), qui s'ouvre dans le sinus sagittal supérieur et communique avec la veine cérébrale moyenne superficielle. La *veine centrale de Rolando* (**C6**), cheminant dans le sillon central, peut aussi s'anastomoser avec la veine cérébrale moyenne. Une communication entre la veine cérébrale moyenne superficielle et le sinus transverse est formée par la *veine anastomotique inférieure de Labbé* (**A-C7**).

Angiographie carotidienne (temps veineux). La fig. **C** montre schématiquement le temps veineux d'une angiographie carotidienne (*comparer* : phase artérielle ; p. 274). Un cliché radiologique pris quelques secondes après l'injection montre le produit de contraste s'écoulant le long de l'arbre vasculaire veineux. Les veines superficielles et profondes sont représentées sur un même plan.

Veines cérébrales profondes (*voir* p. 280) :

B-C8 Grande veine cérébrale de Galien.
C9 Veine cérébrale interne.
C10 Veine thalamostriée, veine terminale.
C11 Veine du septum pellucidum.
C12 Foramen interventriculaire de Monro.
C13 Veine basale de Rosenthal.
B-C14 Sinus droit.
B-C15 Sinus sagittal inférieur.
B-C16 Confluent des sinus (*voir* p. 104 A19).

[Les grands conducteurs de sang, les sinus de la dure-mère, *voir* Tome 2.]

Remarques cliniques. Les hémorragies dans les espaces sub- ou sous-dural et épidural sont presque toujours d'origine traumatique. L'hématome sous-dural est dû en règle à une hémorragie veineuse. Notons que les symptômes n'apparaissent qu'après un *intervalle libre*, suite à l'augmentation de la pression sur l'encéphale. Dans l'hématome épidural, la collection sanguine se situe entre la dure-mère et le périoste ; en règle, il s'agit d'une atteinte de l'artère méningée moyenne !

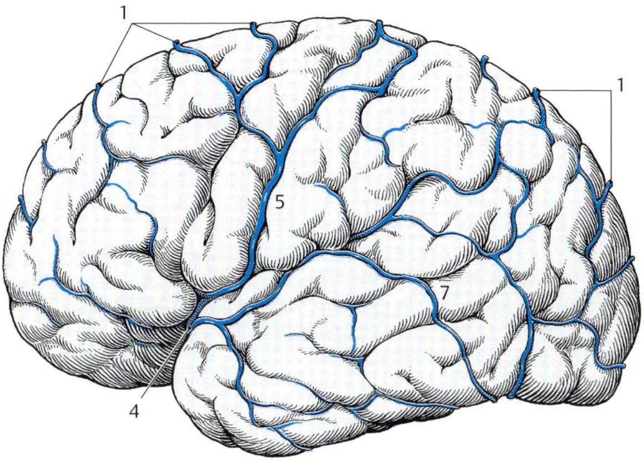

A Veines de l'encéphale, face latérale de l'hémisphère

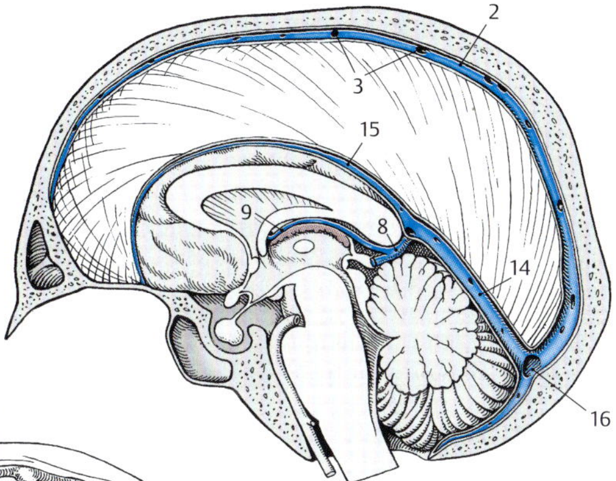

B Veines de l'encéphale, face médiale de l'hémisphère

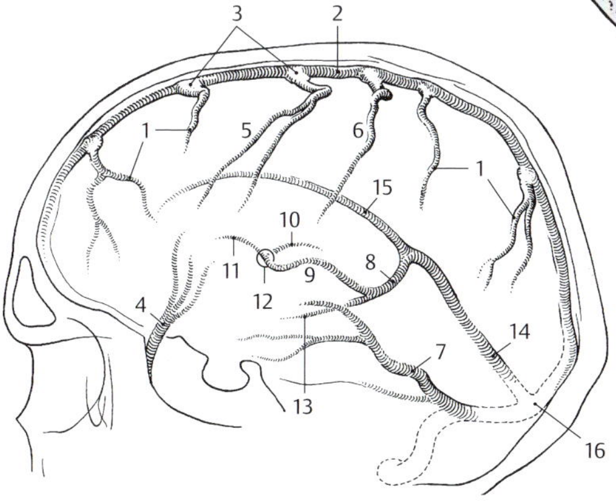

C Angiographie cérébrale, temps veineux (d'après Krayenbühl et Richter)

Veines cérébrales profondes (A, B)

Les **veines profondes** collectent le sang provenant du diencéphale, des structures profondes des hémisphères et de la substance blanche profonde. De plus, de fines veines *transcérébrales* arrivent de la substance blanche externe et du cortex, et ce le long des fibres de la couronne rayonnante. Ce sont des communications entre les régions drainées par les veines superficielles et profondes. Les veines profondes du cerveau déversent leur sang dans la *grande veine cérébrale de Galien*. Le système de drainage des veines profondes est aussi appelé système de la grande veine cérébrale.

Grande veine cérébrale (**A-B1**). C'est un court tronc vasculaire, formé par la réunion de quatre veines, les deux veines cérébrales internes et les deux veines basales. Elle forme un arc autour du splénium du corps calleux pour aboutir dans le sinus droit. Des veines issues de la surface du cervelet et du lobe occipital (**B2**) peuvent s'y drainer.

Veine basale (de Rosenthal) (**A-B3**). Elle naît dans la région de la substance perforée antérieure (**A4**) par la réunion de la veine cérébrale antérieure et de la veine cérébrale moyenne profonde.

La **veine cérébrale antérieure** (**A5**) reçoit le sang des deux tiers antérieurs du corps calleux et des gyri adjacents. Elle longe le genou du corps calleux et se dirige vers la base du lobe frontal. La **veine cérébrale moyenne profonde** (**A6**) provient de la région de l'insula et reçoit les veines de la partie basale du putamen et du pallidum.

La veine basale enjambe le tractus optique, contourne les pédoncules cérébraux (**A7**), puis se dirige vers la citerne ambiante pour remonter ensuite jusque sous le splénium, où elle s'abouche dans la grande veine cérébrale. Sur son trajet, elle reçoit de nombreuses afférences veineuses : des veines du chiasma et de l'hypothalamus, la *V. interpédonculaire* (**A8**), la *V. choroïdienne inférieure* (**A9**) venant du plexus choroïde (**A10**) de la corne inférieure, des veines de la partie interne du pallidum et des parties basales du thalamus.

Veine cérébrale interne (**A-B11**). Elle prend naissance au niveau du foramen interventriculaire de Monro par la réunion de la veine du septum pellucidum, de la veine thalamostriée et de la veine choroïdienne.

La **veine thalamostriée**, veine terminale (**B12**) chemine dans le sillon terminal, situé entre le thalamus (**B13**) et le noyau caudé (**B14**), en direction rostrale jusqu'au foramen interventriculaire. Elle reçoit le sang veineux du noyau caudé, de la substance blanche avoisinante et de l'angle latéral du ventricule latéral. La **veine antérieure du septum pellucidum** (**B15**) reçoit des branches veineuses du septum pellucidum (**B16**) et de la substance blanche profonde frontale. La **veine choroïdienne supérieure** (**B17**) chemine avec le plexus choroïde jusque dans la corne inférieure. Elle reçoit, à côté des vaisseaux du plexus, des veines de l'hippocampe et de la substance blanche profonde temporale.

La veine cérébrale interne part du foramen interventriculaire, passe au-dessus de la face médiale du thalamus à la limite du toit du diencéphale, puis chemine jusque dans la région de la glande pinéale, où elle va former, avec la veine cérébrale controlatérale et les veines basales, la grande veine cérébrale. Sur son trajet elle reçoit des afférences du fornix (**B18**), de certaines parties dorsales du thalamus, de la glande pinéale (**B19**) et de façon variable de la substance blanche profonde du lobe occipital.

En résumé : le drainage des régions dorsales du thalamus, du pallidum et du striatum est réalisé par la veine cérébrale interne, le drainage des régions ventrales par la veine basale.

Remarques cliniques. L'occlusion d'une veine du cerveau produit au niveau du territoire concerné des stases sanguines et des saignements. Lors de traumatismes à la naissance, le déchirement de la veine thalamostriée chez le nouveau-né peut conduire à une hémorragie dans les ventricules.

A20 Veine cérébrale moyenne superficielle.

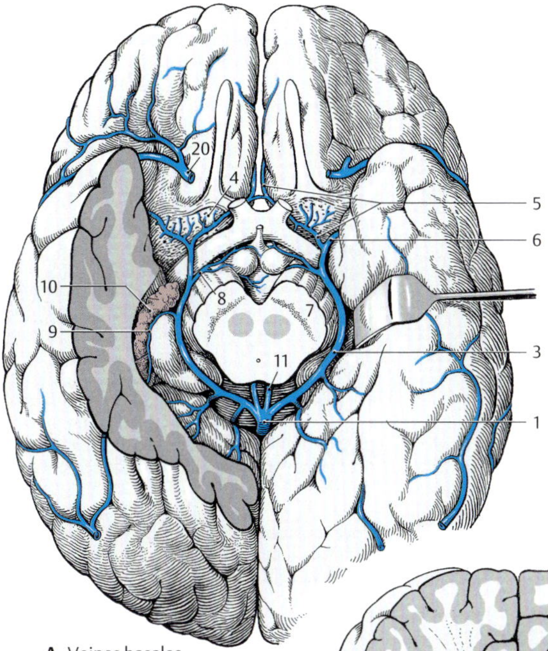

A Veines basales de l'encéphale

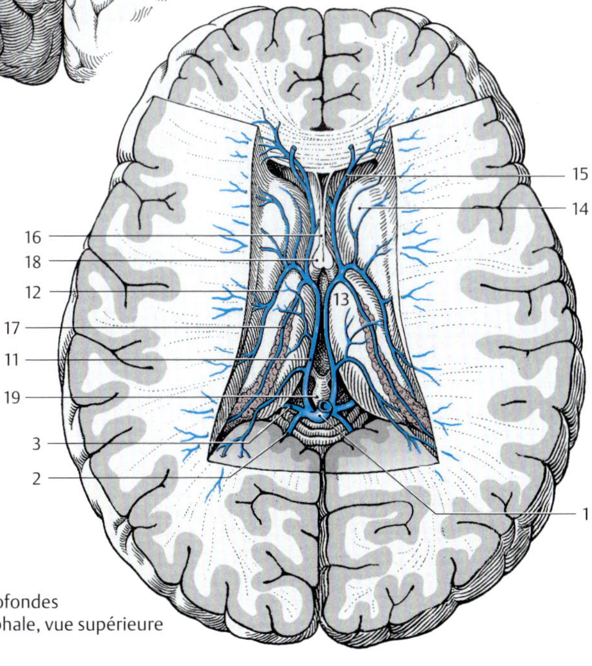

B Veines profondes de l'encéphale, vue supérieure

Liquide cérébro-spinal

Vue d'ensemble

Le SNC est complètement entouré par un liquide, le liquide cérébro-spinal (*liquor cerebrospinalis*). Celui-ci remplit aussi les cavités internes du cerveau : les ventricules, de sorte que l'on peut distinguer des *cavités internes* et *externes* contenant toutes du liquide cérébro-spinal. Les deux communiquent au niveau du IVe ventricule.

Espaces liquidiens internes (A-C)

Le système ventriculaire est constitué de quatre ventricules : les deux *ventricules latéraux* (I et II) (**A1**) des hémisphères télencéphaliques, le *IIIe ventricule* (**A-C2**) du diencéphale et le *IVe ventricule* (**A-C3**) du rhombencéphale (pont et moelle allongée). Les deux ventricules latéraux sont reliés au IIIe ventricule par l'intermédiaire du **foramen interventriculaire** de Monro (**A-C4**) situé de chaque côté du thalamus. Le IIIe ventricule communique à son tour avec le IVe ventricule par l'intermédiaire d'un étroit canal, l'**aqueduc cérébral** de Sylvius (**A-C5**).

Le **ventricule latéral** a, conformément à l'enroulement des hémisphères (*voir* p. 208), la forme d'un demi-cercle avec une expansion caudale. On lui distingue plusieurs parties :

- la *corne antérieure* ou **corne frontale** (**B-C6**), située dans le lobe frontal, délimitée latéralement par la tête du noyau caudé, médialement par le septum pellucidum et dorsalement par le corps calleux ;
- l'étroite **partie centrale** (**B-C7**), au-dessus du thalamus ;
- la *corne inférieure* ou **corne temporale** (**B-C8**), dans le lobe temporal ;
- la *corne postérieure* ou **corne occipitale** (**B-C9**), dans le lobe occipital.

La paroi latérale du **IIIe ventricule** est formée par le thalamus avec l'adhésion interthalamique (**C10**) (*voir* p. 10 C18) et l'hypothalamus. Oralement émergent le *récessus optique* (**C11**) et le *récessus infundibulaire* (**C12**) ; caudalement apparaissent le *récessus suprapinéal* (**C13**) et le *récessus pinéal* (**C14**).

Le **IVe ventricule** forme au-dessus de la fosse rhomboïde un espace en forme de tente entre le cervelet et la moelle allongée, et envoie de chaque côté un long *récessus latéral* (**B-C15**), au bout duquel se situent les *ouvertures latérales du IVe ventricule* (de Luschka). À la naissance du voile médullaire inférieur se trouve médialement l'*ouverture médiane* (de Magendie) (*voir* p. 284 D14).

Espaces liquidiens externes (A)

L'espace liquidien externe contenant du liquide cérébro-spinal est situé entre les deux feuillets des leptoméninges. Il est limité en dedans par la pie-mère et en dehors par l'arachnoïde (espace subarachnoïdien, *voir* p. 290 A13). Au-dessus de la convexité des hémisphères, cet espace est étroit, et ne s'élargit que dans certaines régions de la base du cerveau appelées *citernes*. Alors que la pie-mère colle étroitement à la surface du SNC, l'arachnoïde est tendue au-dessus des sillons et des fosses, de sorte qu'il se forme, dans les invaginations plus profondes, des espaces liquidiens plus ou moins larges, appelés **citernes subarachnoïdiennes**. Le plus grand de ces espaces est la *citerne cérébello-médullaire* (**A16**) entre le cervelet et la moelle allongée. Dans l'angle formé par le plancher du diencéphale, les pédoncules cérébraux et le pont, se trouve la *citerne interpédonculaire* (**A17**) et en avant de celle-ci, dans le voisinage du chiasma, la *citerne chiasmatique* (**A18**). La surface du cervelet, la lame tectale et la glande pinéale délimitent la *citerne ambiante* (**A19**), qui est parcourue par de larges mailles de tissu conjonctif.

Circulation du liquide cérébro-spinal (A)

Il est sécrété par les *plexus choroïdes* (*voir* p. 284) et s'écoule des ventricules latéraux vers le IIIe ventricule et de là, à travers l'aqueduc, dans le IVe ventricule. Il gagne ensuite les espaces liquidiens externes après avoir traversé les ouvertures médiane et latérales. La résorption du liquide cérébro-spinal vers le courant sanguin veineux se fait d'une part au niveau des *granulations arachnoïdiennes* (*voir* p. 290 A15) qui s'enfoncent au niveau des sinus veineux dans les lacunes latérales, d'autre part au niveau de l'*émergence des nerfs spinaux*, où il peut être dérivé vers les plexus veineux ou vers les gaines nerveuses (dérivation vers la voie lymphatique).

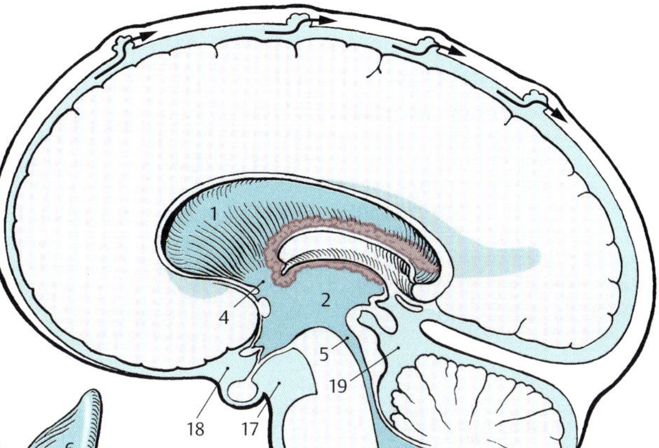
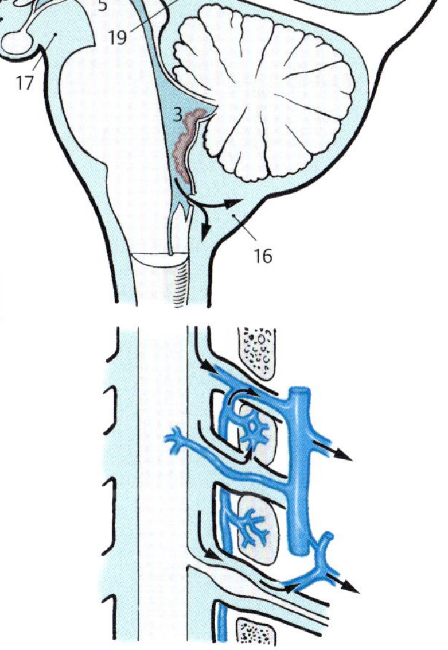

A Espaces liquidiens

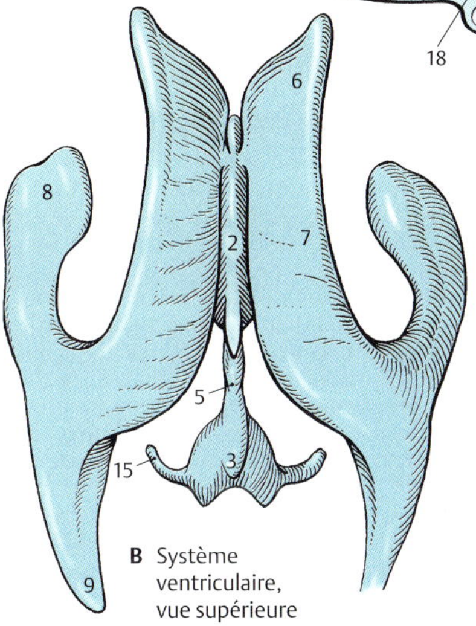

B Système ventriculaire, vue supérieure

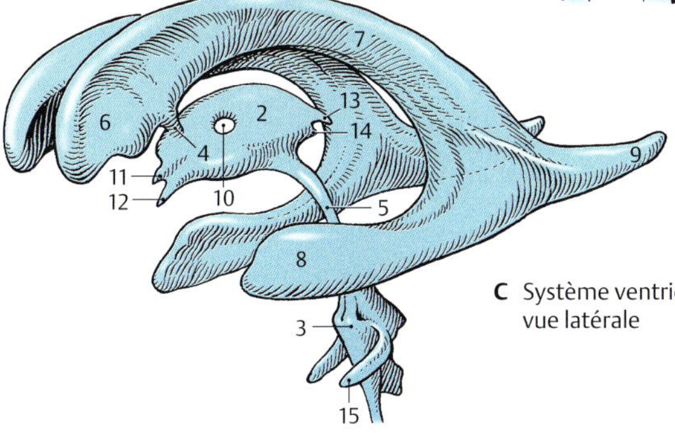

C Système ventriculaire, vue latérale

Plexus choroïde (A-E)

Ventricule latéral (A, C)

Le **plexus choroïde** correspond à un enroulement tortueux de villosités vasculaires qui font saillie dans les ventricules et ce, à partir de certaines portions de la paroi. La paroi hémisphérique médiale, lame choroïdienne (**A1**) s'amincit au cours du développement embryonnaire, de sorte qu'elle peut être refoulée dans la lumière du ventricule (**A2**) par les boucles vasculaires issues de la pie-mère environnante. Au début de l'évolution embryonnaire, tous les enroulements vasculaires sont recouverts d'une couche de la fine paroi hémisphérique. Celle-ci se transforme finalement en une couche de cellules épithéliales, l'**épithélium plexique**. Le plexus final est donc formé de deux composantes : d'un tissu conjonctif riche en vaisseaux, dérivé de la pie-mère, et d'un épithélium choroïdien (correspondant à la paroi hémisphérique transformée). Il s'est invaginé dans la cavité du ventricule et n'est plus relié à la pie-mère que par une étroite fissure, la **fissure choroïdienne** (**A3**). Lors de l'ablation du plexus choroïde au niveau de cette fissure, les portions amincies de la paroi hémisphérique s'arrachent. Le trait de rupture est appelé **taenia**. L'un des traits de rupture s'attache au fornix (*voir* p. 232 A6) et à la fimbria (*voir* p. 232 ACD5) et on le désigne comme le *taenia du fornix* (**C4**) ; l'autre chemine le long de la lamina affixa (*voir* p. 170 D15, E16) en tant que *taenia choroïdien* (**C5**).

Conformément à la rotation des hémisphères (*voir* p. 208), le plexus décrit un demi-cercle le long de la paroi médiale du ventricule, s'étendant du foramen interventriculaire de Monro jusqu'à la corne inférieure (**C7**), en passant par la partie centrale (**C6**). La corne antérieure (**C8**) et la corne postérieure (**C9**) ne contiennent pas de plexus.

Toile choroïdienne (A-C)

Lors du recouvrement du diencéphale par les hémisphères, les leptoméninges des deux parties du cerveau se superposent et forment une sorte de dédoublement (**A10**), la **toile choroïdienne** (**B**), qui est une plaque de tissu conjonctif tendue entre les hémisphères et le diencéphale. Au niveau de ses bords externes, la pie-mère forme les villosités vasculaires du plexus choroïde des ventricules latéraux. Médialement, la toile choroïdienne recouvre le toit du IIIe ventricule (**toile choroïdienne du troisième ventricule**) (**B-C11**). Deux rangées de villosités vasculaires s'avancent dans cette région et pénètrent dans la lumière du IIIe ventricule pour former le **plexus choroïde du troisième ventricule**. Lors de l'ablation du toit du ventricule, il persiste un trait de rupture, le *taenia thalamique* (**C12**) lequel chemine le long de la strie médullaire au-dessus du thalamus.

Quatrième ventricule (E, D)

Au-dessus du IVe ventricule, la **toile choroïdienne du quatrième ventricule** est aussi un *dédoublement de pie-mère*, à cause de la superposition de la face inférieure du cervelet et de la face supérieure du rhombencéphale (**E**). Le toit du rhombencéphale, réduit à une fine couche épithéliale, s'invagine dans le ventricule à cause des villosités vasculaires issues de la toile choroïdienne. Cette toile choroïdienne du IVe ventricule n'est composée que de pie-mère car l'arachnoïde, qui s'étire au-dessus de la citerne cérébello-médullaire, n'adhère pas à la surface du cervelet. Au niveau de l'insertion de la toile située au-dessus d'une lamelle de substance blanche, l'*obex* (**D13**), se trouve l'*ouverture médiane* de Magendie (**D14**). Des deux côtés s'ouvrent les ouvertures latérales de Luschka, au travers desquelles s'écoulent les extrémités latérales du plexus choroïde (*corbeille de fleurs de Bochdalek*) (**D15**).

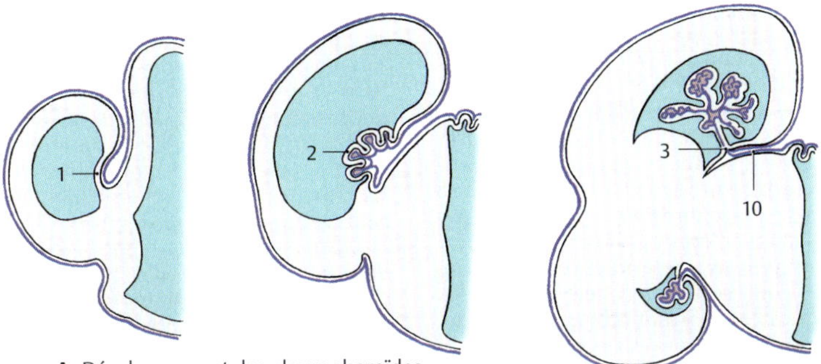

A Développement des plexus choroïdes

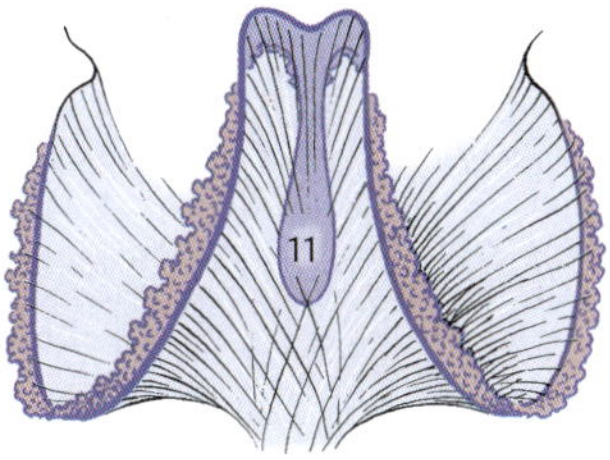

B Toile choroïdienne

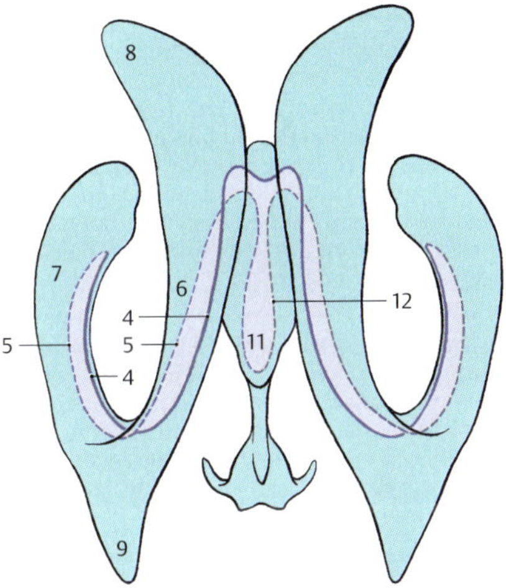

C Taenias du IIIe ventricule et des ventricules latéraux

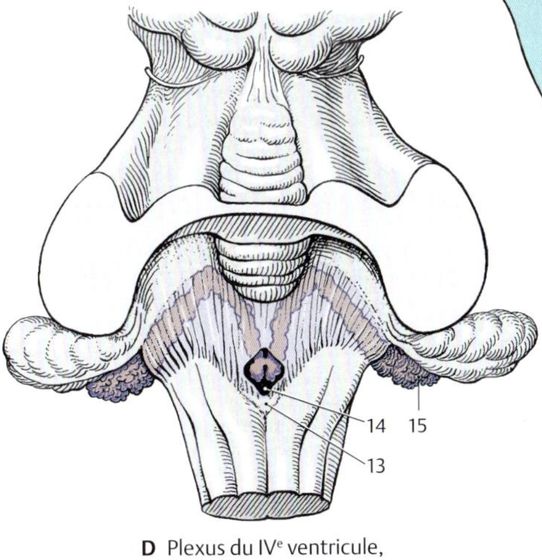

D Plexus du IVe ventricule, vue supérieure

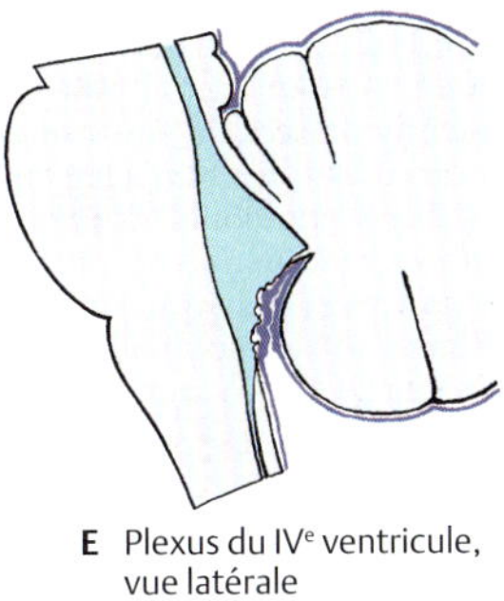

E Plexus du IVe ventricule, vue latérale

Plexus choroïde (*suite*) (A, B)

Le plexus choroïde (**A**) possède, par son arborisation, une très grande surface. Chaque ramification contient un ou plusieurs vaisseaux, des artères, des capillaires et des sinus veineux à paroi fine. Les vaisseaux sont entourés d'un maillage lâche de fibres de collagène (**B1**), qui est lui-même recouvert par l'épithélium choroïdien (**B**). Cet épithélium choroïdien est composé d'une couche unistratifiée de cellules cubiques, qui portent à leur surface une fine bordure en brosse. Le cytoplasme des cellules contient des vacuoles, des granulations plus grossières ainsi que des inclusions lipidiques et glycogéniques.

Le plexus choroïde est le *lieu de synthèse du liquide cérébro-spinal*. Un liquide, issu du système vasculaire du plexus, traverse l'épithélium et passe dans le ventricule. Le fait qu'il s'agisse d'une sécrétion de l'épithélium choroïdien ou d'une dialyse, c'est-à-dire d'une sorte de filtration, n'est pas clairement défini.

De même que les lepto- et les pachyméninges, le plexus choroïde est richement innervé (nerf trijumeau, nerf vague et fibres végétatives innervent les méninges). Le plexus et les méninges sont de ce fait sensibles à la douleur, alors que la substance cérébrale y est en grande partie insensible.

Épendyme (C, D)

Les parois du système ventriculaire sont recouvertes d'une couche cellulaire unistratifiée, l'**épendyme** (**C**). Les cellules épendymaires émettent un prolongement qui se dirige radialement vers l'intérieur de la substance cérébrale : c'est la fibre épendymaire. Leur surface orientée vers la lumière du ventricule porte souvent quelques cils vibratiles. Le corps cellulaire contient de petites granulations, les *blépharoblastes* (**C2**), qui sont le plus souvent alignés sous la surface.

En microscopie électronique, la surface ventriculaire des cellules épendymaires montre des évaginations irrégulières contenant des vésicules (**D3**). Les cils vibratiles (**D4**) contiennent deux *tubules centraux* (**D5**), entourés de neuf *paires de microtubules* (**D6**). La base de chaque cil est entourée d'une zone granulaire (**D7**) dans laquelle irradient de nombreuses petites racines (**D8**). Un côté présente le *pied basal* (**D9**), lequel pourrait être déterminant pour donner une direction au battement ciliaire. Les faces latérales des cellules épendymaires sont unies les unes aux autres par des *zones adhérentes* (**D10**) et des *zones occludentes* (*gap junctions*) (**D11**). Entre les cellules épendymaires cheminent des prolongements nerveux (**D12**). Sous cet épendyme se trouve une couche pauvre en cellules et comportant des fibres gliales (**C13**) se disposant de manière radiaire ou horizontale, ainsi qu'une *couche cellulaire subépendymaire* (**C14**) plus profonde. On y trouve, outre des astrocytes, des cellules indifférenciées. D'après les nouvelles recherches, il n'y a pas que les cellules gliales qui y sont renouvelées toute la vie, mais aussi des neurones. D'intensives recherches sont menées sur ces cellules souches neuronales de la zone subépendymaire pour le remplacement de cellules nerveuses dans certaines formes de dégénérescence neuronale.

La structure de la paroi ventriculaire est très variable suivant les régions. Par endroit, le revêtement épendymaire ou la couche de fibres gliales subépendymaire peuvent être absents. La couche de cellules gliales subépendymaire est surtout développée au-dessus de la tête du noyau caudé et à la base de la corne antérieure. Elle fait en revanche défaut au-dessus de l'hippocampe.

Remarques cliniques. Des troubles de la circulation du liquide cérébro-spinal, avec un déséquilibre entre sa formation et sa résorption, peuvent aboutir à une *hydrocéphalie*. En cas d'excès de formation de liquide cérébro-spinal ou de diminution de sa résorption, le volume du système ventriculaire augmente, modifiant et altérant la substance blanche périventriculaire, avec possibilité d'atteintes neurologiques.

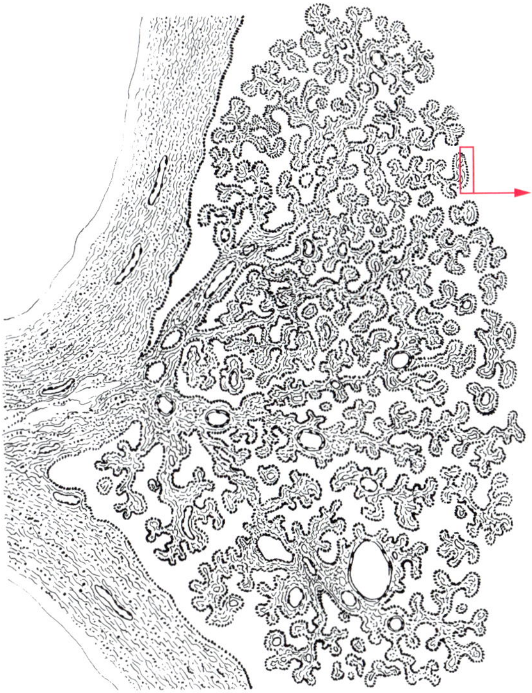

A Plexus choroïde

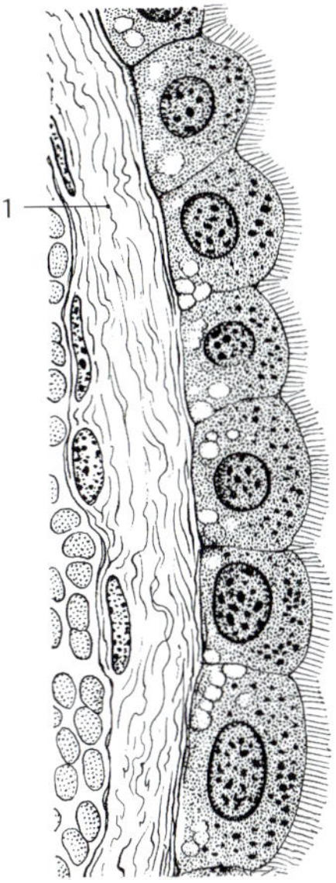

B Épithélium choroïdien

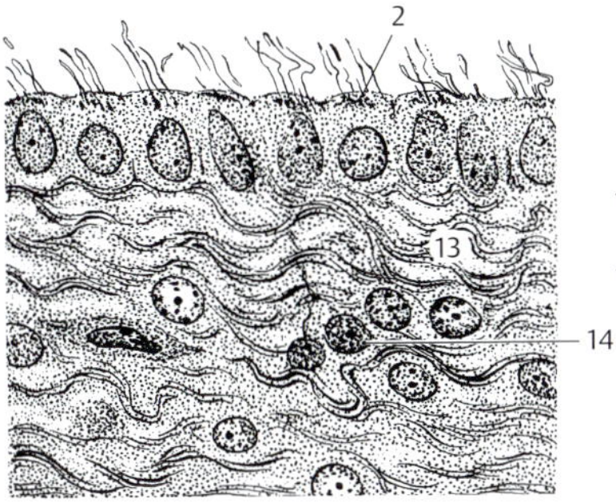

C Épendyme et zone subépendymaire

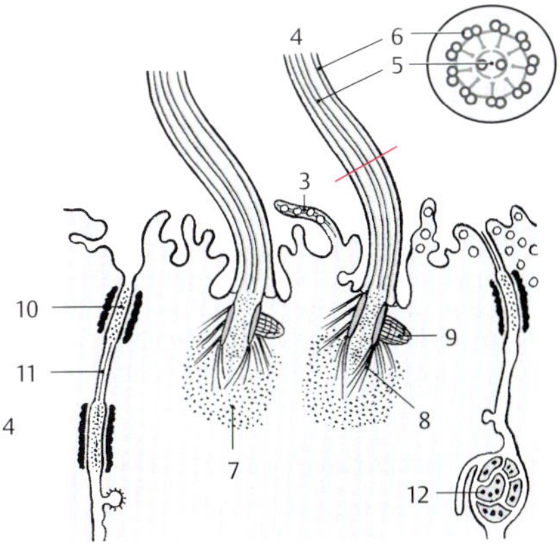

D Cellule épendymaire, schéma en microscopie électronique (d'après Brightman et Palay)

Organes circumventriculaires (A-D)

Chez les vertébrés inférieurs, l'épendyme possède une fonction sécrétrice et probablement aussi réceptrice. Cela a entraîné la formation de structures particulières que l'on peut aussi mettre en évidence chez les mammifères. Appartiennent à ces organes périventriculaires l'*organe vasculaire de la lame terminale*, l'*organe subfornical*, l'*area postrema*, la *paraphyse* et l'*organe subcommissural*. Chez l'homme, ces organes ont régressé et certains (la paraphyse et l'organe subcommissural) n'apparaissent que de manière transitoire au cours du développement embryonnaire. Leur fonction est inconnue. Il n'existe que des hypothèses quant à leur intérêt dans la régulation de la pression et de la composition du liquide cérébro-spinal et quant à leur relation avec le système neuroendocrinien de l'hypothalamus. Leur *localisation au niveau de zones rétrécies du système ventriculaire* est frappante. Ils sont richement *vascularisés* et présentent des cavités.

Organe vasculaire de la lame terminale (A, D)

Cet organe (**A-D1**) est situé dans la lame terminale qui s'étend entre la commissure antérieure et le chiasma et qui forme la cloison rostrale du IIIe ventricule. On peut lui distinguer une *zone externe*, richement vascularisée, située en dessous de la pie-mère ainsi qu'une *zone interne* principalement composée de tissu glial. Les vaisseaux forment un plexus dense présentant des dilatations sinusoïdes. Dans la zone interne cheminent des fibres nerveuses issues du noyau supra-optique et contenant du matériel Gomori-positif (les corps de Herring, *voir* p. 204 B5). Cet organe reçoit aussi des fibres peptidergiques de l'hypothalamus.

Organe subfornical (B, D)

L'**organe subfornical** (**B-D2**) est situé, tel un petit nodule de la taille d'une tête d'épingle, entre les deux foramina interventriculaires dans le toit du IIIe ventricule à l'extrémité orale de la toile choroïdienne. En dehors de cellules gliales et de cellules nerveuses isolées, il contient des cellules parenchymateuses, grandes et rondes, dont le caractère neuronal est controversé. En microscopie électronique, on peut mettre en évidence des *canalicules épendymaires*, qui pénètrent depuis la surface et qui communiquent avec de larges espaces intercellulaires. Des boucles vasculaires pénètrent à l'intérieur de l'organe subfornical depuis la toile choroïdienne. Des fibres nerveuses peptidergiques (somatostatine, luliberine) se terminent au niveau des capillaires et dans les environs des canalicules épendymaires.

Area postrema (C, D)

On appelle area postrema (**C-D3**) les deux zones symétriques et étroites du plancher de la fosse rhomboïde et qui sont situées à l'entrée en entonnoir du canal épendymaire. Le tissu lâche de cette zone contient de nombreuses petites cavités. Il se compose de cellules gliales et de cellules dites parenchymateuses, qui sont considérées communément comme des éléments nerveux. Le tissu contient également un grand nombre de capillaires tortueux fortement fenêtrés visibles au microscope électronique. L'area postrema est pour cette raison l'une des rares zones du cerveau dans lesquelles la *barrière hémato-encéphalique* est perméable (*voir* p. 44 C-E). L'area postrema fait partie d'un centre de rupture.

Paraphyse et organe subcommissural (D)

Chez l'homme, ces deux structures n'apparaissent que de façon transitoire au cours du développement embryonnaire. La **paraphyse** représente une petite évagination sacciforme du toit du IIIe ventricule située en arrière des foramina interventriculaires. L'**organe subcommissural** (**D4**) est composé d'un complexe de cellules épendymaires cylindriques situées en-dessous de la commissure postérieure. Celles-ci sécrètent une substance qui ne se dissout pas dans le liquide cérébro-spinal, mais qui se condense en un long et fin filet, le filet de Reissner. Chez les animaux dont le canal épendymaire n'est pas fermé, ce filet se prolonge jusque dans la partie inférieure de la moelle spinale.

D5 Plexus choroïde.

D6 Foramen interventriculaire (de Monro).

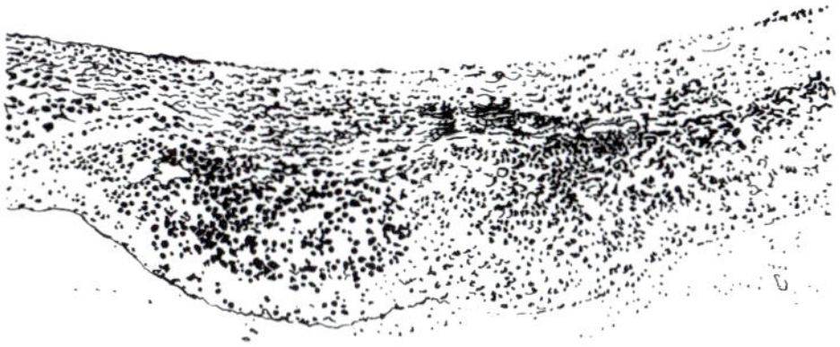

A Organe vasculaire de la lame terminale, coupe horizontale (d'après Kuhlenbeck)

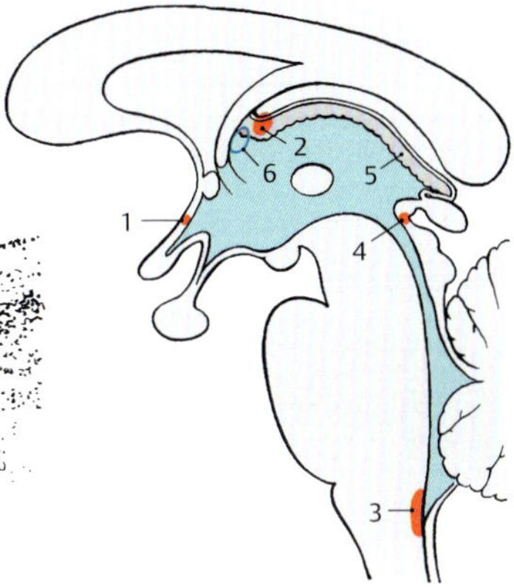

D Position des organes

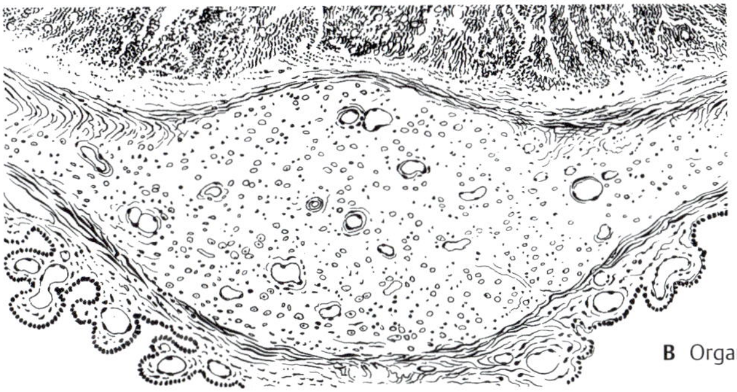

B Organe subfornical

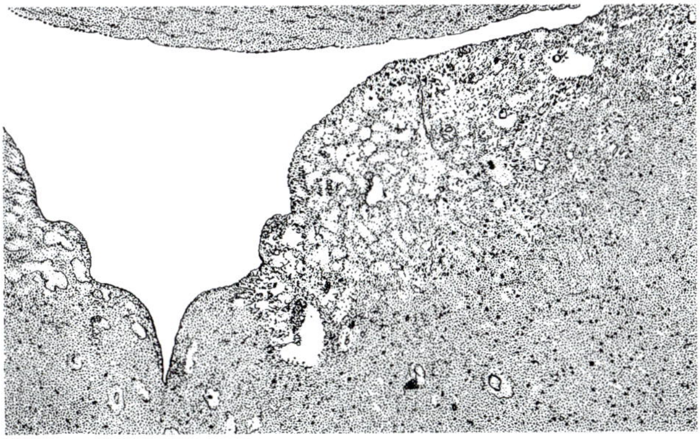

C Area postrema

Méninges (A, B)

L'encéphale est entouré par des enveloppes mésodermiques, les **méninges**. En dehors se trouve la *dure-mère* (**A1**) ou *pachyméninge* ; en-dedans la *leptoméninge*, qui se compose de deux feuillets, l'*arachnoïde* (**A2**) et la *pie-mère* (**A3**).

Dure-mère (B)

La dure-mère tapisse la face interne du crâne et forme en même temps le périoste. D'importants septa partent de la dure-mère et pénètrent profondément dans la cavité crânienne. Entre les deux hémisphères s'invagine la **faux du cerveau** (**B4**). En avant, la faux s'insère sur le processus *crista galli*, longe ensuite la crête frontale jusqu'au niveau de la protubérance occipitale interne où elle se continue avec la **tente du cervelet** (**B5**), qui s'étire sur deux versants. Elle divise la partie supérieure de la cavité crânienne de manière à ce que chaque hémisphère tienne dans un espace qui lui soit propre. La tente du cervelet s'étend comme un toit au-dessus du cervelet situé dans la fosse crânienne postérieure. Elle s'insère le long du sillon transverse de l'os occipital et sur le bord supérieur de la partie pétreuse de l'os temporal. En avant, elle ménage une large ouverture pour le passage du tronc cérébral (**B6**). À la face inférieure de la tente et le long de la crête occipitale s'insère la faux du cervelet dans la fosse crânienne postérieure.

Entre les deux feuillets de la dure-mère se logent de gros conduits veineux, les *sinus de la dure-mère* (*voir* Tome 2). Coupe du *sinus sagittal supérieur* (**B8**), du *sinus transverse* (**B9**).

Certaines formations sont isolées du reste de la cavité crânienne par des poches de dure-mère. Ainsi, le *diaphragme sellaire* (**B10**) recouvre la selle turcique et ne laisse passer que la tige de l'hypophyse à travers le *hiatus diaphragmatique* (**B11**). À la face antérieure de la partie pétreuse de l'os temporal, le ganglion trigéminal, semi-lunaire, de Gasser est enfermé dans une poche de dure-mère, le cavum trigéminal de Meckel.

Arachnoïde (A)

L'arachnoïde (**A2**) s'accole étroitement à la face interne de la dure-mère, et n'est séparée d'elle que par une fente capillaire, l'**espace subdural** (**A12**). Elle entoure l'espace subarachnoïdien contenant le liquide cérébro-spinal, ou **cavum subarachnoïdien** (**A13**). Elle est également reliée à la pie-mère par des travées (**A14**) et des septa qui forment un maillage dense et un système de chambres communicantes.

L'arachnoïde envoie des proliférations pédiculées et fongiformes dans les grands conduits sanguins, ce sont les *granulations méningées* ou **granulations de Pacchioni** (**granulations arachnoïdiennes**) (**A15**). Elles sont constituées d'un maillage d'arachnoïde et recouvertes de mésothélium. La dure-mère qui les enveloppe y est amincie et ne forme qu'une fine membrane. Ces villosités arachnoïdiennes sont le plus souvent visibles au voisinage du sinus sagittal supérieur (**A16**), dans les lacunes latérales (**A17**), plus rarement au niveau de l'émergence des nerfs spinaux. Au niveau de ces villosités, le liquide cérébro-spinal rejoint le sang veineux. Chez des personnes âgées, ces villosités peuvent aussi pénétrer à l'intérieur de l'os (formation de fossettes granulaires) (**A18**) et s'enfoncer jusque dans les veines du diploé.

Pie-mère (A)

C'est la *méninge porte-vaisseaux* (**A3**). Elle recouvre directement la substance cérébrale et forme le versant mésodermique de la frontière entre pie-mère et glie. À partir de la pie-mère, les vaisseaux s'enfoncent dans la substance cérébrale et sont encore accompagnés par cette membrane sur une courte distance (*infudibulum pie-mérien*).

A19 Cuir chevelu.
A20 Os.
A21 Diploé (*voir* Tome 1).

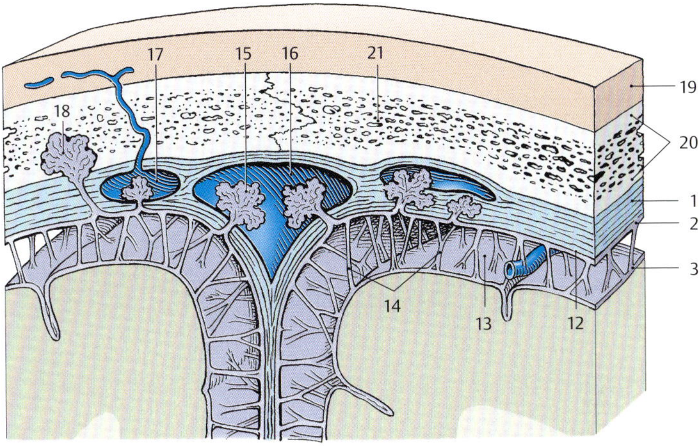

A Méninges et espace subarachnoïdien

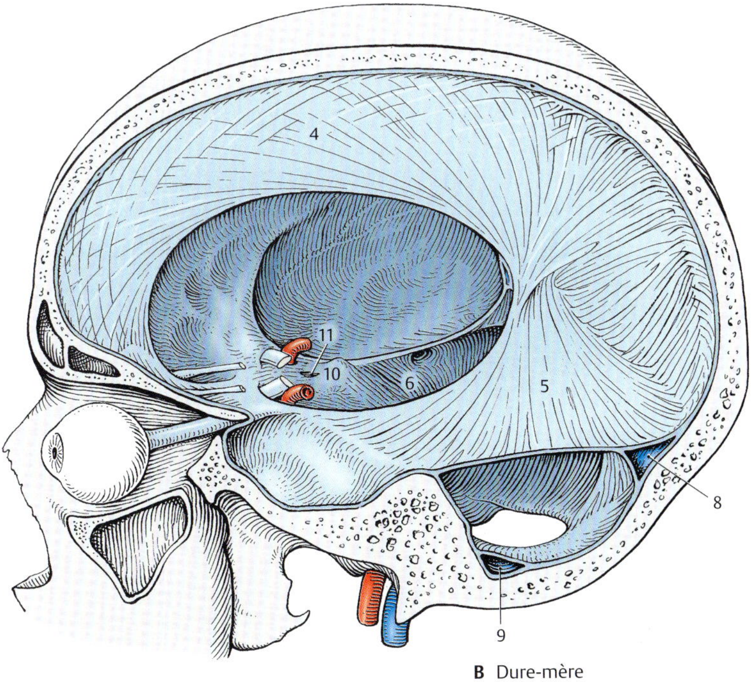

B Dure-mère

Système nerveux végétatif

Vue d'ensemble (A)

Le **système nerveux végétatif** ou **autonome** innerve les organes internes et leurs enveloppes. Presque tous les tissus du corps humain sont pourvus d'un réseau de fines fibres nerveuses. On distingue des fibres **afférentes** (*viscéro-sensitives*) et **efférentes** (*viscéro-motrices et sécrétrices*). Les cellules nerveuses à l'origine des fibres sensitives se trouvent dans les *ganglions spinaux*. Les cellules à l'origine des fibres efférentes forment des amas de cellules nerveuses dispersés dans le corps, entourés d'une enveloppe de tissu conjonctif et appelés *ganglions végétatifs*.

La fonction principale du système nerveux végétatif est le maintien de la *constance du milieu intérieur* de l'organisme et la *régulation des fonctions des organes*, qui s'adaptent aux exigences changeantes de l'environnement. Cette régulation est mise en œuvre par la coordination des deux composantes antagonistes du système autonome : l'*orthosympathique* ou simplement le **sympathique** (**A1**) (jaune) et le **parasympathique** (**A2**) (vert). L'excitation du sympathique résulte d'un effort corporel accru. Apparaissent alors une augmentation de la pression sanguine, une accélération des rythmes cardiaque et respiratoire, une dilatation des pupilles, une pilo-érection et une augmentation de la sécrétion de sueur. Simultanément sont réduites : la motilité de l'estomac et de l'intestin ainsi que la sécrétion des glandes intestinales. Une prédominance parasympathique, au contraire, renforce la motilité et la sécrétion intestinales, favorise la défécation et la miction, ralentit les fréquences cardiaque et respiratoire et entraîne une contraction des pupilles. Le sympathique sert donc à l'*augmentation des performances* en cas de stress et de situation d'urgence ; le parasympathique en revanche favorise le métabolisme, la *régénération* et la reconstitution des réserves corporelles.

La division du système végétatif en une partie sympathique et une partie parasympathique concerne les *fibres viscéro-motrices* et *sécrétrices*. Pour les *fibres viscéro-sensitives*, une telle distinction n'est pas possible.

Système végétatif central

On distingue un système végétatif périphérique et un système végétatif central. Les groupes de neurones centraux du sympathique et du parasympathique sont situés dans différentes régions. Les cellules nerveuses parasympathiques forment des noyaux dans le tronc cérébral (*comparer* p. 106) :

- le *noyau Edinger-Westphal* (**A3**) ;
- les *noyaux salivaires* (**A4**) ;
- et le *noyau dorsal du nerf vague* (**A5**).

La moelle sacrale contient des cellules parasympathiques (**A6**). Les neurones sympathiques, en revanche, occupent la corne latérale de la moelle thoracique et de la partie supérieure de la moelle lombale (**A7**) (*voir* p. 298 A1). La localisation des noyaux parasympathiques est donc *craniosacrale*, alors que celle des noyaux sympathiques est *thoracolombale*.

L'organe d'intégration le plus élevé du système autonome est l'**hypothalamus**. À travers ses connexions avec l'hypophyse, il régule aussi les glandes endocrines et coordonne donc les systèmes végétatif et endocrinien. Des groupes cellulaires de la formation réticulaire du tronc cérébral participent aussi à la régulation centrale du fonctionnement des organes (fréquence cardiaque et respiratoire, pression sanguine, *voir* p. 146).

A8 Tronc sympathique.
A9 Ganglion cervical supérieur.
A10 Ganglion stellaire.
A11 Ganglion cœliaque.
A12 Ganglion mésentérique supérieur.
A13 Ganglion mésentérique inférieur.
A14 Plexus hypogastrique.
A15 Nerf splanchnique majeur.

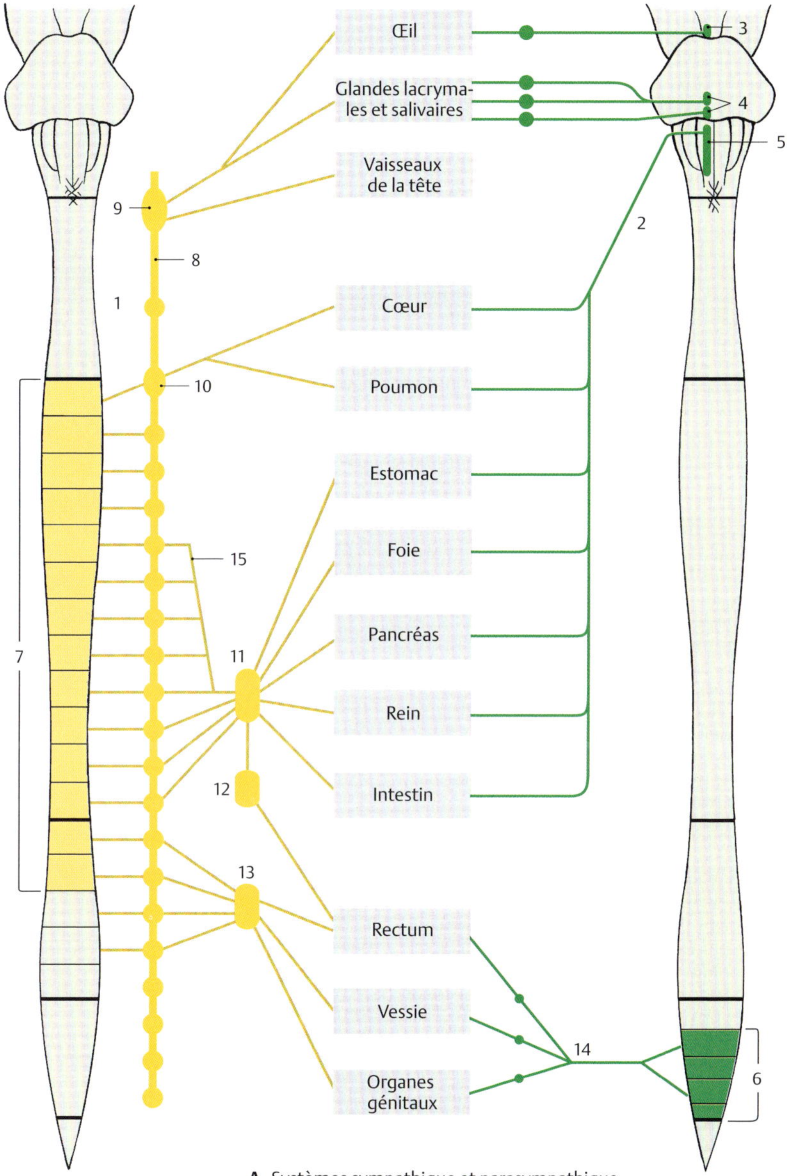

A Systèmes sympathique et parasympathique (d'après Villiger et Ludwig, modifié)

Système végétatif périphérique (A)

Parasympathique

Les fibres des neurones parasympathiques centraux cheminent via différents nerfs crâniens vers les ganglions parasympathiques de la région de la tête (*voir* p. 128 et 130), où elles font relais avec les fibres post-ganglionnaires qui se rendent aux organes effecteurs. Le **nerf vague** (**A1**) est le principal nerf du parasympathique. Il descend au contact des gros vaisseaux du cou (tronc vasculo-nerveux du cou) et, après le passage de l'ouverture supérieure du thorax, se disperse en plexus dans la région des viscères thoraciques et abdominaux (*voir* p. 116).

Les cellules nerveuses du noyau intermédio-latéral et du noyau intermédio-médial de la moelle sacrale envoient leurs axones par les 3e et 4e racines sacrales (**A2**) vers le nerf pudendal, à partir duquel ils passent, en tant que nerfs pelviens, dans le plexus hypogastrique inférieur et dans les organes pelviens [vessie (**A3**), rectum et organes génitaux]. Le relais avec les fibres post-ganglionnaires se produit dans le plexus hypogastrique inférieur ou dans les petits ganglions des différents plexus viscéraux. Comme pour le sympathique, deux neurones participent à l'innervation périphérique : 1er neurone (neurone préganglionnaire) dans la moelle spinale, 2e neurone (neurone post-ganglionnaire) dans les ganglions (*voir* p. 298 BC).

Sympathique

Les neurones sympathiques situés dans les cornes latérales thoracique et lombale envoient leurs axones par les *rameaux communicants* (**A4**) vers le **tronc sympathique** (**A5**) (*voir* p. 298). Celui-ci est constitué d'une chaîne de ganglions sympathiques situés des deux côtés de la colonne vertébrale, en avant des processus transverses des vertèbres. Ils s'étendent depuis la base du crâne jusqu'au coccyx. Ces ganglions sont reliés entre eux par les *rameaux interganglionnaires* (**A6**). Dans le **segment cervical** se trouvent trois ganglions : le *ganglion cervical supérieur*, le *ganglion cervical moyen variable* (**A7**) et le *ganglion stellaire* (**A8**). Le **segment thoracique** en contient 10 à 11, le **segment lombal** environ quatre et le **segment sacral** également quatre. L'extrémité inférieure de la chaîne est formée par le petit *ganglion impair* (**A9**) situé au milieu devant le coccyx. Les ganglions sacraux reçoivent leurs fibres préganglionnaires par l'intermédiaire des rameaux interganglionnaires issus des niveaux Th12 à L2 de la moelle spinale.

Les ganglions latéro-vertébraux thoraciques et lombaux envoient des nerfs vers les ganglions situés des deux côtés de l'aorte abdominale au milieu d'un plexus nerveux dense. Le groupe de ganglions supérieurs sont les *ganglions cœliaques* (**A10**), vers lesquels se dirige le *nerf splanchnique majeur* (**A11**) issu lui-même des 5e à 9e ganglions du tronc sympathique. En dessous se trouvent le *ganglion mésentérique supérieur* (**A12**) et le *ganglion mésentérique inférieur* (**A13**). À l'intérieur du pelvis s'étendent le *plexus hypogastrique supérieur* (**A14**) et le *plexus hypogastrique inférieur* (**A15**).

Système adrénergique et cholinergique

La transmission de l'influx nerveux s'effectue par l'intermédiaire de la noradrénaline dans le sympathique et de l'acétylcholine dans le parasympathique. C'est pour cela qu'on parle du *sympathique* comme d'un **système adrénergique** et du *parasympathique* comme d'un **système cholinergique**. Toutes les fibres préganglionnaires du sympathique sont cholinergiques et uniquement les fibres post-ganglionnaires sont noradrénergiques (*voir* p. 299 C). Les fibres sympathiques post-ganglionnaires innervant les glandes sudoripares sont aussi cholinergiques.

L'antagonisme entre sympathique et parasympathique est pour certains organes clairement défini (cœur, poumon). Pour d'autres, la régulation s'effectue par l'augmentation ou la diminution du tonus d'une de ses composantes. Ainsi, la glande surrénale et l'utérus sont principalement innervés par des fibres sympathiques (la glande surrénale en tant que paraganglion par des fibres préganglionnaires, *voir* Tome 2). Le fonctionnement de la vessie est régulé par des fibres parasympathiques : le rôle des fibres sympathiques est controversé.

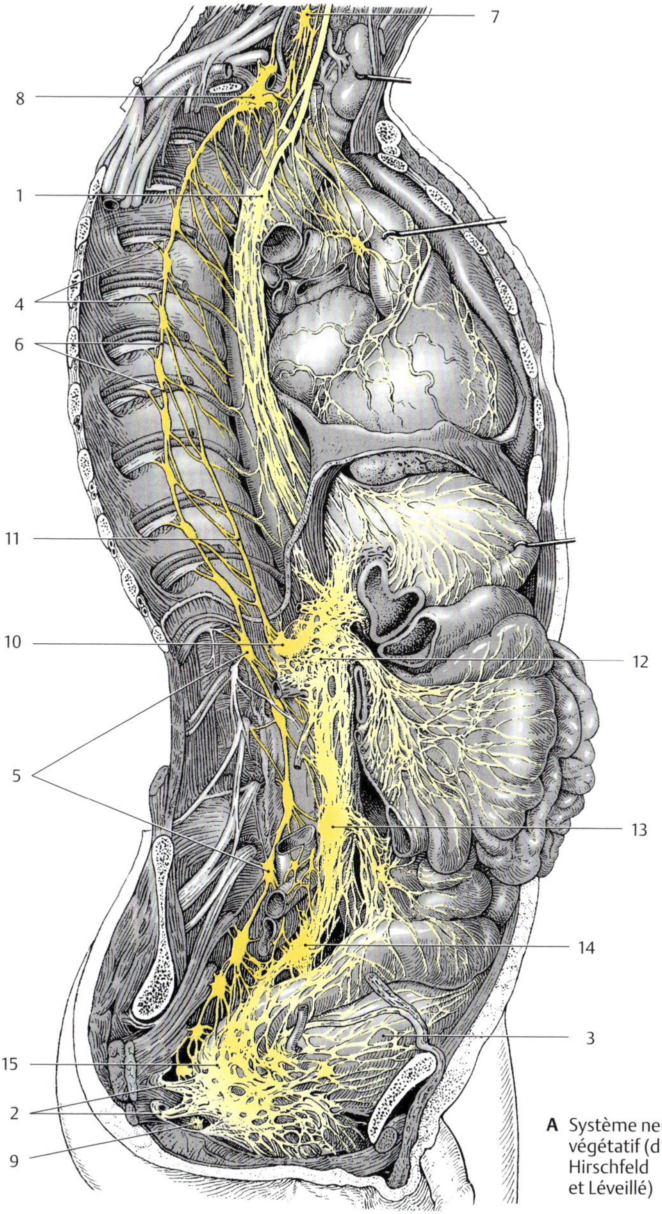

A Système nerveux végétatif (d'après Hirschfeld et Léveillé)

Partie inférieure du thorax et segment abdominal (A)

Des ganglions du tronc sympathique thoracique et de la partie lombale supérieure partent des branches vers les ganglions prévertébraux du *plexus aortique abdominal*. On distingue plusieurs groupes de ganglions. À l'émergence du tronc cœliaque se trouvent les **ganglions cœliaques** (**A1**), dans lesquels se terminent le *nerf splanchnique majeur* (**A2**) (Th5-Th9) et le *nerf splanchnique mineur* (**A3**) (Th9-Th11). Leurs fibres post-ganglionnaires se dirigent avec les branches de l'aorte vers l'estomac, le duodénum, le foie, le pancréas, la rate et la glande surrénale (plexus gastrique, hépatique, splénique, pancréatique, surrénal). Des fibres préganglionnaires se dirigent vers la glande médullo-surrénale (*voir* Tome 2).

Les fibres post-ganglionnaires issues du **ganglion mésentérique supérieur** (**A4**) innervent, avec les branches des ganglions cœliaques, l'intestin, le côlon ascendant et le côlon transverse. Les fibres issues du **ganglion mésentérique inférieur** (**A5**) innervent le côlon descendant, le côlon sigmoïde et le rectum. Les fibres préganglionnaires (nerfs splanchniques lombaux de ces deux ganglions) sont issues de Th11 à L2. Quelques branches se dirigent vers le plexus rénal qui reçoit entre autres des fibres issues des ganglions cœliaques et du plexus hypogastrique supérieur.

Des fibres parasympathiques participent aussi à la formation des plexus viscéraux. Au niveau du tractus gastro-intestinal, la stimulation des fibres parasympathiques entraîne un renforcement du péristaltisme et des sécrétions ainsi qu'un relâchement de la musculature sphinctérienne ; la stimulation des fibres sympathiques, en revanche, entraîne une diminution du péristaltisme et des sécrétions ainsi qu'une contraction de la musculature sphinctérienne.

L'innervation des organes du pelvis est assurée par les *plexus hypogastriques supérieur* (**A6**) *et inférieur*. Ces deux plexus reçoivent des fibres préganglionnaires sympathiques de la moelle thoracique inférieure et de la moelle lombale supérieure ainsi que des fibres parasympathiques de la moelle sacrale.

La **vessie** est principalement innervée par les fibres parasympathiques du plexus vésical, lesquelles innervent la musculature (*detrusor*) servant à la contraction vésicale. Les fibres sympathiques se terminent sur le muscle lisse de l'ostium urétral et des deux ostia urétéraux. La régulation du tonus vésical et de la miction se fait par des réflexes spinaux, qui sont contrôlés à leur tour par l'hypothalamus et par des zones corticales.

Les **organes génitaux** sont innervés par le *plexus prostatique* chez l'homme et par le *plexus utéro-vaginal* chez la femme. La stimulation des fibres parasympathiques dilate les vaisseaux des corps caverneux et provoque ainsi l'érection chez l'homme (nerfs érecteurs). L'excitation des fibres sympathiques conduit à la vasoconstriction et à l'éjaculation. La musculature utérine est innervée par des fibres sympathiques et parasympathiques. Son sens fonctionnel n'est pas résolu, car un utérus dénervé est encore pleinement fonctionnel lors de la grossesse et de l'accouchement.

Innervation de la peau (B)

Les fibres sympathiques des ganglions du tronc sympathique qui retournent dans les nerfs spinaux (*voir* p. 298 A5) empruntent les nerfs périphériques vers la peau, où ils innervent dans les dermatomes (*voir* p. 66) correspondants : les vaisseaux, les glandes sudoripares et les muscles arrecteurs des poils (vasomotricité, sudomotricité, pilomotricité). La défaillance segmentaire de ces fonctions a un intérêt diagnostique lors de lésions de la moelle spinale.

Remarques cliniques. Divers organes internes sont représentés en superficie dans des zones cutanées déterminées, les **zones de Head** (**B**). Une connexion convergente dans la moelle spinale en est la base anatomique : des fibres afférentes provenant d'organes internes et de la peau projettent sur les mêmes neurones de la moelle spinale. En cas de maladie de l'organe, il peut se produire une hypersensibilité dans la zone de Head correspondante (« douleur projetée ») : diaphragme (**B7**) (C4), cœur (**B8**) (Th3/4), œsophage (**B9**) (Th4/5), estomac (**B10**) (Th8), foie et vésicule biliaire (**B11**) (Th8-11), intestin grêle (**B12**) (Th10), gros intestin (**B13**) (Th11), vessie (**B14**) (Th11-L1), rein et testicule (**B15**) (Th10-L1). Les zones de Head sont d'un intérêt diagnostique pratique.

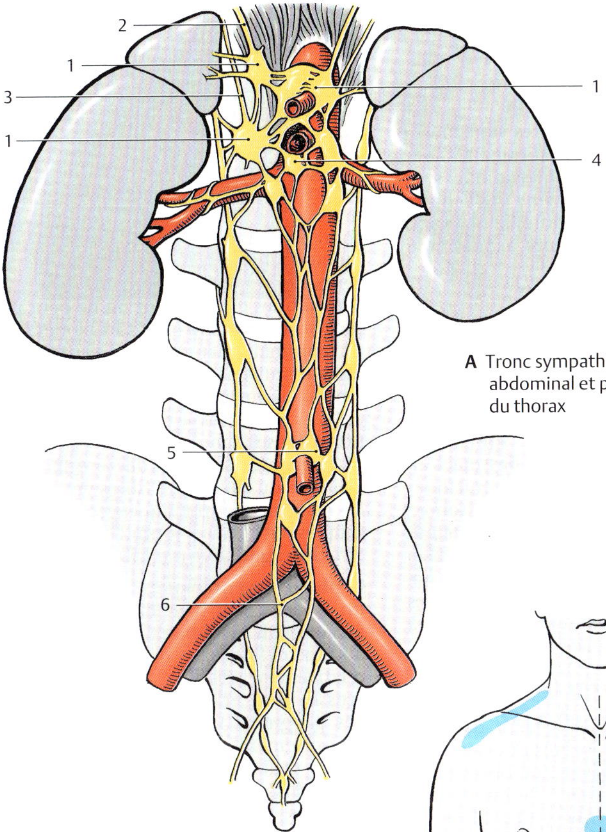

A Tronc sympathique, segment abdominal et partie inférieure du thorax

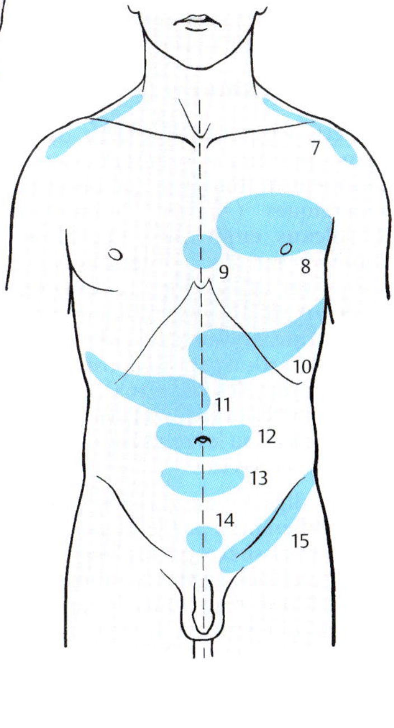

B Zones de Head

Neurones végétatifs (A-D)

Structure (A, B, D)

Le système nerveux végétatif est constitué d'un grand nombre d'éléments isolés, les neurones végétatifs (**A**) (*théorie des neurones*). La *théorie de la continuité*, longtemps postulée pour expliquer la ramification terminale du système végétatif, a été réfutée par des études en microscopie électronique. D'après cette théorie de la continuité, la ramification terminale d'un plexus intramural devrait former un réseau (le *réticulum terminal*). Au sein de ce dernier, les prolongements des différents neurones devraient se confondre continuellement les uns avec les autres ainsi qu'avec les cellules musculaires et glandulaires qu'ils innerveraient. Il devrait donc exister un syncytium plasmatique. De telles transitions ne sont toutefois pas visibles au microscope électronique.

On remarque toutefois certaines particularités au niveau du neurone postganglionnaire. Au sein des faisceaux de fibres nerveuses, on rencontre de nombreuses *synapses axo-axonales* (**D1**) entre les fibres sympathiques et parasympathiques. Au niveau des branches terminales des axones, il n'y a pas de structures particulières comparables aux plaques motrices terminales (*voir* p. 317 B, C) du muscle strié. Seuls des *renflements variqueux* (**A-D2**) apparaissent sur les branches axonales terminales.

Ces renflements axonaux peuvent entraîner des dépressions à la surface des cellules musculaires lisses ou même les refouler profondément. En général, ils sont situés entre les cellules musculaires, sans contact membranaire direct (comme lors d'une synapse, *voir* p. 27 D). Ces renflements contiennent des vésicules claires ainsi que des vésicules granuleuses (**C3**), comme dans les terminaisons pré-synaptiques (*voir* p. 27 C). Dans les vésicules granuleuses, on a démontré la présence de noradrénaline, le neuromédiateur du système sympathique. La *gaine de Schwann* (**B4**) qui entoure les branches terminales est absente au niveau des renflements. De manière analogue, on constate l'absence de membrane basale (**B6**) sur la portion de paroi avoisinante de la cellule musculaire lisse (**BC5**). C'est à ce niveau que la stimulation est transmise de la fibre nerveuse végétative à la cellule musculaire lisse.

Transmission de la stimulation (C)

Les vésicules contenues dans les renflements axonaux se déversent dans la fente intercellulaire (**C7**). Les substances médiatrices diffusent dans la fente intercellulaire et transmettent ainsi la stimulation sur un grand nombre de cellules musculaires lisses. La propagation du stimulus se réalise aussi par contact membranaire entre les cellules musculaires. Ces dernières sont reliées entre elles par des jonctions communicantes (*gap junctions*) (**B8**) qui font fonction de synapse électrique (comparer p. 26). Au niveau de ces jonctions communicantes, la membrane basale est absente.

Les fibres végétatives efférentes innervent le muscle lisse et les cellules glandulaires (fibres sécrétrices). L'innervation des cellules glandulaires (cellules bleues dans C) correspond largement à celle des cellules musculaires. Les substances médiatrices (C, points verts) libérées par les vésicules des renflements axonaux activent les récepteurs couplés aux protéines G (**C9**) de la surface de la cellule innervée. La médiation par protéine G entraîne l'ouverture de canaux ioniques (**C10**), ce qui amorce une cascade de signalisation intracellulaire. Il en résulte, respectivement, une contraction des cellules musculaires lisses, et une production et une mise à disposition de sécrétions glandulaires dans la cellule glandulaire.

Système nerveux végétatif

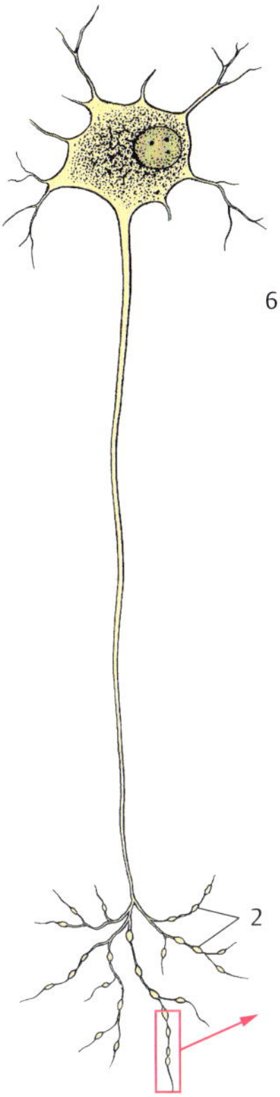

A Neurone végétatif

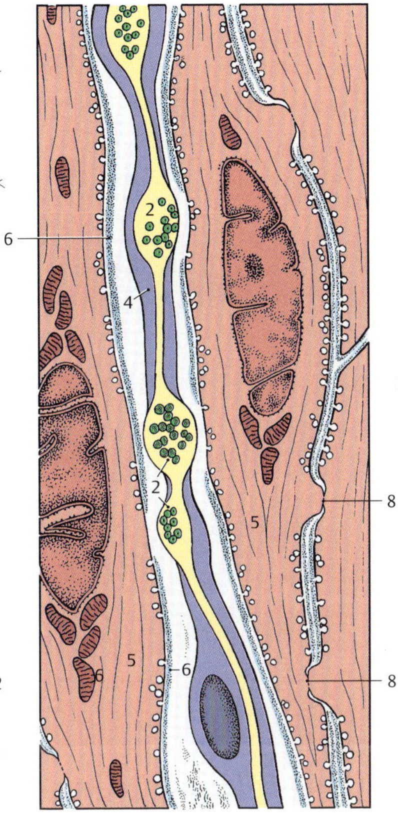

B Fibre nerveuse végétative (schéma de microscopie électronique)

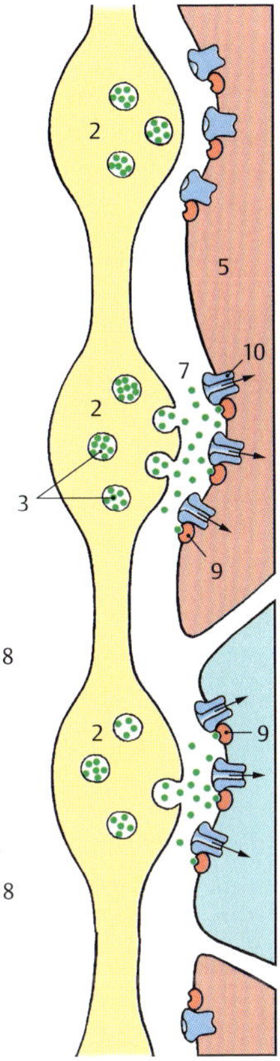

C Transmission de la stimulation

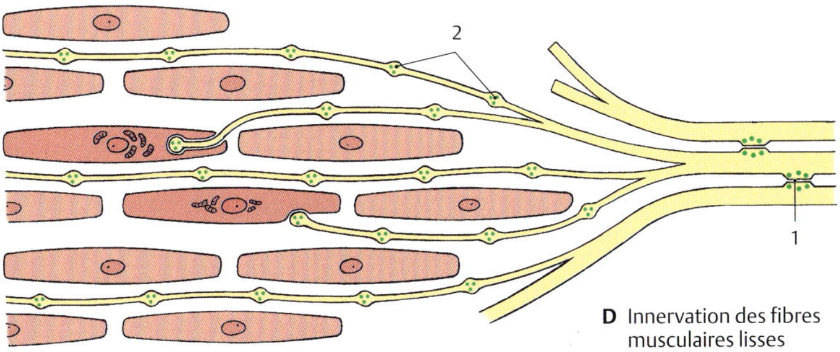

D Innervation des fibres musculaires lisses

Systèmes fonctionnels

Fonction cérébrale (A-C)

Le système nerveux central permet à l'organisme de s'adapter à son environnement et de survivre. Par l'intermédiaire de ses organes sensoriels, il reçoit les stimuli du monde extérieur et du milieu intérieur, les filtre, puis les transforme en informations. En fonction de celles-ci, il envoie des influx à la périphérie du corps, de sorte que l'organisme puisse réagir de manière appropriée à des situations constamment changeantes (*voir* p. 2 EF). Les systèmes fonctionnels décrits ci-dessous ne sont nullement des appareils autonomes ou isolés. Les descriptions fortement simplifiées et schématisées servent à exposer approximativement les inter-relations extraordinairement complexes de milliards de cellules nerveuses.

La représentation mécaniste, selon laquelle les impressions sensitives gagnent le cerveau et déclenchent des réactions motrices de sa part, existe depuis des siècles. Pour **Descartes**, les stimuli optiques étaient transmis à la glande pinéale (épiphyse), de laquelle partaient des impulsions vers la musculature (**A**), et la glande pinéale était le siège de l'âme. **Franz Gall** fut le premier à postuler l'importance des gyri et du cortex dans la fonction cérébrale. Il localisa « des organes de l'âme » à la surface des hémisphères et pensa pouvoir en démontrer les différents degrés de développement en examinant la surface du crâne (*phrénologie*) (**B**). Il en tira la classification en chiffres romains ci-après : I instinct de reproduction, II amour du prochain, III amitié, IV courage, V instinct de manger de la viande, VI intelligence, VII avidité et tendance au vol, VIII fierté et arrogance, IX vanité et ambition, etc.

Sur la base de lésions cérébrales, **Kleist** réalisa une localisation des principales performances cérébrales (**C**). Il considéra qu'aux constatations négatives des déficits pathologiques de la cognition, de la pensée, de la motivation et de l'action, etc., correspondaient des performances positives appelées « fonctions ». Si on peut localiser des symptômes déficitaires, ce n'est cependant pas le cas des fonctions (von Monakow). Les critiques de la *théorie de localisation et des centres cérébraux* parlèrent d'une « mythologie du cerveau ». En fin de compte, des régions cérébrales circonscrites ne peuvent pas être attribuées à des fonctions spécifiques, car un nombre incalculable d'autres associations de neurones influence une capacité particulière de manière facilitatrice, inhibitrice ou modulatrice. Ces « centres » ainsi nommés peuvent être au mieux considérés comme d'importantes *stations de relais* pour une performance. Le système nerveux central n'est pas non plus un appareil rigide, mais possède une **plasticité** considérable. En premier lieu dans le cerveau des jeunes enfants, en cas de lésion, d'autres centres peuvent assumer la suppléance d'une fonction. La capacité d'apprentissage (langage, écriture, adresse corporelle) présuppose, elle aussi, une plasticité de l'organe central.

On désigne par **intégration**, le traitement des informations dans le télencéphale. C'est la combinaison et l'interconnexion de toutes les impressions sensorielles qui intègrent des expériences préexistantes, dans l'optique d'une unité fonctionnelle complexe plus élevée. Les performances de l'organisme sont ainsi orientées vers la mise en accord réciproque et minutieuse d'associations de neurones. Au cours de l'évolution, les processus intégratifs de l'homme se sont développés. Du réglage et de la coordination de tâches biologiques élémentaires, l'homme est passé à une reconnaissance, une pensée et à un comportement conscient. La cybernétique et les techniques informatiques ont fourni des modèles de représentation de la fonction cérébrale (science de la cognition). Ces modèles suggèrent que les différentes « fonctions » reposent sur des stimulations constamment changeantes dans des circuits de contrôle neuronaux interconnectés.

Malgré une technique instrumentale hautement développée on ne possède en fin de compte qu'un seul instrument pour explorer le cerveau : notre propre cerveau. Ainsi, un organe du corps humain s'efforce donc de sonder sa propre constitution et ses propres fonctions.

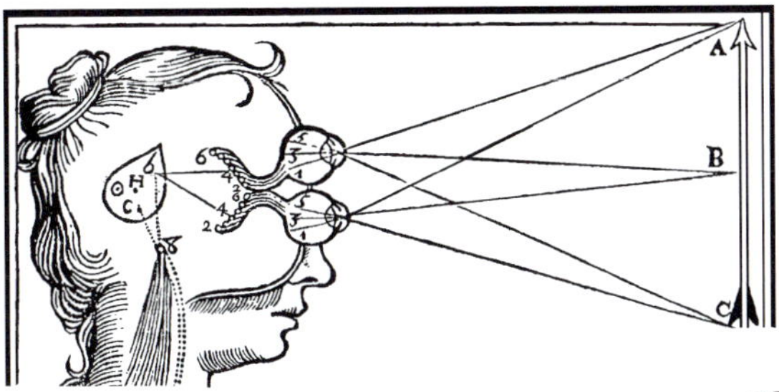

A Conduction des stimuli optiques des yeux à la glande pinéale (d'après René Descartes, 1662)

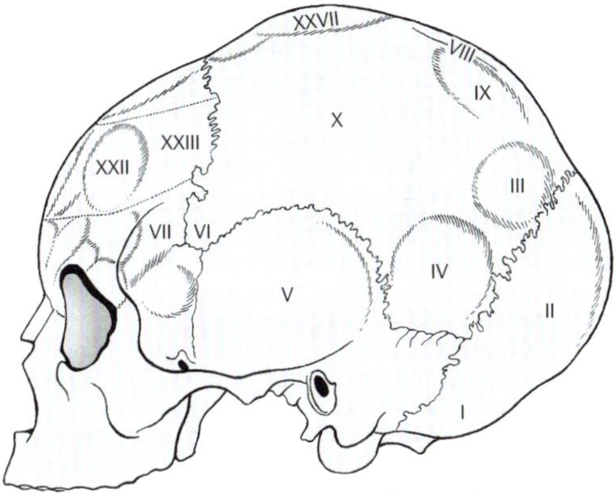

B Localisation de centres sur le crâne (d'après Gall, 1810)

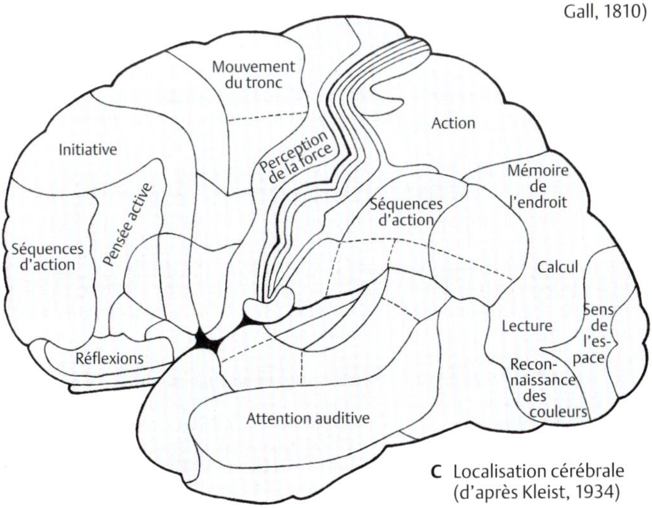

C Localisation cérébrale (d'après Kleist, 1934)

Systèmes moteurs

Tractus pyramidal (A, B)

Le **tractus cortico-spinal** (voie pyramidale) et les *fibres cortico-nucléaires* (*voir* p. 58 A et p. 140 A) sont considérés comme les **voies de la motricité volontaire**. C'est par leur intermédiaire que le cortex contrôle les centres moteurs sous-corticaux. Il peut exercer d'une part une action modératrice et inhibitrice et d'autre part y produire une excitation tonique constante qui favorise les mouvements rapides et brusques. Le déroulement des mouvements automatiques et stéréotypés sous contrôle des centres moteurs sous-corticaux doit être modifié par l'influence des impulsions pyramidales pour qu'en résultent des mouvements précis et finement harmonisés.

Les fibres pyramidales prennent leur origine dans les aires précentrales 4 (**A1**) et 6 (**A2**), dans les aires du lobe pariétal (aires 3, 1 et 2) ainsi que dans la deuxième région sensori-motrice (aire 40) (*comparer* p. 248, 250). Approximativement deux tiers des fibres sont issues de la région précentrale et un tiers du lobe pariétal. Parmi ces fibres, seules 60 % sont myélinisées ; les 40 % restants sont des fibres amyéliniques. Les grosses fibres des cellules pyramidales géantes de Betz (*voir* p. 248 A) de l'aire 4, ne constituent que 2 à 3 % des fibres myélinisées. Toutes les fibres restantes sont issues de cellules pyramidales plus petites.

Les fibres de la voie pyramidale traversent la capsule interne (*voir* p. 260 A2, B). Au niveau du mésencéphale, elles se rassemblent à la base de l'encéphale et forment, avec les voies cortico-pontines, les pédoncules cérébraux. Les fibres de la voie pyramidale en occupent la partie moyenne. Les fibres du cortex pariétal sont les plus externes (**B3**). Viennent ensuite les voies cortico-spinales à destination des membres pelviens ou inférieurs (L, S), du tronc (Th), des membres thoraciques ou supérieurs (C) et finalement les fibres cortico-bulbaires destinées à la face (**B4**). Lors de la traversée du pont, il se produit une rotation : les fibres cortico-bulbaires sont alors en situation dorsale, puis viennent les faisceaux se terminant au niveau cervical, thoracique, lombal et sacral. Dans la moelle allongée, les fibres cortico-nucléaires se terminent sur les noyaux des nerfs crâniens (*voir* p. 140 A). Au niveau de la décussation pyramidale (**A-B5**) (*voir* p. 58 A1) 70 à 90 % des fibres croisent la ligne médiane vers le côté opposé et forment le **tractus cortico-spinal latéral** (**A-B6**). Les fibres destinées aux membres supérieurs croisent dorsalement par rapport aux fibres destinées aux membres inférieurs. Dans le faisceau pyramidal latéral, les fibres destinées aux membres supérieurs sont alors en position médiale et les fibres longues pour les membres inférieurs en situation latérale (*voir* p. 58). Les fibres n'ayant pas croisé la ligne médiane continuent leur trajet au sein du **tractus cortico-spinal ventral** (**A-B7**) et croisent vers le côté opposé à hauteur de leur terminaison, au-dessus de la commissure blanche (*voir* p. 50 A14). Le tractus ventral est développé de manière variable, il peut être asymétrique ou même absent. Il n'atteint que la moelle cervicale ou thoracique.

Les fibres de la voie pyramidale se terminent pour la plupart sur des interneurones de la zone intermédiaire située entre les cornes ventrale et dorsale. Seule une petite partie, destinée principalement aux segments distaux des membres, atteint les cellules motrices de la corne ventrale. Elles sont sous l'influence particulière de la voie pyramidale. Les impulsions de la voie pyramidale ont un effet activateur sur les neurones innervant les *muscles fléchisseurs*, mais un effet inhibiteur sur les neurones innervant les muscles *extenseurs*.

Les fibres issues du lobe pariétal se terminent sur les noyaux du cordon postérieur : noyaux gracile et cunéiforme et dans la *substance gélatineuse* de la corne dorsale. Elles régulent l'afflux des stimuli sensitifs. La voie pyramidale n'est donc pas une voie motrice homogène, mais se compose de systèmes descendants fonctionnellement différents.

Remarques cliniques. Après atteinte de la voie pyramidale, c'est la paralysie spastique qui prédomine. Si l'atteinte se situe au-dessus de la décussation pyramidale, la paralysie sera controlatérale, en dessous de la décussation la paralysie sera homolatérale (comparez p. 68). Une paralysie flasque résulte de l'atteinte des cellules motrices de la corne antérieure.

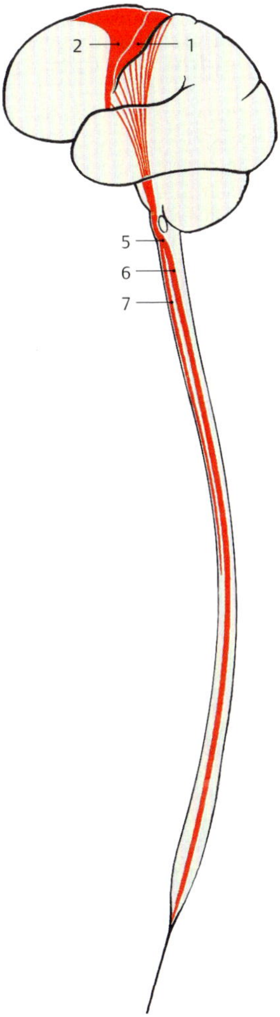

A Trajet du tractus pyramidal

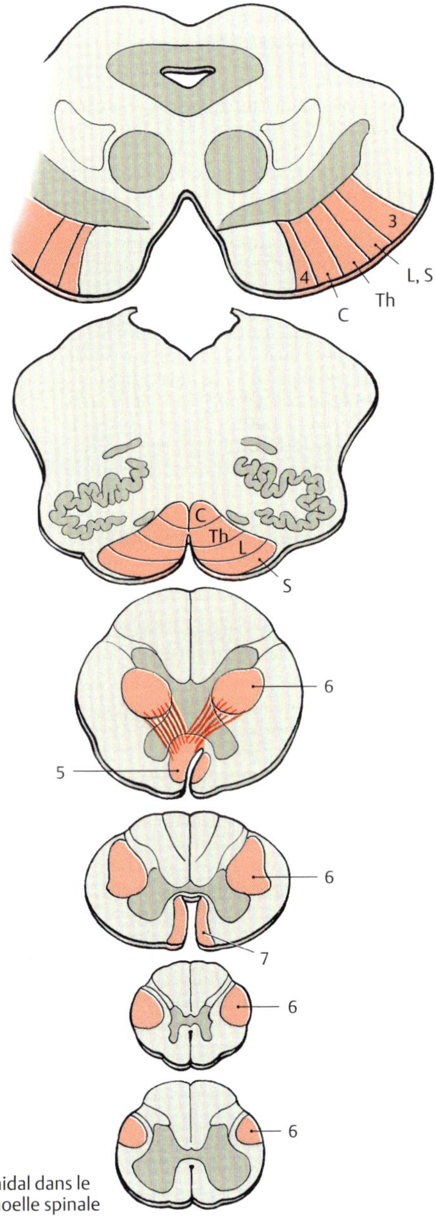

B Situation du tractus pyramidal dans le tronc cérébral et dans la moelle spinale

Système moteur extrapyramidal (A)

En dehors de la région précentrale et de la voie pyramidale, de nombreuses autres régions et voies influencent la motricité. Celles-ci sont regroupées sous le terme de **système moteur extrapyramidal**. Phylogénétiquement plus ancien que la voie pyramidale il est, contrairement à cette dernière, composé de chaînes neuronales multisynaptiques. Initialement, on entendait par ce terme un groupe de noyaux dont la principale caractéristique était d'avoir une forte teneur en fer : le *striatum* [putamen (**A1**) et noyau caudé, (**A2**)], le *pallidum* (**A3**), le *noyau subthalamique* (**A4**), le *noyau rouge* (**A5**) et la *substance noire* (**A6**) (**système strié** ou **système moteur extrapyramidal au sens strict**). À ce groupe de noyaux sont reliés d'autres centres importants pour la motricité, qui ne sont pas des noyaux moteurs, mais des centres intégrateurs : le *cervelet* (**A7**), les *noyaux thalamiques* (**A8**), la *formation réticulaire* et les *noyaux vestibulaires* (**A9**), et quelques aires corticales. Ces régions sont regroupées sous l'appellation de **système extrapyramidal au sens large.**

Fonction

Lors de l'exécution d'un mouvement volontaire par un membre, d'autres groupes musculaires des membres et du tronc sont activés de façon concomitante, ceci dans le but de maintenir l'équilibre et la posture du corps lors de conditions statiques différentes, ainsi que pour permettre un déroulement correct du mouvement. Ces actions musculaires d'accompagnement, qui ne sont souvent que des augmentations du tonus ou des relâchements de certains groupes musculaires, ne sont ni volontaires, ni conscientes. Elles sont toutefois nécessaires à tout mouvement coordonné. Les mouvements d'accompagnement (balancement des bras pendant la marche) et les nombreux autres mouvements mécaniques exercés longtemps représentent des **déroulements de mouvements inconscients**. Tous sont soumis au contrôle du système extrapyramidal que l'on peut comparer à un mécanisme de direction assistée, autonome et soutenant tous les mouvements volontaires sans devenir conscient.

Voies

Des **voies afférentes** atteignent le système en passant par le cervelet. Des voies cérébelleuses se terminent dans le noyau rouge (*faisceau dentato-rubral*) (**A10**) et dans le noyau centromédian du thalamus (**A11**), dont les fibres se projettent vers le striatum. Du *cortex* partent des fibres vers le striatum (**A12**), vers le noyau rouge (**A13**) et vers la substance noire (**A14**). Des *fibres vestibulaires* se terminent dans le noyau interstitiel de Cajal (**A15**).

Le tractus tegmental central (**A16**) (*voir* p. 144 A) est considéré comme la **voie efférente du système**. D'autres voies descendantes sont représentées par :
- le tractus réticulo-spinal (**A17**) ;
- le tractus rubro-réticulo-spinal ;
- le tractus vestibulo-spinal (**A18**) ;
- le faisceau interstitio-spinal (**A19**).

Les centres extrapyramidaux sont interconnectés grâce à de nombreux **circuits neuronaux** qui garantissent un contrôle alterné et une modulation. Des connexions dans les deux sens existent entre le pallidum et le noyau subthalamique, ainsi qu'entre le striatum et la substance noire (**A20**). Un grand circuit neuronal part du cervelet, passe par le noyau centromédian du thalamus et va jusqu'au striatum, puis retourne au cervelet en passant par le pallidum, le noyau rouge et l'olive (**A21**). D'autres circuits fonctionnels sont constitués par des fibres corticales destinées au striatum avec un rétrocontrôle du cortex via le pallidum et les noyaux ventral antérieur et ventral latéral du thalamus.

Les centres oculo-moteurs frontal et occipital (*voir* p. 250 C, p. 256), ainsi que certaines aires des lobes pariétal et temporal dont la stimulation intense a provoqué des mouvements complexes en masse, ont été également appelés « *aires extrapyramidales* ». La participation d'aires corticales au système extrapyramidal est toujours sujette à discussion, même si de nombreuses connexions corticostriées ont été démontrées (**A12**).

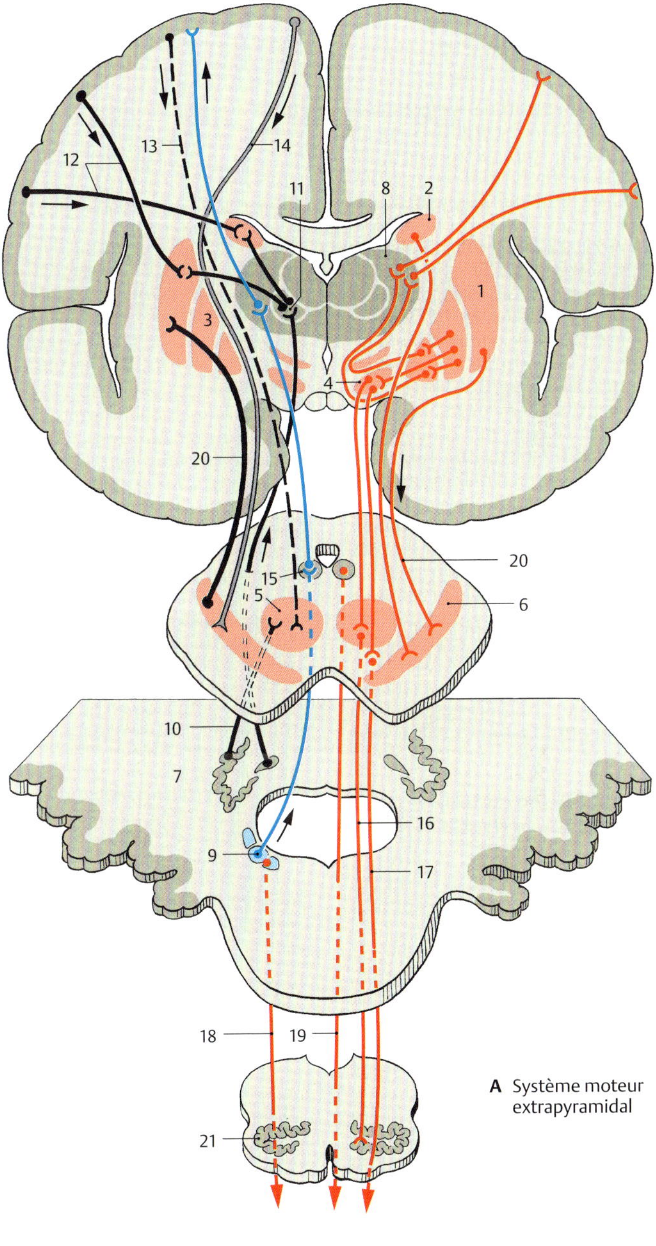

A Système moteur extrapyramidal

Liaisons fonctionnelles dans le système moteur extrapyramidal (A-D)

Pour la compréhension de symptomatologies caractéristiques comme la maladie de Parkinson, qui comportent des troubles fonctionnels moteurs, il faut aussi connaître, outre les connexions des différentes parties du système moteur extrapyramidal, leur signification fonctionnelle, à savoir les effets excitateurs et inhibiteurs au niveau des territoires nucléaires post-synaptiques. La figure **A** résume d'importantes connexions excitatrices (vert) et inhibitrices (rouge) bien connues. La figure **B** montre schématiquement ces connexions. La figure **C** montre les modifications rencontrées dans la maladie de Parkinson. La figure **D** enfin montre le résultat d'une stimulation inhibitrice du noyau subthalamique chez des parkinsoniens. Il apparaît clairement que la stimulation du cortex par l'excitation de neurones du thalamus prend une signification considérable. On y reconnaît aussitôt que la notion de « système moteur extrapyramidal », qui en fait exclut le cortex avec ses projections (voie pyramidale), est obsolète et ne décrit pas la vérité des faits. En pratique clinique cependant, la notion de système moteur extrapyramidal demeure encore largement d'usage.

Connexions cortico-striato-pallido-thalamo-corticales

Voie de projection directe. De diverses régions du *néocortex* (**1**) proviennent des connexions topographiquement groupées vers le *striatum* (**2**). Les axones de ces neurones corticaux libèrent du *glutamate*, neurotransmetteur excitateur. Un nombre prépondérant de neurones striataux est pourvu d'une forte densité d'*épines dendritiques*, avec lesquelles les fibres corticales excitatrices font synapse. Ces « **spiny neurons** » du striatum sont GABAergiques et se projettent sur le *pallidum interne* (**5**). Les neurones du pallidum interne, également GABAergiques, vont au *thalamus* (**7**), qui rétroprojette vers le cortex par des fibres excitatrices glutamatergiques (**1**).

Voie de projection indirecte. Après l'activation par les fibres excitatrices glutamatergiques venant du néocortex (**1**), les neurones GABAergiques riches en épines du striatum (**2**) projettent sur le *pallidum externe* (**3**), qui contient également des neurones GABAergiques et projette sur le *noyau subthalamique* (**4**). Les neurones glutamatergiques du noyau subthalamique activent les neurones inhibiteurs du pallidum interne qui, comme dans la voie de projection directe, ont une action inhibitrice sur le thalamus. Ensuite se produit, comme dans la voie de projection directe, une rétroconnexion vers le cortex par des fibres thalamiques excitatrices glutamatergiques (**1**).

Les neurones dopaminergiques de la *substance noire* (**6**) ont des actions variables sur les deux voies de projection. La voie de projection indirecte est inhibée, la voie directe excitée. Un équilibre bien harmonisé entre les deux voies de projection est la condition du fonctionnement normal du système.

Remarques cliniques : modifications fonctionnelles au cours de la maladie de Parkinson. Sur le plan anatomopathologique, on constate dans la maladie de Parkinson une perte des neurones dopaminergiques nigrostriataux. Le manque de neurotransmetteur dopaminique au striatum s'exprime fonctionnellement par une hyperactivation des neurones GABAergiques du striatum. Ainsi, par la voie indirecte, l'inhibition des neurones GABAergiques inhibiteurs sera renforcée dans le pallidum externe. Il en résulte une désinhibition des neurones glutamatergiques du noyau subthalamique. En conséquence, les neurones GABAergiques seront très fortement activés à la connexion suivante du pallidum interne. Il en résultera une inhibition des neurones thalamiques, dont la rétroconnexion vers le cortex sera réduite (**C**). Outre le traitement substitutif en dopamine par la L-DOPA, il s'est avéré avantageux d'agir sur le cercle fonctionnel altéré par la maladie de Parkinson, par une stimulation cérébrale (inhibitrice) du noyau subthalamique. Par ce moyen, la forte activation du pallidum interne se trouve normalisée (**D**).

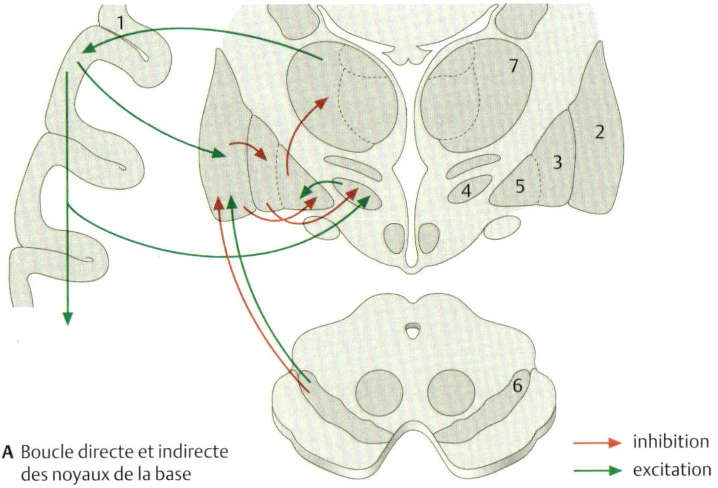

A Boucle directe et indirecte des noyaux de la base

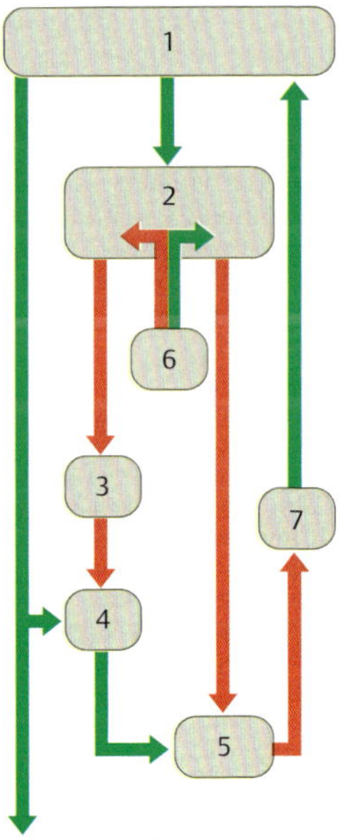

B Situation chez un individu normal

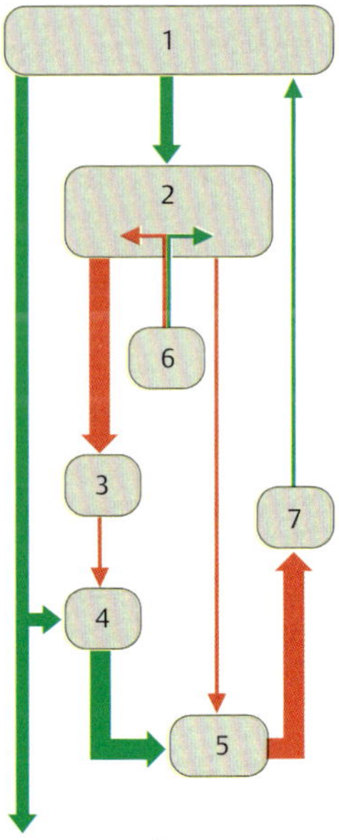

C Situation chez le parkinsonien

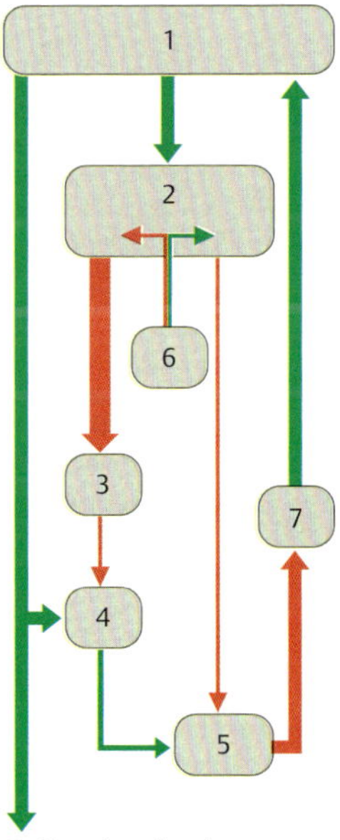

D Situation chez le parkinsonien et stimulation du noyau subthalamique (impulsion inhibitrice)

Plaque motrice (A-C)

Les fibres nerveuses motrices (**A1**) se ramifient à l'intérieur du muscle de manière à ce que chaque fibre musculaire (**A-B2**) soit atteinte par une branche axonale (**A3**). Le nombre de fibres musculaires innervées par un axone est très variable. Dans les muscles de l'œil et des doigts, un axone peut innerver deux à trois fibres musculaires, dans d'autres muscles, il innerve de 50 à 60 fibres musculaires. Le groupe de fibres musculaires innervées par l'axone d'une cellule de la corne ventrale (motoneurone α) forme avec ce neurone une **unité motrice**. Ses fibres musculaires se contractent en bloc lors de l'excitation de la cellule nerveuse. Les ramifications terminales de l'axone perdent leur gaine de myéline avant de se diviser en ramifications terminales. Au niveau de la zone terminale la surface des fibres musculaires forme une surélévation plane (d'où la description de *plaque motrice* ou de *plaque terminale*) (**A4**).

Au niveau des ramifications axonales (**A5**) se trouve un grand nombre de noyaux cellulaires. Ces noyaux appartiennent aux cellules de Schwann qui enveloppent les terminaisons axonales (*téloglie*) (**B6**). En dessous, se trouvent d'autres noyaux (**B7**), qui sont les noyaux des fibres musculaires au niveau de la plaque motrice. Les branches axonales sont entourées d'une bordure en palissade (**B8**) située au niveau de la jonction entre axoplasme et sarcoplasme. La microscopie électronique montre que cette palissade est formée par les plicatures du sarcolemme.

Les axones se terminent par des renflements en bouton (**B9**) qui s'enfoncent dans la plaque terminale. Ces régions déprimées sont recouvertes par la membrane sarcoplasmique et par la membrane basale. Au sein de ces dépressions, le sarcolemme se plicature fortement (**appareil plicaturé subneuronal**) (**C10**), ce qui augmente la surface membranaire des fibres musculaires.

La plaque motrice terminale est une forme spéciale de synapse dont la membrane pré-synaptique est constituée par la membrane axoplasmique (**C11**) et dont la membrane post-synaptique est représentée par la membrane sarcoplasmique plicaturée (**C12**). La substance qui transmet l'excitation nerveuse aux fibres musculaires est l'**acétylcholine**. Elle est contenue dans des vésicules claires (**B-C13**) qui lors de l'excitation axonale se déversent dans la fente synaptique. Elles conduisent ainsi à la dépolarisation de la membrane musculaire et ce par l'intermédiaire de récepteurs (récepteurs nicotiniques à l'acéthylcholine).

Organe tendineux (D-F)

L'**organe tendineux de Golgi** est situé au niveau de la jonction entre le tendon et le muscle. Il se compose d'un groupe de fibres de collagène (**D14**) entourées d'une fine gaine de tissu conjonctif et innervées par une fibre nerveuse myélinisée (**D15**). Celle-ci perd sa gaine de myéline après son passage au travers de la capsule, et se ramifie en de nombreuses branches qui s'enroulent autour des fibres de collagène. On considère que les fibres de collagène (**E**) à disposition lâche sont étirées lors d'une mise sous tension (**F**) et exercent ainsi une pression sur les fibres nerveuses. L'influx nerveux ainsi déclenché est véhiculé par la fibre nerveuse à travers la racine dorsale jusqu'à la moelle spinale où il exerce une influence inhibitrice sur les motoneurones, de sorte qu'un étirement ou une contraction exagérée du muscle peut être freiné.

Remarques cliniques. Dans la myasthénie grave, il y a un trouble de la transmission neuro-musculaire, qui se manifeste par une fatiguabilité anormale de la musculature striée. Les muscles extrinsèques de l'œil sont précocement touchés (*ptosis*). La cause est une maladie auto-immune avec formation d'anticorps anti-récepteurs nicotiniques à l'acétylcholine. Le blocage par ces anticorps fait qu'il n'y a pas suffisamment de récepteurs à l'acétylcholine pour la transmission de l'excitation.

B16 Membrane basale de la terminaison axonale.
B17 Membrane basale des fibres musculaires.
C18 Fente synaptique avec la membrane basale commune à la terminaison axonale et à la fibre musculaire.

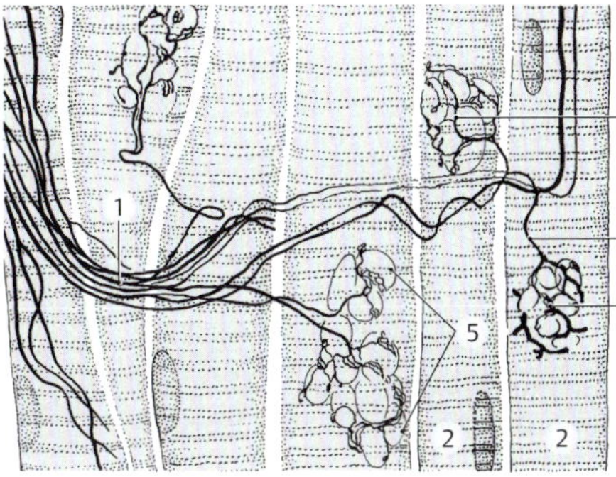

A Plaques motrices terminales, vue d'ensemble

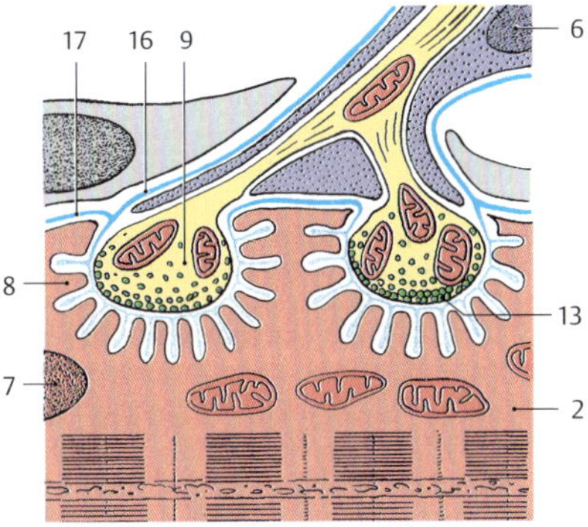

B Plaque terminale, schéma en microscopie électronique (d'après Couteaux)

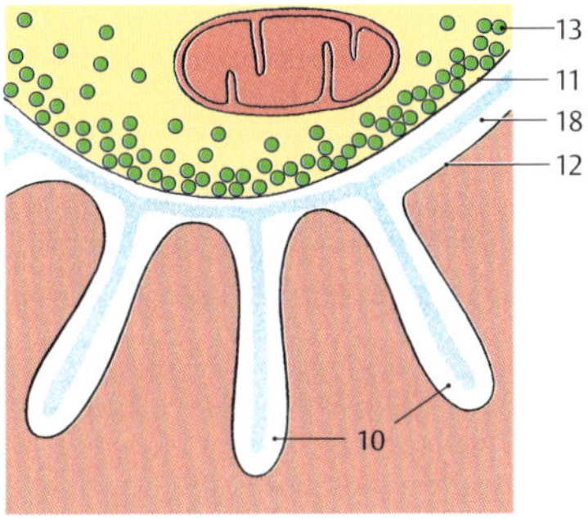

C Agrandissement de B (d'après Robertson)

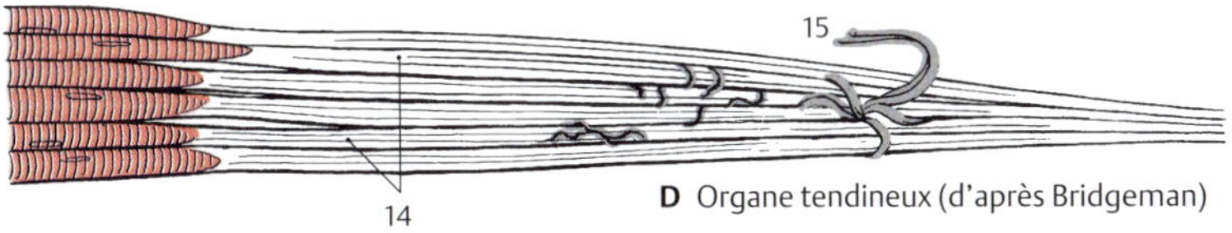

D Organe tendineux (d'après Bridgeman)

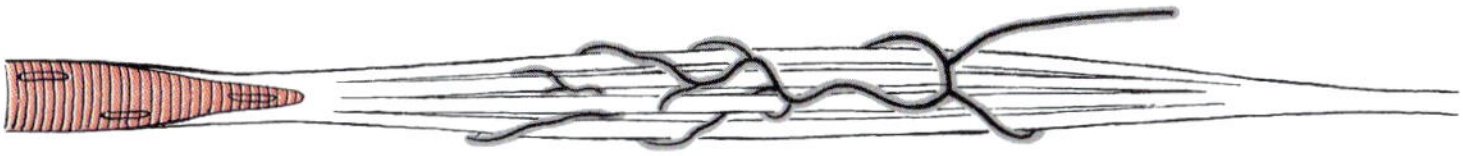

E Organe tendineux au cours du relâchement musculaire (d'après Bridgeman)

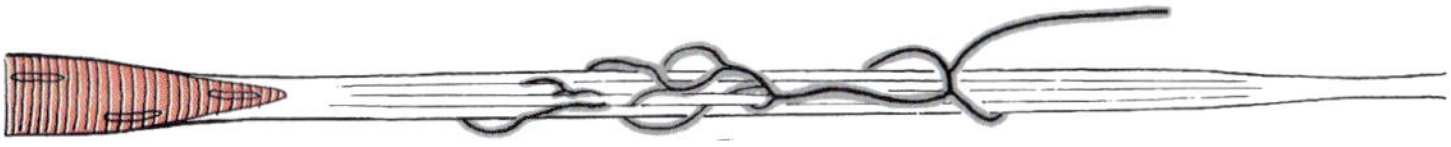

F Organe tendineux au cours de la contraction musculaire (d'après Bridgeman)

Systèmes fonctionnels

Fuseau musculaire (A-F)

Le fuseau musculaire se compose de 5 à 10 fibres musculaires striées (**fibres intrafusoriales**) (**A1**) fines entourées d'une capsule de tissu conjonctif contenant un liquide (**A2**). Les fibres du fuseau, qui peuvent atteindre jusqu'à 10 mm, sont disposées parallèlement aux autres fibres musculaires (*fibres extrafusoriales*) et s'insèrent soit sur les tendons du muscle, soit sur les pôles conjonctifs de la capsule. Les fibres intrafusoriales et les fibres extrafusoriales ont la même direction longitudinale ; elles sont donc concernées de la même façon par l'étirement et par le raccourcissement du muscle. Le nombre de fuseaux est très variable en fonction des muscles considérés. Les muscles participant aux mouvements finement différenciés (musculature des doigts) possèdent un grand nombre de fuseaux ; les muscles destinés aux mouvements simples (musculature du tronc) contiennent en revanche beaucoup moins de fuseaux.

Dans la partie équatoriale ou moyenne (**A3**) les fibres intrafusoriales contiennent un certain nombre de noyaux cellulaires, mais pas de myofibrilles ; cette partie n'est pas contractile. Seuls les deux segments (**A4**) contenant des myofibrilles striées sont contractiles. À hauteur de la partie moyenne se termine une importante fibre nerveuse sensitive (**A5**), dont les terminaisons s'enroulent en spirale autour de la fibre musculaire et forment la **terminaison annulospiralée** (**A-C6, B**). D'un seul ou des deux côtés de la terminaison annulospiralée s'attache une fine fibre sensitive au moyen de terminaisons en bouquet (**A7**) (**terminaison flower-spray**) (**A8, D**).

Les deux segments contractiles proches des pôles sont innervés par de fines fibres motrices (**fibres** γ) (**A9**). Leurs petites plaques motrices terminales ont un appareil subneural peu développé mais sont situées comme pour les fibres musculaires extrafusoriales en position *épilemmale*. Les terminaisons sensitives annulospiralées sont, au contraire, situées sous la membrane basale des fibres musculaires (**C10**), donc en position *hypolemmale*.

Les fibres γ sont issues des petites cellules motrices de la corne ventrale, les neurones γ, dont les influx entraînent une contraction des segments de fibres proches des pôles. L'étirement du segment équatorial qui s'ensuit ne conduit pas seulement à l'excitation des terminaisons annulospiralées, mais aussi à un changement de la sensibilité du fuseau.

Le fuseau musculaire est un **récepteur à l'étirement** qui est stimulé lors de l'allongement du muscle, mais dont l'activité cesse avec sa contraction. Lors de l'étirement, la fréquence des influx augmente avec le degré de variation de la longueur du muscle. De cette manière, le fuseau transmet des informations sur la longueur actualisée du muscle. Ces stimulations sont non seulement véhiculées jusqu'au cervelet par la voie spino-cérébelleuse, mais sont aussi conduites directement aux grandes cellules de la corne ventrale (motoneurone α) par l'intermédiaire de collatérales réflexes. La stimulation des motoneurones α lors d'un étirement subit entraîne la contraction immédiate du muscle (*réflexe d'étirement, voir* p. 50 F).

Le fuseau musculaire contient deux sortes de fibres intrafusoriales : les **fibres à chaîne nucléaire** (**E-F11**) et les **fibres à amas nucléaire** (**E-F12**). Ces deux types de fibres sont innervés par des terminaisons annulospiralées. Les terminaisons en bouquet sont retrouvées principalement au niveau des fibres à chaîne nucléaire. Les fibres à amas nucléaire réagissent à l'étirement momentané du muscle, alors que les fibres à chaîne nucléaire enregistrent l'état d'étirement continu. Les fuseaux musculaires transmettent au cervelet non seulement des informations sur la longueur du muscle, mais également sur sa vitesse d'étirement.

En dehors des organes tendineux et des fuseaux musculaires, il existe dans les capsules articulaires et dans les ligaments des organes sensitifs terminaux (**récepteurs de tension**) qui transmettent en continu des informations au cervelet concernant le mouvement et la posture du tronc et des membres (tractus spino-cérébelleux ventral ou antérieur et dorsal ou postérieur).

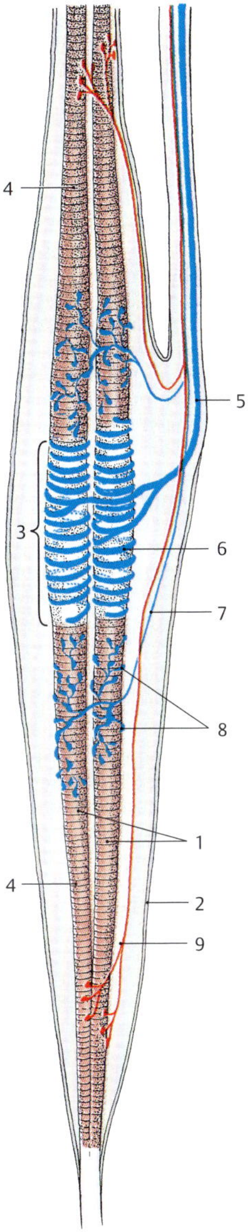

A Fuseau neuromusculaire

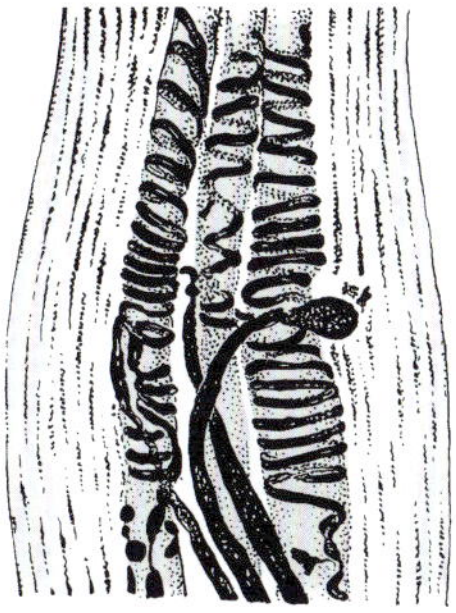

B Terminaison annulospiralée

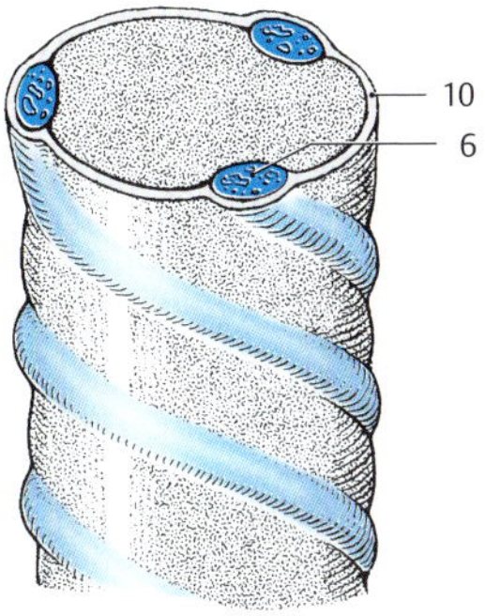

C Appareil spiralé

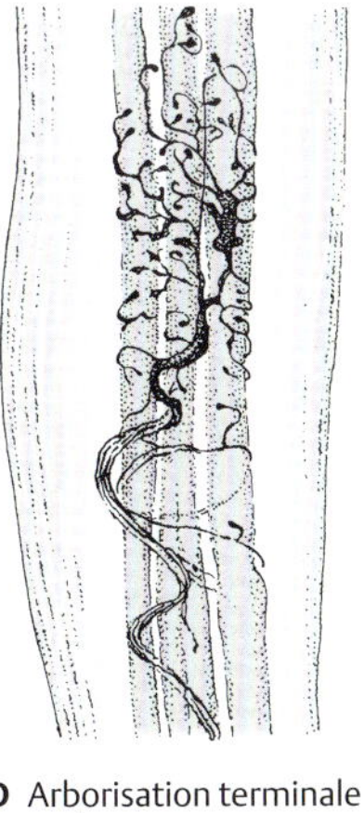

D Arborisation terminale en bouquet

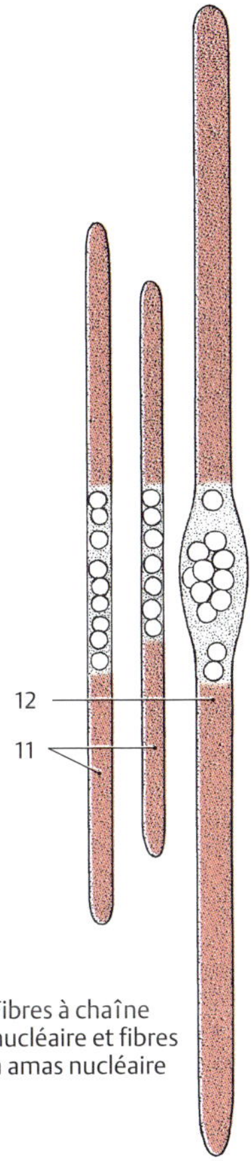

E Fibres à chaîne nucléaire et fibres à amas nucléaire

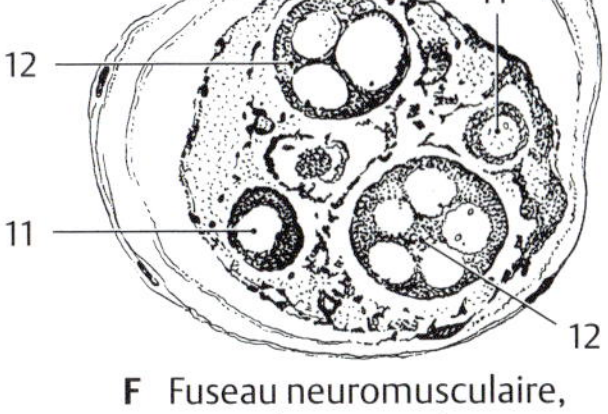

F Fuseau neuromusculaire, coupe transversale

Voie motrice terminale commune (A)

La voie terminale commune à tous les centres participant à la motricité est la grande **cellule de la corne ventrale** (**A1**) et son axone (**neurone** α) qui innerve la musculature squelettique volontaire. La majeure partie des voies se dirigeant vers la corne ventrale ne se terminent pas directement sur les cellules de la corne ventrale mais au niveau des interneurones. Ceux-ci influencent soit directement les neurones, soit agissent de manière inhibitrice ou activatrice sur les voies réflexes unissant les récepteurs musculaires aux neurones moteurs. La corne ventrale n'est donc pas simplement un lieu de connexion comme elle a été présentée précédemment (*voir* p. 50), mais aussi un appareil d'intégration complexe assurant la régulation de la motricité.

Les **régions centrales** qui, par leurs voies descendantes, influencent la motricité, sont interconnectées de plusieurs façons. Les voies afférentes les plus importantes sont issues du cervelet. Celui-ci reçoit les influx issus des récepteurs musculaires par l'intermédiaire des **voies spino-cérébelleuses** (**A2**) ainsi que des influx corticaux par l'intermédiaire des **voies cortico-pontiques** (**A3**). Les influx cérébelleux sont transmis, par l'intermédiaire de la partie parvocellulaire du *noyau denté* (**A4**) et du *noyau ventro-latéral du thalamus* (**A5**), au *cortex précentral* (aire 4) (**A6**). De l'aire 4, la *voie pyramidale* (**A7**) descend vers la corne ventrale et émet des collatérales au passage dans le *pont* (**A8**) qui retournent au cervelet. D'autres influx cérébelleux passent par le *noyau emboliforme* (**A9**) et par le *noyau centro-médian du thalamus* (**A10**) pour rejoindre le *striatum* (**A11**) et par la partie magnocellulaire du *noyau denté* (**A12**) pour atteindre le *noyau rouge* (**A13**). De ce dernier partent des fibres qui, via le *tractus tegmental central* (**A14**), traversent l'*olive* (**A15**) pour ensuite retourner au cervelet, ainsi que des fibres qui atteignent la corne ventrale en passant par le *tractus rubro-réticulo-spinal* (**A16**). Du *noyau globuleux* (**A17**) partent des fibres qui se dirigent vers le *noyau interstitiel de Cajal* (**A18**) et qui, à partir de là, atteignent la corne ventrale par le *faisceau interstitio-spinal* (**A19**). Enfin, il existe des **fibres cérébellofuges** issues des *noyaux vestibulaires* (**A20**) et de la *formation réticulaire* (**A21**), qui sont reliées au *tractus vestibulo-spinal* (**A22**) et au *tractus réticulo-spinal* (**A23**).

On peut séparer les voies descendantes en deux groupes d'après leurs effets sur la musculature : un groupe excitant les *muscles fléchisseurs* et un deuxième groupe excitant les *muscles extenseurs*. La **voie pyramidale** et la **voie rubro-réticulo-spinale** activent principalement les neurones des fléchisseurs et inhibent les neurones des extenseurs. Cela correspond à l'importance fonctionnelle de la voie pyramidale pour l'exécution des mouvements fins et précis, en particulier au niveau de la musculature de la main et des doigts, où les fléchisseurs jouent un rôle déterminant. Inversement, les fibres du **tractus vestibulo-spinal** et de la **formation réticulaire pontique** inhibent les fléchisseurs et activent les extenseurs. Elles sont partie intégrante d'un système moteur phylogénétiquement ancien dirigé contre la pesanteur et ayant une signification particulière dans le maintien de l'attitude du corps et de l'équilibre.

Les **fibres périphériques**, qui rejoignent la corne ventrale en passant par la racine dorsale, sont issues des récepteurs musculaires. Les collatérales des fibres afférentes des terminaisons annulospiralées (**A24**) aboutissent directement sur les neurones α ; les fibres des organes tendineux (**A25**) se terminent sur des interneurones. De nombreuses voies descendantes influencent les neurones α par l'intermédiaire de l'appareil réflexe spinal. Elles se terminent sur les grandes cellules α et sur les petites cellules γ (**A26**). Les neurones γ ayant le seuil d'excitabilité le plus bas sont les premiers à être excités, induisant l'activation des fuseaux neuromusculaires. Ceux-ci envoient leurs influx vers les neurones α. Les neurones γ et les fuseaux neuromusculaires ont donc un *rôle de starter* pour les mouvements volontaires.

A27 Olive accessoire.
A28 Musculature squelettique.
A29 Fuseau neuromusculaire.

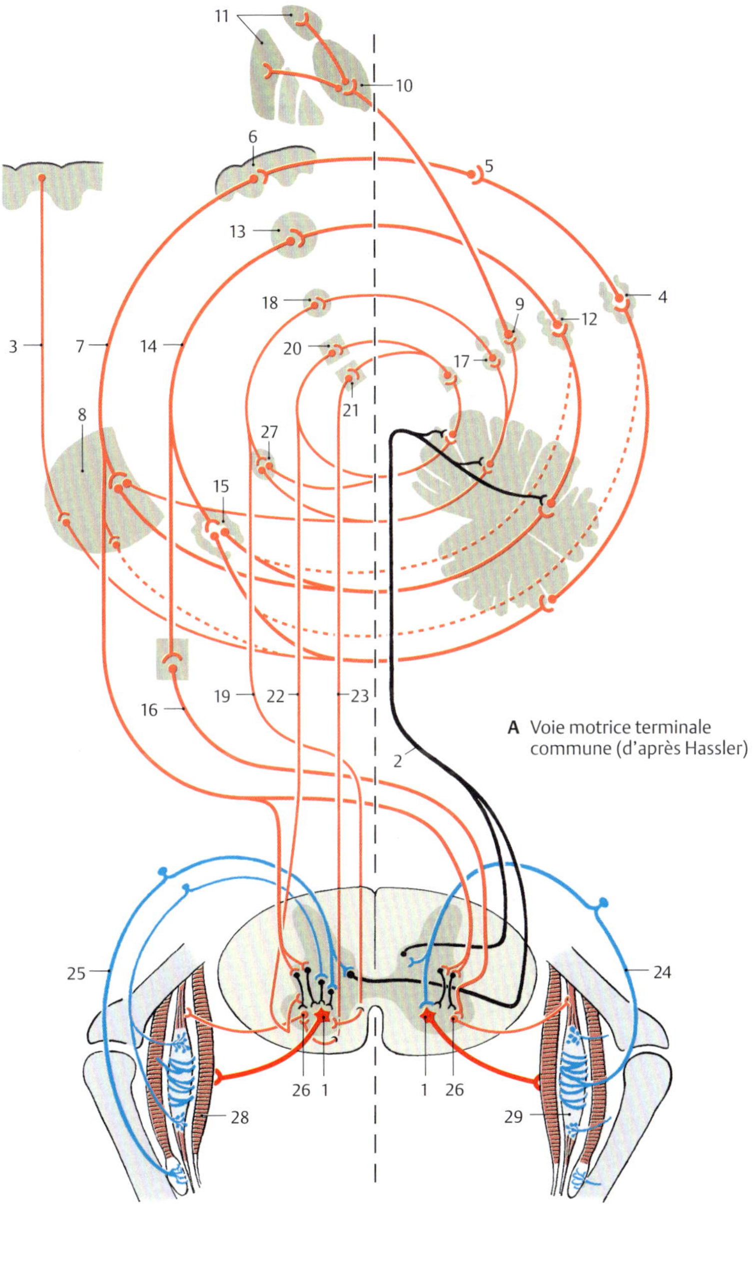

A Voie motrice terminale commune (d'après Hassler)

Systèmes de la sensibilité

Organes sensoriels cutanés (A-F)

La peau est pourvue d'un grand nombre d'organes terminaux qui se caractérisent par leur structure différente et par leur sensibilité spécifique à certains stimuli. L'attribution des diverses qualités sensorielles à certains organes terminaux étant controversée, nous préférons classer ces terminaisons nerveuses selon des critères morphologiques en :

- *terminaisons nerveuses libres* ;
- *organes terminaux encapsulés* ;
- *formes de transition* entre les deux précédents.

Terminaisons nerveuses libres (A-C, F)

Les terminaisons nerveuses libres sont présentes dans presque tous les tissus. Dans la peau, elles atteignent les couches profondes du stratum germinatif. Les axones perdent leurs gaines de myéline à partir de leurs segments terminaux, et envoient des évaginations bulbiformes ou digitiformes à travers des lacunes de la gaine de Schwann. Celles-ci, uniquement recouvertes de membrane basale, représentent les parties réceptrices des terminaisons nerveuses libres dont la stimulation déterminerait les *sensations de douleur et de froid.*

De fines fibres nerveuses s'enroulent en anneau autour des **racines des poils** et cheminent ensuite parallèlement à leur tige, soit vers le haut, soit vers le bas (**A**). Leurs terminaisons réceptrices perdent leur gaine de myéline et ne sont entourées par des cellules de Schwann (**B1**) que sur deux côtés (*emballage en sandwich*), ménageant ainsi une fente (**B2**) tout le long du segment terminal qui permet à l'axone uniquement recouvert de membrane basale d'émerger à la surface. Les terminaisons nerveuses (**C3**) se disposent de telle manière autour du poil (**C4**) que la fente sensorielle est en position radiale par rapport à la tige du poil. Le mouvement du poil produit une stimulation mécanique des terminaisons nerveuses (flèche rouge dans C) laquelle est ressentie comme une *sensation de toucher.*

Les racines des poils comportent également des **cellules tactiles de Merkel** (**F5**). Ce sont de grandes cellules épithéliales claires situées entre les cellules basales (**F6**) de la gaine épithéliale externe de la racine, et qui émettent des prolongements digitiformes (**F7**) dans leur voisinage. Leur déformation induite par un mouvement du poil conduit à l'excitation de la fibre nerveuse (**F8**). Celle-ci perd sa gaine de myéline en traversant la peau glabre (**F9**), et se ramifie pour se terminer au niveau de plusieurs cellules tactiles. Le segment terminal de l'axone s'élargit en un *disque tactile* (**F10**) étroitement accolé aux cellules de Merkel et relié à ces dernières par des contacts membranaires (**F11**) semblables à des synapses.

Organes terminaux encapsulés (D, E)

Les **corpuscules tactiles de Meissner** (**D-E**) sont situés dans les papilles du chorion. C'est au niveau des faces plantaires des mains et des pieds qu'ils sont le plus denses. Une disposition encore plus dense existe au niveau des extrémités distales des pulpes des doigts (en particulier dans la pulpe de l'index). Cette répartition révèle leur importance dans la perception des sensations tactiles fines.

Les corpuscules tactiles (**E**) sont des formations ovales constituées de couches cellulaires entassées en lamelles (probablement des cellules de Schwann) et qui sont entourées d'une fine capsule. Un ou plusieurs axones (**E12**) pénètrent dans le corpuscule, perdent leur gaine de myéline et cheminent de manière tortueuse et spiralée entre les couches cellulaires. Les renflements bulbiformes (**E13**) des axones sont considérés comme les parties réceptrices. Des faisceaux de fibres de collagène (**E14**) irradient à l'intérieur de la capsule des corpuscules tactiles et se prolongent avec les tonofibrilles de l'épiderme, ce qui permet la transmission de chaque déformation mécanique de la surface de la peau aux récepteurs.

A - C Terminaisons nerveuses libres au niveau du poil

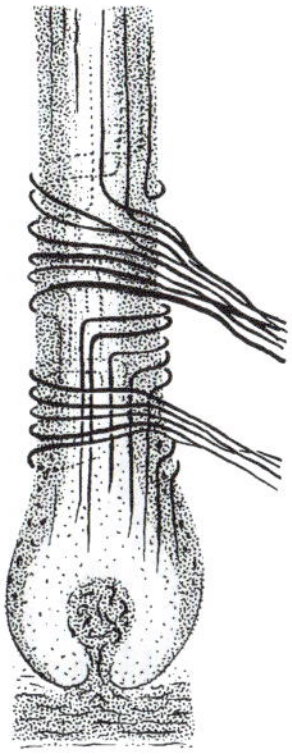

A Vue d'ensemble

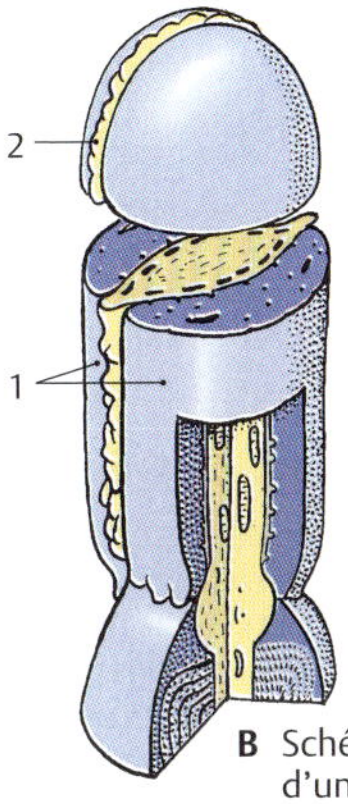

B Schéma de microscopie électronique d'une terminaison nerveuse (d'après Andres)

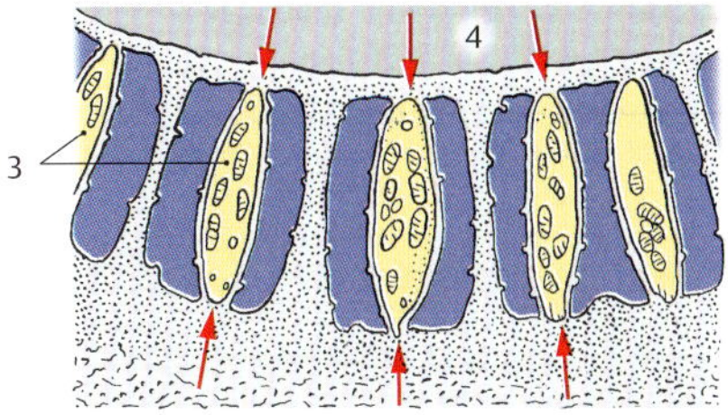

C Disposition des terminaisons nerveuses autour du poil (d'après Andres et von Düring)

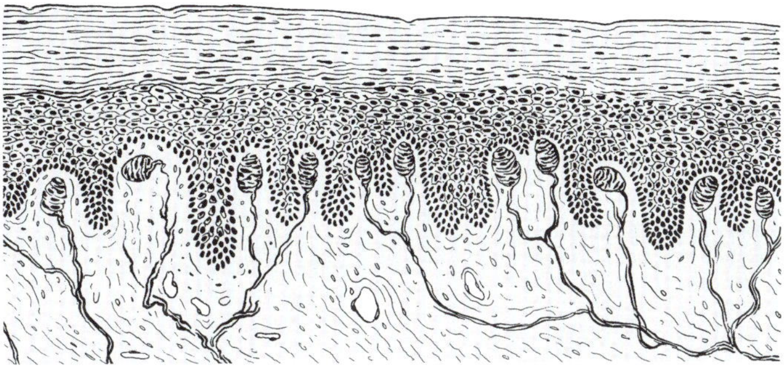

D Corpuscules de Meissner de la peau

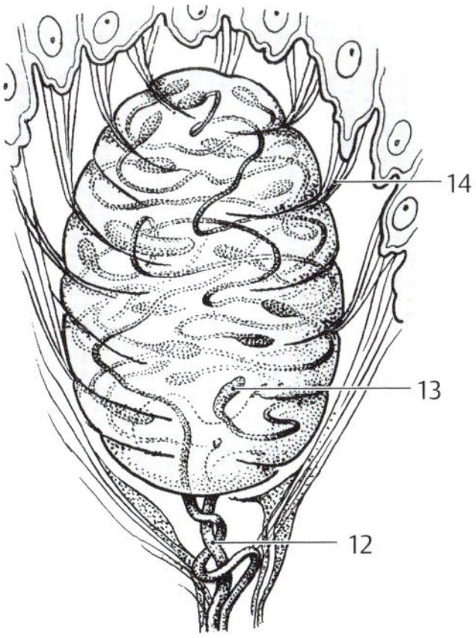

E Corpuscule de Meissner

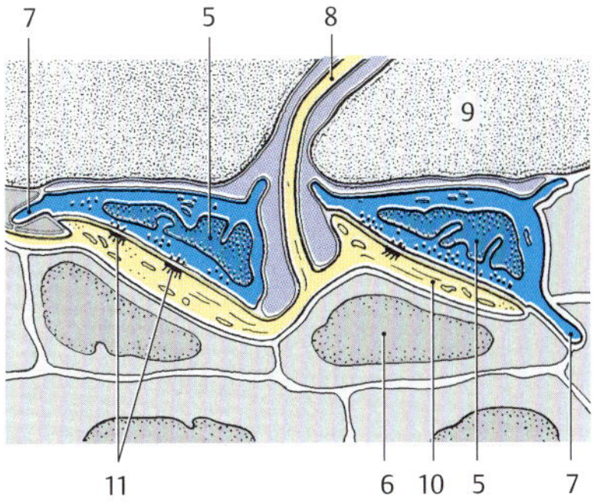

F Cellules tactiles de Merkel, schéma de microscopie électronique (d'après Andres et von Düring)

Organes sensoriels cutanés

Organes terminaux encapsulés (*suite*) (A-C)

Les **corpuscules lamellaires de Vater-Pacini** (A-C) sont des corps relativement grands pouvant atteindre 4 mm de long et localisés sous la peau dans l'hypoderme. On les trouve également dans le périoste, au voisinage des articulations et à la surface des tendons et des aponévroses.

Ils sont constitués d'un grand nombre de lamelles concentriques dans lesquelles on distingue trois couches :
- la *capsule* ;
- la *couche lamellaire externe* ;
- la *massue centrale.*

La **capsule** (**A1**) est formée de quelques lamelles étroitement accolées et renforcées par des fibres de tissu conjonctif. La **couche lamellaire externe** (**A-C2**) est constituée de lamelles protoplasmiques (**B3**) circulaires et fermées, séparées par des espaces liquidiens qui ne communiquent pas entre eux. La capsule et la couche lamellaire externe sont considérées comme provenant de la différenciation du périnèvre. Les couches étroitement accolées de la **massue centrale** (**A-C4**), dépourvues de liquide, sont formées par des cellules de Schwann. La massue centrale est constituée de deux amas symétriques de demi-lamelles (**B5**), séparées par une fente radiale. Les lamelles protoplasmiques alternent de manière que deux demi-lamelles consécutives soient issues respectivement de deux cellules différentes. La fibre nerveuse (**A-C6**) pénètre dans le corpuscule lamellaire par l'un des pôles et chemine à travers le centre de la massue centrale jusqu'à son extrémité. Elle perd sa gaine de myéline à son entrée dans la massue centrale (**A7**) et se termine par des renflements bulbiformes. La partie non myélinisée de l'axone (**A-C8**) située au sein de la massue centrale représente la partie réceptrice. Périnèvre (**A9**) (*comparer avec* p. 40 CD9).

Les corpuscules de Vater-Pacini ne sont pas seulement des récepteurs de la pression, mais avant tout des *récepteurs aux vibrations*. Des enregistrements électriques de corpuscules isolés ont montré que ces derniers sont stimulés à la fois par leur déformation et par le retour à leur état initial, alors qu'ils restent indifférents à la pression constante. On a pu démontrer expérimentalement que ces récepteurs hautement sensibles aux vibrations répondent aux vibrations du plancher causées par le passage d'une personne.

Formes de transition (D, E)

Il existe de nombreuses formes différentes de transition situées entre les terminaisons nerveuses libres et les organes terminaux encapsulés. Dans chacune d'elles, les fibres nerveuses se ramifient en complexes terminaux au sein desquels les fines ramifications axonales constituent des arborescences ou des pelotes pour se terminer par des renflements bulbiformes. Ces formations sont entourées d'une capsule de tissu conjonctif plus ou moins bien développée. Parmi ces éléments, on distingue les *bulbes terminaux de Krause*, ovalaires, situés dans les papilles du chorion, les *corps de Golgi-Mazzoni*, arrondis, et les *organes terminaux de Ruffini* (**D**), longilignes, dans l'hypoderme. De telles formations ne sont pas uniquement situées dans la peau mais aussi dans les muqueuses, les capsules articulaires, les tuniques des organes internes, et dans l'adventice des grosses artères. Les variantes les plus diverses sont situées dans les organes génitaux, surtout au niveau du gland (**E**) et du clitoris.

L'attribution des différentes qualités sensitives en fonction de certains organes terminaux est controversée. Le rôle des organes terminaux corpusculaires, en tant que mécanorécepteurs, et des terminaisons nerveuses libres, en tant que récepteurs à la douleur, est reconnu. La genèse des sensations de froid et de chaud n'est pas encore éclaircie. Toutefois, la structure différente des récepteurs plaide en faveur d'une sélection de stimulus.

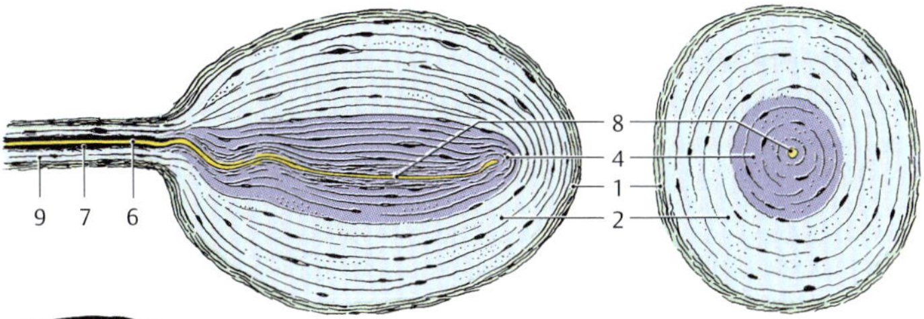

A Corpuscule de Pacini, coupes longitudinale et transversale

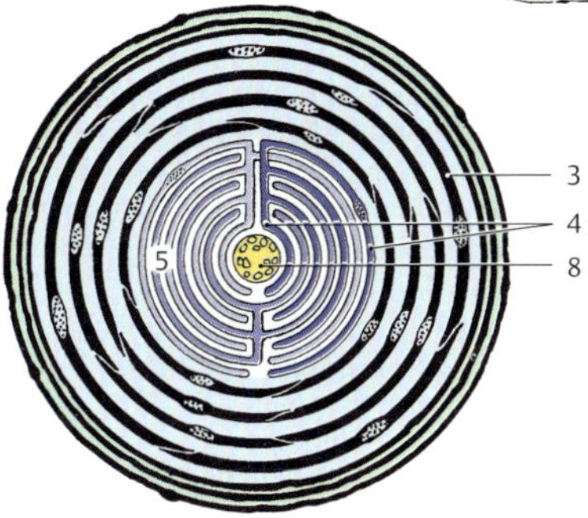

B Centre d'un corpuscule de Pacini, schéma en microscopie électronique (d'après Quilliam)

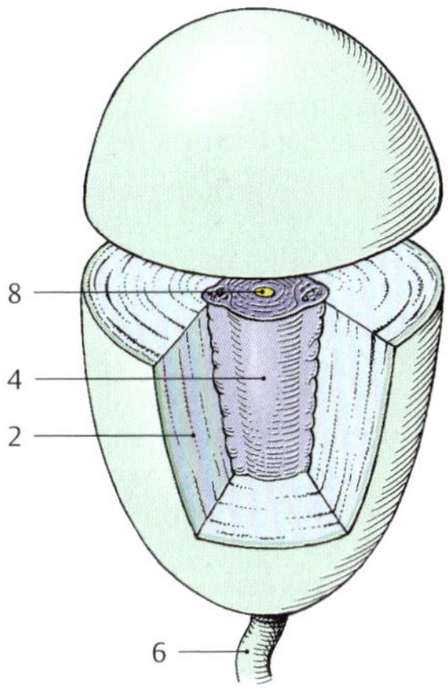

C Corpuscule de Pacini (d'après Munger)

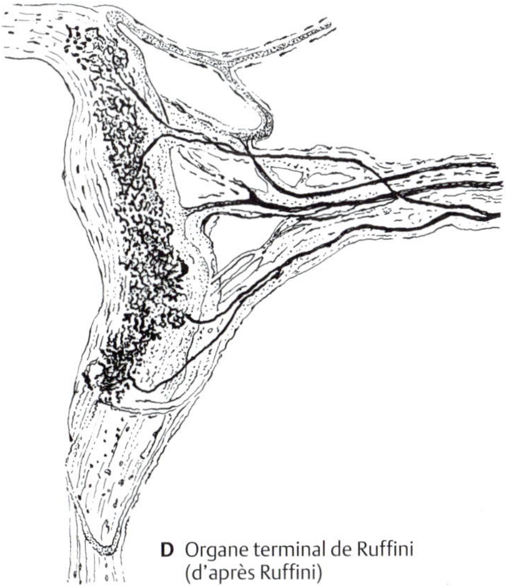

D Organe terminal de Ruffini (d'après Ruffini)

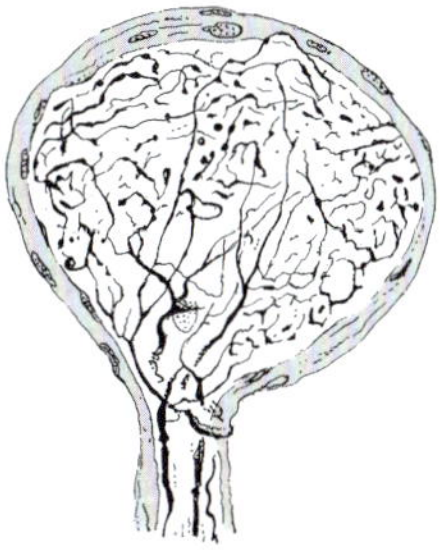

E Organe terminal de la peau du gland du pénis (d'après Dogiel)

Voie de la sensibilité épicritique (A-C)

Les fibres nerveuses véhiculant les influx des **sensations tactile**, **vibratoire** et **articulaire** sont issues des cellules des ganglions spinaux (**A1**). Les fibres sensitives de la face et des sinus sont issues des neurones du ganglion trigéminal ou de Gasser (**A2**) (1er neurone). Les stimulations tactiles sont conduites par différentes fibres : des *fibres nerveuses volumineuses et fortement myélinisées* se terminent dans les organes corpusculaires terminaux, et des *fibres nerveuses fines* aboutissent aux poils. Les prolongements centripètes des neurones entrent dans la moelle spinale par la racine dorsale où les fibres volumineuses et myélinisées occupent la partie médiale (*voir* p. 62 F8). Ils passent ensuite dans les cordons dorsaux ou postérieurs (**A-B3**) où les fibres entrantes s'accolent latéralement aux fibres déjà présentes, de sorte que les fibres sacrales et lombales soient en position médiale par rapport aux fibres thoraciques et cervicales plus latérales. Les faisceaux sacraux, lombaux et thoraciques forment le *tractus gracile de Goll* (**B4**), les faisceaux cervicaux constituent le *tractus cunéiforme de Burdach* (**B5**).

Les fibres primaires (*tractus gracile* et *tractus cunéiforme*) se terminent selon un ordre respectif aux neurones des noyaux du cordon postérieur (**A6**) (2e neurone), *noyau gracile de Goll* (**B7**) et *noyau cunéiforme de Burdach* (**B8**). Elles présentent ainsi la même somatotopie que dans les cordons postérieurs. Chaque neurone des noyaux du cordon postérieur reçoit les influx d'un type déterminé de récepteur. À ce propos, le territoire d'innervation cutané d'un neurone est petit au niveau des parties distales des extrémités (main, doigts) et augmente au niveau des parties proximales. Les neurones recevant les influx de récepteurs particuliers sont eux aussi organisés de façon topique, comme l'ont démontré des expériences électrophysiologiques : les cellules des récepteurs pileux se disposent à proximité de la surface, ceux des organes du toucher se placent au milieu et ceux des récepteurs vibratoires en profondeur.

De la région centrale (gyrus précentral et gyrus postcentral) partent des fibres corticofuges qui cheminent au sein de la voie pyramidale pour rejoindre les noyaux du cordon postérieur : les fibres issues de l'aire du membre inférieur au niveau de la région centrale se terminent dans le noyau gracile, les fibres issues de l'aire du membre supérieur se terminent dans le noyau cunéiforme. Ces fibres corticofuges exercent une inhibition post-synaptique ou pré-synaptique sur les neurones des noyaux du cordon postérieur et modulent ainsi les influx afférents. Le cortex est donc en mesure de réguler l'afflux des stimulations périphériques au niveau des noyaux relais.

Les fibres secondaires qui remontent des noyaux du cordon postérieur (2e neurone) forment *le lemnisque médial* (**B9**). Au niveau de la *décussation lemniscale* (**B10**), elles croisent vers le côté opposé avec les fibres issues du noyau gracile (**B11**) en position ventrale et les fibres issues du noyau cunéiforme (**B12**) en position dorsale. Par la suite, les fibres graciles vont prendre une position latérale et les fibres cunéiformes une position médiale. À hauteur du pont, les fibres secondaires issues des noyaux du trijumeau (**B13**), le *lemnisque trigéminal*, vont rejoindre le *lemnisque médial* et se disposer à sa face dorso-médiale (**B14**) au niveau du mésencéphale.

Le lemnisque médial se dirige vers la partie latérale du *noyau ventral postérieur du thalamus* (**A-C15**) : les faisceaux du noyau gracile s'y terminant latéralement et ceux du noyau cunéiforme médialement. À la partie médiale du noyau ventral postérieur se terminent les fibres du trijumeau (**C16**). Ce noyau présente ainsi une organisation somatotopique. Cette organisation est conservée dans la projection des fibres thalamo-corticales (3e *neurone*) vers le cortex du gyrus post-central (**A17**) et est à la base de la représentation somatotopique de la région post-centrale (*voir* p. 252).

La voie de la sensibilité épicritique est donc constituée de trois neurones connectés les uns aux autres avec une organisation somatotopique démontrable à chaque relais synaptique et au niveau de la terminaison.

Systèmes fonctionnels

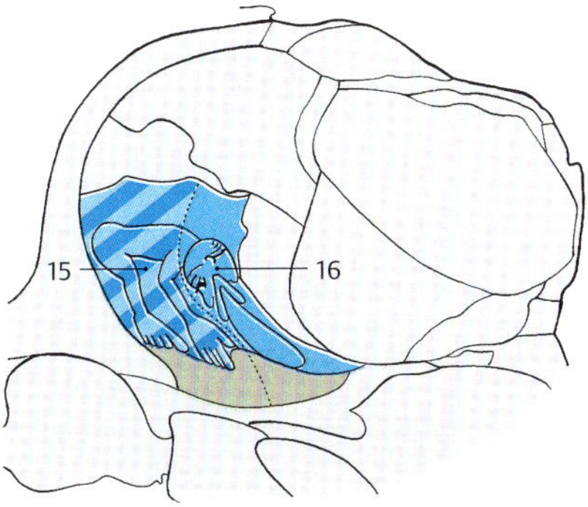

C Terminaison au niveau du thalamus (somatotopie d'après Hassler)

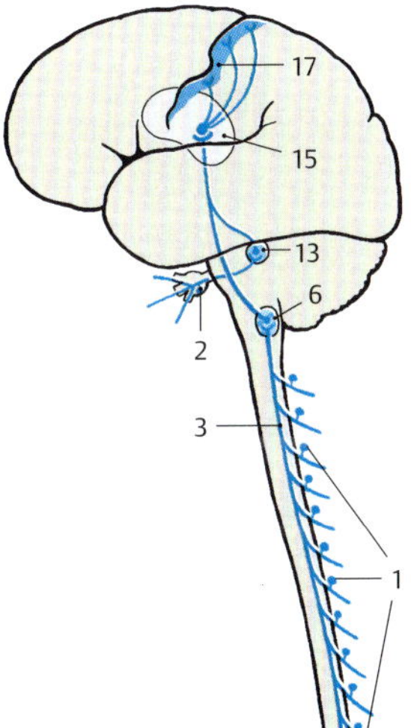

A Voie de la sensibilité tactile

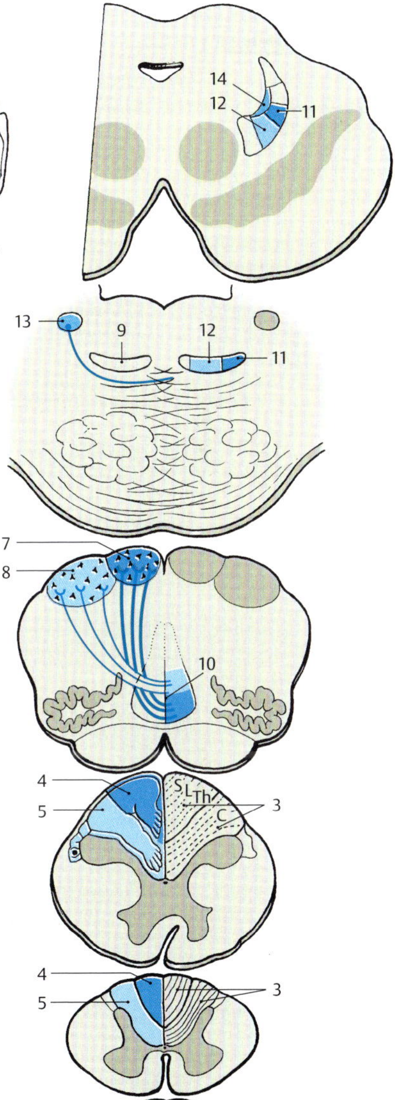

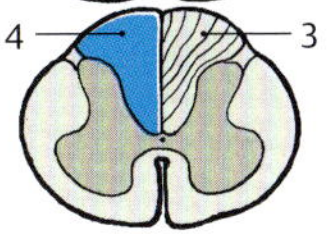

B Situation de la voie cordonale postérieure et du lemnisque médial

Voie de la sensibilité protopathique (A-C)

Les fines fibres nerveuses véhiculant les **sensations de douleur et de température** sont peu ou pas myélinisées et sont issues des petites cellules nerveuses des ganglions spinaux (**A1**) (1er neurone). Leurs prolongements centripètes atteignent la moelle spinale par la partie latérale de la racine dorsale (*voir* p. 62 F7). Elles se divisent dans la *zone marginale de Lissauer* et se terminent à la lisière dorsale de la substance gélatineuse et dans la corne dorsale (*voir* p. 56 A2). Les fibres secondaires croisent vers le côté opposé et remontent dans le cordon antéro-latéral en tant que **tractus spino-thalamique latéral** (**B2**) (2e neurone). Ce tractus ne forme pas un faisceau individualisé, mais se présente plutôt comme un ensemble de faisceaux lâches qui se mélangent avec des fibres issues d'autres systèmes. Les fibres qui viennent s'y ajouter au fur et à mesure de son ascension se disposent ventro-médialement aux précédentes. Les fibres sacrales sont donc situées en surface et les dernières arrivées, les fibres cervicales, sont localisées en profondeur du cordon antéro-latéral (*voir* p. 56 A1 et p. 140 B8).

Les afférences sont régulées par des fibres descendantes originaires de la région centrale, du lobe antérieur du cervelet et de la formation réticulaire. Ces fibres se terminent dans la substance gélatineuse. Celle-ci représente un système de relais au niveau duquel les influx périphériques sont modulés par l'influence facilitatrice ou inhibitrice des centres supérieurs. Au sein de la substance gélatineuse, on a pu mettre en évidence de nombreuses synapses axo-axonales qui sont caractéristiques d'une inhibition pré-synaptique.

Dans la moelle allongée, le tractus spino-thalamique latéral (*lemnisque spinal*) est situé au niveau du bord latéral, en arrière de l'olive, et abandonne de nombreuses collatérales à la formation réticulaire. À ce niveau, se terminent un grand nombre de fibres (*tractus spino-réticulaire*). La formation réticulaire est un élément du système activateur ascendant (*voir* p. 146) dont l'excitation provoque l'éveil de l'organisme. Les influx véhiculés par la **voie de la douleur** conduisent ainsi non seulement à une sensation consciente, mais aussi à une augmentation de l'attention par l'intermédiaire de la formation réticulaire. À l'opposé, les voies de la sensibilité épicritique traversent le tronc cérébral sans émettre de collatérales.

Les fibres spino-thalamiques rejoignent le *lemnisque médial* au niveau du mésencéphale en position dorso-latérale. Une grande partie d'entre elles se termine sur les cellules du *noyau ventral postérieur du thalamus* (**A-C3**) (3e neurone) selon une organisation somatotopique et ce principalement au sein d'une région ventrale parvocellulaire. De là, les fibres tertiaires se dirigent vers la région post-centrale (**A4**). D'autres fibres spino-thalamiques se terminent dans d'autres noyaux thalamiques, p. ex. dans les noyaux intralaminaires.

Le **tractus spino-thalamique antérieur** (**B5**) conduit une **sensibilité grossière** au **toucher** et à la **pression**. Ses fibres croisent la ligne médiane de la corne dorsale (2e neurone) vers le cordon antérieur controlatéral (*voir* p. 56 A3). Dans la moelle allongée, la position de la voie est controversée : soit médiane au-dessus du lemnisque médial (**B6**), soit latérale au-dessus de l'olive (**B7**). Dans le pont et dans le mésencéphale les fibres rejoignent le lemnisque médial (**B8**) et aboutissent au *noyau ventral postérieur du thalamus* (3e neurone).

Les fibres de la douleur et de la température *destinées à la face et aux sinus* sont issues des neurones du ganglion trigéminal (**A9**) dont les prolongements centripètes se terminent dans le *noyau spinal du nerf trijumeau* (**A-B10**) (*voir* p. 124 BC4). Dans le tractus spinal du nerf trijumeau, les fibres conduisant la douleur se situeraient latéralement, celles véhiculant la température plus médialement. Les fibres trigéminales secondaires (**B11**) (*lemnisque trigéminal*) rejoignent le lemnisque médial.

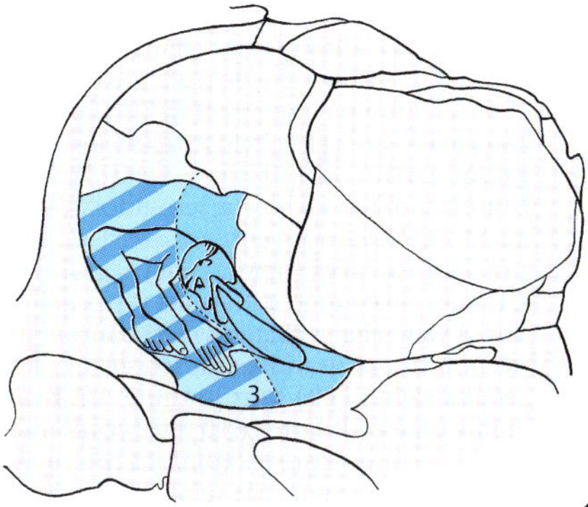

C Terminaisons des fibres spino-thalamiques dans le thalamus

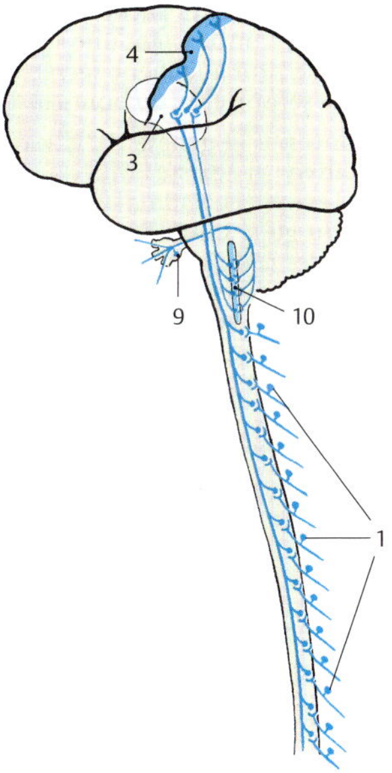

A Voie de la sensibilité douloureuse

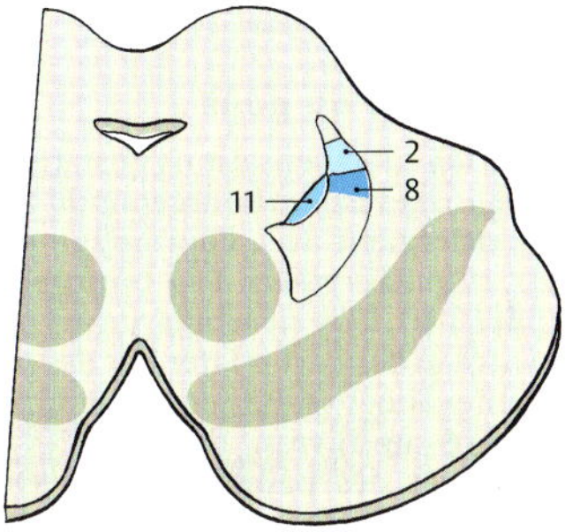

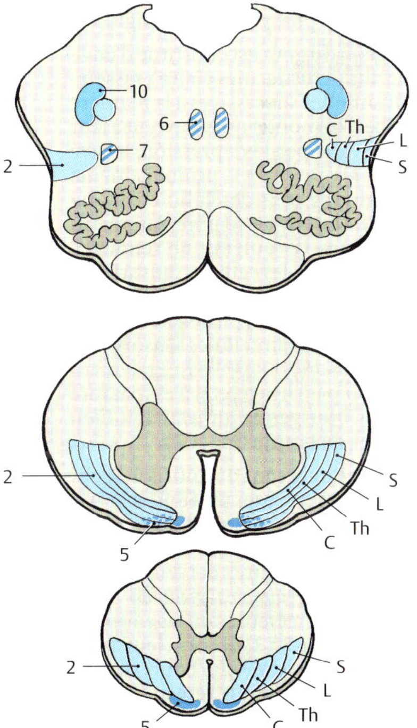

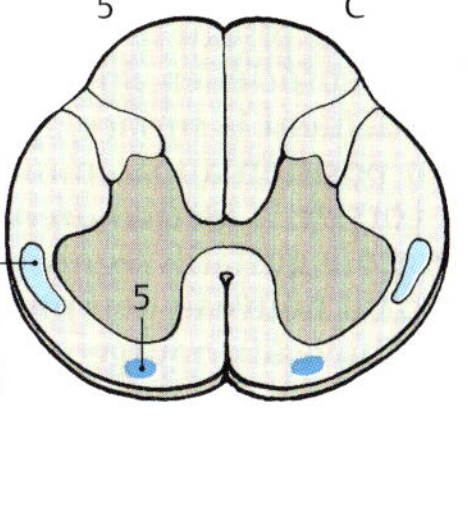

B Situation des voies spino-thalamiques et du lemnisque médial

Organe du goût (A-C)

Bourgeons du goût (*suite*) (A)

Les qualités de saveurs : sucré, acide, salé et amer, ne sont pas perçues de la même manière par tous les bourgeons du goût. Certains bourgeons ne réagissent qu'au sucré ou à l'acide, d'autres enregistrent deux ou trois sensations sans que des différences morphologiques ne soient démontrables. À la surface de la langue, la perception des diverses saveurs présente aussi des particularités. L'*acide* est surtout perçu au niveau des bords latéraux de la langue (**A1**), le *salé* au niveau des bords et de la pointe (**A2**), l'*amer* au niveau de la racine de la langue (**A3**) et le *sucré* à la pointe de la langue (**A4**).

Fibres du goût (B, C)

Les fibres gustatives cheminent dans trois nerfs crâniens : le **nerf facial** (ou N. *intermédiaire*) (**B5**), le **nerf glosso-pharyngien** (**B6**) et le **nerf vague** (**B7**). Ces fibres sont issues des neurones pseudo-unipolaires des ganglions de ces nerfs crâniens : *ganglion géniculé* (**B8**), *ganglion pétreux* (ganglion inferieur du N. glosso-pharyngien) (**B9**) et *ganglion plexiforme* (ganglion inférieur du N. vague) (**B10**). Les fibres gustatives du nerf facial empruntent la corde du tympan pour rejoindre le nerf lingual (**B11**) (*voir* p. 130 AB9) et innervent les récepteurs des papilles fongiformes des deux tiers antérieurs de la langue. Les fibres gustatives du nerf glosso-pharyngien atteignent le tiers postérieur de la langue par les rameaux linguaux et innervent les récepteurs des papilles circumvallées. Des rameaux tonsillaires conduisent des fibres gustatives vers le palais mou. Les fibres gustatives du nerf vague atteignent l'épiglotte et l'épipharynx par les rameaux pharyngiens.

Les prolongements centripètes des neurones entrent dans la moelle allongée et constituent le tractus solitaire. Ils se terminent dans le **noyau solitaire** (**B-C12**) situé environ à hauteur de l'entrée des nerfs. Le noyau s'épaissit dans cette zone et contient un complexe cellulaire également appelé *noyau gustatif.*

Les *fibres secondaires du goût* naissent au niveau du noyau solitaire. Leur trajet à travers le tronc cérébral n'est pas connu de manière précise. On admet que la plus grande partie des fibres croisent la ligne médiane en constituant des fibres arquées et rejoignent le **lemnisque médial** (**C13**) du côté opposé. Au sein du lemnisque, elles occuperaient la partie la plus médiale. Les fibres gustatives secondaires se terminent dans la partie médiale du **noyau ventral postérieur du thalamus** (**C14**, comparez p. 181). De là partent les *fibres tertiaires* qui atteignent une zone corticale située à la face ventrale de l'opercule pariétal (**C15**), en dessous de la région post-centrale. Les zones de terminaison au niveau du thalamus et du cortex cérébral ont été déterminées par l'expérimentation chez le singe. Lors d'une destruction pathologique de ces zones chez l'homme, on constate une perte de la perception du goût sur la moitié controlatérale de la langue.

Une partie des fibres gustatives secondaires se dirige vers l'hypothalamus. Dans le mésencéphale, elles quitteraient le lemnisque médial pour cheminer à travers le pédoncule mamillaire en direction du corps mamillaire. D'autres fibres font relais dans le noyau tegmental ventral et devraient atteindre l'hypothalamus par l'intermédiaire du faisceau longitudinal dorsal de Schütz (*comparer* p. 144).

Des neurones du noyau solitaire envoient des collatérales vers les noyaux salivaires parasympathiques. Ainsi, une sensation gustative peut déclencher de manière réflexe une *sécrétion salivaire*. Les collatérales qui se dirigent vers le noyau dorsal du nerf vague expliquent que les sensations gustatives provoquent une *sécrétion réflexe de sucs gastriques.*

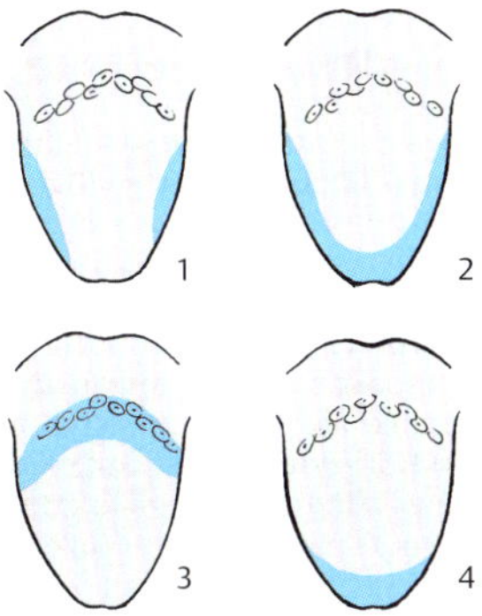

A Localisation des diverses qualités du goût sur la langue

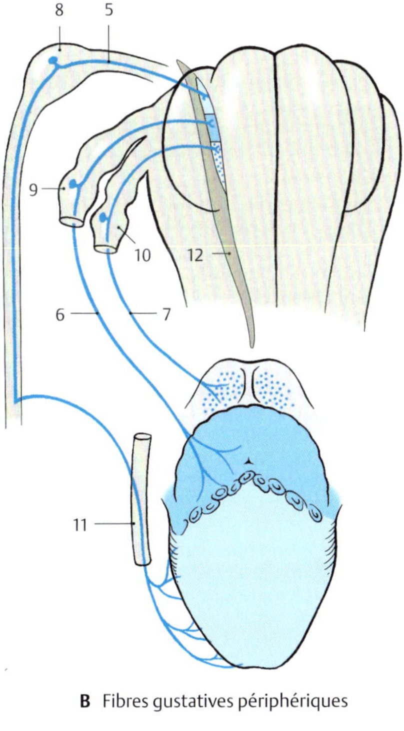

B Fibres gustatives périphériques

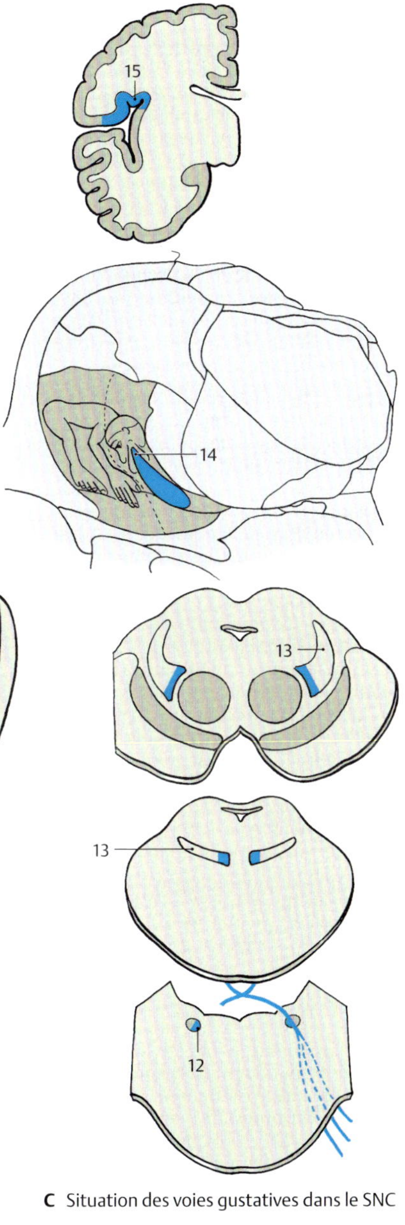

C Situation des voies gustatives dans le SNC

Organe de l'olfaction (A-D)

Chez l'homme, l'**épithélium olfactif** n'occupe qu'une petite région (**région olfactive**) (**A1**) de la cavité nasale située au niveau du bord supérieur du cornet nasal supérieur et au niveau de la face correspondante du septum nasal. Cet épithélium sensoriel pluristratifié est constitué de **cellules de soutien** (**C2**) et de **cellules sensorielles** (**C3**), qui se caractérisent par des noyaux clairs situés en général un peu plus profondément. La région olfactive contient en outre de nombreuses petites glandes muqueuses, les *glandes de Bowman*, dont les sécrétions constituent un film qui recouvre la muqueuse olfactive.

La partie distale de la cellule sensorielle se rétrécit en une fine tige qui dépasse un peu la surface épithéliale. Ce *renflement olfactif* (**C4**) porte un certain nombre de *cils olfactifs*. Le corps cellulaire ovale se transforme du côté proximal en un fin prolongement qui est enveloppé avec d'autres par les cellules de Schwann. Ces prolongements se groupent en faisceaux et constituent les **nerfs olfactifs** (**A-C5**), qui traversent les orifices de la lame criblée pour rejoindre le **bulbe olfactif** (**A6**) (*voir* p. 230 A). Dans le bulbe, ces prolongements se terminent au niveau des *glomérules olfactifs*, où ils sont en contact synaptique avec les dendrites des *cellules mitrales*. En pratique, les cellules sensorielles épithéliales représentent des cellules nerveuses bipolaires dont la courte dendrite constitue la partie réceptrice et dont l'axone forme la fibre centripète qui se dirige vers le bulbe olfactif.

L'image en microscopie électronique d'une cellule olfactive (de chat) montre que leur tige distale (**D7**) se termine par un renflement (**D8**) d'où partent de nombreux et longs *cils olfactifs* (**D9**).

Les extrémités terminales de ces cils sensoriels se situent dans la couche de mucus (**D10**) qui sépare la totalité de la surface de l'épithélium olfactif de l'espace aérien. La tige ainsi que le renflement contiennent : des microtubules, de nombreuses mitochondries (**D11**) et quelques lysosomes (**D12**). Le renflement surplombe la surface des cellules de soutien présentant une épaisse bordure de microvillosités (**D13**).

La genèse de la perception des différentes odeurs est actuellement intensivement étudiée. Les substances odorantes doivent être solubles dans l'eau pour pouvoir être dissoutes dans la couche superficielle de mucus et pour migrer jusqu'aux cils sensoriels. Elles se lient alors à des récepteurs membranaires spécifiques. En concentration suffisamment élevée, elles entraînent une dépolarisation membranaire transmise sous forme d'un potentiel d'action le long de l'axone de la cellule. On admet qu'il existe, comme pour le goût, quelques odeurs primaires et qu'une cellule sensorielle isolée ne peut enregistrer qu'une certaine odeur primaire grâce à un récepteur spécifique. Puisque les substances appartenant à un groupe d'odeurs possèdent approximativement la même taille moléculaire, il se pourrait que la membrane d'un cil olfactif ne réagisse qu'à une taille moléculaire bien déterminée. De nouvelles recherches donnent en effet à entendre qu'une cellule sensorielle n'exprime à chaque fois qu'un seul type de récepteur. Chez la souris, les cellules sensorielles d'un type de récepteur ne se projettent que sur 2 des 1 800 glomérules du bulbe olfactif (voie olfactive centrale, p. 230 AB).

En dehors des nerfs olfactifs, deux autres paires de nerfs partent de la cavité nasale pour rejoindre le cerveau, ce sont le N. terminal et le N. voméronasal. Le **nerf terminal** (**B14**) est constitué d'un faisceau de fines fibres nerveuses issues du septum nasal qui passent par la lame criblée pour atteindre la lame terminale. Ses fibres vont pénétrer ensuite dans le cerveau au-dessous de la commissure antérieure. Ce faisceau comporte de nombreuses cellules nerveuses, et on le considère comme un nerf végétatif. Le **nerf voméronasal** (**B15**) se dirige de l'*organe voméronasal* (*organe de Jacobson*) au bulbe olfactif accessoire. Chez les vertébrés inférieurs cet organe est développé, mais n'existe chez l'homme que durant le développement embryonnaire. L'organe voméronasal est un épithélium sensoriel situé dans un repli muqueux du septum nasal. Chez les reptiles, il semble jouer un rôle important dans la recherche de nourriture.

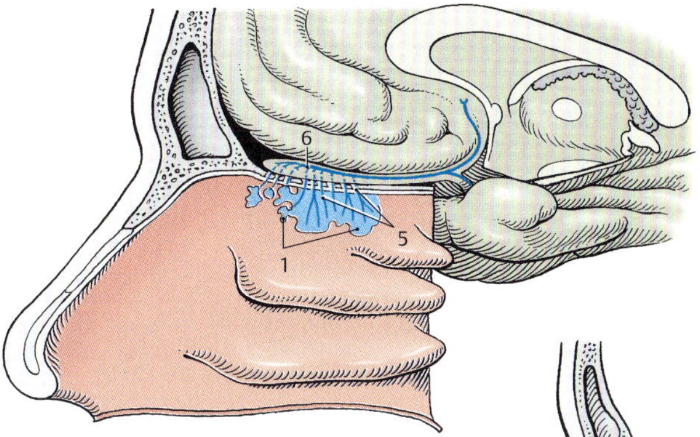

A Muqueuse olfactive

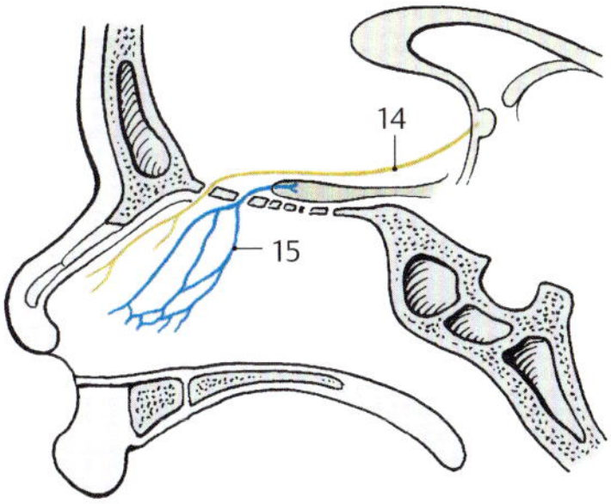

B Nerf terminal
et nerf voméronasal

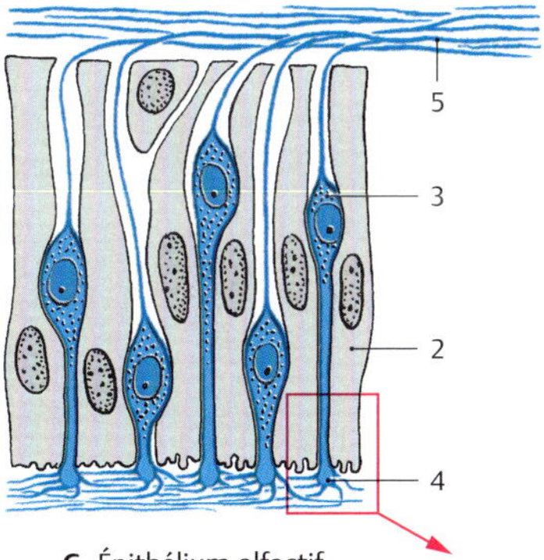

C Épithélium olfactif

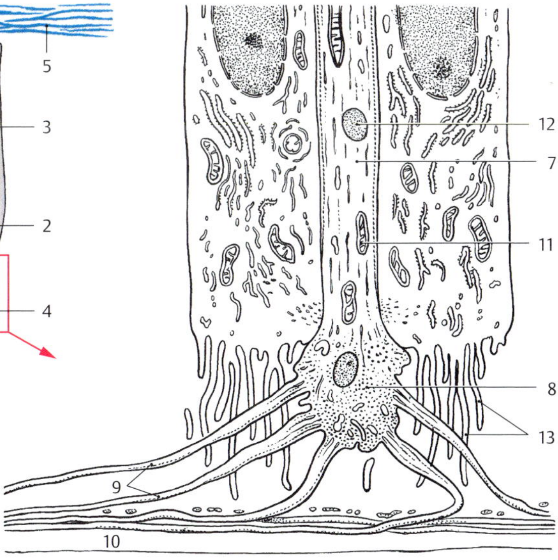

D Cellule olfactive, schéma de microscopie électronique (d'après Andres)

Système limbique (A-C)

Vue d'ensemble

Les parties phylogénétiquement anciennes du télencéphale, avec leurs zones marginales et leurs connexions à des centres sous-corticaux, sont rassemblées sous l'appellation de système limbique. Il ne s'agit pas ici d'un système de voies individualisées, topographiquement ordonnées, mais plutôt d'un rassemblement de noyaux et de zones corticales fonctionnellement très liés. On décrit aussi ce système comme le *cerveau viscéral* ou *affectif* pour évoquer l'importance de sa signification fonctionnelle. Ce concept de système limbique s'appuyant sur des considérations fonctionnelles, les structures anatomiques qui le sous-tendent ne sont qu'imprécisément définies.

Subdivision (A)

Les régions corticales appartenant au système limbique forment un complexe annulaire à la face médiale des hémisphères comprenant le *gyrus parahippocampal* (**A1**), le *gyrus cingulaire* (**A2**) et l'*aire subcalleuse* (aire parolfactive) (**A3**). Le gyrus cingulaire, décrit aussi comme gyrus limbique, a donné son nom au système. À la face médiale des hémisphères, on peut distinguer un arc interne et un arc externe. L'**arc externe** (gyrus parahippocampal, gyrus cingulaire et aire subcalleuse) est formé par les régions marginales de l'archicortex et par l'indusium gris du corps calleux. L'**arc interne** est constitué de la *formation hippocampale* (**A4**), du *fornix* (**A-C5**), de la *région du septum* (**A6**), de la *bandelette diagonale de Broca* et du *gyrus paraterminal* (**A7**), donc de zones archicorticales et paléocorticales. Le *corps amygdaloïde* est un autre composant important. Certains noyaux sous-corticaux ayant des connexions étroites avec le cortex limbique sont eux aussi inclus dans ce système, tels que le corps mamillaire, le noyau antérieur du thalamus, le noyau habénulaire et, au niveau du mésencéphale, le noyau tegmental dorsal, le noyau tegmental ventral et le noyau interpédonculaire.

Voies (B, C)

Le système limbique est rattaché aux centres olfactifs par l'intermédiaire de plusieurs faisceaux de fibres. Les fibres de la strie olfactive latérale se terminent dans les parties corticales du corps amygdaloïde (*voir* p. 230 B).

Le système limbique influence l'hypothalamus en passant par trois voies :
- par le **fornix**, dont les fibres précommissurales aboutissent à la région préoptique (**B8**) et dans les noyaux du tuber cinereum (**B9**) ;
- par la **strie terminale** (**B10**), qui du corps amygdaloïde (**B11**) se dirige aussi vers les noyaux du tuber ;
- par les **fibres ventrales amygdalofuges** (**B12**).

Les connexions avec les noyaux du tegmentum mésencéphalique sont assurées par les faisceaux descendants du noyau habénulaire (*tractus habénulo-tegmental* et *tractus habénulo-pédonculaire*) et par les voies du corps mamillaire (*pédoncule mamillaire* et *faisceau mamillo-tegmental*). À cette occasion le faisceau mamillo-tegmental efférent (**C13**) et le pédoncule afférent du corps mamillaire (**C14**) constituent un circuit neuronal.

Au sein du système limbique chemine le **circuit neuronal de Papez**, multisynaptique. Les fibres efférentes de l'hippocampe atteignent le corps mamillaire (**C15**) en passant par le fornix (**C5**). De là, les influx sont transmis au faisceau de Vicq d'Azyr (**C16**), lequel se dirige vers le noyau thalamique antérieur (**C17**). Ce dernier se projette sur le cortex du gyrus cingulaire (**C18**) à partir duquel les faisceaux de fibres retournent vers l'hippocampe par l'intermédiaire du cingulum (**C19**).

Les connexions du néocortex avec le système limbique existent en particulier au niveau de l'aire entorhinale du gyrus parahippocampal (**A1**), laquelle se projette sur l'hippocampe (tractus perforant, *comparer* p. 236 A4).

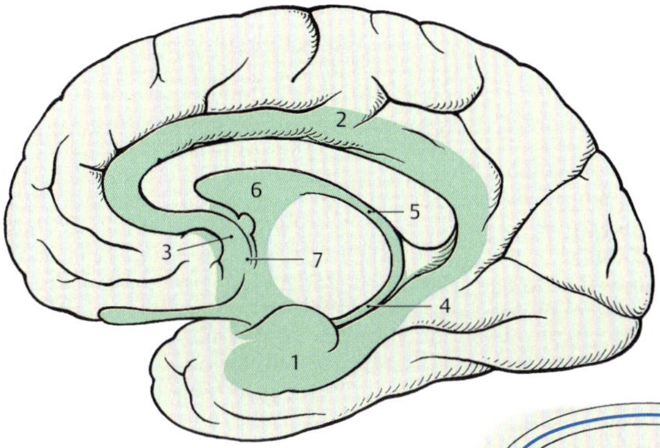

A Aires corticales du système limbique (d'après Stephan)

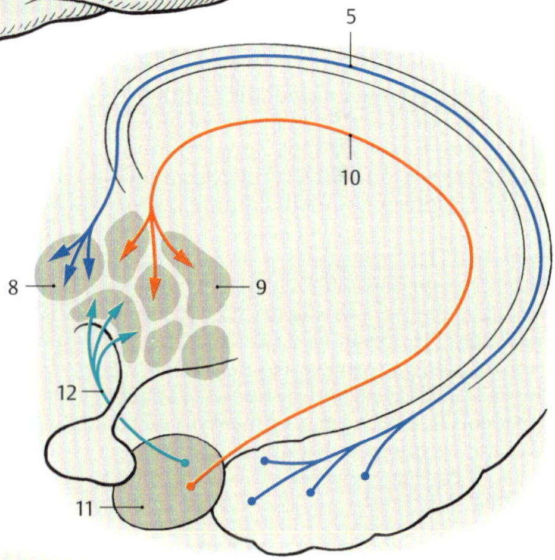

B Connexions du système limbique avec l'hypothalamus (d'après Akert et Hummel)

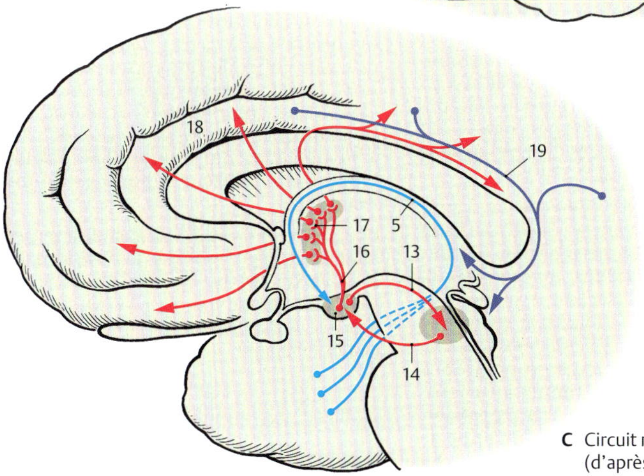

C Circuit neuronal de Papez (d'après Akert et Hummel)

Gyrus cingulaire

Il comporte des connexions avec le cortex olfactif, l'hypothalamus, le cortex frontal, la partie caudale du cortex orbitaire et la partie orale du cortex insulaire. La stimulation électrique de sa région orale entraîne, chez l'homme des modifications de la pression artérielle et de la fréquence respiratoire et cardiaque. Des expériences de stimulation ou de destruction chez le singe ont permis d'observer des changements de température, une pilo-érection, une dilatation des pupilles, une sécrétion salivaire accrue et des modifications de la motilité gastrique.

Le cortex du gyrus cingulaire influence l'hypothalamus et le système végétatif. Le système limbique joue apparemment un rôle important dans la régulation des processus vitaux primitifs comme la *prise de nourriture*, la *digestion* et la *reproduction* (*voir aussi* Hypothalamus, p. 198, et Corps amygdaloïde, p. 228). Ce sont des processus vitaux élémentaires servant à la conservation de l'individu et de l'espèce et qui sont toujours accompagnés de *sentiments de désir ou de répulsion*. C'est pour cela que l'on a souvent localisé les processus affectifs dans le système limbique.

Septum (A-C)

Il existe des connexions massives avec l'hippocampe, qui est la structure centrale du système limbique. Des neurones cholinergiques et GABAergiques de la région septale médiale se projettent dans l'hippocampe et le gyrus denté ; des collatérales des cellules pyramidales CA3 retournent vers le septum latéral.

La stimulation électrique de la région septale (**B-C1**), comme la stimulation amygdaloïde, peut aussi déclencher des activités orales (lécher, mâcher, déglutir), excrétrices (défécation, miction) et sexuelles (érection). La région septale, et plus spécialement la *bandelette diagonale de Broca,* est aussi la localisation privilégiée des expériences d'autostimulation chez le rat (**A, B**). Les animaux chez lesquels l'électrode implantée permet la stimulation de cette zone, et qui peuvent par une touche déclencher eux-même cette stimulation, s'autostimulent continuellement. Le besoin de stimulation de ces animaux va si loin que même après une période de jeûne ou de soif, ils préfèrent la stimulation à la prise de nourriture. Alors que, chez le rat, les noyaux de la région septale vont dorsalement jusqu'au corps calleux (**B1**), ils sont chez l'homme en situation plus ventrale, en dessous du *septum pellucidum* au voisinage de la *commissure antérieure.* Ils sont en conséquence attribués à la *région antéro-basale du cerveau.* De ce fait, chez l'homme la stimulation de la région de la commissure antérieure (**C2**) fait apparaître une réaction euphorique et une sensation générale de bien-être.

Syndrome de Klüver-Bucy (**D**). Dans les suites d'une ablation bilatérale du lobe temporal (**D3**) on observe, chez le singe, le syndrome de Klüver-Bucy. Le néocortex, l'hippocampe et le corps amygdaloïde sont concernés par l'ablation, ce qui entraîne un tableau polysymptomatique. Les animaux deviennent dociles et familiers. Ils perdent leur instinct sauvage et leur timidité même face à des objets dangereux (p. ex. un serpent). En outre, il se développe une *hypersexualité* par complète désinhibition. Les objets ne peuvent plus être identifiés optiquement (*agnosie optique*). Ils sont portés dans la gueule (*tendances orales*) et continuellement réexaminés, comme s'il s'agissait à chaque fois d'objets inconnus. Ces troubles de la perception indiquent le rôle particulier de l'hippocampe dans les processus d'apprentissage et de mémorisation. Les informations néocorticales, telles que des impressions visuelles, sont acheminées par l'aire entorhinale jusqu'à l'hippocampe où leur utilité novatrice est examinée.

Des fonctions complexes et différentes sont élaborées dans le système limbique. Il est vraisemblable qu'avec le développement des connaissances, on pourra abandonner ce concept sommaire et vague de *système limbique.*

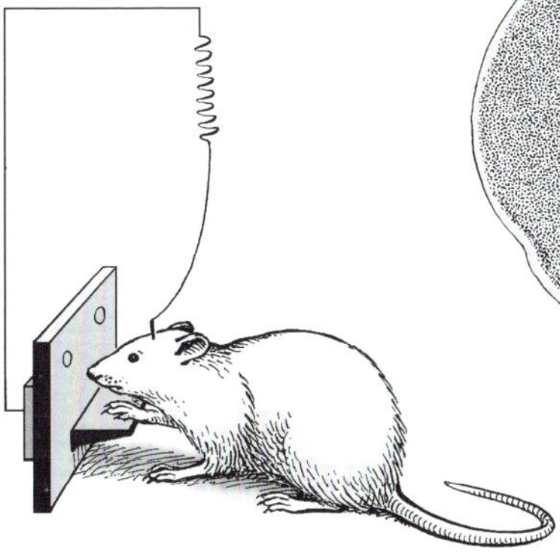

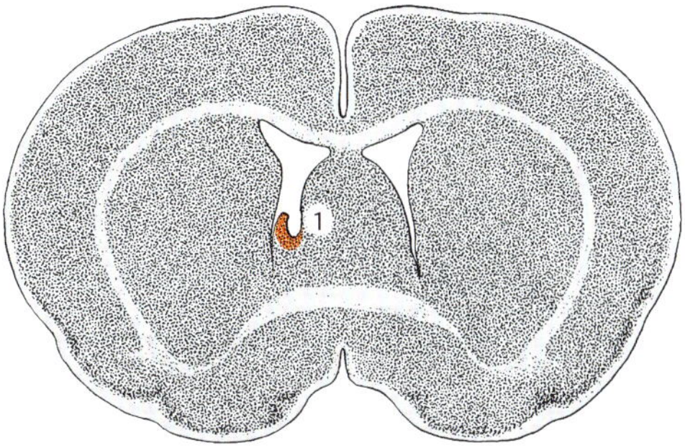

B Zone de stimulation

A Dispositif expérimental

A, B Expérience d'autostimulation chez le rat (d'après Olds)

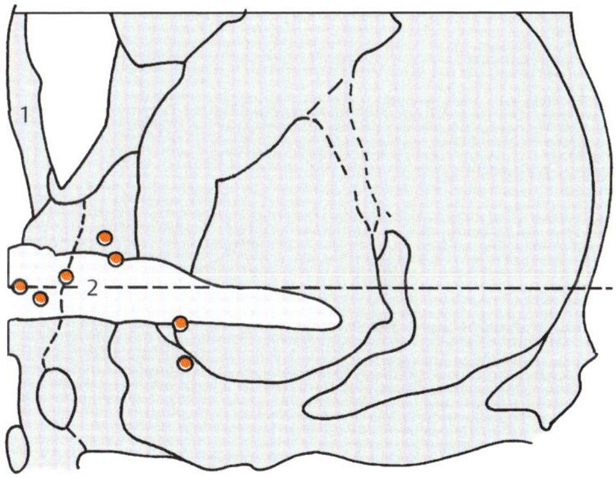

C Points dont la stimulation entraîne une réaction euphorique chez l'homme (d'après Schaltenbrand, Spuler, Wahren et Wilhelmi)

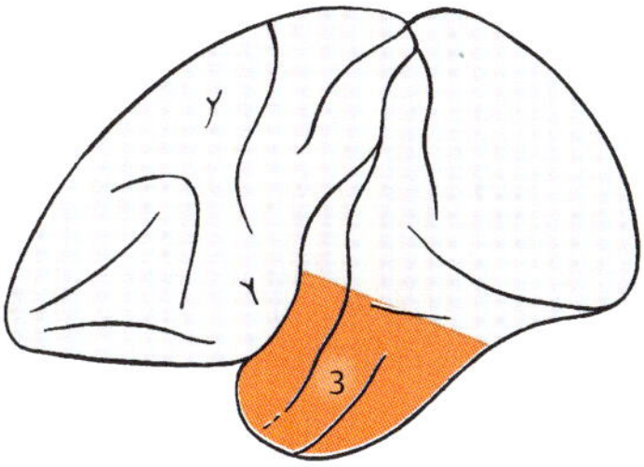

D Ablation du lobe temporal dans le syndrome de Klüver et Bucy (d'après Klüver et Bucy)

Organes des sens

Œil

Organisation

Paupières, appareil lacrymal et orbite

Paupières (A-C)

Le *bulbe de l'œil* est logé dans l'orbite et est recouvert par les paupières. La **paupière supérieure** (**A1**) et la **paupière inférieure** (**A2**) limitent la **fente palpébrale**. Celle-ci se termine au niveau de l'*angle médial ou interne de l'œil* (**A3**) par une échancrure qui circonscrit la *caroncule lacrymale* (**A4**).

Dans la race mongole, la paupière supérieure se continue médialement par un pli cutané, le pli palpébro-nasal sur la face latérale du nez (*pli mongol*). Ce pli se voit également de façon transitoire chez des nourrissons et est appelé *épicanthus*.

Les paupières sont renforcées par des plaques épaisses de fibres collagènes en forme de coquille, le *tarse supérieur* (**B5**) et le *tarse inférieur* (**B6**), attachées au bord de l'orbite par le *ligament palpébral latéral* (**B7**) et par le *ligament palpébral médial* (sectionné ici, **B36**). Les tarses contiennent les *glandes tarsales* ou glandes de Meibomius (**C8**), allongées et qui occupent toute la hauteur des paupières. Leurs sécrétions empêchent les larmes de s'écouler des bords des paupières. Elles s'ouvrent au bord postérieur des paupières, le *limbe postérieur*. Le bord antérieur des paupières, *limbe antérieur* (**A-C9**), porte plusieurs rangées de *cils* (**C10**). La face médiale ou interne des paupières est tapissée d'une **tunique conjonctive** (**C11**), qui se réfléchit au niveau du *fornix de la conjonctive* (**C12**) et s'étend sur la face antérieure du bulbe de l'œil. Les *muscles tarsaux supérieur* (**C13**) *et inférieur* (**C14**) s'insèrent au niveau du tarse (innervés par le sympathique) et règlent la largeur de la fente palpébrale. La fermeture des paupières est déterminée par le *M. orbiculaire de l'œil* (**C15**) (N. facial, *voir* p. 122) ; l'élévation de la paupière supérieure est assurée par le *M. élévateur de la paupière supérieure* (**B-C16**) (N. oculomoteur). Ce muscle s'insère au bord supérieur du canal optique (*voir* p. 344 AB1). Son expansion tendineuse superficielle (**C17**) pénètre jusqu'au niveau du tissu conjonctif subcutané de la paupière supérieure, alors que son tendon profond (**C18**) se termine au bord supérieur du tarse.

Appareil lacrymal (B)

Au-dessus de l'angle palpébral latéral se dispose la **glande lacrymale** (**B19**), qui est divisée en deux parties par le tendon du M. élévateur de la paupière supérieure : la *partie orbitaire* (**B20**) et la *partie palpébrale* (**B21**). Ses canalicules excréteurs déversent les larmes dans le fornix de la conjonctive ; ce liquide humecte de façon permanente la face antérieure du bulbe de l'œil et se collecte au niveau de l'angle palpébral médial dans le *lac lacrymal.* À ce niveau, on trouve à la face interne de chacune des deux paupières une petite ouverture, les *points lacrymaux* (**B22**), qui conduisent vers les *canalicules lacrymaux* (**B23**). D'abord ascendants et descendants, ceux-ci se courbent en angle droit pour se réunir et pour déboucher dans le **sac lacrymal** (**B24**), qui se poursuit par le **conduit lacrymo-nasal** (**B25**) jusqu'au méat nasal inférieur. Le clignement de l'œil ne sert pas uniquement à l'humidification uniforme de la surface du bulbe de l'œil mais exerce un effet de succion sur l'écoulement des larmes en dilatant et contractant alternativement le conduit lacrymo-nasal.

Orbite (C)

L'orbite recouverte par le périoste (*périorbite*) (**C26**) est comblée par un tissu graisseux, le *corps adipeux de l'orbite* (**C27**), dans lequel sont englobés le bulbe de l'œil (**C28**), le nerf optique (**C29**) et les muscles de l'œil (**C30**). Au bord antérieur de l'orbite, le tissu adipeux est délimité par le septum orbitaire (**B-C31**). Une capsule conjonctive, la gaine du *bulbe de l'œil* (**C32**), le sépare du bulbe de l'œil et entoure la *sclère* (**C33**).

C34 Choroïde.
C35 Paroi osseuse de l'orbite.

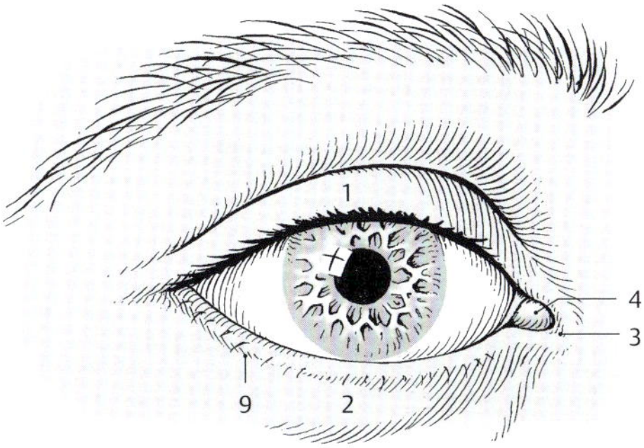

A Œil

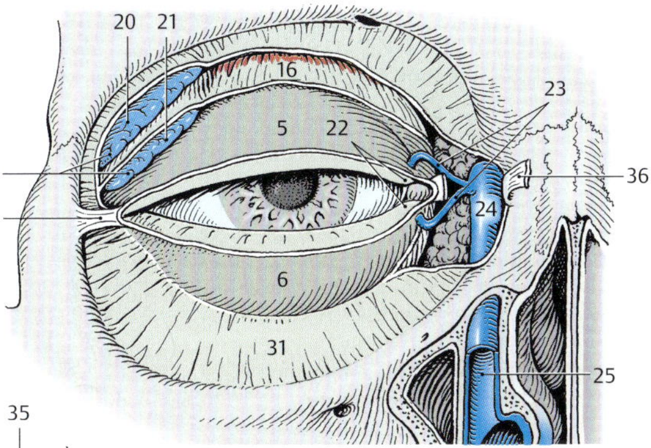

B Appareil lacrymal

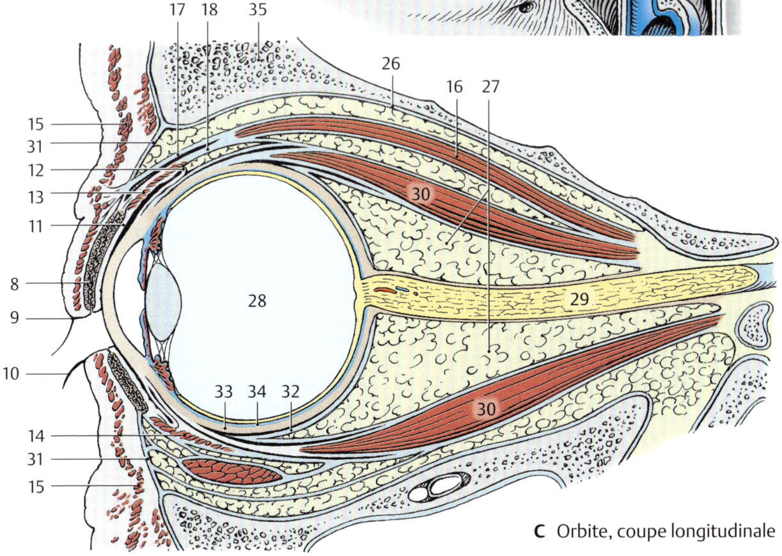

C Orbite, coupe longitudinale

Muscles de l'œil (A-E)

Le bulbe de l'œil, attaché à la capsule du corps adipeux par des aponévroses, est mobile dans toutes les directions grâce à des fentes de glissement. Ses mouvements sont rendus possibles par six muscles, quatre droits et deux obliques. Les muscles droits forment par l'origine de leurs tendons d'insertion un anneau qui entoure le canal optique à la manière d'un entonnoir ; c'est l'*anneau tendineux commun* (**A-B1**). Le **muscle droit supérieur** (**A-C2**) (N. oculo-moteur) passe légèrement obliquement vers le dehors, au-dessus du bulbe de l'œil. Le **muscle droit inférieur** (**A-C3**) (N. oculo-moteur) adopte la même direction au-dessous du bulbe de l'œil. Le **muscle droit médial** (**A-C4**) (N. oculo-moteur) se place à la face nasale du bulbe de l'œil, alors que la face temporale est occupée par le **muscle droit latéral** (**A-C5**) (N. abducens). Les tendons aplatis des muscles s'insèrent sur le bulbe de l'œil environ 0,5 à 1 cm en arrière du bord de la cornée. Le **muscle oblique supérieur** (**A-C6**) (N. trochléaire) naît médialement au niveau du corps du sphénoïde et s'étend presque jusqu'au bord de l'orbite. À proximité du bord orbitaire, son tendon traverse la **trochlée** (**A7**), une large poulie formée de cartilage fibreux et recouverte d'une gaine synoviale. À ce niveau, le tendon se recourbe en faisant un angle aigu vers l'arrière et se termine sur le versant temporal de la face supérieure du bulbe de l'œil, au-dessous du muscle droit supérieur. Le **muscle oblique inférieur** (**B-C8**) (N. oculo-moteur) naît médialement au bord infra-orbitaire et se termine sur la face temporale du bulbe oculaire. *Muscle élévateur de la paupière supérieure* (**B9**).

Les mouvements du bulbe oculaire sont schématiquement orientés selon trois axes :

- rotation autour de l'**axe vertical** en direction nasale (*adduction*) et en direction temporale (*abduction*) ;
- rotation autour de l'**axe horizontal** vers le haut (*élévation*) et vers le bas (*abaissement*) ;
- rotation autour de l'**axe sagittal** avec inclinaison de la moitié supérieure du bulbe de l'œil en direction nasale (*rotation interne*) et en direction temporale (*rotation externe*).

Le *M. droit médial* (**C4**) produit une **adduction** pure, le *M. droit latéral* (**C5**) une **abduction** pure. Le *M. droit supérieur* (**C2**) élève le bulbe de l'œil et entraîne également une petite adduction et une **rotation interne**, le *M. droit inférieur* (**C3**) abaisse le bulbe de l'œil et entraîne une petite adduction et une **rotation externe**. Le *M. oblique supérieur* (**C6**) fait faire une rotation à la moitié supérieure du bulbe de l'œil en direction nasale mais aussi provoque un petit abaissement et une abduction ; le *M. oblique inférieur* (**C8**) provoque une rotation de la moitié supérieure du bulbe de l'œil en direction temporale, s'accompagnant d'une légère élévation et d'une abduction.

Ce mode de fonctionnement n'est valable que dans le regard droit devant et quand les deux bulbes ont des axes visuels parallèles. Lors des mouvements visuels et lors de réactions simultanées de convergence (*voir* p. 362 C) et de divergence, il existe un changement de la fonction de chaque muscle oculaire. Ainsi p. ex., les 2 muscles droits médiaux, qui agissent de manière synergique lors de la convergence, deviennent antagonistes lors de la vision latérale. Le *changement de fonction* d'un muscle oculaire est déterminé par la déviation de l'axe visuel par rapport à l'axe anatomique de l'orbite. Si les 2 axes sont changés par une abduction du bulbe de 23 degrés, le *M. droit supérieur* (**D10**, vision droit devant) et le *M. droit inférieur* perdent leurs fonctions accessoires ; le premier devient purement élévateur du bulbe de l'œil (**D11**) et le second purement abaisseur du bulbe de l'œil. Lors d'une adduction maximale du bulbe à 50 degrés, le *M. oblique supérieur* (**D12**, regard droit devant) devient purement **abaisseur du bulbe** (**E13**) et le *M. oblique inférieur* purement **élévateur du bulbe**. Chacun des mouvements oculaires fait participer tous les muscles de l'œil, soit par contraction, soit par relâchement, et la position des bulbes détermine le rôle fonctionnel de chaque muscle oculaire.

La précision et la vitesse de la fonction musculaire reposent sur des particularités structurelles. En dehors des fibres intrafusoriales des fuseaux musculaires, il existe de nombreuses fibres extrafusoriales avec des terminaisons sensitives spiralées. Les unités motrices sont extrêmement petites ; environ 6 fibres d'un muscle oculo-moteur sont innervées par un neurone. Dans la musculature digitale, 1 neurone innerve 100 à 300 fibres musculaires, dans d'autres muscles souvent plus de 1 500 fibres.

Remarques cliniques. Lors d'une paralysie isolée d'un muscle de l'œil, les objets de l'environnement sont vus doubles. Selon la position des objets – l'un à côté de l'autre, déplacés obliquement vers le haut ou obliquement vers le bas – il est possible d'identifier quel muscle est paralysé.

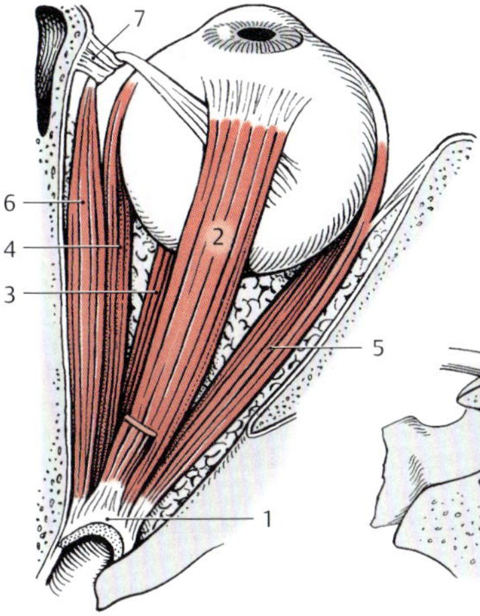

A Muscles de l'œil droit, vue supérieure

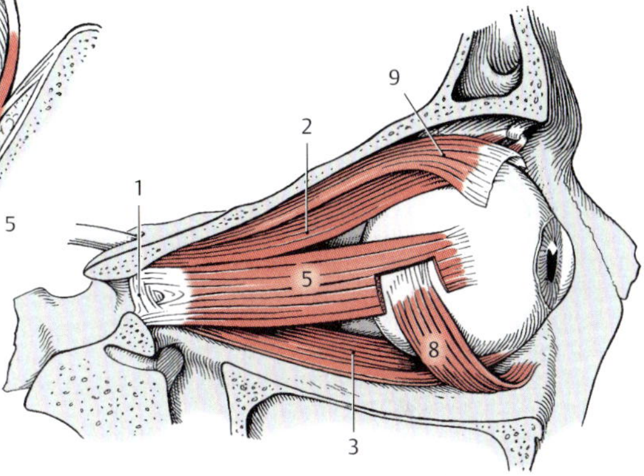

B Muscles de l'œil, vue latérale

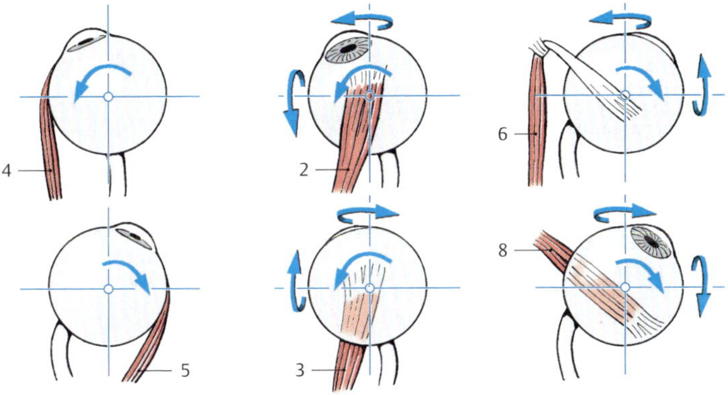

C Mode de fonctionnement des muscles oculaires, œil droit

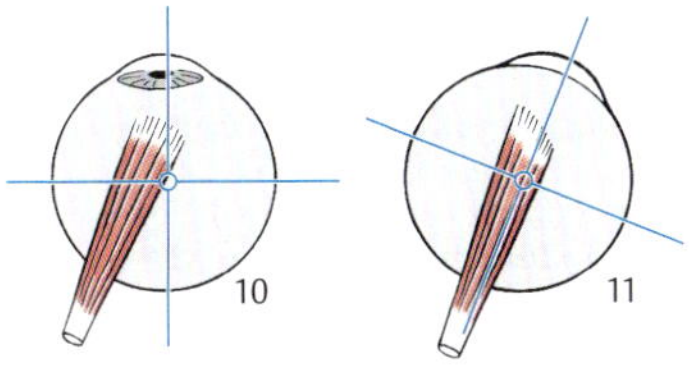

D Muscle droit supérieur de l'œil droit, lors du regard droit devant et lors d'une abduction de 23 degrés

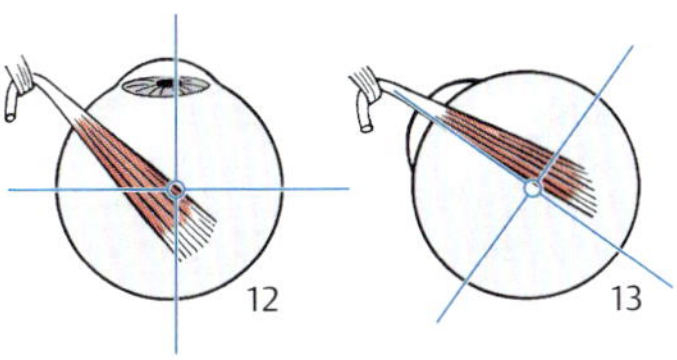

E Muscle oblique supérieur de l'œil droit, lors du regard droit devant et lors d'une adduction de 50 degrés

Bulbe de l'œil, vue d'ensemble

Développement (A)

La composante photosensible de l'œil dérive du diencéphale. À la fin du 1er mois embryonnaire, les deux *vésicules optiques* (**A1**) s'évaginent à partir de la vésicule prosencéphalique (**A2**). Les vésicules optiques induisent des épaississements de l'épithélium céphalique, les *placodes optiques* (**A3**), qui se clivent plus tard pour former les *vésicules cristalliniennes* (**A4**). Les cellules épithéliales de la face postérieure de la vésicule s'allongent et deviennent des *fibres cristalliniennes* (**A5**) qui formeront plus tard l'essentiel du cristallin. Les cellules de la face antérieure de la vésicule forment l'épithélium du cristallin. Lorsque la *cupule optique* (**A6**) se constitue, les parois de la vésicule optique se rejoignent et la lumière de la vésicule, qui appartenait initialement au système ventriculaire, le *ventricule optique* (**A7**), se rétrécit en fente. La cupule optique ainsi constituée se compose donc d'un feuillet interne, la *couche nerveuse* (**A8**) et d'un feuillet externe, la *couche pigmentaire* (**A9**) toutes les deux couches de la rétine. L'*artère hyaloïdienne* (**A10**), qui se dirige vers le cristallin, involue plus tard.

Structure (B)

Sur la face antérieure du **bulbe de l'œil**, se trouve la **cornée** (**B11**) transparente. En arrière d'elle se situent le **cristallin** (**B12**) et l'**iris** (**B13**) avec son ouverture centrale, la *pupille*. Le **nerf optique** (**B14**) émerge au niveau de la face postérieure du bulbe de l'œil, légèrement en dedans de l'axe optique. L'œil comprend trois espaces :

- la **chambre antérieure** (**B15**) limitée par la cornée, l'iris et le cristallin ;
- la chambre postérieure circulaire (**B16**) qui entoure le cristallin ;
- l'intérieur de l'œil qui contient le **corps vitré** (**B17**).

Le corps vitré est une substance gélatineuse limpide dont l'eau est le constituant principal. Les deux chambres antérieure et postérieure contiennent un liquide clair, l'humeur aqueuse.

La paroi du bulbe oculaire est composée de trois couches :

- la *sclère* ;
- l'*uvée* ;
- la *rétine*.

La **sclère** (**B18**) est une capsule conjonctive épaisse, peu dilatable, constituée essentiellement de fibres collagènes et de quelques fibres élastiques, qui en conjonction avec la pression intra-oculaire, maintient la forme du bulbe de l'œil.

La tunique vasculaire, l'**uvée**, constitue dans la partie antérieure du bulbe de l'œil : l'iris et le **corps ciliaire** (**B19**), dans la partie postérieure : la **choroïde** (**B20**).

La **rétine** contient, dans sa région postérieure ou *partie optique* (**B21**), les cellules sensorielles photosensibles ; sa partie antérieure, la *partie aveugle* (**B22**), comporte un épithélium pigmentaire. La limite séparant ces deux parties de la rétine est appelée **ora serrata** (**B23**).

On distingue au bulbe de l'œil un pôle antérieur (**B24**) et un pôle postérieur (**B25**). À mi-distance de ces deux pôles se situe l'*équateur* de l'œil (**B26**). Certains vaisseaux et muscles ont un trajet *méridional* (**B27**), c'est-à-dire qu'ils suivent une ligne arciforme, à la surface du bulbe de l'œil, allant de pôle en pôle.

On peut subdiviser le bulbe oculaire en une partie antérieure et une partie postérieure. Ces deux parties ont des rôles fonctionnels différents. La partie antérieure contient un *système de lentilles* qui réfracte la lumière et produit l'image. La partie postérieure contient la *surface photosensible*, la rétine. L'œil peut donc être comparé à une caméra comportant en avant un système de lentilles avec un diaphragme – l'iris au niveau de l'œil – et en arrière un film photosensible – la rétine.

Remarques cliniques. Dans l'*hypermétropie*, l'axe antéro-postérieur de l'œil est trop court, c'est-à-dire que le foyer des rayons lumineux incidents se trouve en arrière du plan de la rétine. Dans la *myopie*, l'axe de l'œil est trop long, le foyer se trouve en avant de la rétine. La correction se fait par des verres de lunettes adaptés.

B28 Espace subarachnoïdien (*voir* p. 354 D9).

Œil

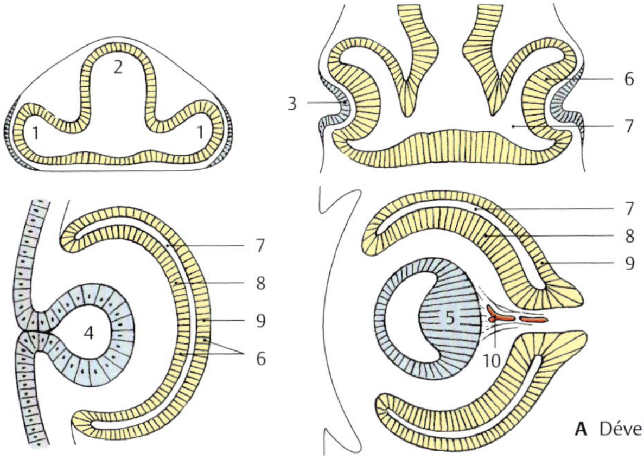

A Développement de l'œil

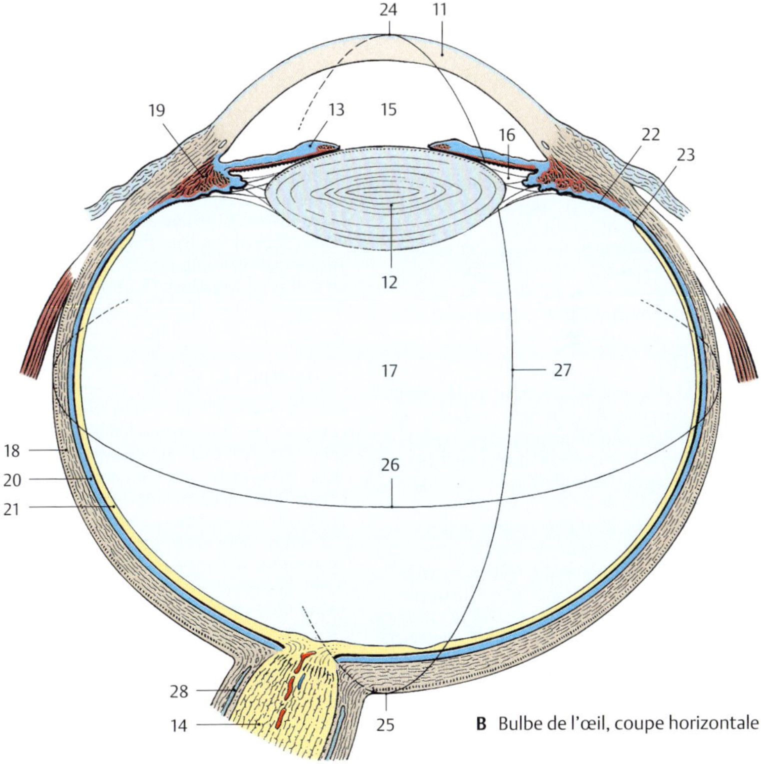

B Bulbe de l'œil, coupe horizontale

Segment antérieur de l'œil

Cornée (A, B)

La **cornée** (**A1, B**) repose sur le bulbe de l'œil comme un verre de montre. Grâce à son fort rayon de courbure, elle agit comme une lentille convergente (réfraction la plus importante de l'œil avec 43 dioptries). Sa face antérieure est constituée par un épithélium pavimenteux stratifié non kératinisé (**B2**), doublé d'une membrane basale, la *lame limitante antérieure* (membrane de Bowman) (**B3**). Au-dessous de celle-ci se trouve la *substance propre* (**B4**), qui se compose d'épaisses fibres collagènes qui constituent des lamelles parallèles à la surface cornéenne. La face postérieure comporte également une membrane basale, la *lame limitante postérieure* (membrane de Descemet) (**B5**) ainsi qu'un *endothélium* (**B6**) formé d'une seule couche de cellules. La cornée contient des fibres nerveuses amyéliniques, mais pas de vaisseaux. Sa transparence est liée à une teneur en liquide et une imprégnation tissulaire déterminées. Lors d'une modification de ces données, la cornée se trouble.

Chambre antérieure (A)

La chambre antérieure (**A7**) contient l'humeur aqueuse sécrétée par les vaisseaux de l'iris. La paroi de l'*angle irido-cornéen* (**A8**) se compose de travées conjonctives lâches (ligament pectiné) (**A9**), entre lesquelles l'humeur aqueuse peut pénétrer jusqu'au sinus veineux de la sclère, le canal de Schlemm (**A10**), par lequel elle se draine.

Iris (A, C)

L'**iris** (**A11**) forme une sorte de diaphragme en avant du cristallin. Il s'insère au niveau du *corps ciliaire* (**A12**) et s'étend jusqu'au *bord pupillaire* (**A13**). L'iris se compose de deux couches : le *stroma*, d'origine mésodermique (**A-C14**) et la *partie iridienne de la rétine* (**A-C15**), face postérieure de l'iris, d'origine ectodermique. Le stroma, qui se compose de travées conjonctives, contient des pigments. Une forte teneur en pigments fait apparaître l'iris en brun, une teneur moindre détermine les couleurs vertes et bleues. L'iris reçoit de nombreux vaisseaux à disposition radiaire qui proviennent du *grand cercle artériel de l'iris* (**A-C16**). À partir de la partie ectodermique, originaire de la cupule optique (*voir* p. 346 A6), se sont différenciés deux muscles lisses : le *M. sphincter de la pupille* (**A-C17**) et la fine membrane du *M. dilatateur de la pupille* (**A-C18**). Le M. sphincter de la pupille est innervé par la partie parasympathique du nerf oculo-moteur, le M. dilatateur de la pupille par le sympathique cervical. En conséquence, un effet parasympathique prédominant produit un myosis, et un effet sympathique prédominant une mydriase.

Corps ciliaire (A, D)

Le **corps ciliaire** circulaire (**A19, D**) est le lieu d'insertion de l'appareil de suspension du cristallin. Sa musculature assure la régulation du degré de courbure du cristallin (*voir* p. 362 B), permettant une acuité visuelle maximale lors de la vision de près et de loin. Sa face axiale répond au corps vitré avec une zone postérieure, l'*orbiculus ciliaris* (**D20**), et une zone antérieure plissée de façon radiaire par environ 80 *procès ciliaires* (**D21**) : la *couronne ciliaire*. La partie antérieure de l'orbiculus ciliaris est occupée par le muscle ciliaire dont les fibres musculaires, les *fibres méridiennes* (**A22**), sont tendues entre l'ora serrata et le ligament pectiné ainsi que la membrane de Descemet. Elles envoient des fibres musculaires radiaires en dedans qui se courbent et ont un trajet circulaire (*fibres circulaires*) (**A23**). La face postérieure du corps ciliaire est tapissée par la partie ciliaire de la rétine (**A24**). Le corps ciliaire envoie vers le cristallin des fibres très délicates, les fibres zonulaires (**A-D25**), qui forment la zonule ciliaire (**D26**). De nombreuses fibres se détachent de l'ora serrata et rejoignent la face antérieure du cristallin. Elles croisent les fibres courtes issues des procès ciliaires qui se terminent à la face postérieure du cristallin.

Cristallin (A, D, E)

La lentille biconvexe, le **cristallin** (**A-D27**), se compose de fibres épithéliales allongées, les fibres du cristallin, qui forment des lamelles se recouvrant les unes les autres (indice de réfraction environ 20 dioptries). Au niveau des faces antérieure et postérieure, les extrémités des fibres s'affrontent et constituent chez le nouveau-né une étoile à trois pointes (**E**). Ces fibres du cristallin sont continuellement renouvelées durant toute la vie.

Remarques cliniques. Lors du réflexe palpébral, il se produit une occlusion palpébrale par un stimulus local et un renforcement de la sécrétion lacrymale. L'afférence sensitive se fait par le trijumeau ; les fibres motrices efférentes proviennent du nerf facial.

Œil

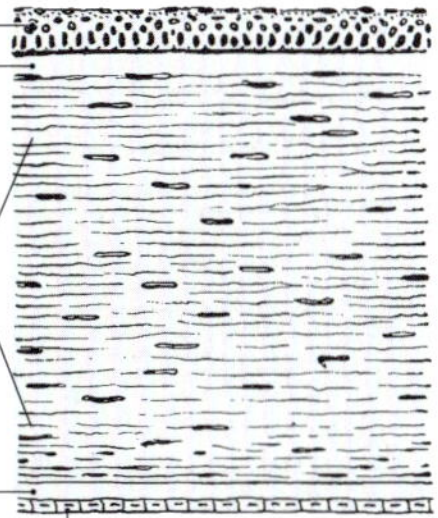

B Cornée

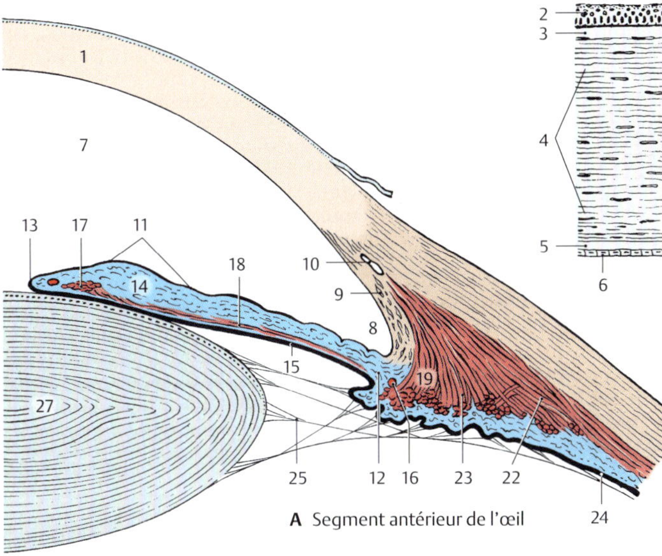

A Segment antérieur de l'œil

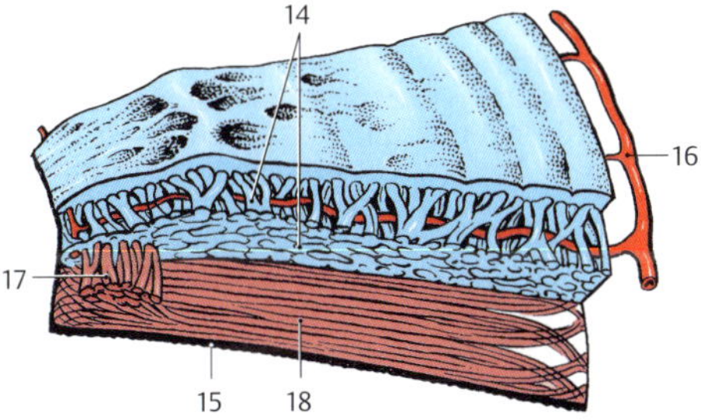

C Iris

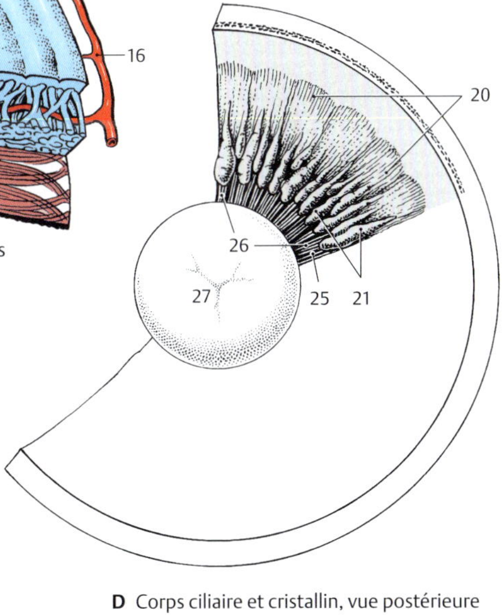

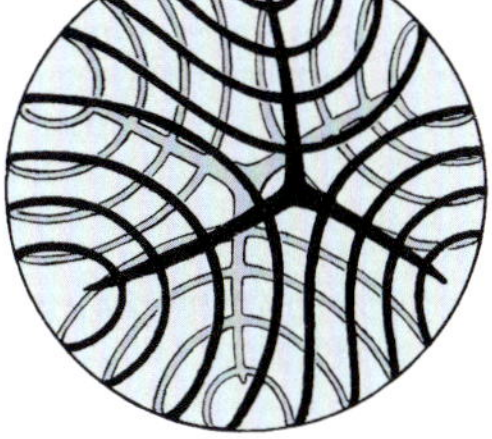

E Cristallin

D Corps ciliaire et cristallin, vue postérieure

Œil

Vascularisation (A)

L'œil comporte deux systèmes vasculaires : les **artères ciliaires** et l'**artère centrale de la rétine**. Tous les vaisseaux sont issus de l'*artère ophtalmique* (*voir* p. 272). Les artères ciliaires postérieures sont les branches afférentes de l'uvée ou tunique vasculaire du bulbe de l'œil, constituée par l'iris (**A1**), le corps ciliaire (**A2**) et la choroïde (**A3**), qui forme la face postérieure du bulbe de l'œil. Son système vasculaire assure non seulement la vascularisation mais intervient également dans le maintien de la pression intra-oculaire et dans la tension du bulbe de l'œil.

Artères ciliaires postérieures longues (**A4**). À proximité de l'émergence du nerf optique, deux artères perforent la sclère. L'une chemine dans la paroi temporale, l'autre dans la paroi nasale du bulbe de l'œil jusqu'au corps ciliaire et à l'iris. Au niveau de la racine de l'iris, elles constituent le *grand cercle artériel de l'iris* (**A5**) qui envoie des vaisseaux radiaires vers le *petit cercle artériel de l'iris* (**A6**) qui circonscrit la pupille.

Artères ciliaires postérieures courtes (**A7**). Elles constituent le réseau vasculaire de la choroïde qui s'étend sur la paroi postérieure du bulbe de l'œil jusqu'à l'*ora serrata* (**A8**). La zone interne, la lame choroïdo-capillaire, formée de capillaires particulièrement larges, borde l'épithélium pigmentaire de la rétine. Alors que l'épithélium pigmentaire et la lame choroïdo-capillaire sont fortement adhérents entre eux, la face externe de la choroïde est séparée de la sclère par des espaces (espace périchoroïdien), et est de ce fait détachable.

Artères ciliaires antérieures (**A9**). Elles atteignent la sclère à partir des muscles droits de l'œil et se divisent dans le tissu épiscléral et dans la conjonctive. Dans la conjonctive, elles forment les *boucles marginales* (**A10**) qui se disposent le long du bord de la cornée.

Les veines se collectent dans les quatre **veines vorticineuses** (**A11**) qui traversent obliquement la sclère au niveau de la face postérieure du bulbe de l'œil.

Artère centrale de la rétine (**A12**). Elle pénètre dans le nerf optique à environ 1 cm en arrière du bulbe de l'œil et chemine dans le centre de ce nerf jusqu'à la papille du nerf optique (*voir* plus bas). À ce niveau, elle se divise en ses branches qui se répartissent à la face interne de la rétine à l'intérieur de la couche des fibres nerveuses. Les artères rétiniennes sont des artères terminales, leurs capillaires atteignent la couche granuleuse interne (*voir* p. 352 A12). Les veinules se drainent dans la *veine centrale de la rétine* (**A13**), dont le trajet est identique à celui de l'artère homologue.

La nutrition des cellules visuelles s'effectue à partir des deux faces de la rétine : à l'extérieur par le système capillaire des artères ciliaires postérieures courtes, à l'intérieur par le système capillaire de l'artère centrale de la rétine.

Fond d'œil (B)

L'ophtalmoscope permet d'examiner le fond d'œil à travers la pupille. Il présente une coloration rougeâtre. La moitié nasale comporte le **disque du nerf optique** (tache aveugle, papille) (**B14**), lieu de convergence des fibres nerveuses de la rétine, qui quittent ensuite le bulbe de l'œil en constituant le nerf optique. Le disque du nerf optique est un disque clair blanchâtre avec une dépression centrale, l'*excavation du disque* (**B15**) (*voir* p. 355 D). Dans le disque, l'artère centrale de la rétine se divise en plusieurs branches et les veines se réunissent dans la veine centrale de la rétine. Les artères ont une couleur relativement claire et sont grêles ; les veines sont plus foncées et plus larges. En direction nasale, les vaisseaux ont une disposition plus radiaire, en direction temporale ils sont plus arciformes. De nombreux vaisseaux rejoignent la **macula** (**B16**), région d'acuité visuelle maximale. Elle se présente comme une zone ovale à grand axe transversal, légèrement teintée en jaune. Son centre est marqué par une petite dépression, la **fossette centrale** (**B17**) (comparez p. 355 A).

A18 Partie optique de la rétine.
A19 Partie ciliaire de la rétine.
A20 Partie iridienne de la rétine.

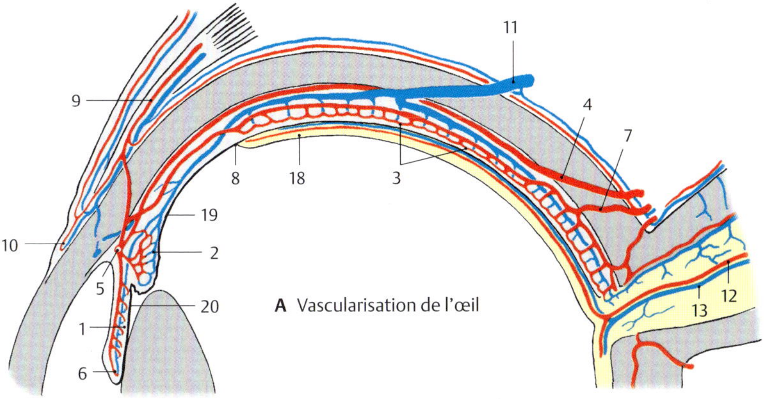

A Vascularisation de l'œil

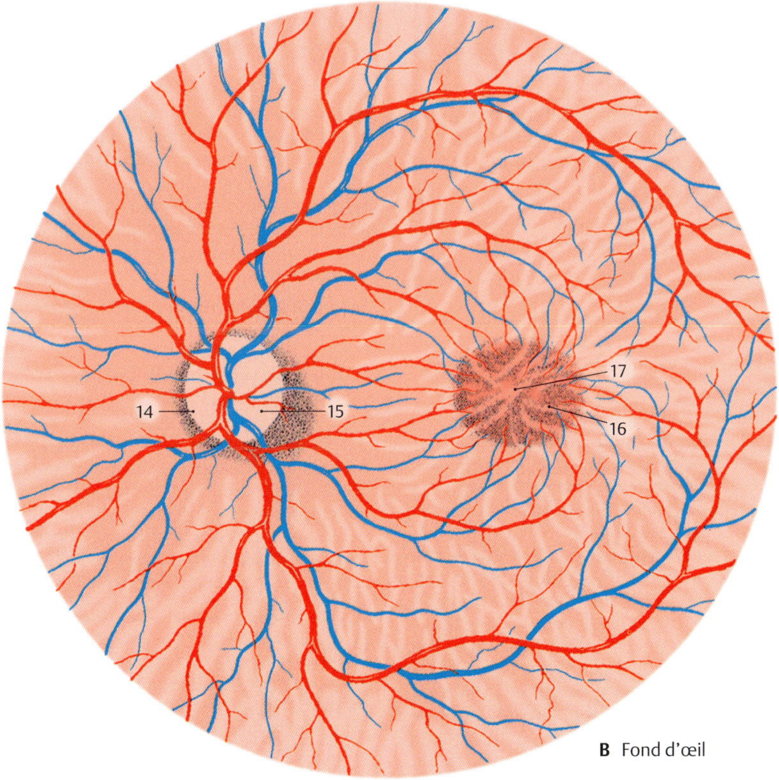

B Fond d'œil

Rétine (A, B)

La rétine se compose de deux parties : la *partie pigmentaire externe* et la *partie nerveuse interne* (*voir* p. 346 A8 et A9). Ces deux parties ne sont adhérentes qu'au niveau du disque et de l'ora serrata.

Partie nerveuse

La partie nerveuse est constituée de trois couches ou stratums cellulaires. Le *stratum neuro-épithélial* est adjacent à l'épithélium pigmentaire (**A-B1**) et contient les photorécepteurs. À celui-ci fait suite le *stratum ganglionnaire de la rétine*, formé de cellules nerveuses bipolaires, suivi par *le stratum ganglionnaire du nerf optique*, qui se compose de neurones multipolaires dont les axones constituent le nerf optique. Par conséquent, dans la rétine, les cellules sensorielles avec leur partie photoréceptrice ne sont pas dirigées vers la lumière incidente mais dans la direction opposée ; elles sont recouvertes par d'autres cellules nerveuses ainsi que par leurs fibres. Cette disposition particulière est connue sous le terme d'*inversion* de la rétine. La surface interne de la rétine est séparée du corps vitré par une membrane basale, la *membrane limitante interne* (**B2**). Une membrane gliale, la *membrane limitante externe* (**B3**), isole les parties réceptrices des cellules à l'intérieur du stratum neuro-épithélial. Entre les deux membranes s'étendent les longues *cellules de soutien de Müller* avec leurs prolongements foliés (**B4**).

Stratum neuro-épithélial (A-B5). Le **neuro-épithélium** contient deux types différents de cellules sensorielles : les **cellules optiques bacilliformes** ou **bâtonnets** (**B6**) et les **cellules optiques coniformes** ou **cônes** (**B7**). D'après la théorie de la duplicité, on attribue aux cellules optiques bacilliformes la perception du clair et du sombre en vision crépusculaire et aux cellules optiques coniformes une sensibilité chromatique en vision diurne. Les noyaux des cellules réceptrices forment la *couche granuleuse externe* (**A8**). Les cellules optiques coniformes et bacilliformes se terminent au niveau de l'épithélium pigmentaire. Sans leur contact avec l'épithélium pigmentaire, les cellules réceptrices perdent leur fonction. Les photorécepteurs sont les premiers neurones des voies visuelles.

Chez les vertébrés inférieurs, l'épithélium pigmentaire possède une bordure en brosse formée de microvillosités (**B9**) qui s'insinuent entre les cônes et les bâtonnets. Lors de l'exposition à la lumière, les pigments migrent dans ces prolongements et entourent les parties réceptrices. Dans l'obscurité, le pigment retourne à sa place. Dans certaines espèces, les cellules sensorielles peuvent s'allonger et se déplacer vers l'épithélium pigmentaire au cours de l'exposition à la lumière. Une telle *rétinomotricité* n'est toutefois pas démontrée chez les mammifères.

Stratum ganglionnaire de la rétine (**A-B10**). Il contient des **cellules bipolaires** (**B11**) (2e neurone) qui envoient leurs dendrites jusqu'aux cellules sensorielles où elles se terminent sur les bulbes terminaux des récepteurs. Les axones entrent en contact avec les grands neurones du stratum ganglionnaire du nerf optique. Les noyaux des éléments bipolaires constituent la *couche granuleuse interne* (**A-B12**). Leurs synapses sont situées dans les zones anucléaires, qui sont appelées *couche plexiforme externe* (**A-B13**) et *couche plexiforme interne* (**A-B14**).

Stratum ganglionnaire du nerf optique (**AB15**). La couche cellulaire la plus superficielle se compose d'une rangée de grandes **cellules nerveuses multipolaires** (**B16**) (3e neurone) dont les dendrites courts font synapse avec les axones des cellules bipolaires, dans la couche plexiforme interne. Leurs axones correspondent aux fibres amyéliniques qui cheminent dans la couche des fibres nerveuses (**A-B17**) vers le disque du nerf optique (tache aveugle). Elles constituent le nerf optique et se terminent dans le corps géniculé latéral (*voir* p. 258).

Cellules d'association. À l'intérieur de chaque couche ou stratum, il existe des connexions transversales effectuées par les axones des *cellules horizontales* (**B18**) dans la couche plexiforme externe et par les dendrites des *cellules amacrines* (**B19**) dans la couche plexiforme interne.

A20 Lame choroïdo-capillaire.
A21 Direction de la lumière incidente.

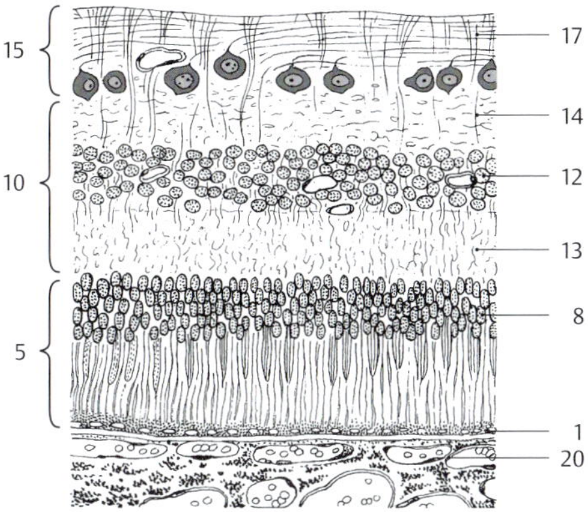

A Rétine, coloration cellulaire

B Structure de la rétine, schématique (d'après Schaffer, modifié)

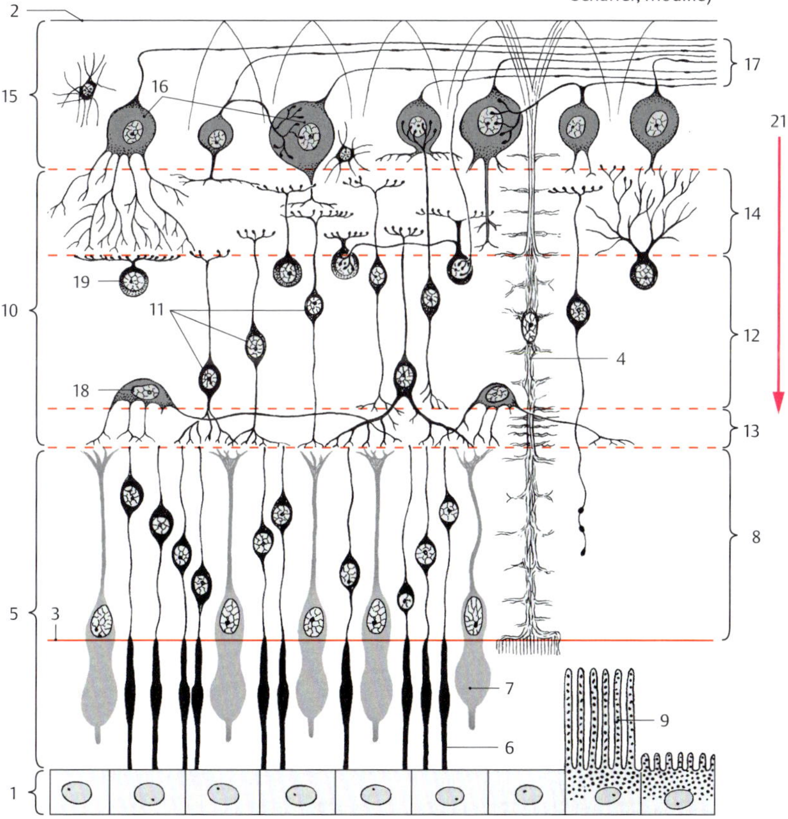

Rétine (A-C) (*suite*)

Structure régionale de la rétine

La rétine est divisée en trois parties :

- la **partie optique de la rétine** (*voir* p. 350 A18), qui recouvre le fond de l'œil et qui contient les cellules sensorielles photosensibles (photorécepteurs) ;
- la **partie ciliaire de la rétine** (*voir* p. 348 A24 et p. 350 A19), séparée de la partie optique de la rétine par l'*ora serrata* (*voir* p. 346 B23). Elle tapisse le corps ciliaire ;
- la **partie iridienne de la rétine** (*voir* p. 348 A15 et p. 350 A20), qui tapisse la face postérieure de l'iris.

Les parties ciliaire et iridienne ne contiennent pas de cellules sensorielles, mais se composent seulement d'une double couche épithéliale pigmentaire. C'est pour cette raison qu'on les appelle également *pars caeca* (partie aveugle).

La rétine humaine contient environ 120 millions de bâtonnets et 6 millions de cônes. Leur répartition varie en fonction des régions. À proximité de la fossette centrale, on compte un cône pour deux bâtonnets. En périphérie, le nombre de cônes diminue, de sorte que dans la partie latérale de la rétine, les bâtonnets sont de loin prépondérants.

Macula et fossette centrale. La **macula** ne contient pas de bâtonnets mais uniquement des cônes (**A-B1**) qui se distinguent de ceux des autres régions par leur forme exceptionnellement longue et étroite. La couche ganglionnaire de la rétine et la couche ganglionnaire du nerf optique sont considérablement épaissies au niveau de la macula, mais disparaissent presque complètement au niveau de la fossette centrale ; ainsi à ce niveau, il ne persiste qu'une mince couche tissulaire recouvrant les cellules photoréceptrices. Ceci permet à la lumière incidente d'atteindre directement les cellules sensorielles au niveau de la fossette centrale. La macula et la fossette centrale représentent les *zones d'acuité visuelle maximale*. Celle-ci est due non seulement à l'absence des couches superficielles de la rétine, mais également à un relais particulier des neurones.

Dans la fossette centrale, chaque cône est relié à une seule cellule bipolaire (**B2**). Dans la *périfovea*, une cellule bipolaire est connectée à 6 cônes. À la périphérie de la rétine, on trouve des chaînes de synapses encore plus convergentes (**C**) (*voir* p. 34). Un neurone du nerf optique peut recevoir les influx de plus de 500 récepteurs. Au total, les 130 millions de récepteurs se projettent uniquement sur un million de fibres optiques.

Les cellules nerveuses de la macula donnent naissance à un faisceau individualisé qui se dirige vers la papille : le *faisceau papillo-maculaire*.

Connexions neuronales

La rétine présente un système de synapses extraordinairement compliqué. L'œil n'est pas un organe sensoriel dont la fonction se résume à la transmission de stimulus lumineux. En effet, ceux-ci sont déjà transformés à l'intérieur de la rétine. Des études électrophysiologiques ont montré que des groupes de cellules sensorielles sont en relation étroite avec des champs récepteurs qui réagissent comme des unités fonctionnelles. Un champ récepteur est constitué par l'arbre dendritique d'une grande cellule ganglionnaire et par les dendrites des cellules amacrines de la couche plexiforme interne. Lors de l'excitation d'un champ récepteur, les neurones environnants sont inhibés. Cette inhibition est rendue possible par les connexions transversales des cellules horizontales de la couche plexiforme externe.

Nerf optique (D)

Les fibres nerveuses de la rétine se dirigent en faisceaux vers le *disque du nerf optique* (**D3**), où elles se réunissent pour former le nerf optique qui quitte ensuite le bulbe de l'œil. Au point de sortie, la sclère et la choroïde sont amincies et forment la *lame criblée* (**D4**). Après cette traversée, les fines fibres s'entourent d'une gaine de myéline. Le nerf optique est entouré par les méninges. La *gaine durale* (**D5**) et la *gaine arachnoïdienne* (**D6**) se continuent avec la sclère (**D7**). Entre la *gaine arachnoïdienne* et la *gaine de pie-mère* (**D8**), il existe un espace contenant du liquide cérébro-spinal (**D9**) ; celui-ci permet les mouvements du nerf à l'intérieur de sa gaine. La pie-mère envoie une série de septa entre les faisceaux nerveux. Le nerf optique est une voie de fibres du SNC et contient des astrocytes et des oligodendrocytes ; ses fibres nerveuses ne comportent ainsi pas de gaine de Schwann.

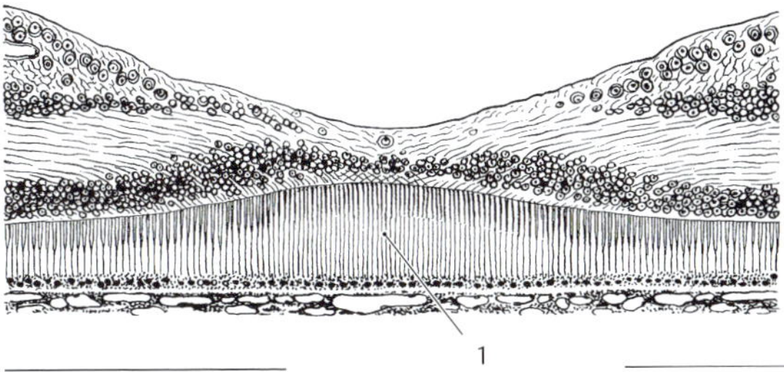

A Fossette centrale

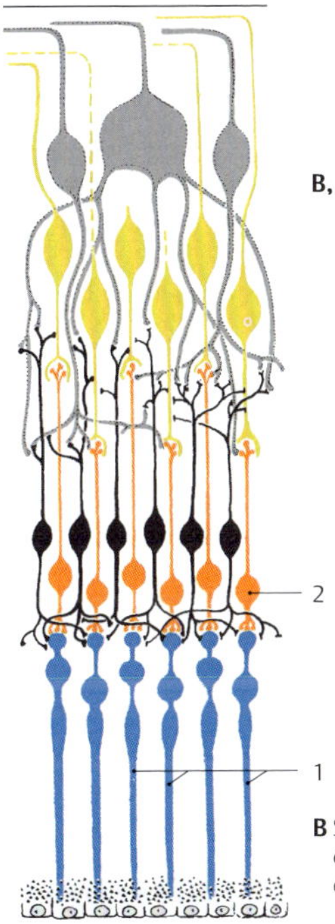

B, C Connexions neuronales dans la rétine (d'après Polyak)

B Système de cônes de la fossette centrale

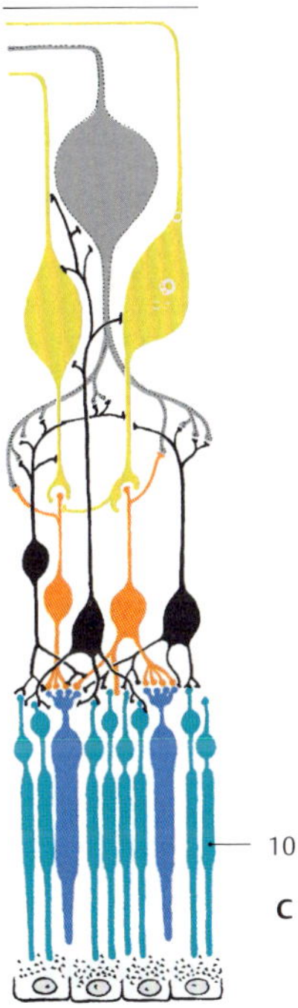

C Système mixte de cônes et de bâtonnets

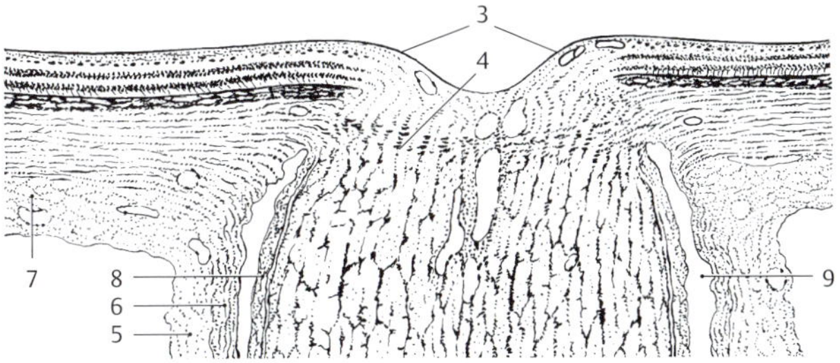

D Disque du nerf optique

Photorécepteurs (A-D)

Les cellules sensorielles photosensibles ont la même structure chez tous les vertébrés. Tout près de l'épithélium pigmentaire se dispose le **segment externe** de la cellule, qui pénètre dans une dépression des cellules épithéliales pigmentaires. Le segment externe des cellules optiques bacilliformes ou bâtonnets est un cylindre membranaire (**A-B1, C**) qui contient plusieurs centaines de lamelles de dimensions identiques. Le segment externe des cellules optiques coniformes ou cônes (**B2, D**) a une forme plus conique, de sorte que les lamelles externes sont plus petites que les lamelles internes. Le segment externe est uni au **segment interne** par une *pièce intermédiaire* (**A-C-D3**) à situation excentrique. Celle-ci contient un cil de connexion avec une structure typique 9 × 2 + 2 (*voir* p. 286 D5 et D6). Dans certaines espèces animales, la pièce intermédiaire est relativement longue, de sorte qu'il existe un espace marqué entre les deux segments (**A**). Chez l'homme elle est au contraire extrêmement courte, entraînant un contact entre les deux segments et ne laissant aucun espace visible entre eux (**B**). Le segment interne (**A-B4**) contient de nombreuses mitochondries à disposition longitudinale, des dictyosomes et des ribosomes. Puis le corps cellulaire se rétrécit et forme un prolongement (**A-B5**) qui contient des filaments et des microtubules comme un axone. Le noyau cellulaire (**A-B6**) se place soit au point de transition entre le segment interne et l'axone, soit à l'intérieur de l'axone. L'extrémité interne de la cellule forme un bulbe terminal (**A7**) qui comprend les synapses. Outre les types habituels de synapses, on trouve à cet endroit des *synapses dites invaginées* (**A8**) qui se caractérisent par une membrane pré-synaptique invaginée entourant de toutes parts le complexe post-synaptique.

Le segment externe constitue la véritable *partie réceptrice* de la cellule, dans laquelle est absorbée la lumière. Les lamelles empilées résultent du plissement de la membrane cellulaire (**C9**) dans la partie proximale du segment externe. Elles s'en séparent et constituent des disques isolés (**C10**) dans la partie distale. Leurs membranes supportent le pigment visuel, ou **rhodopsine**. Le marquage de la composante protéique de la rhodopsine par un acide aminé radioactif permet de suivre par autoradiographie la synthèse de la rhodopsine dans le segment interne, ainsi que sa migration à travers la pièce intermédiaire dans le segment externe. À ce niveau, il se forme une bande de substance marquée qui migre jusqu'à l'extrémité externe où elle disparaît (en l'espace de 10 jours chez le rat). Cette bande correspond à des lamelles contenant la rhodopsine marquée ; ces lamelles sont formées de façon continue dans les bâtonnets et migrent jusqu'à leur extrémité distale où elles sont expulsées. On a pu retrouver dans les cellules épithéliales pigmentaires des fragments de ces lamelles dégénérées. Il n'y a pas de formation de lamelles dans les segments externes des cellules optiques coniformes (**D**). Les empilements membranaires sont constants mais, contrairement aux cellules optiques bacilliformes, il n'y a pas de détachement des lamelles à partir de la membrane plasmique.

L'absorption de la lumière modifie la structure moléculaire de la rhodopsine, qui se décompose en une composante protéique et une composante pigmentaire. À partir de ces composantes, la rhodopsine est constamment renouvelée à l'intérieur des bâtonnets (*cycle rétinien de la rhodopsine*). La rhodopsine existe uniquement dans les bâtonnets. Elle absorbe la lumière de toutes les longueurs d'onde et n'intervient donc pas dans la vision des couleurs. Les bâtonnets sont des **récepteurs pour le clair et le sombre**. On peut distinguer trois types de cônes qui comportent des pigments différents : ils n'absorbent la lumière que dans certaines bandes de longueurs d'onde. Les cônes sont les **récepteurs de la vision des couleurs**.

La rétine de certaines espèces animales contient uniquement des cônes ou bien uniquement des bâtonnets (chat, bœuf). Les animaux qui possèdent une rétine comportant uniquement des bâtonnets ne peuvent pas distinguer les couleurs. Le taureau qui « réagit à la couleur rouge » est, en fait, aveugle pour les couleurs.

Remarques cliniques. La difficulté de distinction rouge/vert est en rapport avec des modifications génétiques des cônes récepteurs rouges et récepteurs verts. Comme il s'agit de modifications chromosomiques X, l'atteinte concerne les sujets masculins (daltonisme).

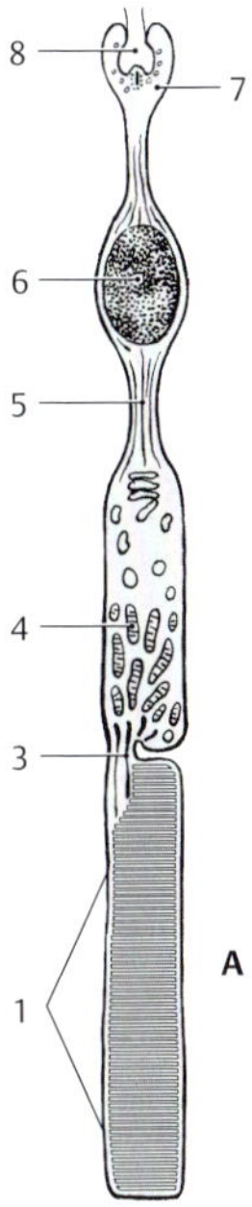

A Bâtonnets, schéma en microscopie électronique

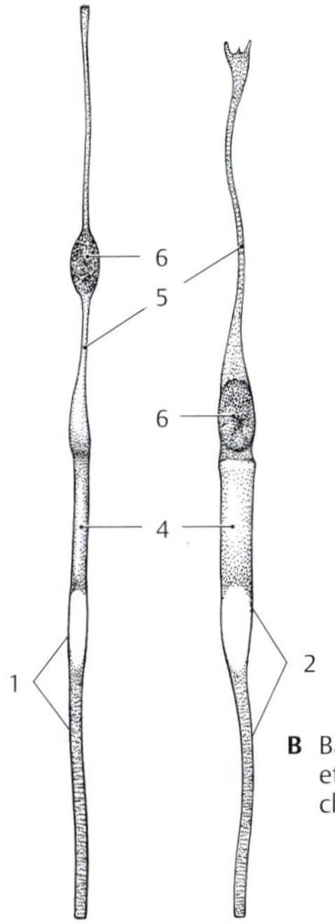

B Bâtonnets et cônes chez l'homme

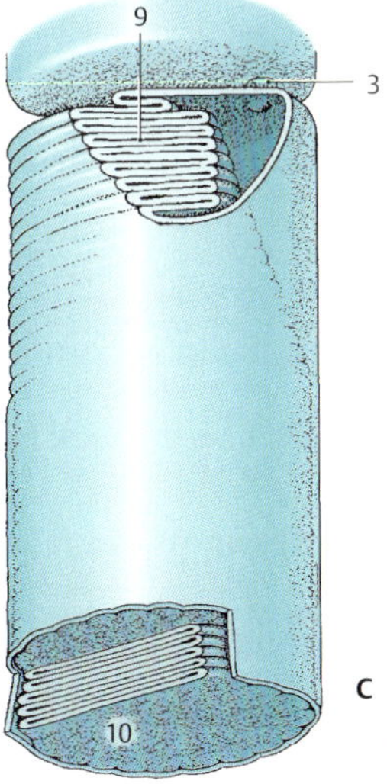

C Segment externe d'une cellule optique bacilliforme

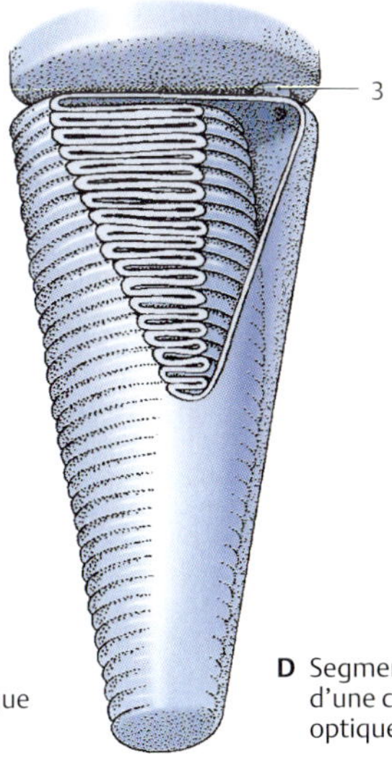

D Segment externe d'une cellule optique coniforme

Voie visuelle et réflexes optiques

Voie visuelle (A, B)

La voie visuelle se compose de quatre neurones reliés successivement les uns aux autres :
- 1er neurone, les **photorécepteurs** ;
- 2e neurone, les **cellules nerveuses bipolaires** de la rétine lui transmettent aux grandes cellules ganglionnaires les influx issus des bâtonnets et des cônes ;
- 3e neurone, les **grandes cellules ganglionnaires** dont les axones s'unissent pour former le nerf optique, puis se dirigent vers les centres primaires de la vision, noyau géniculé latéral ;
- 4e neurone, les **cellules géniculées** dont les axones constituent les radiations optiques et se projettent sur l'aire striée du cortex visuel.

Le **nerf optique** (**A1**) entre dans la cavité crânienne par le canal optique. Au niveau de la base du diencéphale, il constitue avec le nerf optique controlatéral, le **chiasma optique** (**A2**), croisement des nerfs optiques. À partir du chiasma, les fibres prennent le nom de **tractus optique** (**A3**). Les deux tractus optiques contournent les pédoncules cérébraux et atteignent les deux corps géniculés latéraux (**A4**). Avant sa terminaison dans le corps géniculé, le tractus optique se divise en une *racine latérale* (**A5**) et une *racine médiale* (**A6**). Tandis que la majeure partie des fibres rejoint le corps géniculé latéral par l'intermédiaire de la racine latérale, les fibres qui cheminent dans la racine médiale passent en dessous du corps géniculé médial (**A7**) et aboutissent dans les collicules supérieurs. Ces fibres appartiennent à des voies optiques réflexes (*voir* p. 362 A16). On pense que les fibres du nerf optique abandonnent avant leur terminaison dans le corps géniculé latéral quelques collatérales au pulvinar du thalamus (**A8**). Le **corps géniculé latéral** est le lieu d'origine de la **radiation optique** (de Gratiolet) (**B9**), large plaque de fibres qui s'étend vers le sillon calcarin à la face médiale du lobe occipital, après avoir constitué le *genou temporal* (**B10**) (*voir* p. 260 C16) dont la convexité est dirigée vers l'avant. Au niveau du lobe occipital, de nombreuses fibres se recourbent rostralement (*genou occipital*) (**B11**) pour atteindre les parties antérieures du cortex visuel.

Dans le chiasma optique, les fibres optiques issues des moitiés nasales (**B12**) de la rétine croisent la ligne médiane. Les fibres issues des moitiés temporales (**B13**) ne croisent pas la ligne médiane mais poursuivent leur trajet du même côté. Ainsi, le tractus optique droit contient les fibres de la moitié temporale de l'œil droit et de la moitié nasale de l'œil gauche. Le tractus optique gauche comporte les fibres de la moitié temporale de l'œil gauche et de la moitié nasale de l'œil droit. Une section du tractus optique montre que les fibres croisées se placent dans la partie ventrolatérale alors que les fibres homolatérales se situent dans la partie dorso-médiale ; entre les deux, les fibres sont mélangées.

Les fibres directes et croisées du tractus optique rejoignent différentes couches cellulaires du corps géniculé latéral (*voir* p. 258 B). Le nombre de cellules des corps géniculés est d'environ 1 million et correspond ainsi au nombre des fibres optiques. Toutefois, ces fibres optiques se terminent le plus souvent sur 5 à 6 cellules situées dans diverses couches cellulaires. Le corps géniculé latéral reçoit également des fibres corticofuges issues du cortex occipital, qui régulent vraisemblablement les influx afférents ; les synapses axo-axonales du corps géniculé latéral sont caractéristiques de l'inhibition pré-synaptique.
Les axones issus des cellules du corps géniculé latéral constituent la radiation optique. Ses fibres sont groupées suivant les divers secteurs rétiniens (*voir* p. 360). Les fibres provenant de l'hémirétine inférieure et surtout de la rétine périphérique, occupent la partie la plus rostrale du genou temporal. Les fibres provenant de l'hémirétine supérieure et de la région centrale de la macula décrivent une courbe plus discrète dans le lobe temporal.

Les fibres des hémirétines droites se terminent dans l'**aire striée** (**B14**) de l'hémisphère droit. Celle-ci reçoit donc les informations du champ visuel gauche. L'aire striée de l'hémisphère gauche reçoit les fibres des hémirétines gauches conduisant les informations du champ visuel droit. La main droite et le champ visuel droit sont représentés tous les deux au niveau de l'hémisphère gauche dominant chez le droitier (*voir* p. 264).

B15 Champs visuels.

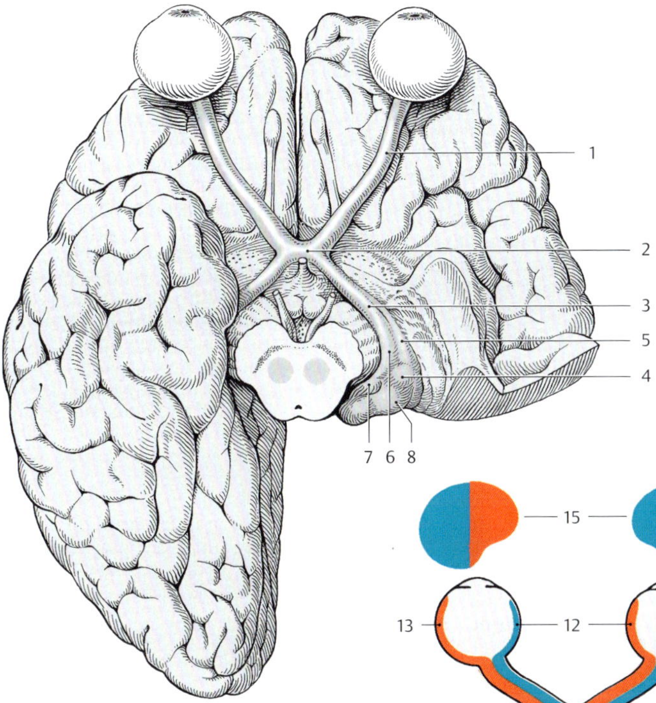

A Nerf optique
et tractus optique

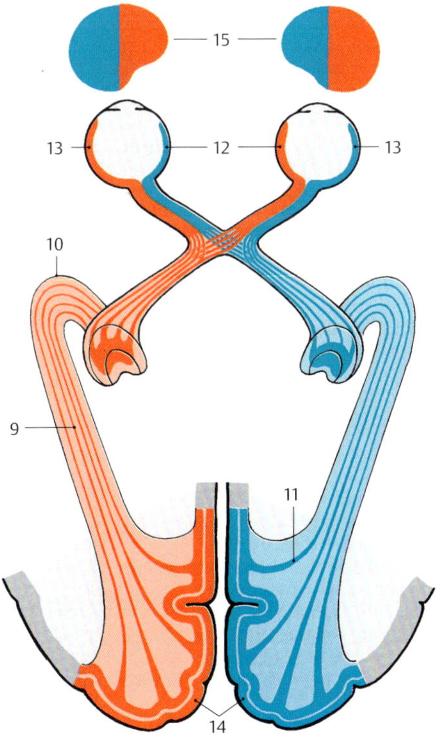

B Organisation des fibres
optiques (d'après Polyak)

Somatotopie de la voie visuelle (A)

Les fibres issues des diverses parties de la rétine occupent des positions déterminées à l'intérieur du système optique. Dans le but de simplifier, on a divisé la rétine en quatre quadrants, dont le centre commun est représenté par la macula et la fossette centrale (lieu de l'acuité visuelle maximale). Pour les fibres de la fovea, il existe une véritable correspondance « point par point » entre la fovea, le corps géniculé latéral et l'aire striée.

La moitié des champs visuels des deux yeux (**A1**) se projette sur les moitiés controlatérales respectives de la **rétine** (**A2**). Immédiatement après l'émergence du **nerf optique** (**A3**) en dehors du bulbe de l'œil, les fibres maculaires se placent à la face latérale du nerf ; les fibres de la moitié nasale de la macula se placent au milieu et sont entourées par les fibres de la moitié temporale de la macula. Plus loin, le faisceau maculaire occupe le centre du nerf (**A4**).

Au niveau du **chiasma optique** (**A5**), les fibres issues des hémirétines nasales (traits continus) croisent la ligne médiane suivant un mode particulier : les *fibres médiales* croisent la ligne médiane, cheminent dans le nerf optique controlatéral sur quelques millimètres, puis s'inclinent à angle aigu et pénètrent dans le tractus optique controlatéral ; les *fibres latérales* cheminent sur un court trajet dans le tractus optique homolatéral, puis passent aussi dans le tractus optique controlatéral.

Le **tractus optique** (**A6**) contient les fibres des hémirétines correspondantes des deux yeux : le tractus optique gauche contient les fibres des hémirétines gauches, le tractus optique droit contient les fibres des hémirétines droites. Les fibres des deux quadrants rétiniens supérieurs se placent dans la partie ventro-médiale alors que celles des deux quadrants inférieurs occupent la partie dorso-latérale. Les fibres maculaires se situent dans la partie centrale. Ces dernières constituent, avant leur terminaison dans les corps géniculés latéraux, un coin auquel s'accolent les fibres des quadrants rétiniens supérieurs, en dedans, et les fibres des quadrants rétiniens inférieurs, en dehors (**A7**).

Dans le **corps géniculé** (**A8**), les fibres se terminent selon la même disposition. La région de terminaison des fibres maculaires représente une zone moyenne cunéiforme qui occupe près de la moitié des couches cellulaires du corps géniculé (*voir* p. 190 A9). Les fibres des régions périphériques de la rétine se terminent dans les régions les plus ventrales et antérieures du corps géniculé. Les terminaisons des fibres homo- et controlatérales au niveau des couches cellulaires du corps géniculé sont respectivement représentées schématiquement en gris clair et en gris foncé (**A9**) (*voir* p. 258 A). Les cellules géniculées de la région cunéiforme médiale se projettent vers la partie postérieure de l'**aire striée** (**A10**). La région de l'acuité visuelle maximale, mesurant environ 2 mm de diamètre au niveau de la rétine, occupe de loin la plus grande partie du cortex visuel. Plus en avant se disposent des aires beaucoup plus petites vers lesquelles se projette le reste de la rétine. Les quadrants rétiniens supérieurs sont représentés sur la lèvre supérieure du sillon calcarin, les quadrants rétiniens inférieurs sur la lèvre inférieure.

Remarques cliniques. Conformément à la disposition des fibres optiques, les lésions d'endroits déterminés du tractus correspondent à différents déficits. Il faut savoir que les hémirétines inférieures reçoivent la moitié supérieure du champ visuel alors que les hémirétines supérieures correspondent à la moitié inférieure du champ visuel. Ceci est vrai pour les hémirétines droites et gauches. Ainsi, une lésion du tractus optique, du corps géniculé latéral ou du cortex gauche intéresse les hémirétines gauches, donc la moitié droite du champ visuel : il en résulte une *hémianopsie latérale homonyme droite*. Lors d'une *hémianopsie hétéronyme bitemporale*, la lésion des fibres nasales croisées des deux rétines (p. ex. dans le cas d'une tumeur de l'hypophyse comprimant le chiasma) perturbe la perception des deux champs visuels temporaux. La lésion des deux cortex visuels entraîne une *cécité corticale*.

A11 Tache aveugle (disque du nerf optique).

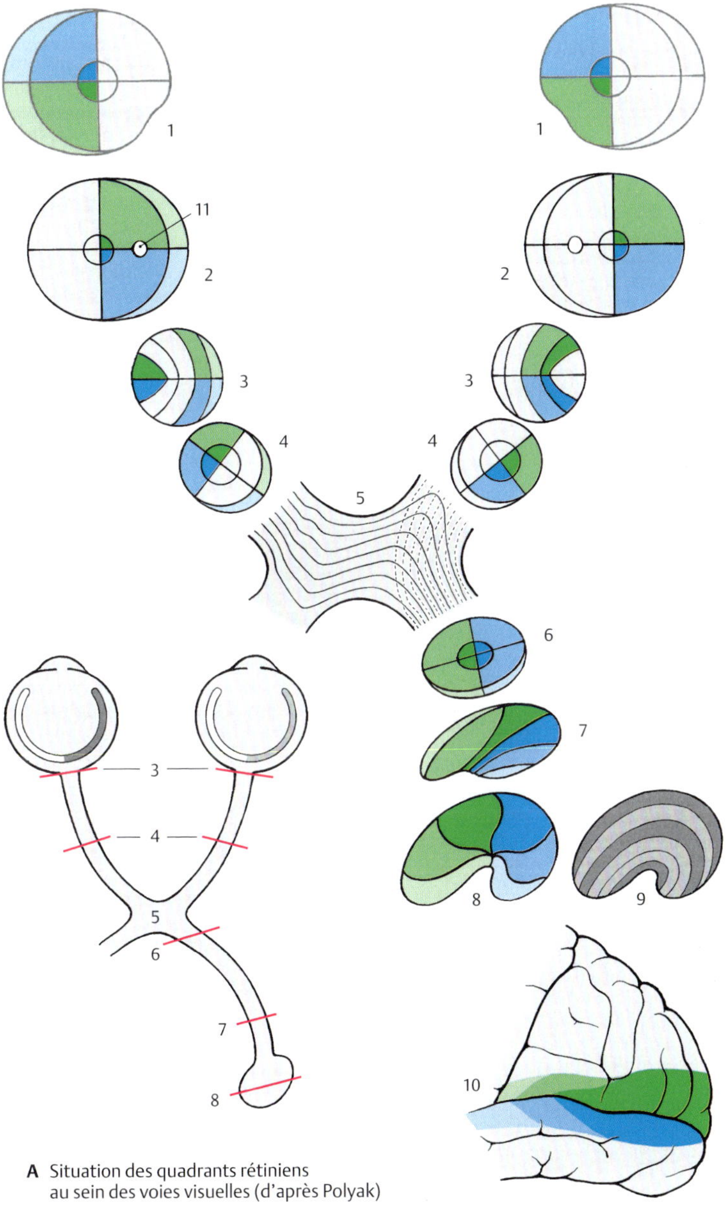

A Situation des quadrants rétiniens
au sein des voies visuelles (d'après Polyak)

Réflexes optiques (A-C)

Durant la vision, l'œil doit constamment compenser le changement du clair vers le sombre ainsi que du près vers le loin. Les systèmes de diaphragme et de lentille sont pour cela obligés de se modifier en permanence pour s'adapter aux conditions existantes. Alors que la **régulation de la luminosité** s'effectue par la dilatation ou le rétrécissement de la pupille, l'**adaptation de la vision de près ou de loin** demande une variation de la courbure du cristallin (*accommodation*), une modification des axes visuels (*convergence*) et un changement de l'ouverture pupillaire. Lors de la *vision de loin*, la courbure de la surface du cristallin est peu marquée, les deux axes visuels sont pratiquement parallèles et la pupille est largement ouverte. La *vision de près* implique une forte courbure de la surface du cristallin, une convergence des axes visuels qui se croisent à un point qui correspond à la distance de l'objet fixé et une constriction de la pupille.

Réflexe photomoteur (A)

L'éclairage de la rétine entraîne un rétrécissement du diamètre de la pupille. Le *versant afférent* de ce réflexe est représenté par des fibres du nerf optique (**A1**) qui rejoignent le noyau prétectal (**A2**). Celui-ci est en relation avec la partie rostrale du noyau d'Edinger-Westphal ou noyau oculo-moteur accessoire (**A3**) dont les fibres (**A4**) se dirigent vers le ganglion ciliaire (**A5**) (*voir* p. 128) et forment le *versant efférent* de l'arc réflexe. Les fibres post-ganglionnaires (**A6**) innervent le M. sphincter de la pupille (**A7**). Les deux noyaux prétectaux sont unis entre eux par l'intermédiaire de la commissure épithalamique **A8**). En outre, les fibres optiques provenant de chaque côté se terminent sur les deux noyaux prétectaux. Ces connexions expliquent le caractère bilatéral du réflexe photomoteur : lors de l'éclairage d'un œil, la pupille de l'œil controlatéral non éclairé se rétrécit également (*réflexe consensuel*). Centre cilio-spinal (**A9**), fibres sympathiques (**A10**) pour le M. dilatateur de la pupille (**A11**).

Accommodation (B)

L'appareil de l'accommodation se compose du cristallin, de l'appareil de suspension du cristallin (zonule ciliaire), du corps ciliaire et de la choroïde. Toutes ces parties constituent un ensemble élastique tendu, dans tout le bulbe de l'œil et qui maintient la forme aplatie du cristallin avec une courbure faible (**B12**) (**vision de loin**). Lors de la **vision de près**, le muscle ciliaire, dont la forme est annulaire (**B13**), se contracte : ses fibres musculaires méridionales tirent sur les origines des longues fibres de la zonule ciliaire vers l'avant, alors que ses fibres circulaires rapprochent les procès ciliaires du bord du cristallin. De cette façon, les fibres de la zonule ciliaire (**B14**) se relâchent et la capsule du cristallin se détend : le cristallin prend une forme plus convexe (**B15**).

Les voies du **réflexe d'accommodation** sont peu connues. Comme la fixation d'un objet est une condition nécessaire de l'accommodation, on peut considérer le nerf optique comme le *versant afférent* du réflexe. Il est vraisemblable que ce réflexe passe par le cortex visuel (aire striée) vers les noyaux prétectaux et peut-être également par les collicules supérieurs (**A16**). Le *versant efférent* commence dans la partie caudale du noyau d'Edinger-Westphal. Ses fibres font relais dans le ganglion ciliaire avec des fibres post-ganglionnaires qui innervent le muscle ciliaire.

Convergence (A, C)

Si les yeux fixent un objet éloigné qui se rapproche, ceci entraîne une adduction progressive des bulbes oculaires par les deux muscles droits médiaux (**C17**). Ainsi, les axes visuels initialement parallèles (flèches en pointillé) commencent à se croiser. L'objet fixé reste au point d'intersection des axes visuels et se projette sur les deux macula.

Le **réflexe de fixation** atteint vraisemblablement le cortex visuel par l'intermédiaire des voies optiques. Le versant efférent est probablement constitué par des fibres corticofuges (**A18**) qui rejoignent les deux collicules supérieurs, la région prétectale et les noyaux oculo-moteurs (**A19**). On peut considérer le cortex occipital comme le centre de ce réflexe.

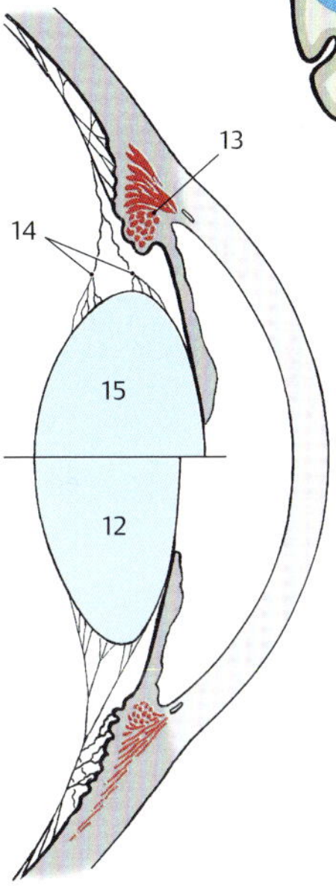

B
Accommodation
(d'après Rohen)

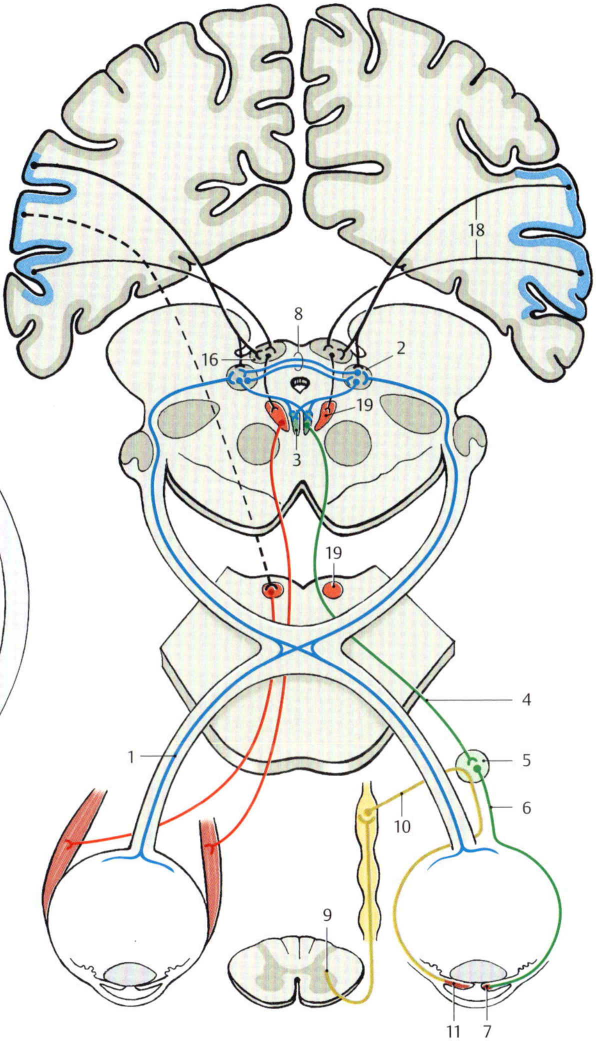

A Réflexe photomoteur

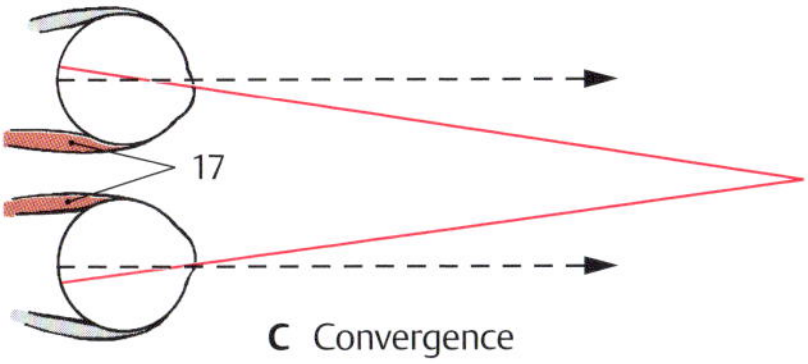

C Convergence

Organes de l'audition et de l'équilibre

Organisation

Vue d'ensemble (A, D)

L'oreille contient deux organes sensoriels qui ont des fonctions différentes, mais qui forment un seul complexe morphologique, l'oreille interne. Une partie de l'oreille interne, la cochlée, est l'**organe de l'audition** ; l'autre partie comprenant l'utricule, le saccule et les conduits semi-circulaires enregistre les changements de position du corps, particulièrement ceux de la tête, et constitue l'**organe de l'équilibre**. On distingue trois parties à l'oreille : l'*oreille externe*, l'*oreille moyenne* (*voir* p. 368) et l'*oreille interne* (*voir* p. 372).

L'**oreille externe** comporte l'*auricule* (**A, D1**) et le *méat acoustique externe* (**D2**).

L'**oreille moyenne** est formée de la *cavité tympanique* (**D3**), des *cellules mastoïdiennes* (*voir* p. 368, A6) et de la *trompe auditive* (**D4**). La cavité tympanique est un espace aérien étroit qui contient la chaîne ossiculaire. Elle n'est pas située uniquement en arrière de la membrane du tympan mais surplombe le méat acoustique externe par son *récessus épitympanique* (**D5**). Elle se continue par la trompe auditive, dans sa partie ventrale (*ostium tympanique*) (**D6**). Celle-ci se dirige obliquement en avant et en bas et aboutit à la paroi latérale du pharynx au niveau de l'*ostium pharyngé* (**D7**). La trompe auditive est tapissée d'un épithélium cilié et est formée d'une partie osseuse et d'une partie cartilagineuse qui s'unissent au niveau de l'*isthme de la trompe* (**D8**). Le *cartilage tubaire* (**D24**) a une forme de crochet en coupe transversale qui ménage une partie libre et fermée par du tissu conjonctif, la lame membranacée. Le *M. tenseur du tympan* (muscle du marteau) (**D9**) s'insère à la base du crochet (*voir* p. 368 A25). La trompe auditive fait communiquer la cavité tympanique avec la cavité pharyngée, assurant ainsi un renouvellement de l'air et une égalisation des pressions. L'ostium tubaire a une forme de fente habituellement fermée et qui s'ouvre uniquement par une contraction des muscles du pharynx (déglutition).

L'**oreille interne** est composée du *labyrinthe osseux* (**D10**), qui contient le labyrinthe membraneux et le méat acoustique interne.

Oreille externe (A-C)

L'**auricule** (pavillon) (**A, D1**) en dehors du lobule, possède une charpente de tissu cartilagineux élastique. La forme des reliefs et des dépressions est différente d'un individu à l'autre et est déterminée génétiquement. L'hérédité porte sur la forme de l'hélix (**A11**), l'anthélix (**A12**), la gouttière scaphoïde (**A13**), la conque de l'oreille (**A14**), le tragus (**A15**), l'antitragus (**A16**) et la fosse triangulaire (**A17**). La morphologie de l'auricule peut avoir de l'importance dans la recherche de paternité.

La portion initiale du **méat acoustique externe** (**D2**) est constituée par une gouttière cartilagineuse faisant suite au *cartilage de l'auricule* (**D25**) et transformée en canal par du tissu conjonctif. Celui-ci est recouvert d'épiderme qui comporte d'importantes glandes, les *glandes cérumineuses*.

Le méat acoustique externe se termine dans la **membrane du tympan** (**B, D18**) qui est oblique par rapport à son axe. Par son observation externe, on peut voir la *strie malléaire* (**B19**), qui correspond à l'insertion du manche du malleus jusqu'à l'ombilic de la *membrane du tympan* (**B20**), le point le plus déprimé de la membrane du tympan. Au-dessus de l'extrémité supérieure de la strie (proéminence malléaire, saillie du processus latéral du malleus) se trouve une partie plus lâche, la *pars flaccida* rosée (**B21**) séparée de la *pars tensa* grisée brillante (**B22**) par les deux plis malléaires. La membrane du tympan est bordée latéralement par la peau et médialement par la muqueuse de la cavité tympanique. On peut reconnaître, au niveau de la couche intermédiaire de la pars tensa, des fibres radiaires et non radiaires (**C**). Ces dernières sont circulaires, paraboliques et transversales. L'*anneau tympanique fibro-cartilagineux* (**C23**) forme le tissu d'ancrage de la membrane du tympan.

Pour l'innervation sensitive de l'oreille externe, *voir* p. 126.

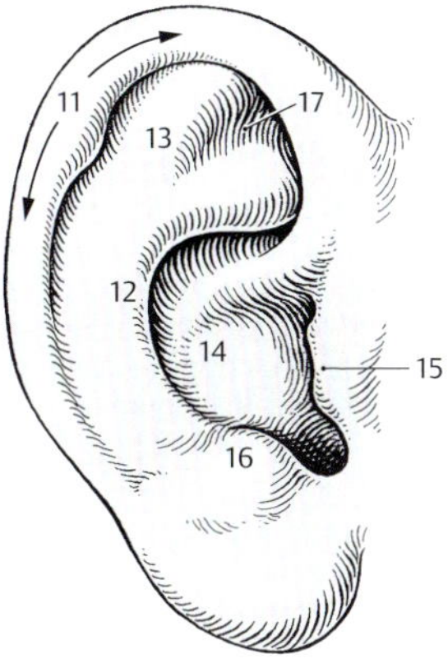

A Auricule

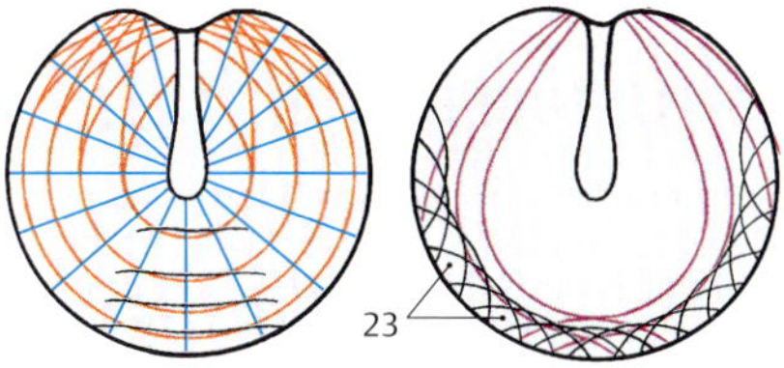

C Trajet des fibres de la lamina propria de la membrane du tympan (d'après Kirikae)

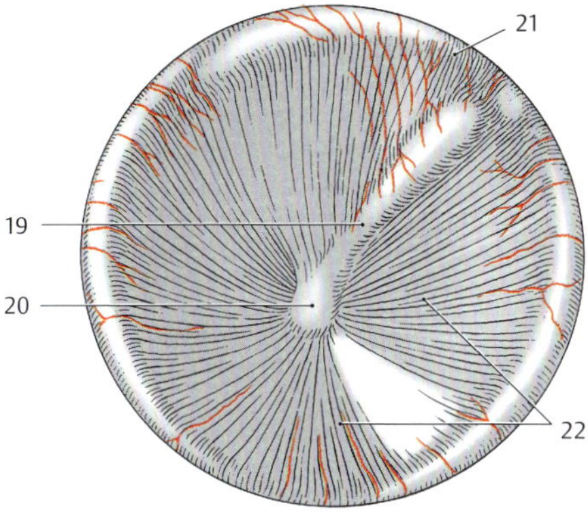

B Membrane du tympan (préparation du Pr. Platzer)

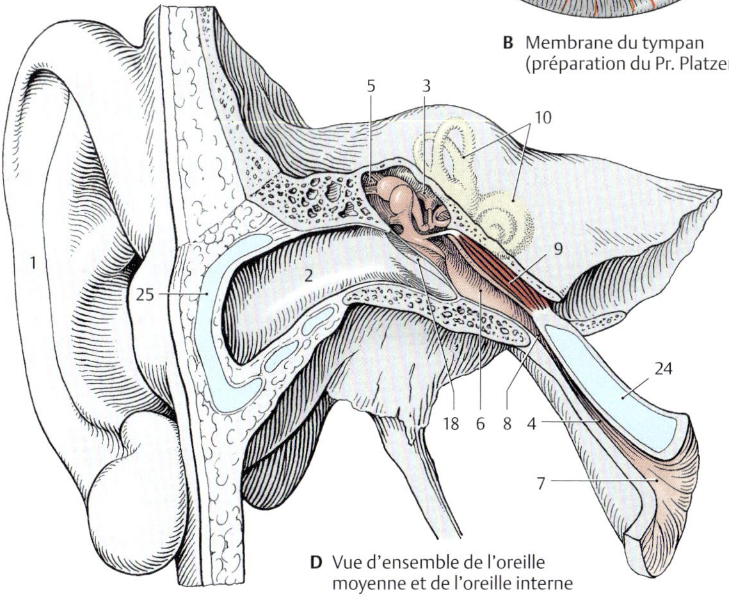

D Vue d'ensemble de l'oreille moyenne et de l'oreille interne

Oreille moyenne (A-D)

Cavité tympanique (A, B, D)

La **cavité tympanique** est une cavité haute et étroite à la paroi latérale de laquelle se trouve la membrane du tympan (**A-D1**). Deux ouvertures mènent à l'oreille interne et sont situées à la paroi médiale, la **fenêtre du vestibule** ou ovale (**D2**) et la **fenêtre de la cochlée** ou ronde (**D3**). Le toit de la cavité tympanique, partie tegmentale, est relativement mince et correspond à la face supérieure de la partie pétreuse de l'os temporal. De même, le plancher de la cavité tympanique, en dessous duquel chemine la veine jugulaire, est constitué d'une paroi osseuse mince.

Vers l'avant, la cavité tympanique se continue par la trompe auditive (**A4**) (*voir* p. 366 D4). En arrière, elle s'ouvre au niveau de sa partie supérieure, dans l'**antre mastoïdien** (**A5**), un espace circulaire dans lequel s'abouchent de nombreuses petites cavités, les **cellules mastoïdiennes** (**A6**). Ces cavités aériennes sont tapissées par une muqueuse et forment un système de chambres qui s'étend dans tout le processus mastoïde et peut aussi s'étendre dans la partie pétreuse de l'os temporal.

Osselets de l'ouïe (A, C, D)

Les **trois osselets de l'ouïe** forment avec la membrane du tympan l'appareil de transmission des sons. Ils sont décrits en **malleus** (marteau) (**C-D7**), **incus** (enclume) (**C-D8**) et **stapes** (étrier) (**C-D9**). Le manche du malleus (**A-C-D10**) est fixé à la membrane du tympan et est relié par le col (**C11**) à la tête du malleus (**C12**). Celle-ci présente une surface articulaire en selle qui s'articule avec le *corps de l'incus* (**C13**). La branche longue de l'incus porte perpendiculairement le *processus lenticulaire* (**A-C14**), qui présente une surface articulaire pour la *tête du stapes* (**C15**). La base du stapes ou platine recouvre la fenêtre du vestibule et est attachée à son bord par le ligament annulaire du stapes (**D16**). Plusieurs ligaments (**A17**) émanant des parois de la cavité tympanique maintiennent les osselets de l'ouïe en place.

La chaîne ossiculaire transmet les vibrations de la membrane du tympan produites par les ondes sonores, à l'oreille interne. Le malleus et l'incus agissent comme des leviers tandis que le stapes exécute un mouvement de bascule. La base du stapes transmet les vibrations au liquide de l'oreille interne. Le mouvement du liquide est représenté de façon simplifiée sur le schéma ; en réalité, il présente un trajet en spirale dans la cochlée (*voir* p. 373 a et 375 C). La tension dans le système est régulée par deux muscles qui ont un effet antagoniste : le *M. tenseur du tympan* (**A18**) (*voir* p. 366 D9) et le *M. stapédien* (**A19**) (*voir* p. 370 C22).

La muqueuse qui tapisse la cavité tympanique et les osselets de l'ouïe forme différents replis tels que les plis malléaires antérieur (**A20**) et postérieur (**A21**) qui enveloppent la corde du tympan (**A22**). Les replis forment plusieurs poches muqueuses. Le *récessus supérieur de la membrane du tympan* ou poche de Prussak (**D23**), situé entre la pars flaccida de la membrane du tympan et le manche du malleus, a une signification clinique importante lors des infections de la cavité tympanique.

Pour l'innervation sensitive de l'oreille externe, *voir* p. 126.

A24 Nerf facial.
A25 Tendon du M. tenseur du tympan.

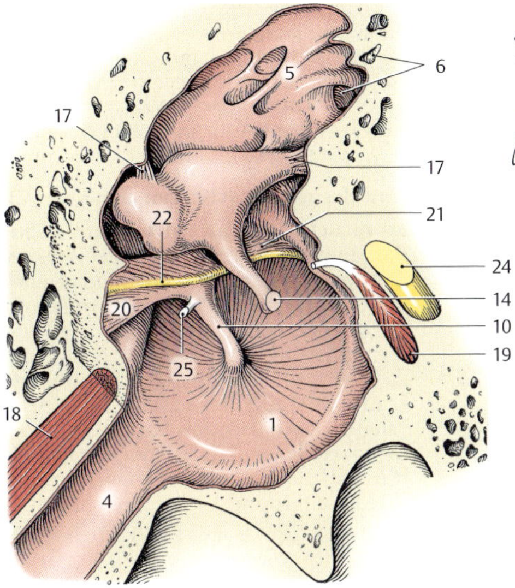

A Cavité tympanique, vue de la face médiale de la membrane du tympan (préparation du Pr. Platzer)

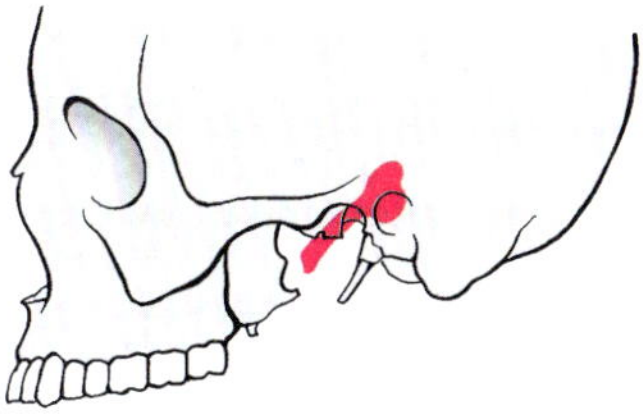

B Situation de la cavité tympanique et de la trompe auditive dans le crâne

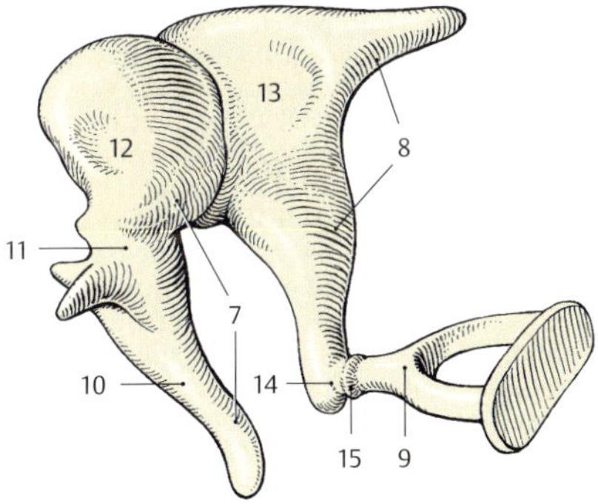

C Osselets de l'ouïe

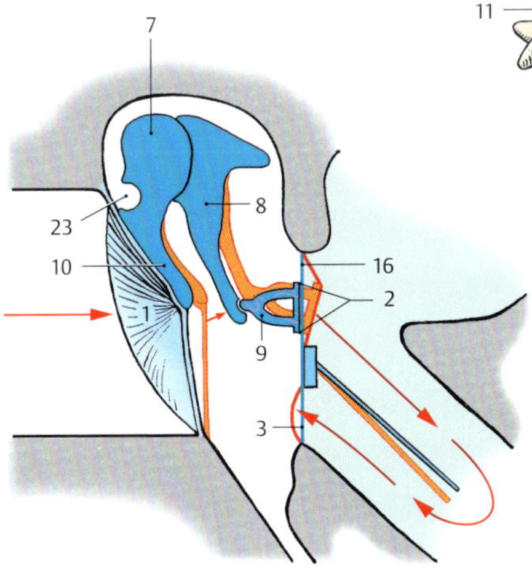

D Fonctionnement des osselets de l'ouïe

Paroi médiale de la cavité tympanique (A-C)

La paroi médiale, **paroi labyrinthique**, sépare la cavité tympanique de l'oreille interne. Le **promontoire** (**A1**), au centre, est formé par la saillie du tour basal de la cochlée. Au niveau d'une gouttière ramifiée, le *sillon du promontoire* (**A2**), se trouve le *plexus tympanique* (**C3**), qui est formé par le *nerf tympanique* (**C4**) (nerf glosso-pharyngien) et par des fibres sympathiques du plexus carotidien de l'artère carotide interne. Ventralement, le promontoire est bordé par les *cellules tympaniques* (**A5**). Au niveau de la paroi médiale, la **fenêtre du vestibule** (fenêtre ovale) (**A6**) et la **fenêtre de la cochlée** (fenêtre ronde) (**A7**) s'ouvrent dans l'oreille interne. Le *stapes* (**C8**) repose dans la fenêtre du vestibule qu'il ferme par sa base, ou platine. La fenêtre de la cochlée est fermée par la *membrane secondaire du tympan*. Au niveau de la paroi postérieure, qui s'ouvre sur l'*antre mastoïdien* (**A9**), deux canaux forment une courbe, le *canal facial* (**A10**) et le *canal semi-circulaire latéral* (**A11**). Ils forment des saillies sur la paroi de la cavité tympanique : la proéminence du canal facial et la proéminence du canal semi-circulaire latéral. Un éperon osseux, l'*éminence pyramidale* (**A12**), contient à son sommet une ouverture d'où émerge le tendon du *M. stapédien* (**C13**). Plus en avant, la cavité tympanique se poursuit par le *semi-canal du tube auditif* ou trompe auditive (**A14**). Au-dessus d'elle, on trouve le *semi-canal du M. tenseur du tympan* (**A15**). Les deux semi-canaux, qui sont incomplètement séparés par un septum osseux, constituent ensemble le *canal musculo-tubaire*. La paroi médiale à la hauteur de l'ouverture de la trompe, paroi carotidienne, sépare la cavité tympanique du *canal carotidien* (**A16**) et le plancher osseux : paroi jugulaire, la sépare de la *fosse jugulaire* (**A17**). *Veine jugulaire* (**B18**), *artère carotide interne* (**B19**).

Remarques cliniques. Le toit osseux et le plancher de la cavité tympanique peuvent être très fins, de sorte qu'une infection peut les traverser. Au travers du toit, l'infection peut se propager aux méninges et au cerveau (*méningite*, *abcès cérébral* du lobe temporal) et par le plancher vers la veine jugulaire interne (*thrombose*).

Muscles de la cavité tympanique (C)

Le **muscle tenseur du tympan** (**C20**) naît du cartilage de la trompe auditive et de la paroi osseuse du canal. Son tendon étroit se courbe en s'éloignant du *processus cochléariforme* (**C21**) et se termine sur le col du malleus. Il est innervé par le *nerf tenseur du tympan*, branche du nerf mandibulaire. Le **muscle stapédien** (**C22**) naît d'un petit canal osseux qui communique habituellement avec le canal facial. Son petit tendon traverse l'ouverture de l'éminence pyramidale et se termine sur la tête du stapes. Il est innervé par le *nerf stapédien*, branche du nerf facial (**C23**).

Ces deux muscles régulent la **tension de l'appareil de transmission**. Le M. tenseur du tympan tire le malleus en dedans et pousse la base du stapes dans la fenêtre du vestibule : il augmente ainsi la sensibilité de la transmission. Le M. stapédien attire la base du stapes en dehors de la fenêtre du vestibule et amortit ainsi la transmission. Les deux muscles sont antagonistes.

Remarques cliniques. La paralysie faciale entraîne une perte de la fonction du muscle stapédien et ainsi une perte de l'amortissement de la transmission : les patients souffrent d'*hyperacousie*, ou sensibilité augmentée aux sons.

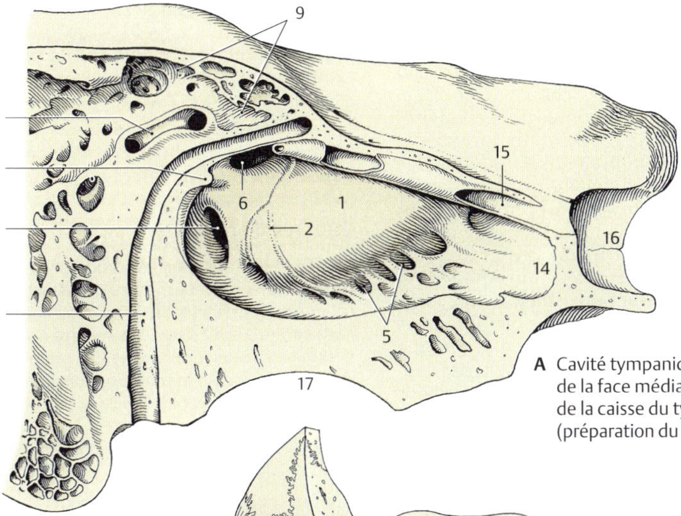

A Cavité tympanique, vue de la face médiale de la caisse du tympan (préparation du Pr. Platzer)

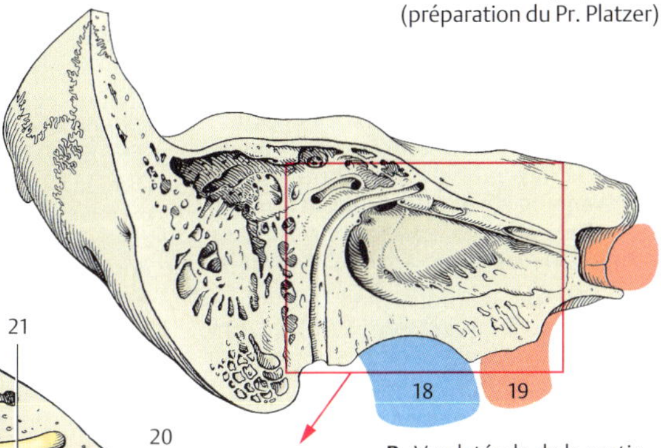

B Vue latérale de la partie pétreuse droite de l'os temporal

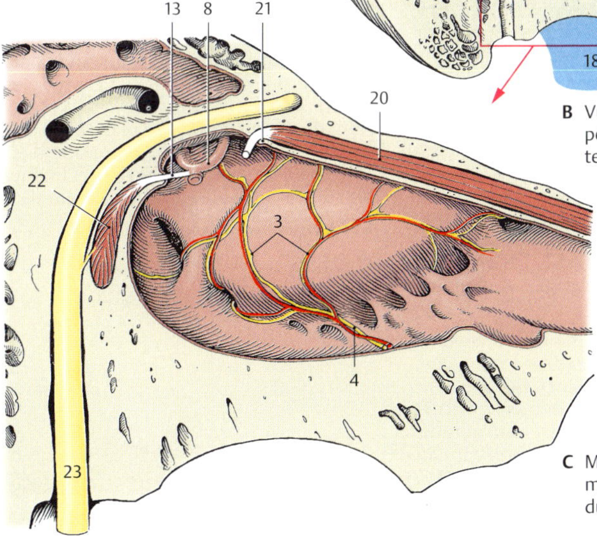

C Muscles de l'oreille moyenne (préparation du Pr. Platzer)

Oreille interne (A-C)

Le **labyrinthe membraneux** est un système de vésicules et de canaux qui est entouré de tous côtés par une capsule osseuse très compacte. Les cavités osseuses correspondent aux formes des structures membraneuses et le moulage de ces cavités (**C**) reflète grossièrement la morphologie du labyrinthe membraneux. On distingue ainsi un labyrinthe osseux et un labyrinthe membraneux. Le **labyrinthe osseux** contient un liquide limpide, la **périlymphe** (bleu clair), dans lequel baigne le labyrinthe membraneux. L'espace périlymphatique communique avec l'espace subarachnoïdien par l'intermédiaire du *conduit périlymphatique* (**A1**) au bord postérieur de la partie pétreuse de l'os temporal. Le labyrinthe membraneux contient un liquide visqueux, l'**endolymphe** (bleu foncé).

La fenêtre du vestibule (**A-C2**), fermée par le stapes, conduit au *vestibule* (**A-C3**), la partie moyenne du labyrinthe osseux. En avant, le vestibule se poursuit par la cochlée (**C4**) et à sa face postérieure s'abouchent les *canaux semi-circulaires* (**C5**).

Le **vestibule** contient deux structures membraneuses : le **saccule** (**A-B6**) et l'**utricule** (**A-B7**). Tous les deux contiennent dans une région circonscrite un épithélium sensoriel, la *macule sacculaire* (**A-B8**) et la *macule utriculaire* (**A-B9**) qui sont réunies par le *conduit utriculo-sacculaire* (**A-B10**). Ce canal donne un canal mince, le *conduit endolympathique* (**A11**), qui chemine à la face postérieure de la partie pétreuse de l'os temporal où il se termine sous la dure-mère en formant un sac aplati, le *sac endolymphatique* (**A12**). Le *ductus réuniens* (**A-B13**) unit le saccule au conduit cochléaire.

La **cochlée osseuse** (**C4**) forme environ deux tours et demi de spires. Son canal, le *canal spiral de la cochlée* (**C14**), contient le *conduit cochléaire* membraneux (**A-B15**) qui commence par une extrémité borgne, le *caecum vestibulaire* (**B16**) et se termine au sommet de la cochlée par la *cupule* (**C17**) avec le *caecum cupulaire* (**B18**) Au-dessus et en dessous, il est entouré par l'espace périlymphatique ; au-dessus se trouve la rampe vestibulaire (**A-B19**) qui s'ouvre dans le vestibule et en dessous la rampe tympanique (**A-B20**) qui est fermée par la *fenêtre de la cochlée* (**A-C21**).

Les canaux semi-circulaires osseux (**C5**) issus du vestibule, contiennent les **conduits semi-circulaires** membraneux (**A22**) qui communiquent avec l'utricule. Ils sont entourés par la périlymphe et sont attachés aux parois de l'espace périlymphatique par des travées conjonctives. Les trois canaux semi-circulaires sont perpendiculaires entre eux ; le *conduit semi-circulaire antérieur* (**B23**) a sa convexité dirigée vers la face supérieure de la partie pétreuse de l'os temporal ; le *conduit semi-circulaire postérieur* (**B24**) est parallèle à la face postérieure de la partie pétreuse de l'os temporal ; et le *conduit semi-circulaire latéral* (**B25**) chemine horizontalement.

Chaque conduit semi-circulaire présente, à son implantation dans l'utricule, une zone dilatée, l'*ampoule membraneuse* (**B26**) à laquelle correspond une ampoule osseuse dans le canal osseux. Les deux conduits semi-circulaires antérieur et postérieur sont réunis par une *branche membraneuse commune* (**A-B27**). Chaque ampoule contient un épithélium sensoriel, la *crête ampullaire*.

La disposition des canaux semi-circulaires ne correspond pas aux axes du corps : les canaux semi-circulaires antérieur et postérieur divergent de 45° des plans frontal et sagittal ; le canal semi-circulaire latéral est dirigé vers le bas et vers l'arrière et incliné de 30° par rapport au plan horizontal.

C28 Membrane du tympan.

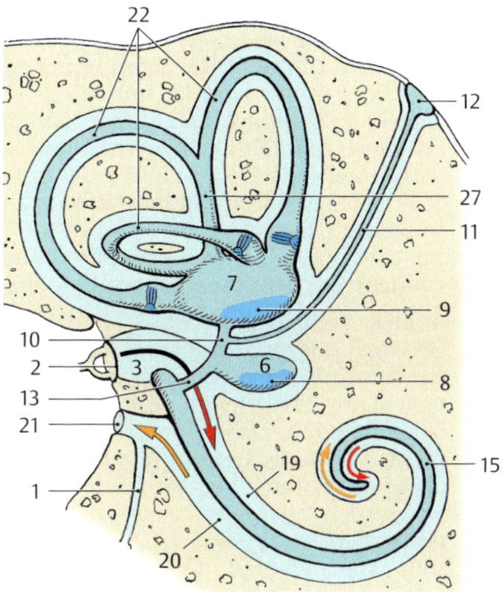

A Oreille interne, vue d'ensemble (schématique)

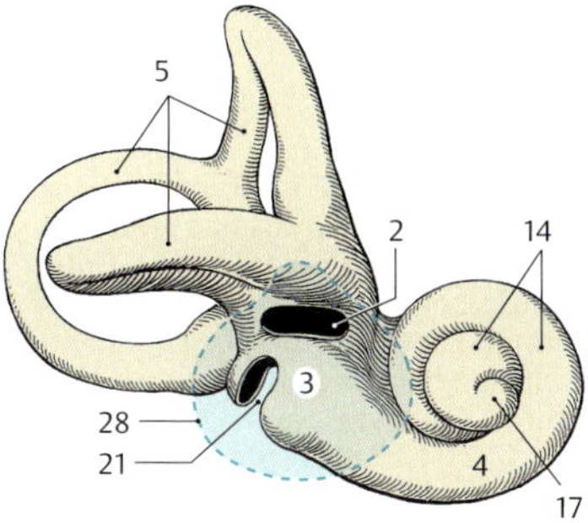

C Labyrinthe osseux (préparation du Pr. Platzer)

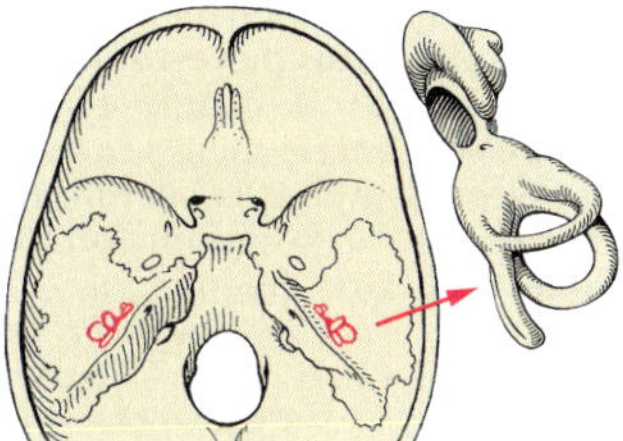

Situation de l'oreille interne dans le crâne

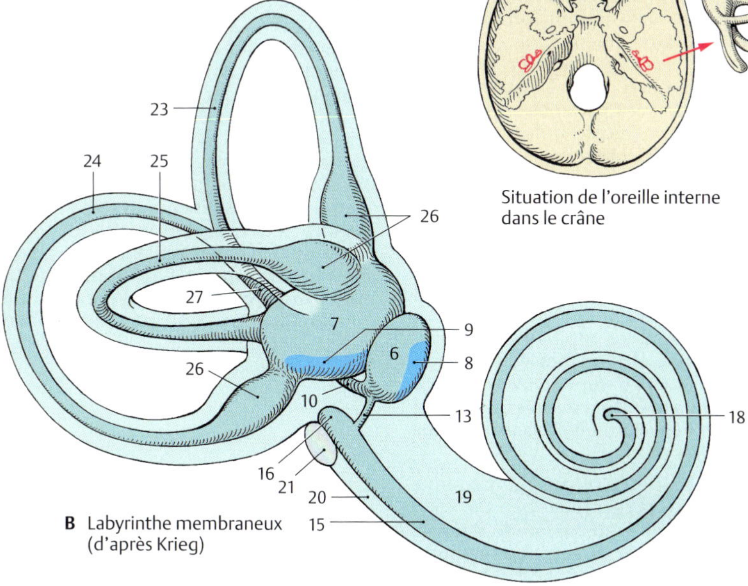

B Labyrinthe membraneux (d'après Krieg)

Cochlée (A-C)

La **cochlée** s'enroule autour d'un axe osseux conique, le **modiolus** (**A-C1**), qui contient les groupes cellulaires du *ganglion spiral* (**A-B2**) (*voir* p. 381 D9), les faisceaux nerveux qui en sont issus (**A-B3**) et dans sa partie moyenne, la *racine cochléaire* (**A4**) (*voir* p. 381 D11). La *lame osseuse spirale* (**A-C5**) est une crête osseuse naissant du modiolus et s'étendant dans le conduit cochléaire (**A6, B**). Comme la cochlée, elle forme une spirale, qui n'atteint pas l'extrémité de la spire supérieure mais se termine avant par une extrémité effilée, l'hamulus ou *crochet de la lame spirale* (**C7**). La lame spirale est en grande partie creuse et contient des fibres nerveuses qui se rendent à l'organe de Corti. Dans la moitié inférieure du tour basal, on trouve au niveau de la paroi latérale une crête osseuse, la *lame spirale secondaire*.

La cochlée contient le **conduit cochléaire** (**A-C8**) rempli d'endolymphe. Au-dessus de lui, se situe la **rampe vestibulaire** (**A-C9**) et en dessous la **rampe tympanique** (**A-C10**) qui contiennent toutes les deux de la périlymphe. La paroi inférieure du conduit cochléaire est formée par la **lame basilaire** (membrane basilaire) (**B11**) qui porte le récepteur sensoriel, l'**organe de Corti** (**B12**). La largeur de la lame basilaire varie suivant les différentes spires : elle est deux fois plus large dans les spires supérieures que dans les spires basales. Ses fibres fines s'étalent en éventail à leur insertion sur la paroi latérale du canal cochléaire et constituent une formation falciforme à la coupe, le *ligament spiral* (**B13**). La partie située au-dessus de la membrane basilaire forme la paroi latérale du conduit cochléaire et parce qu'elle est riche en capillaires sécrétant l'endolymphe, elle est appelée *strie vasculaire* (**B14**). La paroi supérieure est formée par une fine membrane constituée d'une double couche épithéliale, la **membrane de Reissner** (**B15**).

La rampe vestibulaire, qui communique avec l'espace périlymphatique du vestibule, se continue au niveau de l'**hélicotréma** (**A-C16**) par la rampe tympanique. Celle-ci descend jusqu'à la fenêtre de la cochlée qui est fermée par la *membrane secondaire du tympan* (*voir* p. 369 D). Cette communication entre les deux rampes est possible par le fait que la lame spirale se détache du modiolus pour former l'hamulus. Ainsi, apparaît l'hélicotréma dans la partie interne. Seuls la rampe vestibulaire et le canal cochléaire montent jusqu'au sommet de la cochlée ; la cupule (**A17**), qui contrairement aux autres parties, ne contient que deux espaces membraneux.

Analyse fréquentielle dans la cochlée. Les vibrations sonores qui sont transmises par la membrane du tympan et la chaîne ossiculaire, par la fenêtre du vestibule à la périlymphe, provoquent des mouvements de fluide. Ceux-ci montent dans la rampe vestibulaire et descendent dans la rampe tympanique jusqu'à la fenêtre de la cochlée, où les ondes de pression sont amorties (**C**). Ces mouvements liquidiens produisent une oscillation de la membrane basilaire (onde de déplacement). L'endroit de déplacement maximum de la membrane basilaire (et ainsi la stimulation de l'organe récepteur de Corti) dépend de la fréquence de l'onde de déplacement ; respectivement, les hautes fréquences induisent un déplacement maximal de la membrane basilaire dans le tour basal (où la membrane basilaire est la plus mince), les fréquences moyennes au milieu de la cochlée et les fréquences basses au niveau des spires supérieures (où la membrane basilaire est la plus large). Les différentes fréquences sont donc enregistrées dans les différentes régions de la cochlée : les fréquences de 20000 Hz dans le tour basal, et les fréquences de 20 Hz dans le tour supérieur. Cette représentation spatiale est la base de l'organisation tonotopique du système auditif (*voir* p. 384).

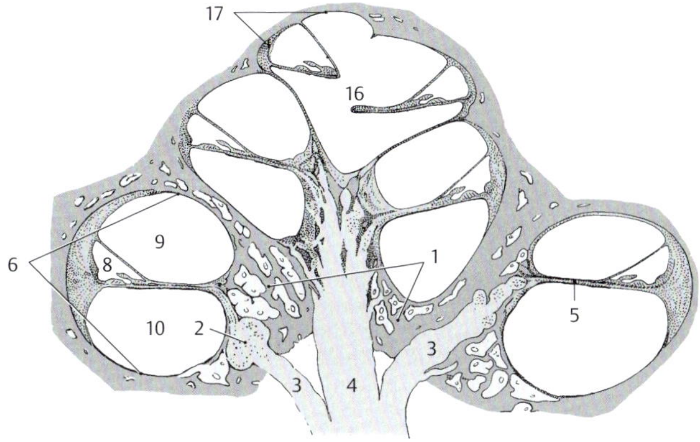

A Coupe axiale de la cochlée

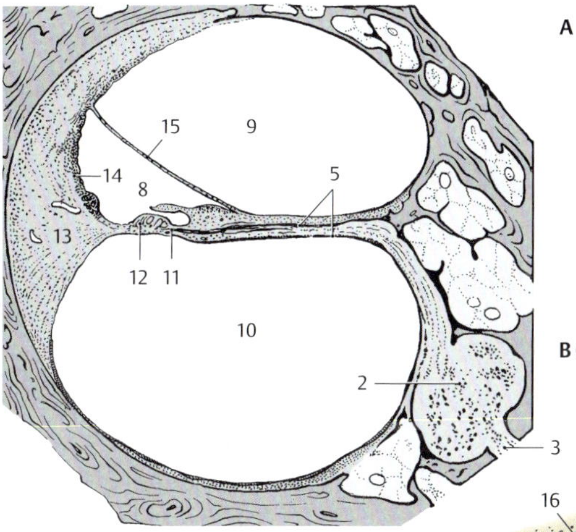

B Canal spiral de la cochlée

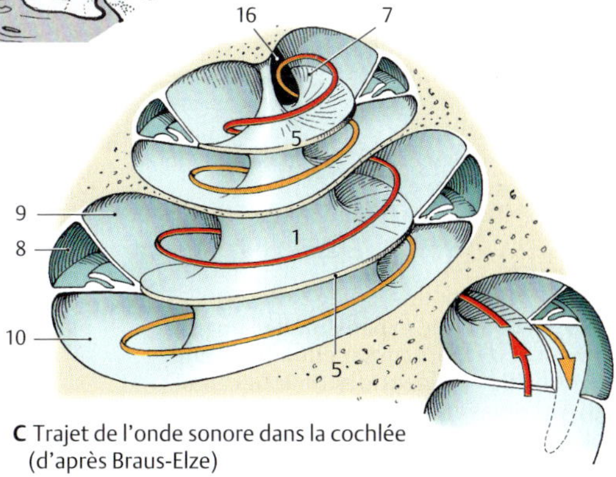

C Trajet de l'onde sonore dans la cochlée (d'après Braus-Elze)

Organe spiral ou de Corti (A-C)

La **membrane basilaire** (A-B1), dont la face inférieure est recouverte des cellules conjonctives de la rampe tympanique (A-B2), porte l'organe de Corti, **organe spiral** (A3, B). Latéralement, l'épithélium se poursuit par la *strie vasculaire* (**A4**) qui contient de nombreux capillaires intra-épithéliaux. Médialement à l'organe spiral ou de Corti, au niveau du bord de la lame spirale osseuse, se dispose une couche tissulaire épaisse, provenant de l'endoste (couche interne du labyrinthe osseux) et recouverte d'un épithélium haut, le *limbe spiral* (**A5**). Il se continue par deux lèvres, la *lèvre tympanique du limbe* (**A6**) et la *lèvre vestibulaire du limbe* (**A7**) qui bordent le *sillon spiral interne* (**A8**).

L'organe spiral ou de Corti s'étend de façon spiralée comme la membrane basilaire depuis le tour basal jusqu'à la cupule de la cochlée. On a uniquement représenté les sections de l'organe de Corti sur les figures **A** et **B**. Il se compose de cellules sensorielles et de diverses cellules de soutien. Le milieu comporte le *tunnel de Corti* (**B9**), qui contient de la lymphe (cortilymphe) dont la composition est analogue à celle de la périlymphe. Sa paroi médiale est formée par les **cellules en pilier interne** (**B10**) et sa paroi latérale par les **cellules en pilier externe** (**B11**). Les piliers ont une base large (**B12**) dans laquelle se trouve le noyau de la cellule, une partie moyenne étroite et une partie apicale. Ils contiennent de longues fibrilles de soutien groupées en faisceaux. La partie apicale du pilier interne (**B13**) est concave et aplatie, celle du pilier externe présente une partie arrondie (**B14**), qui s'appuie sur la face inférieure de la partie apicale du pilier interne et une partie plate : la *phalange* (**B15**). Latéralement, se trouve le groupe des **cellules phalangiennes de Deiters** (**B16**) (cellules de soutien) qui supportent les cellules sensorielles (**B17, C**) dans une expansion de la partie inférieure de leurs corps cellulaires. Leurs tonofibrilles forment des *corbeilles* (**B18**) qui supportent les cellules sensorielles. Les prolongements étroits des cellules phalangiennes de Deiters montent entre les cellules sensorielles et se terminent par des plaques apicales aplaties (**C19**) qui s'accolent pour former une membrane superficielle perforée, la *membrane réticulaire*. Les pôles apicaux des cellules sensorielles traversent les ouvertures de cette membrane. Entre les cellules en piliers externes et les cellules phalangiennes de Deiters se place le tunnel moyen de l'organe spiral ou *espace de Nuel* (**B20**) ; latéralement aux cellules phalangiennes de Deiters, le petit *tunnel externe* (**B21**) est adjacent à de longues cellules de soutien simples. Elles se continuent avec l'épithélium de la strie vasculaire et limitent le *sillon spiral externe* (**A22**). Les piliers internes sont accolés aux cellules de soutien phalangiennes internes de Deiters.

Les cellules sensorielles (**C**) se composent des **cellules ciliées internes** (**C23**) qui ne forment qu'une rangée et des **cellules ciliées externes** (**C24**) qui se répartissent en trois rangées dans le tour basal de la cochlée, en quatre rangées dans le tour moyen et en cinq rangées dans le tour supérieur. Toutes les cellules ciliées portent à leur face supérieure une cuticule épaisse (**C25**) dans laquelle sont insérés les cils des cellules sensorielles (**C26**). Ceux-ci sont disposés en demi-cercle et le plus souvent en trois rangées de hauteurs différentes. À la base des cellules ciliées, se terminent les fibres nerveuses par des contacts synaptiques (**C27**).

Au-dessus des cellules ciliées, repose la **membrana tectoria** (A-B28), une couche gélatineuse, recouvrant le limbe spiral et continuant la lèvre du limbe vestibulaire. On ne sait pas si les cils des cellules sensorielles sont fixés à la membrana tectoria et si leur déviation tangentielle par oscillation de la membrane basilaire est produite par déplacement contre la membrana tectoria. Il est plus probable que les cils ne soient pas du tout au contact de la membrana tectoria, et ne soient déplacés que par un mouvement de l'endolymphe.

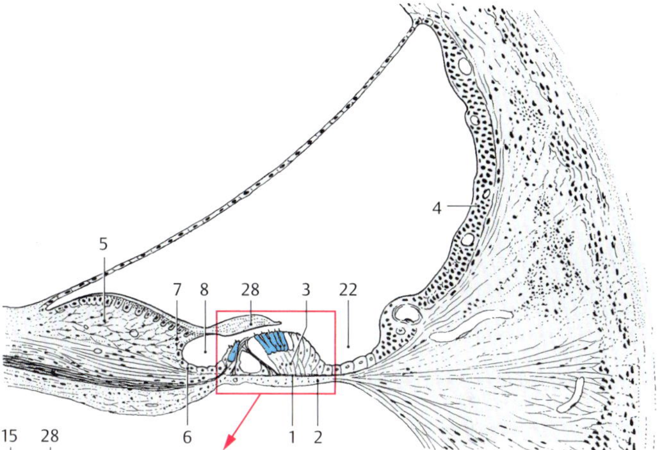

A Conduit cochléaire

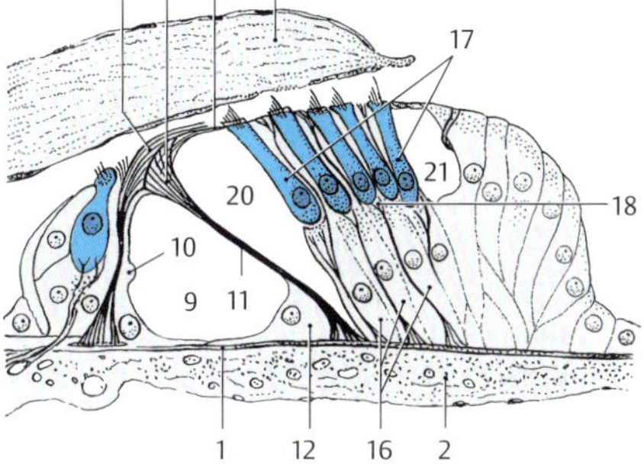

B Organe de Corti

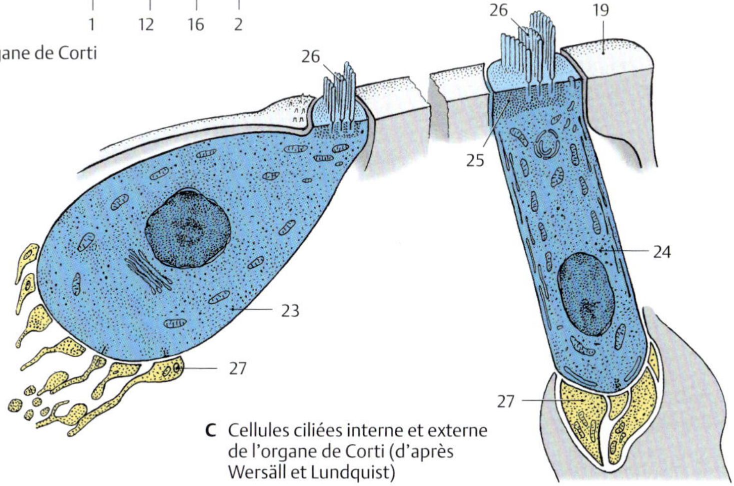

C Cellules ciliées interne et externe de l'organe de Corti (d'après Wersäll et Lundquist)

Organe de l'équilibre (A-D)

Le *saccule*, l'*utricule* et les trois *conduits semi-circulaires* forment l'organe de l'équilibre ou **appareil vestibulaire**. Il contient plusieurs récepteurs sensoriels : la **macule sacculaire**, la **macule utriculaire** (macule statique) et les trois **crêtes ampullaires**. Tous servent à l'enregistrement des accélérations et des changements de position et ainsi permettent l'orientation dans l'espace. Les macules réagissent à une accélération linéaire dans différentes directions, les crêtes ampullaires sont sensibles aux accélérations rotatoires. Les macules occupent des positions déterminées dans l'espace (*voir* p. 372, B8, B9) : la macule utriculaire est située à la face inférieure de l'utricule pratiquement horizontale, la macule sacculaire est verticale à la face antérieure du saccule. Les deux forment ainsi un angle droit, l'une par rapport à l'autre. (Position des conduits semi-circulaires, *voir* p. 372.)

Macules (A). L'épithélium qui recouvre l'espace endolymphatique augmente de hauteur dans la région ovale des macules et se différencie en cellules de soutien et en cellules sensorielles. Les *cellules de soutien* (**A1**) portent et entourent les *cellules sensorielles* (**A2**). Celles-ci ont une forme en carafe ou en ampoule et portent à leur face supérieure 70 à 80 cils (**A3**). Sur l'épithélium sensoriel se trouve une membrane gélatineuse, la *membrane otolithique* (**A4**) qui contient des particules cristallines de carbonate de calcium, les *otolithes* (**A5**). Les cils des cellules sensorielles n'entrent pas directement dans la membrane otolithique, mais sont entourés d'un espace endolymphatique étroit.

Fonction des macules. Le stimulus adéquat pour les cils est l'action de la gravité sur la macule : avec une accélération croissante, il se produit un déplacement tangentiel entre la membrane otolithique et les cellules ciliées. La déflection induite des cils entraîne une stimulation des cellules sensorielles et le déclenchement d'un influx nerveux.

Crête ampullaire (B, C). La crête (**B-C6**) forme un bourrelet situé dans l'ampoule et perpendiculaire à l'axe du conduit semi-circulaire (**C**) ; elle comporte à sa surface des *cellules de soutien* (**B7**) et des *cellules sensorielles* (**B8**). De chaque cellule sensorielle montent environ 50 cils (**B9**) qui sont beaucoup plus longs que les cils des cellules maculaires. La crête occupe environ un tiers de la hauteur de l'ampoule. Elle est recouverte d'une substance gélatineuse, la *cupule* (**B-D10**), qui atteint le sommet du toit de l'ampoule. La cupule est parcourue par de longs canaux dans lesquels s'engagent les cils des cellules sensorielles. Fibres nerveuses (**A-C11**).

Fonction de l'organe de l'équilibre (**D**). L'appareil de l'équilibre réagit aux accélérations rotatoires qui mettent l'endolymphe en mouvement. La déviation induite de la cupule et par conséquent celle des cils entraîne une stimulation. Par exemple, une rotation de la tête vers la droite (flèches rouges) est accompagnée au début du mouvement d'une stagnation de l'endolymphe du conduit semi-circulaire latéral à cause de son inertie, et il en résulte un mouvement relatif de sens opposé (inertie hydrodynamique, flèches noires) : les deux cupules sont déviées à gauche (**D12**). Puis le mouvement d'endolymphe suit lentement le mouvement de la tête. Toutefois, quand la rotation cesse (flèches brisées bloquées), l'endolymphe continue à circuler dans le même sens pendant quelque temps et les cupules sont ainsi défléchies vers la droite (**D13**). La fonction des conduits semi-circulaires intervient pour les contrôles réflexes des mouvements oculaires. Les mouvements saccadés des yeux qui accompagnent les rotations de la tête (nystagmus rotatoire) sont liés aux déflections de la cupule. La phase lente du nystagmus est toujours dans la direction de la déflection de la cupule.

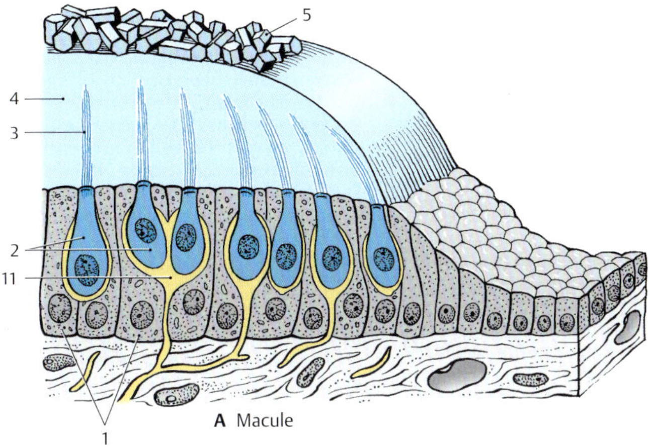

A Macule

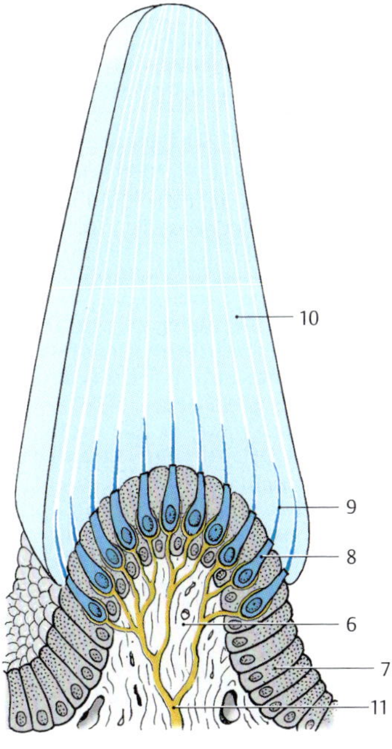

B Crête ampullaire

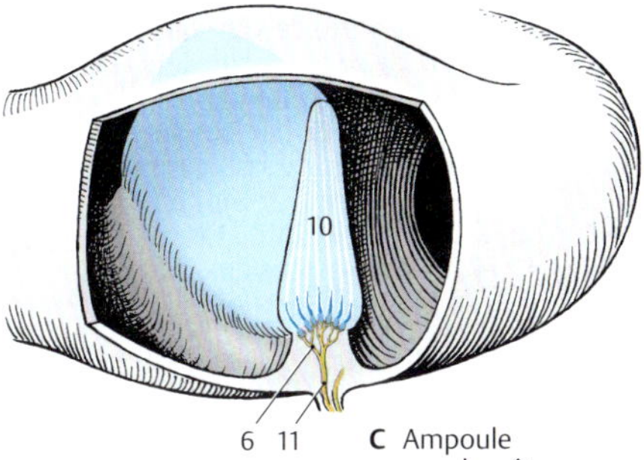

C Ampoule avec la crête

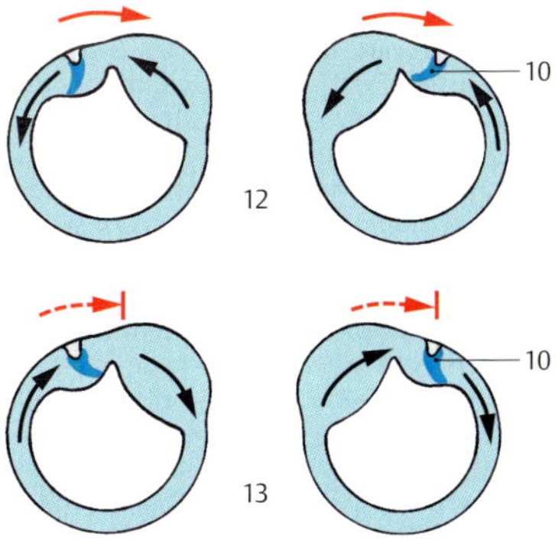

D Fonctionnement de l'appareil semi-circulaire (d'après Trincker)

Cellules sensorielles vestibulaires (A-C)

Les cellules ciliées de la macule et de la crête ont, en principe, la même structure. Ce sont des mécanorécepteurs qui réagissent à une déviation tangentielle de leurs cils. On distingue deux types de cellules ciliées : une forme *bombée* (type I) et une forme *cylindrique* (type II).

La **cellule de type I** (**A1**) se compose d'un corps cellulaire arrondi avec un col plus fin dont la face supérieure est recouverte d'une plaque cuticulaire épaisse (**A2**). De celle-ci naissent environ 60 *stéréocils* (**A3**) de longueur croissante et un long *kinocil* (**A4**) à l'origine duquel la cuticule fait défaut. La cellule ciliée est entourée au niveau de ses faces latérales et de sa face basale par un **calice nerveux** (**A5**) qui est formé d'une épaisse fibre nerveuse. La partie supérieure de ce calice contient des vésicules et est accolée étroitement à la cellule sensorielle. Elle peut être considérée comme la partie synaptique proprement dite. Ces calices sont aussi en contact avec des terminaisons nerveuses granulaires (**A6**) qui représentent peut-être les terminaisons des fibres efférentes.

La **cellule de type II** (**A7**), cylindrique, comporte le même appareil ciliaire. La base de la cellule est en contact avec des terminaisons nerveuses fortement et faiblement granulaires (**A8**).

Toutes les cellules ciliées d'un champ récepteur ont leurs kinocils uniformément orientés (**B**). Alors que dans les crêtes ampullaires toutes les cellules ciliées sont orientées dans la même direction, les macules comportent des champs variés dans lesquels les cellules ciliées se font face. Des études électrophysiologiques ont montré que la déviation des cils en direction du kinocil entraîne une stimulation (flèche verte) et que la déviation de sens opposé est à l'origine d'une inhibition (flèche rouge) (**C**). Les mouvements en direction intermédiaire entraînent une excitation ou une inhibition infraliminaire.

De cette façon, l'appareil vestibulaire peut enregistrer chaque mouvement précisément. Alors que l'*appareil des conduits semi-circulaires* (**labyrinthe cinétique**) intervient avant tout dans la régulation des mouvements oculaires, les *macules* (**labyrinthe tonique**) ont un influx direct sur le tonus musculaire, essentiellement sur la musculature des extenseurs et sur la musculature du cou (*voir* p. 386 C).

Ganglion spiral et ganglion vestibulaire (D)

Le **ganglion spiral** (**D9**) se compose d'une chaîne de neurones qui sont situés dans le modiolus à l'origine de la lame spirale osseuse, formant une chaîne spiralée. Il contient de vrais neurones bipolaires dont les prolongements périphériques (dendrites) se dirigent vers les cellules ciliées de l'organe de Corti et dont les prolongements centraux (axones), constituant le *tractus spiral foraminal* (**D10**), rejoignent l'axe du modiolus et se réunissent pour former la racine cochléaire (**D11**).

Le **ganglion vestibulaire** (**D12**) est situé au fond du méat acoustique interne. Il se compose d'une partie supérieure et d'une partie inférieure. Les cellules bipolaires de la partie supérieure (**D13**) envoient leurs prolongements périphériques vers les crêtes ampullaires des conduits semi-circulaires antérieur (**D14**) (nerf ampullaire antérieur ou supérieur) et latéral (**D15**) (nerf ampullaire latéral), la macule utriculaire (**D16**) (nerf utriculaire) et vers une partie de la macule sacculaire (**D17**). Les neurones de la partie inférieure (**D18**) innervent la crête ampullaire du conduit semi-circulaire postérieur (**D19**) (nerf ampullaire postérieur) et une partie de la macule sacculaire (nerf sacculaire). Les prolongements centraux forment la *racine vestibulaire* (**D20**), qui atteint l'étage moyen de la base du crâne en traversant le *méat acoustique interne* dans une même gaine que la racine cochléaire.

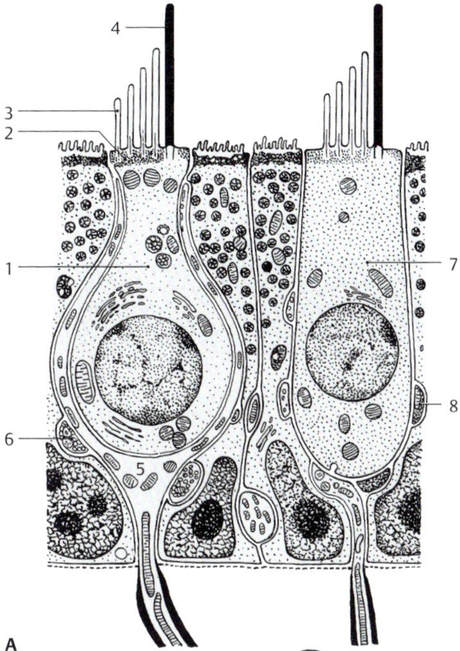

A
Cellules ciliées vestibulaires, microscopie électronique (d'après Wersäll)

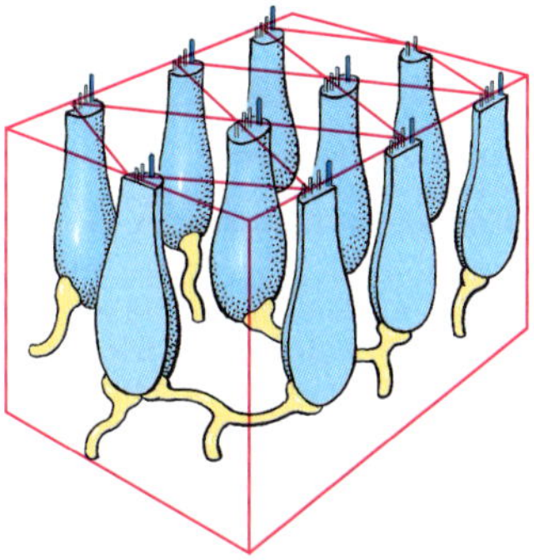

B Disposition des cellules sensorielles (d'après Flock et Wersäll)

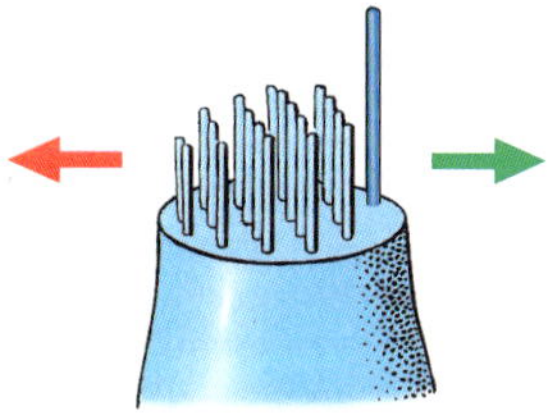

C Fonctionnement des cellules sensorielles (d'après Flock et Wersäll)

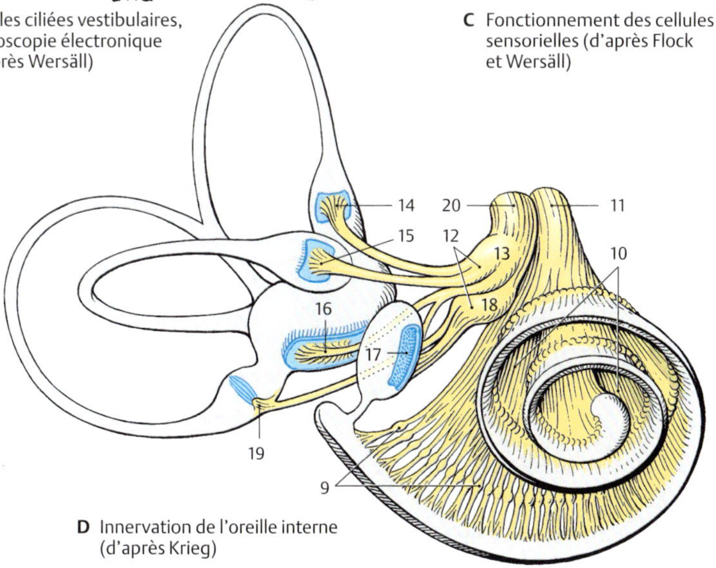

D Innervation de l'oreille interne (d'après Krieg)

Voies cochléaires et vestibulaires

Voies cochléaires

Noyaux cochléaires (A, B)

Les fibres de la **racine cochléaire** (A1) pénètrent dans la moelle allongée à la hauteur du **noyau cochléaire ventral** (A-B2) et se divisent immédiatement. Les branches ascendantes se dirigent vers le **noyau cochléaire dorsal** (A-B3), les branches descendantes vers le noyau cochléaire ventral. La projection des fibres de la cochlée s'effectue de façon ordonnée sur le complexe nucléaire : les fibres de la spire basale se terminent sur la partie dorso-médiale du noyau, les fibres des spires apicales sur la partie ventro-latérale. Cette répartition des fibres afférentes est à la base de la subdivision des noyaux en fonction des fréquences sonores (*voir* p. 374, Analyse fréquentielle dans la cochlée).

Une telle *organisation tonotopique* du complexe cochléaire a été démontrée par des enregistrements électriques en expérimentation animale (chat) (**B**). Les enregistrements à partir de cellules nerveuses isolées lors de l'exposition à des sons variés permettent de définir à quelle fréquence une cellule réagit de façon optimale. La coupe frontale au travers de la partie orale des noyaux cochléaires montre qu'une électrode déplacée de haut en bas dans le noyau cochléaire dorsal (**B3**) met en évidence les sons arrangés de façon ordonnée depuis les hautes vers les basses fréquences. Les neurones correspondant à des fréquences spécifiques ont un ordre bien défini. Lors de la pénétration de l'électrode dans le noyau ventral (**B2**), la séquence fréquentielle est brutalement interrompue et les fréquences ne varient que dans une certaine région.

Les fibres secondaires des voies auditives naissent des noyaux cochléaires. Les faisceaux issus du noyau ventral croisent la ligne médiane au niveau d'une large plaque de fibres mélangées avec des cellules nerveuses, le **corps trapézoïde** (**A4**) (*voir* p. 110 AB15) et montent en formant le **lemnisque latéral** (**A5**) (*voir* p. 132 D22) jusqu'au **collicule inférieur** (**A6**). Les fibres qui quittent le noyau dorsal croisent la ligne médiane suivant un trajet oblique et forment les *stries acoustiques dorsales* (**A7**). Une grande partie des fibres du lemnisque latéral montent directement des noyaux cochléaires aux collicules inférieurs. De nombreuses fibres font toutefois synapse dans : le **noyau du corps trapézoïde dorsal ou postérieur**, l'**olive supérieure** (**A8**), le **noyau du corps trapézoïde ventral ou antérieur** (**A9**) et les **noyaux du lemnisque latéral**. Il existe une représentation tonotopique dans le noyau du corps trapézoïde dorsal ou postérieur. Le **noyau médial de l'olive supérieure** (**A10**) contient des fibres venant bilatéralement des noyaux cochléaires et est branché sur le système servant à l'*orientation sonore*. Les connexions entre le noyau dorsal du corps trapézoïde et le noyau abducens (**A11**) (*réflexe oculo-moteur lors d'une perception sonore*) ne sont pas prouvées. Les fibres devraient passer à côté du noyau abducens et cheminer dans le nerf cochléaire controlatéral, et se terminer comme des fibres efférentes sur les cellules ciliées de l'organe spiral de Corti. Elles contrôlent probablement l'influx des stimuli. Les noyaux du lemnisque latéral correspondent à des groupes de neurones dispersés le long du lemnisque. Les fibres issues du *noyau dorsal du lemnisque latéral* (**A12**) croisent la ligne médiane et cheminent dans le lemnisque latéral controlatéral (commissure de Probst) (**A13**).

Collicule inférieur (A)

La majeure partie du lemnisque latéral se termine dans le noyau principal du collicule inférieur. Une organisation tonotopique du noyau a été mise en évidence électrophysiologiquement. C'est une zone de relais pour le réflexe acoustique, qui envoie des fibres acoustico-optiques vers les collicules supérieurs et des fibres tecto-cérébelleuses vers le cervelet. Les collicules inférieurs sont connectés par la *commissure des collicules inférieurs* (**A14**).

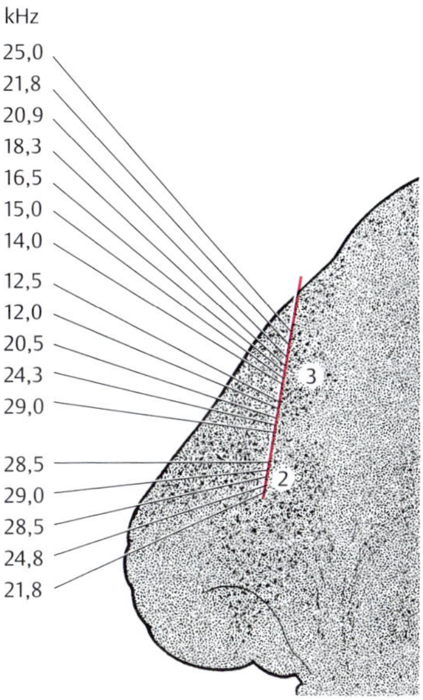

B Subdivision tonotopique du noyau cochléaire (d'après Rose et Mountcastle)

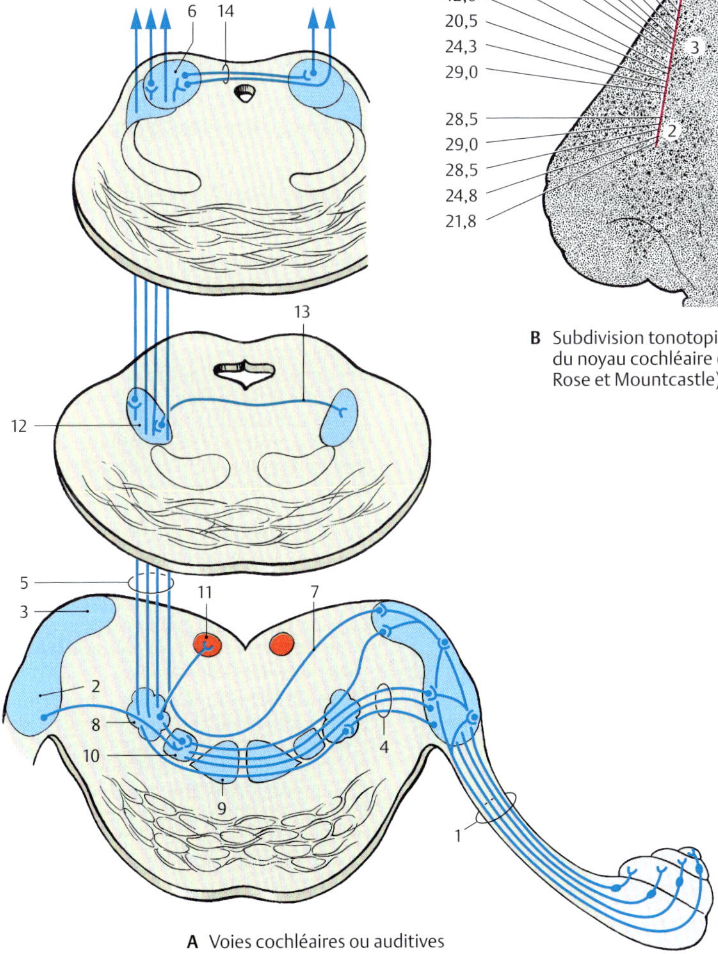

A Voies cochléaires ou auditives

Corps géniculé médial (A, B)

La partie suivante des voies auditives est représentée par la **commissure** ou **pédoncule du collicule inférieur** (**A1**), qui est un important tractus de fibres allant du collicule inférieur au **corps géniculé médial** (**A-B2**). Celui-ci donne naissance aux *radiations auditives*. Le corps géniculé médial recevrait aussi des fibres somato-sensitives de la moelle spinale et des fibres cérébelleuses. Il semble qu'il ne soit pas seulement un relais des voies auditives, mais qu'il soit aussi en relation avec différents systèmes. Certains faisceaux du pédoncule du collicule inférieur sont issus du corps trapézoïde et atteignent le corps géniculé médial sans faire relais dans le collicule inférieur. Les deux corps géniculés médiaux sont probablement reliés par des fibres qui croisent la ligne médiane et qui cheminent dans la commissure supra-optique ventrale (de Gudden) (**A3**). On ignore cependant si une telle connexion existe chez l'homme. Il est toutefois certain que des fibres descendantes du cortex auditif se terminent dans le corps géniculé médial.

Radiations auditives (A, B)

Les fibres des **radiations auditives** (**A-B4**) cheminent obliquement, depuis le corps géniculé médial en traversant la partie inférieure du bras postérieur de la capsule interne, et montent verticalement dans le lobe temporal vers le cortex auditif. Les fibres ont une organisation tonotopique, de sorte que certaines parties du corps géniculé médial se projettent sur des régions déterminées du cortex auditif. Au cours du trajet des radiations auditives, les fibres subissent une rotation spiralée, de sorte que les parties rostrales du corps géniculé médial se projettent sur la partie caudale du cortex, et que les parties caudales du corps géniculé médial se projettent sur la partie ventrale du cortex auditif (**B**). Cette rotation a été confirmée par des expérimentations chez le singe et chez l'homme durant la maturation de la myéline.

Cortex auditif (A-C)

Les enregistrements électriques effectués au niveau du cortex de différentes espèces animales (chats, singes) pendant l'exposition sonore à différentes fréquences mettent en évidence une *subdivision tonotopique* au niveau du cortex auditif (**A-B5, C**) où la cochlée est représentée comme si elle était enroulée depuis le tour basal jusqu'à la cupule. Ainsi, trois régions ont été reconnues, la **région auditive primaire** (**AI**) (**C6**), la **région auditive secondaire** (**AII**) (**C7**) et la **région du gyrus ectosylvien postérieur** (**Ep**) (**C8**). L'aire auditive primaire contient rostralement les cellules nerveuses qui réagissent de façon optimale aux hautes fréquences (points bleu foncé), et caudalement les cellules nerveuses qui réagissent aux basses fréquences (points bleu pâle). Dans l'aire auditive secondaire, cette disposition est inversée. L'aire auditive primaire AI est la *région de terminaison primaire des radiations auditives* ; l'aire auditive secondaire et Ep sont les *champs auditifs secondaires*. Cette subdivision peut être comparée à celle du cortex visuel, dans lequel l'aire 17 est le lieu de terminaison des radiations optiques alors que les aires 18 et 19 sont des aires d'intégration secondaires. L'aire auditive primaire correspond, chez l'homme, à l'aire 41, qui recouvre les gyri temporaux transverses de Heschl et est l'endroit de terminaison des radiations auditives (*voir* p. 254 C1). Les aires 42 et 22 sont considérées comme des aires auditives secondaires qui contiennent le centre du langage de Wernicke pour la compréhension du langage (*voir* p. 264 A1). On peut donc estimer que le cortex auditif dépasse largement les gyri temporaux transverses de Heschl.

Les voies cochléaires présentent, au cours de leur trajet, un certain nombre de systèmes commissuraux qui permettent l'échange de fibres à différents niveaux. Certains tractus de fibres remontent toutefois au cortex auditif homolatéral. Celui-ci reçoit des fibres des deux organes de Corti, ce qui a une grande importance dans la localisation d'une source sonore.

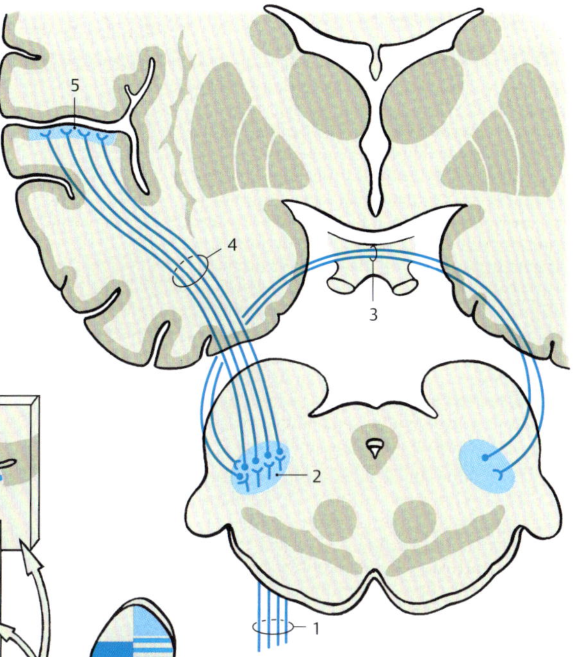

A Voies cochléaires ou auditives

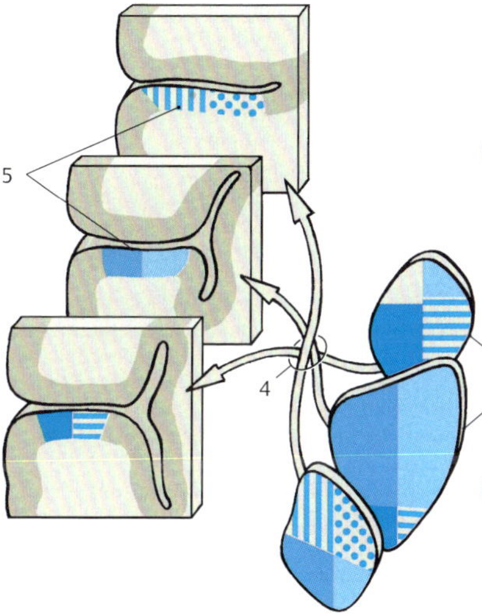

B Connexions entre le corps géniculé médial et le cortex auditif (d'après Walker)

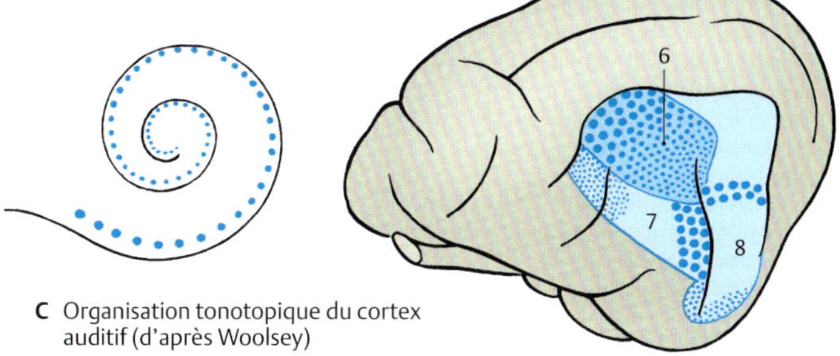

C Organisation tonotopique du cortex auditif (d'après Woolsey)

Voies vestibulaires (A-C)

Noyaux vestibulaires (A, B)

Les fibres de la **racine vestibulaire** (**A1**) pénètrent dans la moelle allongée à la hauteur du **noyau latéral** (Deiters) (**A-B2**) et se divisent en branches ascendantes et descendantes qui se terminent dans le **noyau supérieur** (Bechterew) (**A-B3**), le **noyau médial** (Schwalbe) (**A-B4**) et le **noyau inférieur** (**A-B5**) (*voir* p. 120). Les fibres des différentes parties du labyrinthe se dirigent dans des régions déterminées du complexe nucléaire. Les fibres de la *macule sacculaire* (**B6**) se terminent dans la partie latérale du noyau inférieur, les fibres de la *macule utriculaire* (**B7**) dans la partie médiale du noyau inférieur et dans la partie latérale du noyau médial. Les fibres des *crêtes ampullaires* (**B8**) se terminent principalement dans le noyau supérieur et dans la partie supérieure du noyau médial.

Certains groupes de neurones réagissent aux accélérations linéaires et d'autres aux accélérations angulaires. Certaines cellules répondent à la rotation homolatérale et d'autres à la rotation controlatérale. Les complexes vestibulaires des deux côtés sont reliés par des fibres commissurales par l'intermédiaire desquelles certains groupes cellulaires sont activés par le labyrinthe controlatéral. En dehors des fibres labyrinthiques, des fibres cérébelleuses venant du vermis et des noyaux fastigiaux (*voir* p. 164) et des fibres spinales conduisant les influx articulaires se terminent aussi dans le complexe nucléaire. Des fibres efférentes des noyaux vestibulaires assurent un rétrocontrôle central sur les épithéliums sensoriels.

Fibres vestibulaires secondaires (A, C)

Elles établissent des connections avec la moelle spinale, la formation réticulaire, le cervelet et les noyaux des muscles oculo-moteurs. Le **tractus vestibulo-spinal** (**A9**) naît des cellules du noyau vestibulaire latéral (Deiters) et descend jusque dans la moelle spinale sacrale. Ses fibres se terminent sur des interneurones spinaux et activent les motoneurones α et γ des muscles extenseurs. Les nombreuses fibres s'étendant jusqu'à la formation réticulaire viennent de tous les noyaux. En dehors des fibres directes du ganglion vestibulaire, le cervelet reçoit des fibres des noyaux médial et inférieur. Elles se terminent dans le nodule, dans le flocculus (**A10**) et dans une partie de l'uvule (cervelet vestibulaire, *voir* p. 152 A6 et p. 164 B). Les fibres ascendantes destinées aux noyaux des muscles oculo-moteurs (**AC11**) viennent principalement du noyau médial et du noyau supérieur, et constituent une partie du faisceau longitudinal médial (**A12**). Enfin, il existe une connexion vestibulo-corticale au travers du thalamus (noyau ventral intermédiaire, *voir* p. 184 B13). Des études électrophysiologiques ont montré qu'il existe une projection des stimulations vestibulaires à une petite partie de la région post-centrale, proche de la région faciale de l'*homonculus* sensoriel (*voir* p. 253 C).

Relations entre les muscles oculo-moteurs, les muscles du cou et l'organe de l'équilibre (**C**). Les connexions entre le complexe vestibulaire et les noyaux des muscles oculo-moteurs font correspondre différents groupes cellulaires entre eux ; les groupes cellulaires qui reçoivent les stimuli d'un conduit semi-circulaire spécifique sont probablement en relation avec un muscle oculo-moteur déterminé. Ce n'est que de cette manière que l'on peut expliquer la coordination très précise existant entre appareil vestibulaire, muscles oculo-moteurs et muscles du cou, qui permet la fixation d'un objet même au cours des mouvements de la tête. Malgré les mouvements de la tête, on perçoit toujours l'image de l'environnement stable et orientée verticalement. Pour avoir une telle représentation visuelle constante, chaque mouvement de la tête est compensé par un mouvement des bulbes oculaires. Cette coordination précise des muscles du cou et des yeux est due à l'appareil vestibulaire par l'intermédiaire des neurones γ (**C13**).

Remarques cliniques. Les étroites relations du système de l'équilibre avec le système visuel fournissent l'explication du *vertige positionnel*. En dehors de l'atteinte de l'organe vestibulaire (*vertige vestibulaire périphérique*), il faut aussi envisager la représentation centrale dans le cervelet. Le cervelet permet l'élaboration d'informations sur la localisation spatiale tridimensionnelle, surtout par l'intermédiaire de voies vestibulo-cérébelleuses. Des troubles circulatoires ou des tumeurs du cervelet peuvent être causes de vertiges.

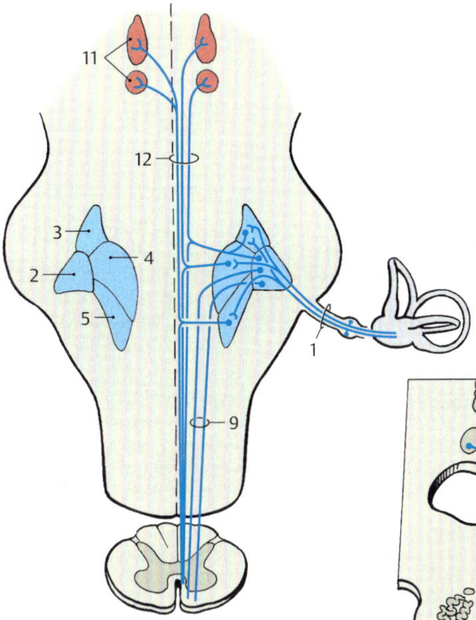

A Connexions des noyaux vestibulaires

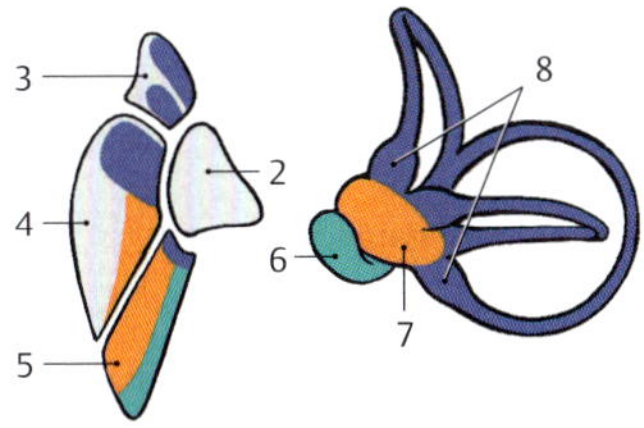

B Relations entre les noyaux vestibulaires et l'organe de l'équilibre (d'après Stein et Carpenter)

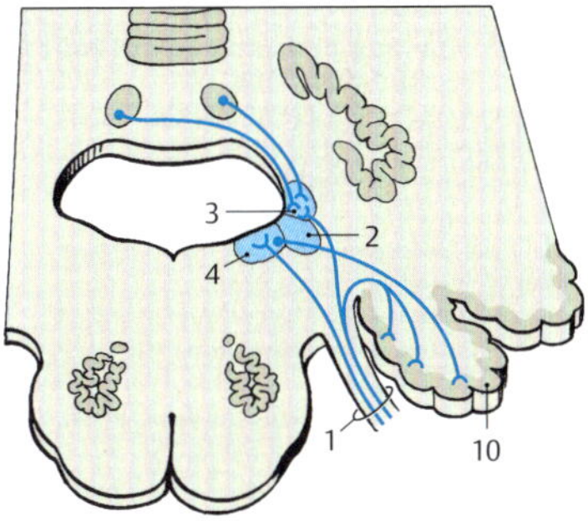

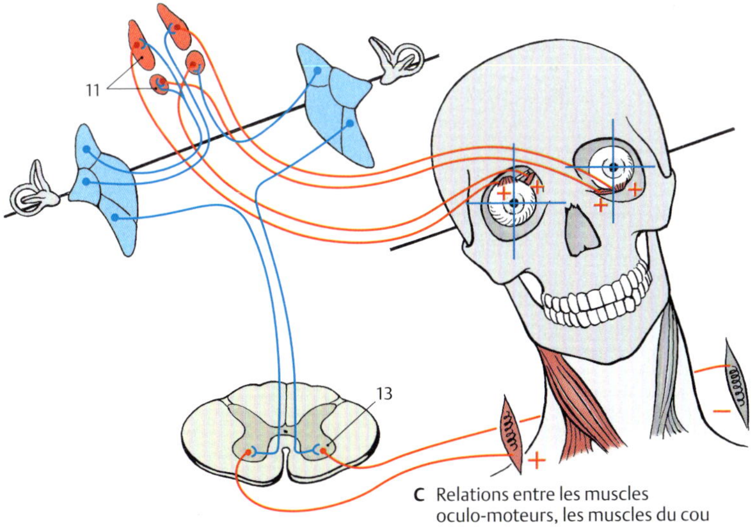

C Relations entre les muscles oculo-moteurs, les muscles du cou et l'organe de l'équilibre

Bibliographie

Ouvrages généraux

Ariëns Kappers, C. U., G. C. Huber, E. C. Crosby: The Comparative Anatomy of the Nervous System of Vertebrats, Including Man. Hafner, New York 1936, Reprint 1960

Bähr, M., M. Frotscher: Neurologisch-topische Diagnostik, 9. Aufl. Thieme, Stuttgart 2009

Biesold, D., H. Matthies: Neurobiologie. Fischer, Stuttgart 1977

Brodal, A.: Neurological Anatomy. Oxford University Press, Oxford 1981

Cajal, S. R.: Histologie du système nerveux de l'homme et des vertébrés. Maloine, Paris 1909-1911

Carpenter, M. B.: Core Text of Neuroanatomy. Williams & Wilkins, Baltimore 1978

Clara, M.: Das Nervensystem des Menschen. Barth, Leipzig 1959

Clarke, E., K. Dewhurst: Die Funktionen des Gehirns. Moos. München 1973

Creutzfeld, O. D.: Cortex Cerebri. Springer, Berlin, Heidelberg, New York, Tokyo 1983

Curtis, B. A., S. Jakobson, E. M. Marcus: An Introduction to the Neurosciences. Saunders, Philadelphia 1972

Dejerine, J.: Anatomie des centres nerveux. Rueff, Paris 1895-1901

Dudel, J., R. Menzel, R. F. Schmidt: Neurowissenschaft. Vom Molekül zur Kognition. Springer, Berlin, Heidelberg, New York 1996

Eccles, J. C.: Das Gehirn des Menschen. Piper, München 1973

Ferner, H.: Anatomie des Nervensystems und der Sinnesorgane des Menschen, 5. Aufl. Reinhartd, München 1973

Forssmann, W. G., Ch. Heym: Grundriß der Neuroanatomie. Springer, Berlin 1974

Friede, R. L: Topographic Brain Chemistry. Academic Press, New York 1966

Glees, P.: Morphologie und Physiologie des Nervensystems. Thieme, Stuttgart 1957

Greger, R., U. Windhorst: Comprehensive Human Physiology. From Cellular Mechanisms to Integration. Vol. I und II. Springer, Berlin, Heidelberg, New York 1996

Hassler, R.: Funktionelle Neuroanatomie und Psychiatrie. In: Psychiatrie der Gegenwart, hrsg. von H. W. Gruhle, R. Jung, W. Mayer-Gross, M. Müller. Springer, Berlin 1967

Kandel, E. R., J. H. Schwartz, T. M. Jessell: Principles of Neural Science. 3rd Edition. Appleton & Lange 1991

Ludwig, E., J. Klingler: Atlas cerebri humani. Karger, Basel 1956

Mühr, A.: Das Wunder Menschenhirn. Walter, Olten 1957

Nieuwenhuys, R., J. Voogd, Chr. van Huizen: Das Zentralnervensystem des Menschen. Springer, Berlin 1991

Retzius, G.: Das Menschenhirn. Norstedt. Stockholm 1896

Rohen, J. W.: Funktionelle Anatomie des Nervensystems. Schattauer, Stuttgart 1975

Schaltenbrand, G., P. Bailey: Einführung in die stereotaktischen Operationen mit einem Atlas des menschlichen Gehirns. Thieme, Stuttgart 1959

Schmidt, R. F., F. Lang (Hrsg.): Physiologie des Menschen, 26. Aufl. Springer, Berlin 1995

Sidman, R. L, M. Sidmann: Neuroanatomie programmiert. Springer, Berlin 1971

Thompson, R. F.: Das Gehirn. Von der Nervenzelle zur Verhaltenssteuerung. 2. Aufl. Spektrum, Heidelberg, Berlin, Oxford 1994

Villiger, E., E. Ludwig: Gehirn und Rückenmark. Schwabe, Basel 1946

Zigmond, M. J., F. E. Bloom, S. C. Landis, J. L Roberts, L. R. Squire: Fundamental Neuroscience. Academic Press, San Diego, London, Boston 1999

Introduction

Bullock, Th. H.: Introduction to Nervous System. San Francisco 1977

Bullock, Th. H., G. A. Horridge: Structure and Function in the Nervous System of Invertebrates. University Chicago Press, Chicago 1955

Drescher, U., A. Faissner, R. Klein, F. G. Rathjen, C. Stürmer (eds.): Molecular bases of axonal growth and pathfinding. Cell Tissue Res. Special Issue 290 (1997)187-470

Edelman, G. M., W. E. Gall, W. M. Cowan (eds.): Molecular Bases of Neural Development. John Wiley & Sons, New York, Chichester, Brisbane 1985

Goodman, C. S., C. J. Shatz: Developmental mechanisms that generate precise patterns of neuronal connectivity. Cell 72/Neuron 10 (Suppl.) (1993) 77-98

Hamburger, V.: The Heritage of Experimental Embryology. Hans Spemann and the Organizer. Oxford University Press, New York 1988

Herrick, J. C.: Brains of Rats and Men. University Chicago Press, Chicago 1926

Herrick, J. C.: The Evolution of Human Nature. University Texas Press, Austin 1956

Kahle, W.: Die Entwicklung der menschlichen Großhirnhemisphäre. Springer, Berlin, Heidelberg 1969

Kölliker, A.: Entwicklungsgeschichte des Menschen und der höheren Tiere. 2. Ausgabe. W. Engelmann, Leipzig 1879

Le Gros Clark, W. E.: Fossil Evidence for Human Evo-lution. University Chicago Press, Chicago 1955
Le Gros Clark, W. E.: The Antecedents of Man. Edinburgh University Press. Edinburgh 1959
Popper, K. R., J. C. Eccles: Das Ich und sein Gehirn. Piper, München 1985
Sherrington, Sir Charles: Kürper und Geist - Der Mensch über seine Natur. Schilnemann, Bremen 1964
Spatz, H.: Gedanken über die Zukunft des Menschenhirns. In: Der Übermensch, hrsg. von E. Benz. Rhein-Verl., Zürich 1961
Sperry, R. W.: Chemoaffinity in the orderly growth of nerve liber patterns and connections. Proc. Natl. Acad. Sci. USA 50 (1963) 703-710
Starck, D.: Die Neencephalisation. In: Menschliche Abstammungslehre, hrsg. von G. Heberer, Fischer, Stuttgart 1965
Tessier-Lavigne, M., C. S. Goodman: The molecular biology of axon guidance. Science 274 (1996) 1123-1133
Tobias, P. V.: The Brain in Hominid Evolution. Columbia University Press, New York 1971

Éléments fondamentaux du système nerveux

Akert, K., P. G. Waser: Mechanisms of Synaptic Transmission. Elsevier, Amsterdam 1969
Babel, J., A. Bischoff, H. Spoendlin: Ultrastructure of the Peripheral Nervous System and Sense Organs. Thieme, Stuttgart 1970
Barker, J. L: The Role of Peptides in Neuronal Function. Dekker, Basel 1980
de Belleroche, J., G. J. Dockray: Cholecystokinin in the Nervous System. Verlag Chemie, Weinheim 1984
Björklund, A., T. Hökfeld: Classical Neurotransmitters in the CNS. Handbook of Chemical Neuroanatomy. Elsevier, Amsterdam 1984
Bloom, F. E.: The functional significance of neurotransmitter diversity. Am. J. Physiol. 246 (1984) C184-C194
Cajal, S. R.: Histologie du système nerveux de l'homme et des vertébrés. Maloine, Paris 1909-1911
Causey, G.: The Cell of Schwann. Livingstone, Edinburgh 1960
Cold Spring Harbour Symposia 40: The Synapse. Cold Spring Harbour Laboratory, New York 1976
Cottrell, G. A., P. N. R. Usherwood: Synapses. Blackie, Glasgow 1977
Cowan, W. M., M. Cuenod: The Use of Axonal Transport for Studies of Neuronal Connectivity. Elsevier, Amsterdam 1975
De Robertis, E. D. P., R. Carrea: Biology of Neuroglia. Elsevier, Amsterdam 1965
Eccles, J. C.: The physiology of synapses. Springer, Berlin, Güttingen, Heidelberg, New York 1964
Emson, R C.: Chemical Neuroanatomy. Raven, New York 1984
Eränkö, O.: Histochemistry of Nervous Transmission. Elsevier, Amsterdam 1969
Fedoroff, S., A. Vernadakis: Astrocytes. Academic Press, London 1986
Friede, R. L, E Seitelberger: Symposium über Axonpathologie und "Axonal Flow". Springer, Berlin 1971
Frotscher, M., U. Misgeld (eds.): Central Cholinergic Synaptic Transmission. Birkhäuser, Basel, Boston, Berlin 1989
Fuxe, K., M. Goldstein, B. Hökfeld, T. Hökfeld: Central Adrenalin Neurons. Pergamon, Oxford 1980
Gray, E. G.: Axo-somatic and axo-dendritic synapses of the cerebral cortex: an electron microscope study. J. Anat. 93 (1959) 420-433
Heimer, L, L Záborszky (eds.): Neuroanatomical Tract-Tracing Methods 2. Recent Progress. Plenum Press, New York, London 1989
Heuser, J. E., T. S. Reese : Structure of the synapse. In: Handbook of Physiology, Section 1: The Nervous System. Vol. I: Cellular Biology of Neurons, Part 1 (E. R. Kandel, Ed.), American Physiological Society, Bethesda, Md., 261 -294, 1977
Hild, W.: Das Neuron. In: Handbuch der mikroskopischen Anatomie, hrsg. von W. Bargmann, Erg. zu Bd. IV/I. Springer, Berlin 1959
Jonas, R, H. Monyer (eds.): Ionotropic Glutamate Receptors in the CNS. Handbook of Experimental Pharmacology. Vol. 141. Springer, Berlin, Heidelberg, New York 1999
Jones, D. G.: Synapses and Synaptosomes. Chapmann & Hall, London 1975
Kettenmann, H., B. R. Ransom (eds.): Neuroglia. 3rd ed. Oxford University Press, Oxford 2012
Landon, D. N.: The Peripheral Nerve. Chapmann & Hall, London 1976
Lehmann, H. J.: Die Nervenfaser. In: Handbuch der mikroskopischen Anatomie, hrsg. von W. Bergmann, Erg. zu Bd. IV/I. Springer, Berlin 1959
Loewi, O.: Ober humorale Obertragbarkeit der Herznervenwirkung. Pflügers Arch. Gesamte Physiol. 189 (1921) 239 -242
Nakai, J.: Morphology of Neuroglia. Igaku-Shoin, Osaka 1963
Neher, E.: Ion channels for communication between and within cells. Neuron 8 (1992) 606-612
Pappas, G. D., D. P. Purpura: Structure and Function of Synpases. Raven, New York 1972
Penfield, W.: Cytology and Cellular Pathology of the Nervous System. Hoeber, New York 1932
Peters, A., S. L Palay, H. E Webster: The Fine Structure of the Nervous System. Oxford University. Press, New York 1991
Pfenninger, K. H.: Synaptic morphology and cytochemistry. Prog. Histochem. Cytochem. 5 (1973) 1-86
Rapoport, St. J.: Blood-Brain Barrier in Physiology and Medicine. Raven, New York 1976

Roberts, E., T. N. Chase, D. B. Tower: GABA in Nervous System Function. Raven, New York 1976
Sakmann, B.: Elementary steps in synaptic transmission revealed by currents through single ion channels. Neuron 8 (1992) 613-629
Sakmann, B., E. Neher: Single-channel recording. Plenum, New York 1983
Schoffeniels, E., G. Franck, L Hertz: Dynamic Properties of Glia Cells. Pergamon, Oxford 1978
Stjaerne, L.: Chemical Neurotransmission. Academic Press, London 1981
Szentágothai, J.: Neuron Concept Today. Adakémiai Kiadó, Budapest 1977
Uchizono, K.: Excitation and inhibition. Elsevier, Amsterdam 1975
Unwin, N.: Neurotransmitter action: opening of ligand-gated ion channels. Cell 72/Neuron 10 (Suppl.) (1993) 31-41
Usdin, E., W. E. Burney, J. M. Davis: Neuroreceptors. Chichester, New York 1979
Watson, W. E.: Cell Biology of Brain. Chapman & Hall, London 1976
Windle, W. F.: Biology of Neuroglia. Thomas, Springfield 1958
Weiss, D. G.: Axoplasmic Transport. Springer, Berlin 1982
Yamamura, H. J., S. J. Enna, M. J. Kuhar: Neurotransmitter Receptor Binding. Raven, New York 1985
Zimmermann, H.: Synaptic transmission : Cellular and Molecular Basis. Thieme, Stuttgart 1993

Moelle spinale et nerfs spinaux

Bok, S. T.: Das Rückenmark. In: Handbuch der mikroskopischen Anatomie, Bd. IV, hrsg. von W. v. Willendorf. Springer, Berlin 1928
Brown, A. G.: Organization of the Spinal Cord. Springer, Berlin 1981
Dyck, P. J., P. K. Thomas, E. H. Lambert: Peripheral Neuropathy, Vol. I. Biology of the Peripheral System. Saunders, Philadelphia 1975
Foerster, O.: Spezielle Anatomie und Physiologie der peripheren Nerven. In: Handbuch der Neurologie, Bd. II/I, hrsg. von O. Bumke, O. Foerster. Springer, Berlin 1928
Foerster, O.: Symptomatologie der Erkrankungen des Rückenmarks und seiner Wurzeln. In: Handbuch der Neurologie, Bd. V, hrsg. von O. Bumke, O. Foerster. Springer, Berlin 1936
Hubbard, J. L: The Peripheral Nervous System. Plenum, New York 1974
Jacobsohn, L: Über die Kerne des menschlichen Rückenmarks. Abh. d. königl. preuß. Akad. d. Wiss., Phys.-math. Kl., Berlin 1908
Kadyi, H.: Über die Blutgefäße des menschlichen Rückenmarkes. Gubrynowicz & Schmidt, Lemberg 1886
Keegan, J. J., F. D. Garrett: The segmental distribution of the cutaneous nerves in the limbs of man. Anat. Rec. 102 (1948) 409-437
v. Lanz, T., W. Wachsmuth: Praktische Anatomie, Bd. I/2.-4. Springer, Berlin 1955-1972
Mumenthaler, M., M. Stöhr, H. Müller-Vahl: Läsionen peripherer Nerven und radikuläre Syndrome. 9. Aufl. Thieme, Stuttgart 2007
Noback, Ch. N., J. K. Harting: Spinal cord. In: Primatologia, Bd. II/1, hrsg. von H. Hofer, A. H. Schultz, D. Starck. Karger, Basel 1971
Villiger, E.: Die periphere Innervation. Schwabe, Basel 1964
Willis, W. D., R. E. Coggeshall: Sensory mechanisms of the spinal cord. 2nd ed. Plenum, New York 1991

Tronc cérébral et nerfs crâniens

Brodal, A.: The Cranial Nerves. Blackwell, Oxford 1954
Brodal, A.: The Reticular Formation of the Brain Stem. Oliver & Boyd, Edinburgh 1957
Clemente, C. D., H. W. Magoun: Der bulbäre Hirnstamm. In: Einführung in die stereotaktischen Operationen mit einem Atlas des menschlichen Gehirns, hrsg. von G. Schaltenbrand, P. Bailey, Thieme, Stuttgart 1959
Crosby, E. C., E. W. Lauer: Anatomie des Mittelhirns. In: Einführung in die stereotaktischen Operationen mit einem Atlas des menschlichen Gehirns, hrsg. von G. Schaltenbrand, P. Bailey. Thieme, Stuttgart 1959
Delafresnaye, J. F.: Brain-Mechanisms and Consciousness. Blackwell, Oxford 1954
Duvernoy, H. M.: Human Brain Stem Vessels. Springer, Berlin 1978
Feremutsch, K.: Mesencephalon. In: Primatologia, Bd. II/2, hrsg. von H. Hofer, A. H. Schultz, D. Starck. Karger, Basel 1965
Gerhard, L, J. Olszewski: Medulla oblongata and Pons. In: Primatologia, Bd. II/2, hrsg. von H. Hofer, A. H. Schultz, D. Starck. Karger, Basel 1969
Jasper, H., L D. Proctor, R. S. Knighton, W. C. Noshay, R. T. Costello: Reticular Formation of the Brain. Churchill, Oxford 1958
Mingazzini, G.: Medulla oblongata und Brücke. In: Handbuch der mikroskopischen Anatomie, Bd. IV. Springer, Berlin 1928
Olszewski, J., D. Baxter: Cytoarchitecture of the Human Brain Stem. Karger, Basel 1954
Pollak, E.: Anatomie des Rückenmarks, der Medulla oblongata und der Brücke. In: Handbuch der Neurologie, Bd. I, hrsg. von O. Bumke, O. Foerster. Springer, Berlin 1935
Riley, H. A.: An Atlas of the Basal Ganglia, Brain Stem and Spinal Cord. Williams & Wilkins, Baltimore 1943
Spatz, H.: Anatomie des Mittelhirns. In: Handbuch der Neurologie, Bd. I, hrsg. von O. Bumke, O. Foerster, Springer, Berlin 1935

Cervelet

Angevine, jr. J. B., E. L Mancall, P. I. Yakovlev: The Human Cerebellum. Little, Brown, Boston 1961

Chain-Palay, V.: Cerebellar Dentate Nucleus. Springer, Berlin 1977

Dichgans, J., J. Bloedel, W. Precht: Cerebellar Functions. Springer, Berlin 1984

Dow, R. S., G. Moruzzi: The Physiology and Pathology of the Cerebellum. University Minnesota Press, Minneapolis 1958

Eccles, J. C., M. Ito, J. Szentägothai: The Cerebellum as a Neuronal Machine. Springer, Berlin 1967

Fields, W. S., W. D. Willis: The Cerebellum in Health and Disease. Green, St. Louis 1970

Ito, M.: The Cerebellum and Neural Control. Raven Press, New York 1984

Jakob, A.: Das Kleinhirn. In: Handbuch der mikroskopischen Anatomie, Bd. IV, hrsg. von W. v. Moellendorff. Springer, Berlin 1928

Jansen, J., A. Brodal: Das Kleinhirn. In: Handbuch der mikroskopischen Anatomie, Bd. IV, hrsg. von W. Bargmann, Erg. zu Bd. IV/I. Springer, Berlin 1958

Larsell, O., J. Jansen: The Comparative Anatomy and Histology of the Cerebellum. University of Minnesota Press. Minneapolis 1972

Llinás, R.: Neurobiology of Cerebellar Evolution and Development. American Medical Association, Chicago 1969

Palay, S. L: Cerebellar Cortex. Springer, Berlin 1974

Diencéphale

Akert, K.: Die Physiologie und Pathophysiologie des Hypothalamus. In: Einführung in die stereotaktischen Operationen mit einem Atlas des menschlichen Gehirns, hrsg. von G. Schaltenbrand, P. Bailey. Thieme, Stuttgart 1959

Ariëns Kappers, J., J. P. Schadé: Structure and Function of the Epiphysis Cerebri. Elsevier, Amsterdam 1965

Bargmann, W., J. P. Schadé: Lectures on the Diencephalon. Elsevier, Amsterdam 1964

De Wulf, A.: Anatomy of the Normal Human Thalamus. Elsevier, Amsterdam 1971

Diepen, R.: Der Hypothalamus. In: Handbuch der mikroskopischen Anatomie, Bd. IV/7, hrsg. von W. Bargmann. Springer, Berlin 1962

Emmers, R., R. R. Tasker: The Human Somesthetic Thalamus. Raven, New York 1975

Feremutsch, K.: Thalamus. In: Primatologia, Bd. II/2, hrsg. von H. Hofer, A. H. Schultz, D. Starck. Karger, Basel 1963

Frigyesi, T. L, E. Rinvik, M. D. Yahr: Thalamus. Raven, New York 1972

Harris, G. W., B. T. Donovan: The Pituitary Gland, Bd. III. Pars Intermedia and Neurohypophysis. Butterworths, London 1966

Hassler, R.: Anatomie des Thalamus. In: Einführung in die stereotaktischen Operationen mit einem Atlas des menschlichen Gehirns, hrsg. von G. Schaltenbrand, P. Bailey. Thieme, Stuttgart 1959

Haymaker, W., E. Anderson, J. H. Nauta: Hypothalamus. Thomas, Springfield/III. 1969

Hess, W. R.: Das Zwischenhirn. Schwabe, Basel 1954

Kuhlenbeck, H.: The human diencephalon. Confin, neurol. (Basel), Suppl. 14 (1954)

Macchi, G., A. Rustioni, R. Speafico: Somatosensory Integration in the Thalamus. Elsevier, Amsterdam 1983

Morgane, P. J.: Handbook of the Hypothalamus (3 Vol.) Dekker, Basel 1979-81

Nir, I., R. J. Reiter, R. J. Wurtman: The Pineal Gland. Springer, Wien 1977

Pallas, J. E.: La journée du thalamus, Marseille 1969

Purpura, D. P.: The Thalamus, Columbia University Press, New York 1966

Richter, E.: Die Entwicklung des Globus pallidus und des Corpus subthalamicum. Springer, Berlin 1965

Wahren, W.: Anatomie des Hypothalamus. In: Einführung in die stereotaktischen Operationen mit einem Atlas des menschlichen Gehirns, hrsg. von G. Schaltenbrand, P. Bailey. Thieme, Stuttgart 1959

Walker, A. E.: The Primate Thalamus. University of Chicago Press, Chicago 1938

Walker, A. E.: Normale und pathologische Physiologie des Thalamus. In: Einführung in die stereotaktischen Operationen mit einem Atlas des menschlichen Gehirns, hrsg. von G. Schaltenbrand, P. Bailey. Thieme, Stuttgart 1959

Wolstenholme, G. E. W., J. Knight: The Pineal Gland. Ciba Foundation Symposium Churchill-Livingstone, London 1971

Wurtman, R. J., J. A. Axelrod, D. E. Kelly: The Pineal. Academic Press, New York 1968

Télencéphale

Alajouanine, R Th.: Les grandes activitées du lobe temporal. Masson, Paris 1955

Anderson, P., R. Morris, D. Amaral, T. Bliss, J. O'Keefe: The Hippocampus Book, Oxford University Press, Oxford 2007

v. Bonin, G.: Die Basalganglien. In: Einführung in die stereotaktischen Operationen mit einem Atlas des menschlichen Gehirns, hrsg. von G. Schaltenbrand, P. Bailey. Thieme, Stuttgart 1959

Braak, H.: Architectonics of the Human Telencephalic Cortex. Springer, Berlin 1980

Brazier, M. A. B., H. Petsche: Architectonics of the Cerebral Cortex. Raven Press, New York 1978

Brodmann, K.: Vergleichende Lokalisationslehre der Großhirnrinde. Barth, Leipzig 1925

Bucy, P. C.: The Precentral Motor Cortex. University of Illinois Press, Urbana 1949

Chan-Palay, V., C. Wilder (eds.): The Hippocampus New Vistas. Neurology and Neurobiology. Vol. 52. Alan R. Liss, Inc., New York 1989
Ciba Foundation Symposium 58: Functions of the Septo-Hippocampal System. Elsevier, Amsterdam 1977
Creuzfeldt, O. D.: Cortex Cerebri. Springer, Berlin 1983
Critchley, M.: The Parietal Lobes. Arnold, London 1953
Denny-Brown, D.: The Basal Ganglia. Oxford University Press, London 1962
Descarries, L, T. R. Reader, H. H. Jasper: Monoamin Innervation of the Cerebral Cortex. Alan R. Riss, New York 1984
Dimond, St.: The Double Brain. Churchill-Livingstone, Edinburgh 1972
Divac, I. R., G. E. Öberg: The Neostriatum. Pergamon, Oxford 1979
Du vernoy, H. M., F. Cattin, P.-Y. Risold, The Human Hippocampus. 4. Aufl. Springer, Berlin, Heidelberg 2013
Eccles, J. C.: Brain and Conscious Experience. Springer, Berlin 1966
v. Economo, C., G. N. Koskinas: Die Cytoarchitektonik der Hirnrinde des erwachsenen Menschen. Springer, Berlin 1925
Eleftheriou, B. E.: The Neurobiology of the Amygdala. Plenum, New York 1972
Feremutsch, K.: Basalganglien. In: Primatologia, Bd. II/2, hrsg. von H. Hofer, A. H. Schultz, D. Starck. Karger, Basel 1961
Freund, T. F., G. Buzsáki (eds.): Interneurons of the Hippocampus. Hippocampus 6 (1996) 347-473
Frotscher, M., P. Kugler, U. Misgeld, K. Zilles: Neurotransmission in the Hippocampus. Advances in Anatomy, Embryology and Cell Biology, Vol. 111, Springer, Berlin, Heidelberg 1988
Fuster, J. M.: The Prefrontal Cortex. Raven, New York 1980
Gainotti, G., C. Caltagirone: Emotions and the Dual Brain. Springer, Berlin 1989
Gastaud, H., H. J. Lammers: Anatomie du rhinencéphale. Masson, Paris 1961
Goldman, P. S., W. J. Nauta: Columnar distribution of cortico-cortical fibers in the frontal association, limbic and motor cortex of the developing rhesus monkey. Brain Res. 122, 393-413 (1977)
Goodwin, A. W., J. Darian-Smith: Handfunction and the Neocortex. Springer, Berlin 1985
Hubel, D. H., T. N. Wiesel: Anatomical demonstration of columns in the monkey striate cortex. Nature (Lond.) 221 (1969) 747-750
Isaacson, R. L, K. H. Pribram: The Hippocampus. Plenum, New York 1975
Jones, E. G., A. Peters: Cerebral Cortex. Vol. 1-6. Plenum, New York 1984-1987
Kahle, W.: Die Entwicklung der menschlichen Großhirnhemisphäre. Springer, Berlin 1969
Kennedy, C., M. H. Des Rosiers, O. Sakurada, M. Shinohara, M. Reivich, J. W. Jehle, L Sokoloff: Metabolic mapping of the primary visual system of the monkey by means of the autoradiographic C^{14}de-oxyglucose technique. Proc. nat. Acad. Sci. (Wash.) 73 (1976), 4230-4234
Kinsbourne, M., W. L Smith: Hemispheric Disconnection and Cerebral Function. Thomas, Springfield 1974
Passouant, P.: Physiologie de le hippocampe. Édition du centre national de la recherche scientifique. Paris 1962
Penfield, W., H. Jasper: Epilepsy and the Functional Anatomy of the Human Brain. Little, Brown, Boston 1954
Penfield, W., T. Rasmussen: The Cerebral Cortex of Man. Macmillan, New York 1950
Penfield, W., L Roberts: Speech and Brain Mechanisms. Princeton University Press. Princeton 1959
Ploog, D.: Die Sprache der Affen. In: Neue Anthropologie, hrsg. von H. G. Gadamer, P. Vogler. Thieme, Stuttgart 1972
Rose, M.: Cytoarchitektonik und Myeloarchitektonik der Großhirnrinde. In: Handbuch der Neurologie, Bd. I, hrsg. von O. Bumke, O. Foerster. Springer, Berlin 1935
Sanides, R: Die Architektonik des menschlichen Stirnhirns. Springer, Berlin 1962
Schneider, J. S., T. J. Lidsky: Basal Ganglia and Behavior. Huber, Bern 1987
Schwerdtfeger, W. K.: Structure and Fiber Connections of the Hippocampus. Springer, Berlin 1984
Seifert, W.: Neurobiology of the Hippocampus. Academic Press, London 1983
Springer, S. P., G. Deutsch: Linkes Gehirn, rechtes Gehirn, 4. Aufl. Spektrum Akademischer Verlag, Heidelberg, Berlin 1998
Squire, L R.: Memory and Brain. Oxford University Press, New York 1987
Stephan, H.: Allocortex. In: Handbuch der mikroskopischen Anatomie, Bd. IV/9, hrsg. von W. Bargmann. Springer, Berlin 1975
Valverde, F.: Studies on the Piriform Lobe. Harvard University Press. Cambridge/Mass. 1965
Weinstein, E. A., R. P. Friedland: Hemiinattention and Hemisphere Spezialization. Raven, New York 1977

Système liquidien

Hofer, H.: Circumventrikuläre Organe des Zwischen-hirns. In: Primatologia, Bd. II/2, hrsg. von H. Hofer, A. H. Schultz, D. Starck. Karger, Basel 1965
Lajtha, A., D. H. Ford: Brain Barrier System. Elsevier, Amsterdam 1968
Leonhardt, H.: Ependym und Circumventrikuläre Organe. Handbuch d. mikroskopischen Anatomie, Bd IV/III. Springer, Berlin 1980

Millen, J. W. M., D. H. M. Woollam: The Anatomy of the Cerebrospinal Fluid. Oxford University Press, London 1962

Schaltenbrand, G.: Plexus und Meningen. In: Hand-buch der mikroskopischen Anatomie, Bd IV/2, hrsg. von W. Bargmann. Springer, Berlin 1955

Sterba, G.: Zirkumventrikuläre Organe und Liquor. VEB Fischer, Jena 1969

Système vasculaire

Dommisee, G. F.: The Arteries and Veins of the Human Spinal Cord from Birth. Churchill-Livingstone, Edinburgh 1975

Hiller, F.: Die Zirkulationsstörungen des Rückenmarks und Gehirns. In: Handbuch der Neurologie, Bd. III/11, hrsg. von O. Bumke, H. Foerster. Springer, Berlin 1936

Kaplan, H. A., D. H. Ford: The Brain Vascular System. Elsevier, Amsterdam 1966

Krayenbühl, H., M. G. Yasargil, P. Huber: Die zerebrale Angiographie dür Klinik und Praxis. 3. Aufl. Thieme, Stuttgart 1985

Luyendijk; W.: Cerebral Circulation. Elsevier, Amsterdam 1968

Szilka, G., G. Bouvier, T. Hovi, V. Petrov: Angiography of the Human Brain Cortex. Springer, Berlin 1977

Système nerveux végétatif

Burnstock, G., M. Costa: Adrenergic Neurons, Chapman & Hall, London 1975

Csillik, B., S. Ariens Kappers: Neurovegetative Transmission Mechanisms. Springer, Berlin 1974

Furness, J. B., M. Costa: The enteric nervous system. Churchill Livingstone, Edinburgh 1987

Gabella, G.: Structure of the Autonomous Nervous System. Chapman & Hall, London 1976

Kuntz, A.: The Autonomic Nervous System. Lea & Febiger, Philadelphia 1947

Langley, J. N.: The autonomic nervous system, part 1. Heffer, Cambridge 1921

Mitchell, G. A. G.: Anatomy of the Autonomic Nervous System. Livingstone, Edinburgh 1953

Monnier, M.: Physiologie des vegetativen Nervensystems. Hippokrates, Stuttgart 1963

Müller, R. L.: Lebensnerven und Lebenstriebe. Springer, Berlin 1931

Newman, P. P.: Visceral Afferent Functions of the Nervous System. Arnold, London 1974

Pick, J.: The Autonomic Nervous System. Lippincott, Philadelphia 1970

Thews, G., G. Vaupel.: Vegetative Physiologie. Springer, Berlin 1990

White, J. C., R. H. Smithwick: The Autonomic Nervous System. Macmillan, New York 1948

Systèmes fonctionnels

Adey, W. R., T. Tokizane: Structure and Function of the Limbic System. Elsevier, Amsterdam 1967

Andres, K. H., M. v. Dühring: Morphology of cutaneous receptors. In: Handbook of Sensory Physiology, Bd. II, hrsg. von H. Autrum, R. Jung, W. R. Loewenstein, D. M. MacKay, H. L. Teuber. Springer, Berlin 1973

Barker, D.: The morphology of muscle receptors. In: Handbook of Sensory Physiology. Bd. III/2, hrsg. von H. Autrum, R. Jung, W. R. Loewenstein, D. M. MacKay, H. L Teuber. Springer, Berlin 1974

Campbell, H. J.: The Pleasure Areas. Eyre Methuen, London 1973

Couteaux, R.: Motor endplate structure. In: The Structure and Function of Muscle, hrsg. von G. H. Boume. Academic Press, New York 1973

Douek, E.: The Sense of Smell and Its Abnormalities. Churchill-Livingstone, London 1974

Gardner, H.: Dem Denken auf der Spur, der Weg der Kognitionswissenschaft. Klett-Cotta, Stuttgart 1989

Halata, Z.: The Mechanoreceptors of the Mammalien Skin, Advances in Anatomy, Embryology and Cell Biology, Bd. 50/5. Springer, Berlin 1975

Heppner, F.: Limbisches System und Epilepsie. Huber, Bern 1973

Isaacson, R. L: The Limbic System. Plenum Press, New York 1974

Janzen, R., W. D. Keidel, G. Herz, C. Steichele: Schmerz. Thieme, Stuttgart 1972

Jung, R., R. Hassler: The extrapyramidal motor system. In: Handbook of Physiology, Section 1, Bd. 2, hrsg. von J. Field, H. W. Magoun, V. E. Hall. American Physiological Society Washington 1960

Knight, J.: Mechanisms of Taste and Smell in Vertebrates. Ciba Foundation Symposium. Churchill, London 1970

Lassek, A. M.: The Pyramidal Tract. Thomas, Springfield/111.1954

Monnier, M.: Functions of the Nervous System, Bd. 3: Sensory Functions and Perception. Elsevier, Amsterdam 1975

Munger, B. L: Patterns of organization of peripheral sensory receptors. In: Handbook of Sensory Physiology, Bd. I/1, hrsg. von H. Autrum, R. Jung, W. R. Loewenstein, D. M. MacKay, H. L Teuber. Springer, Berlin 1971

de Reuk, A. V., S. J. Knight: Touch, Heat and Pain. Ciba Foundation Symposium. Churchill, London 1966

Sezntágothai, J., J. Hámori, M. Palkovits: Regulatory Functions of the CNS: Motion and Organization Principles. Pergamon, Oxford 1981

Varela, Francico J.: Kognitionswissenschaft - Kognitionstechnik. Suhrkamp. Frankfurt 1990

Wiesendanger, M.: The pyramidal tract. In: Ergebnisse der Physiologie, Bd. 61. Springer, Berlin 1969

Zacks, S. J.: The Motor Endplate. Saunders, Philadelphia 1964
Zotterman, Y.: Olfaction and Taste. Pergamon, Oxford 1963
Zotterman, Y.: Sensory Mechanisms. Elsevier, Amsterdam 1966
Zotterman, Y.: Sensory Functions of the Skin. Pergamon, Oxford 1977

Œil

Carpenter, R. H. S.: Movements of the Eyes. Pion, London 1977
Fine, B. S., M. Yanoff: Ocular histology. Harper & Row, New York 1972
Hollyfield, J. G.: The Structure of the Eye. Elsevier, Amsterdam 1982
Hubel, D. H., T. N. Wiesel: Die Verarbeitung visueller Informationen. Spektrum der Wissenschaft, November 1979
Livingston, M., D. Hubel: Segregation of form, color, movement, and depth: Anatomy, physiology and perception. Science 240 (1988) 740 - 749
Masland, R. H.: Die funktionelle Architektur der Netzhaut. Spektrum der Wissenschaft, 66-75, Februar 1989
Marr, D.: Vision. Freeman, San Francisco 1982
Polyak, St.: The Vertebrate Visual System. University Chicago Press, Chicago 1957
Rodieck, R. W.: Vertebrate Retina. Freeman, San Francisco 1973
Rohen, J. W.: Sehorgan. In: Primatologia, Bd. II/1, hrsg. von H. Hofer, A. H. Schultz, D. Starck. Karger, Basel 1962
Rohen, J. W.: Das Auge und seine Hilfsorgane. In: Handbuch der mikroskopischen Anatomie. Erg. zu Bd. III/2, hrsg. von W. Bargmann. Springer, Berlin 1964
Straatsma, B. R., M. O. Hall, R. A. Allen, F. Crescitelli: The Retina Morphology, Function and Clinical Characteristics. University California Press, Berkeley 1969
Wässle, H., B. B. Boycott: Functional architecture of the mammalian retina. Physiol. Rev. 71 (1991) 447-480
Walsh, F. W., W. F. Hoyt: Clinical Neuroophthalmology. Williams & Wilkins, Baltimore 1969
Warwick, R.: Wolffs Anatomy of the Eye and Orbit. Lewis, London 1976
Zeki, S.: A Vision of the Brain. Blackwell, London 1993

Organes de l'audition et de l'équilibre

Ades, H. W., H. Engstrôm: Anatomy of the inner ear. In: Handbook of Sensory Physiology, Bd. Vil, hrsg, von H. Autrum, R. Jung, W. R. Loewenstein, D. M. MacKay, H. L Teuber. Springer, Berlin 1974
Beck, C.: Anatomie des Ohres. In: Hals-Nasen-Ohren-Heilkunde, Bd. III/1, hrsg. von J. Berendes, R. Link, F. Miner. Thieme, Stuttgart 1965
Beck, C.: Histologie des Ohres. In: Hals-Nasen-Ohren-Heilkunde, Bd. III/1, hrsg. von J. Berendes, R. Link, F. Miner. Thieme, Stuttgart 1965; 2. Aufl. 1977
Brodal, A., O. Pompeiano, E Walberg: The Vestibular Nuclei and Their Connexions. Oliver & Boyd, Edinburgh 1962
Gualtierotti, T.: The Vestibular System. Springer, Berlin 1981
Keidel, W. D.: Anatomie und Elektrophysiologie der zentralen akustischen Bahnen. In: Hals-Nasen-Ohren-Heilkunde, Bd. III/3, hrsg. von J. Berendes, R. Link, F. Miner. Thieme, Stuttgart 1966; 2. Aufl. 1977
Kolmer, W.: Gehörorgan. In: Handbuch der mikroskopischen Anatomie, Bd. III/1, hrsg. von W. v. Moellendorff. Springer, Berlin 1927
Precht, W.: Neuronal Operations in the Vestibular Systems. Springer, Berlin 1978
Rasmussen, G. L, W. E Windle: Neural Mechanisms of the Auditory and Vestibular Systems. Thomas, Springfield/III. 1960
de Reuck, A. V. S., J. Knight: Hearing Mechanisms in Vertebrates. Ciba Foundation Symposium, Churchill, London 1968
Whitfield, I. C.: The Auditory Pathway. Arnold, London 1960

Index

Les numéros de pages en **gras** correspondent aux précisions importantes.

A

C

F

G

H

I

M

N

O

Q

R

S

T

U

V

W

Z

Achevé d'imprimer en Espagne
sur les presses de MCC Graphics, Loiu
Dépôt légal : juillet 2015

PEFC/14-38-00